卫生中等职业教育规划教材

（供药剂专业使用）

药剂学基础

主　编　温博栋　梁碧岩

副主编　李　坚　洪焕然　邓荣玉

编　委（按姓氏拼音排序）

邓荣玉（广东省揭阳市卫生学校）
何　洛（广东省河源市卫生学校）
何圣鑫（广东省连州卫生学校）
洪焕然（广东省潮州卫生学校）
姜笑寒（广东省食品药品职业技术学校）
李　坚（广东省韶关学院医学院）
梁碧岩（广东省新兴中药学校）
廖仰平（广东省新兴中药学校）
林　颖（广东省韶关学院医学院）
刘莉兰（广东省食品药品职业技术学校）
王明龙（广东省梅州市卫生职业技术学校）
温博栋（广东省食品药品职业技术学校）
谢丹伟（广东省揭阳市卫生学校）
詹晓如（广东省江门市中医药学校）
周佐林（广东省湛江市卫生学校）

北京大学医学出版社

YAOJIXUE JICHU

图书在版编目（CIP）数据

药剂学基础/温博栋，梁碧岩主编．—北京：北京大学医学出版社，2010（2021.12 重印）
ISBN 978-7-5659-0087-7

Ⅰ．①药…　Ⅱ．①温…②梁…　Ⅲ．①药剂学－专业学校－教材　Ⅳ．①R94

中国版本图书馆 CIP 数据核字（2010）第 236683 号

药剂学基础

主　　编：温博栋　梁碧岩
出版发行：北京大学医学出版社
地　　址：（100191）北京市海淀区学院路 38 号　北京大学医学部院内
电　　话：发行部 010－82802230；图书邮购 010－82802495
网　　址：http：//www.pumpress.com.cn
E－mail：booksale@bjmu.edu.cn
印　　刷：北京市荣盛彩色印刷有限公司
经　　销：新华书店
责任编辑：许　立　张立峰　**责任校对：**金彤文　**责任印制：**罗德刚
开　　本：787 mm×1092 mm　1/16　**印张：**21.75　**字数：**550 千字
版　　次：2010 年 12 月第 1 版　2021 年 12 月第 5 次印刷
书　　号：ISBN 978-7-5659-0087-7
定　　价：43.00 元

卫生中等职业教育规划教材

编写委员会

前　言

教育部《关于进一步深化中等职业教育教学改革的若干意见》（教职成［2008］8号）及教育部《关于制定中等职业学校教学计划的原则意见》（教职成［2009］2号），明确提出坚持以就业为导向，面向社会、面向市场，围绕经济社会发展和职业岗位能力的要求，培养高素质劳动者和技能型人才。根据这一指导原则，在卫生职业教育协会的精心组织下，经过较长时间的准备，充分酝酿，周密计划，编写了本教材。

本教材编写中突出针对性和应用性，基本知识以必需、够用为度，以讲清概念、强化专业技术应用能力和基本理论为宗旨。全书共分十七章。前十二章主要论述了常规药物剂型，包括固体制剂、液体制剂、半固体制剂、气体制剂等，力求通过介绍各类剂型，起到强化学生剂型意识的作用，有利于学生重视和掌握各种剂型的基本知识、制备工艺及质量控制方法等。第十三章介绍了药物制剂的稳定性。第十四章至第十七章论述了制剂新技术与药物新剂型，反映了现代药剂学研究的前沿领域。此外，本教材在有关内容的编写过程中尽量做到与《中华人民共和国药典》2010版一致。

本书的特点：在剂型的安排上根据形态和制备方法进行分类，各部分内容既有独立性又有相关性，突出了剂型的特点与制备工艺，列举了很多制备实例，具有一定实用性。本教材以普通剂型为基础，深入介绍了制剂理论、制剂新技术与新剂型，符合由浅入深、循序渐进的学习原则。本教材在内容上保证了科学性、启发性、先进性和适用性，在逻辑上做到由简到繁、由浅入深；在叙述上做到语言精练、通俗易懂，并尽可能地利用一些图表加以说明，以便理解。

在本书编写的过程中，编委多次开会研讨，共商编写事宜。经反复协商，达成共识，进而明确了本教材的体系规划、设计思路、编写理念、专业特色和预期目标，力争打造起点高、立意新、注重实践、突出质量的精品中等职业教育教材。但由于时间仓促，经验有限，并做了许多新的尝试，不足之处在所难免，恳请各位专家、同仁批评指正。

本次教材的编写得到了卫生职业教育协会和北京大学医学出版社的大力支持，在此表示衷心的感谢！

温博栋

2010年10月

目　录

第一章　绪　论

学习目标

1. 掌握药剂学的含义；药典的概念、性质、组成及内容。
2. 熟悉药剂学常用术语；药品标准的概念及其作用；药剂学的主要分支学科；药物剂型的分类；GMP 的概念及性质、目的、主要内容；GCP、GLP、GSP、GAP 的概念及目的。
3. 了解药剂学的发展概况及药剂学的任务；2010 版《中国药典》的特色。

第一节　概　述

一、药剂学的概念

药剂学（Pharmaceutics）是研究药物制剂的基本理论、处方设计、制备工艺、质量控制和合理使用等内容的综合性技术学科。其内涵具体包括：（1）药剂学研究的对象是药物制剂；（2）药剂学的研究内容有基本理论、处方设计、制备工艺、质量控制和合理使用等五个方面；（3）药剂学是一门综合性技术学科。

二、药剂学的分支学科

药剂学是以多门学科的理论为基础的综合性技术科学，各学科互相影响、渗透，已形成了许多药剂学的分支学科。

（一）工业药剂学

工业药剂学（Industrial Pharmaceutics）是研究药物制剂在工业生产中的基本理论、技术工艺、生产设备和质量管理的科学。其基本任务是研究和设计如何将药物制成适宜的剂型，并能批量生产出品质优良、安全有效的制剂，以满足医疗与预防的需要。

（二）物理药剂学

物理药剂学（Physical Pharmaceutics）是运用物理化学原理、方法和手段，研究药剂学中有关剂型、制剂的处方设计、制备工艺、质量控制等内容的边缘学科。从 20 世纪 50 年代开始，物理药剂学逐渐发展起来，使药剂学由简单的剂型制备迈向了科学化和理论化。

（三）生物药剂学

生物药剂学（Biopharmaceutics）是研究药物在体内的吸收、分布、代谢与排泄的机制及过程，阐明药物因素、剂型因素和生理因素与药效之间关系的边缘学科。本学科着重于药物的体内过程，例如片剂的溶出速率问题、生物利用度问题等。

（四）药物动力学

药物动力学（Pharmacokinetics）是采用动力学原理和数学的方法，研究药物的吸收、分布、代谢与排泄的体内经过过程与药效之间关系的学科，对指导制剂设计、剂型改革、安全合理用药等提供了量化的控制指标。

（五）临床药剂学

临床药剂学（Clinical Pharmaceutics）是以患者为对象，研究合理、有效与安全用药的科学。它的主要内容包括：临床用制剂和处方的研究、药物制剂的临床研究和评价、药物制剂生物利用度研究、药物剂量的临床监控、药物配伍变化及相互作用的研究等。临床药剂学的出现使药剂工作者直接参与对患者的药物治疗活动，可较好的提高临床治疗水平。

三、药物剂型的分类

（一）按给药途径分类

这种分类方法与临床使用密切结合。

1. 经胃肠道给药剂型　是指药物制剂经口服用、进入胃肠道，经胃肠道吸收而发挥药效的剂型，如常用的片剂、胶囊剂、颗粒剂、散剂等。容易受胃肠道中的酸或酶破坏的药物一般不能采用这类剂型。

2. 非经胃肠道给药剂型　是指除经胃肠道口服给药途径以外的所有其他剂型：

（1）注射给药剂型：如注射剂（包括静脉注射、肌内注射、皮下注射、皮内注射等多种注射途径）。

（2）呼吸道给药剂型：如喷雾剂、气雾剂、粉雾剂等。

（3）皮肤给药剂型：如外用溶液剂、洗剂、搽剂、软膏剂、硬膏剂、贴剂等。

（4）黏膜给药剂型：如滴眼剂、滴鼻剂、眼膏剂、含漱剂、舌下片剂等。

（5）腔道给药剂型：如栓剂、气雾剂、泡腾片、滴丸剂等。

（二）按分散系统分类

这种分类方法，便于应用物理化学的原理来阐明各类制剂特征，但不能反映用药部位与用药方法对剂型的要求，甚至一种剂型可以分到几个分散体系中，如注射剂可分为溶液型、混悬型、乳剂型等。

1. 溶液型　是药物以分子或离子状态分散于分散介质中所形成的均匀分散体系，也称为低分子溶液，如溶液剂、糖浆剂、注射剂等。

2. 胶体溶液型　是药物以高分子形式分散在分散介质中所形成的均匀分散体系，也称高分子溶液，如胶浆剂、涂膜剂等。

3. 乳剂型　是油类药物或药物油溶液以液滴状态分散在分散介质中所形成的非均匀分散体系，如口服乳剂、静脉注射乳剂等。

4. 混悬型　是固体药物以微粒状态分散在分散介质中所形成的非均匀分散体系，如合剂、混悬剂等。

5. 气体分散型　是液体或固体药物以微粒状态分散在气体分散介质中所形成的分散体系，如气雾剂。

（三）按制法分类

这种分类法不能包含全部剂型，故不常用。例如，浸出制剂是用浸出方法制成的剂型（流浸膏剂、酊剂等）；无菌制剂是用灭菌方法或无菌技术制成的剂型（注射剂）等。

（四）按形态分类

这种分类法是将药物剂型按物质形态分类，即：

1. 液体剂型　如溶液剂、注射剂等。

2. 气体剂型　如气雾剂、喷雾剂等。

3. 固体剂型　如散剂、丸剂、片剂、膜剂等。

4. 半固体剂型　如软膏剂、乳膏剂、糊剂等。

形态相同的剂型，制备工艺也比较相近，例如，液体剂型制备时多采用溶解、分散等方法；固体剂型多采用粉碎、混合等方法；半固体剂型多采用熔化、研和等方法。

剂型分类方法各有特点，但均不完善，各有其优缺点。因此，本书根据医疗、生产实践、教学等方面的长期沿用习惯，采用综合分类的方法。

四、药剂学常用术语

（一）药物与药品

1. 药物　凡用于预防、治疗和诊断疾病的物质称为药物，包括原料药与药品。

2. 药品　《中华人民共和国药品管理法》附则中将药品定义为："药品，是指用于预防、治疗、诊断人的疾病，有目的地调节人的生理机能并规定有适应症或者功能主治、用法和用量的物质，包括中药材、中药饮片、中成药、化学原料药及其制剂、抗生素、生化药品、放射性药品、血清、疫苗、血液制品和诊断药品等。"

（二）药物剂型（简称剂型）

是为适应疾病的诊断、治疗或预防的需要而制备的不同给药形式，如片剂、胶囊剂、注射剂、散剂、颗粒剂、栓剂、气雾剂等。

（三）药物制剂（简称制剂）

是指根据国家药品标准，将药物按剂型制成具有一定规格并符合质量标准的药剂。一般指各剂型中的具体品种，如维生素 C 注射液、板蓝根颗粒剂、复方丹参滴丸等。

（四）辅料

是指生产药品和调配处方时所用的赋形剂和附加剂。

（五）处方药和非处方药（OTC）

1. 处方药　必须凭医师处方才可调配、购买，在医师、药师或其他医疗专业人员监督或指导下方可使用的药品，这类药品一般专用性强或副作用大。

2. 非处方药　不需要医师处方即可自行判断、购买和使用的药品。这类药品具有安全、有效、价廉、使用方便的特点。

（六）新药

《中华人民共和国药品管理法实施条例》："新药，是指未曾在中国境内上市销售的药品。"已上市销售增加新适应证、改变给药途径和改剂型亦属新药。

第二节　药剂学的发展与任务

一、药剂学的发展

（一）国外药剂学的发展

国外药剂学发展最早的是古埃及与古巴比伦王国（今伊拉克地区），《伊伯氏纸草本》是约公元前 1552 年的著作，记载有散剂、膏剂、硬膏剂、丸剂、印模片剂、软膏剂等多种剂型，并收录有药物的制剂处方、生产工艺和用途等。被西方各国奉为药剂学鼻祖的格林（Galen，公元 131—201 年）在其著作中记载了散剂、丸剂、浸膏剂、溶液剂、酒剂等各种剂型。至今仍有将一般制剂称为“格林制剂”者。

19 世纪西方科学和技术蓬勃发展，由于制药机械的发明，药剂生产的机械化、自动化也得到了迅速发展。20 世纪后药剂学也逐渐形成了一门独立的学科。20 世纪 50 年代，物理化学的一些理论应用于药剂学，如药物稳定性、溶解理论、粉体学等，进一步促进了药剂学的发展。20 世纪 60～80 年代，生物药剂学与药物动力学的发展为新剂型的开发提供了理论依据。新辅料、新工艺和新设备的不断出现，有力地推动了制药工业的发展。

现代药物制剂的发展可分为四个时代：

第一代制剂：传统普通剂型（例如片剂、注射剂、胶囊剂等）。

第二代制剂：缓控释制剂（例如茶碱缓释片、红霉素缓释胶囊等）（第一代 DDS）。

第三代制剂：靶向给药制剂（例如胰岛素纳米球、阿昔洛韦免疫脂质体等）、经皮吸收制剂等（第二代 DDS）。

第四代制剂：细胞水平的给药系统（第三代 DDS）。

（二）国内药剂学的发展

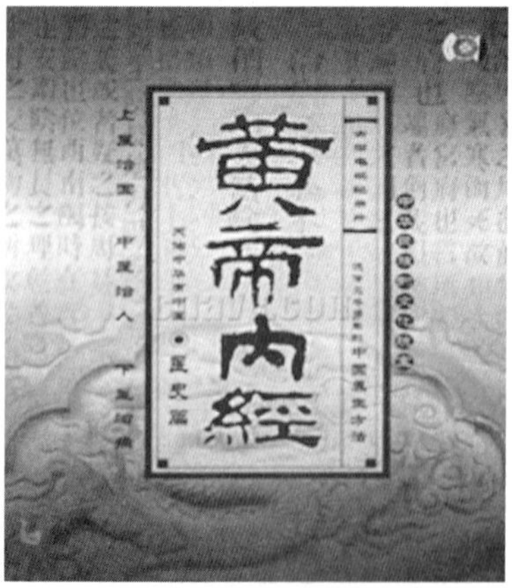

图 1-1　黄帝内经

我国中医药的发展历史悠久，早期的医药经典著作《黄帝内经》（图 1-1）中就有汤、丸、散、药酒、膏等药物剂型的记载。

唐显庆四年（公元 659 年），唐政府颁布了我国第一部，也是世界上最早的国家药典——《新修本草》。明代著名医药学家李时珍（1518—1593）编著了《本草纲目》，收载药物 1892 种，剂型 61 种，附方 11096 则。这些都充分体现了中华民族对世界药学的发展做出了重大贡献。

19 世纪初～1949 年，我国大多是小规模药厂，水平低、产品质量差。新中国成立后，1956 年上海医药工业研究院药物制剂研究室成立，进行中药、草药全国普查。改革开放以来，新辅料、新技术、新设备迅猛发展。在药用辅料的研究方面：开发出粉末直接压片用辅料——微晶纤维素、可压性淀粉等。在制粒技术方面：广泛应用流化制粒、高速搅拌制粒、喷雾制粒技术等，提高了固体制剂的产量和质量。在新剂型的研究方面：脂质体、微球、纳米粒等靶向、定位给药系统的研究取得很大进展。

二、药剂学的任务

药剂学的基本任务是将药物制成安全、有效、稳定的符合质量标准的制剂，并适于临床应用。

药剂学的主要任务可以从科研、生产、临床等方面归纳如下：

1. 基本理论的研究　通过对药物的化学稳定性和物理稳定性、粉体性质、片剂的压缩成形理论、流变学性质、生物药剂学和药物动力学等基本理论的研究，正确评价制剂质量，为合理制药和合理用药提供依据；对提高产品质量有着重要的指导意义。

2. 新剂型的研究与开发　与片剂、胶囊、溶液剂等普通制剂相比，缓释、控释和靶向制剂等新剂型可有效地提高疗效，满足长效、低毒等要求。近年来上市的口腔速溶片剂，不用水就可服用，给患者带来很大的方便；长时间缓释注射剂，一次注射缓慢释放 1 个月或 3 个月，不仅克服了每天注射的皮肉之苦，而且血药浓度平稳，可降低毒副作用。因此，积极研究和开发新的药物剂型是药剂学的一项非常重要的任务。

3. 新技术的研究与开发　新技术应用于药剂学，会大大促进药剂学的发展。如微囊化技术、固体分散技术、包合技术、纳米技术等，使制剂的质量显著提高，制剂的品种和数量也不断增加。例如使用纳米技术可将药物制成超微颗粒气雾剂，极大提高药物的生物利用度。

4. 新辅料的研究与开发　辅料与剂型紧密相连，新辅料的研制对新剂型与新技术的发展起着关键作用。缓控释制剂及靶向制剂的涌现，依赖于性能优良的新辅料的支持。如肠溶辅料——丙烯酸树脂对普通片剂包衣，可在肠道释药，减少胃酸对药物的破坏。因此，药用辅料的研究越来越受药剂工作者的关注。

5. 中药新剂型的研究与开发　中药制剂从传统剂型（丸、散、膏、丹等）迈进现代剂型的行列，对提高药效具有重要的意义。目前，我国已研制开发了中药注射剂、中药颗粒剂、中药胶囊剂、中药滴丸剂等 20 多个新的中药剂型。丰富和发展了中药的剂型和品种，但是，中药新剂型的研究与开发仍是我国药剂学的一项长期而艰巨的重要任务。

6. 生物技术药物制剂的研究与开发　生物技术为新药的研制开创了一条崭新的道路。如预防乙型肝炎的基因重组疫苗、治疗严重贫血症的红细胞生长素、治疗糖尿病的人胰岛素、治疗侏儒症的人生长激素、治疗血友病的凝血因子等特效药都是现代生物技术药物的新产品，它们正在改变医药科技界的面貌，为人类解决疑难病症提供了最有希望的途径。因为生物技术药物本身普遍具有活性强、剂量小的优点和性质不稳定性的缺点。将这类药物制成安全、稳定和使用方便的新剂型是摆在药剂工作者面前的一项新的任务。

7. 制剂新机械和新设备的研究与开发　研制适合我国国情的制剂新机械和新设备，对提高我国的制剂生产效率、保证制剂质和量、使制剂成品进入国际市场具有重要意义。例如，高速渗透泵激光打孔机的研制成功，使我国的渗透泵式控释片剂实现了工业化生产。

第三节　药典与药品标准

一、药典

（一）概述

药典（pharmacopoeia）是一个国家记载药品标准、规格的法典。一般由国家组织药典委员会编纂，由政府颁布施行，具有法律的约束力。药典在一定程度上反映了一个国家的药品生产、医疗和科学技术的水平。药典的作用是保证人民用药有效、安全，促进药物研究与生产和质量监督。

随着医疗保健水平提高和科技的进步与新药的不断出现，对药品质量要求更加严格，为适应发展需要，药典每隔几年就要修订一次，新版药典不仅更新、完善品种及要求，而且增设一些新的检验项目及成熟的新技术、新方法。新版药典颁布实施，其同品种的上版标准或其原国家标准即同时停止使用。在新版药典出版前，往往由国家药典委员会编辑出版增补本，以利新药品在临床的应用，增补本与药典具有相同的法律效力。

（二）《中华人民共和国药典》

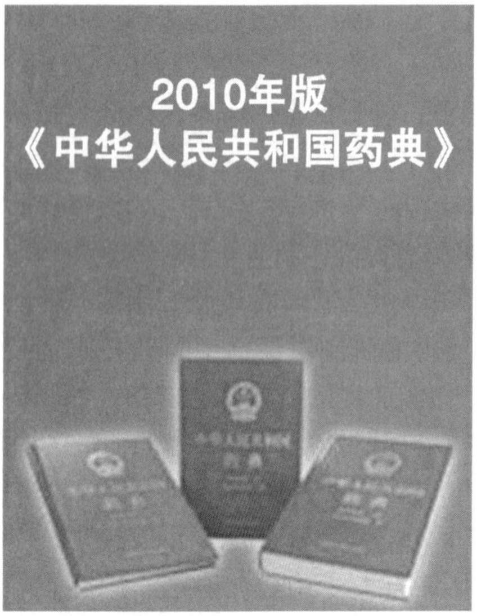

图 1-2　2010 年版《中国药典》

简称《中国药典》，英文简称为 Chinese Pharmacopoeia；英文缩写为 Ch. P.。是依据《中华人民共和国药品管理法》由国家组织药典委员会编纂。其中收载的品种是：医疗必需、应用广泛、使用安全、疗效确切、剂型与规格合理、毒副作用小、质量稳定、可控的常用药品及制剂；一般 5 年修订一次。现行版是 2010 年版（图 1-2），于 2010 年 1 月出版，自 2010 年 10 月 1 日起开始实施。我国于 1953 年颁布了第一部《中国药典》（1953 年版），随后又颁布了 1963 年版、1977 年版、1985 年版、1990 年版、1995 年版、2000 年版、2005 年版、2010 年版，至今共 9 个版本。

《中国药典》是国家药品标准体系的核心，其收载原则、品种、标准、技术、方法，反映了我国药品监督管理的理念、药品产业发展和药品质量控制的整体水平。是执行《药品管理法》、监督检验药品质量的技术规范，是药品生产、经营、使用和管理都必须严格遵从的法定依据。

现行 2010 年版《中国药典》由一部、二部、三部及增补本组成。《药典》一部收载药材和饮片、植物油脂和提取物、成方制剂和单味制剂等；《药典》二部收载化学药品、抗生素、生化药品、放射性药品以及药用辅料；《药典》三部收载生物制品。

国家药品标准由凡例、正文及其引用的附录共同构成，各部《药典》收载的凡例、附录对《药典》以外其他国家标准具有同等效力。

（1）凡例：凡例是为正确使用《中国药典》进行药品质量检定的基本原则，是对《中国药典》正文、附录及与质量检定有关的共性问题的统一规定。

（2）正文：正文系根据药物自身的理化与生物学特性，按照批准的来源、处方、生产工艺（制法）、运输、贮藏等条件所制定的，用以检测药品质量是否达到用药要求并衡量其质量是否稳定均一的技术规定。正文项下根据品种和剂型不同，按顺序分别列有：品名、来源或有机药物的结构式、有机药物的化学名称、处方、制法、性状、鉴别、检查、浸出物、含量测定、性味归经、功能主治、用法用量、注意、类别、规格、贮藏、制剂、附注等。一部、二部、三部各有些不同。

（3）附录：附录主要收载制剂通则、通用检测方法和指导原则。制剂通则系按照药物剂型分类，针对剂型特点所规定的基本技术要求；通用检测方法系各正文品种进行相同检查项目的检测时所应采用的统一的设备、程序、方法及限度等；指导原则系为执行药典、考查药品质量、起草与复核药品标准等所制定的指导性规定。

2010年版《中国药典》的特色主要体现在下面几个方面：

（1）确立《中国药典》的核心地位：首次明确说明其“依据《药品管理法》组织制定和颁布实施”，明确药典制定颁布的依据，实现了法律标准和技术标准的有机知识链接，真正成为名副其实的法定标准、技术法典。明确说明“药典收载的凡例、附录对药典以外其他国家标准具有同等效力”，确立了《中国药典》在国家药品标准体系中的核心地位。

（2）增加了GMP的规定：凡例总则规定“正文所设各项规定是针对符合《药品生产质量管理规范》（GMP）的产品而言，任何违反GMP或有未经批准添加物质所生产的药品，即使符合《中国药典》或按照《中国药典》没有检出其添加物质或相关杂质，亦不能认为其符合规定。”首次界定药典与GMP和非法添加物质的关系。

（3）收载品种大幅增加：坚持全面提高药品质量与满足临床用药相结合，扩大收载范围，基本覆盖了新颁布实施的《国家基本药物目录》收载品种，大幅度增加了中药饮片标准、药用辅料标准。

（4）现代分析技术得到扩大应用：2010年版《中国药典》扩大了对成熟技术方法的收载，附录中新增技术方法十几种，如离子色谱法、核磁共振波谱法、拉曼光谱法指导原则、溶血和凝聚检查法、黄曲霉毒素测定法；中药品种中采用了液相色谱/质谱联用、DNA分子鉴定等先进的分析方法。以提高分析灵敏度和专属性。

除新增新技术方法外，新版药典还进一步扩大了对新技术的应用。如高效液相色谱法在鉴别和含量测定项目上正加速取代紫外光谱法，红外光谱法在原料药和制剂鉴别中的应用进一步扩大，气相色谱法被广泛用于残留溶剂和有关物质的检查，将反映中药内在质量整体变化情况的色谱指纹图谱技术应用到标准中。

（5）药品的安全性保障进一步加强：在凡例和附录中增加安全性检查的总体要求，在品种正文中也大幅度增加或完善安全性检查项目，如新增了异常毒性检查法、过敏反应检查法、化学药注射剂安全性检查法应用指导原则。进一步加强对重金属、有害元素、杂质、残留溶剂等的控制。特别提高了对中药注射剂、儿童常用药、生物制品等高风险品种的标准要求，如对中药注射剂全部增加了重金属和有害元素限度标准。

（6）药品质量可控性、有效性保障进一步提升：2010年版《中国药典》增加或完善了药品有效性检查项目。如大幅度增加溶出度、含量均匀度等检查项目；一部大幅度增加了显微鉴别、薄层色谱、高效液相色谱等专属性检测鉴别方法，并将指纹图谱纳入质量标准；由单一指标成分定性定量转向活性、有效成分、多指标成分质量控制。

（7）更加注重保持中医药特色：2010年版《中国药典》一部收载品种数量大幅度提高，解决了饮片标准问题，饮片标准由13个增加到822个，首次明确了中成药处方入药者均为“饮片”，并大幅增加了符合中药特点的专属性鉴定。

（8）实现为市场监督服务的理念：《中国药典》是GMP检查的工具，是GMP检查的内容。

总之，以临床用药需求为导向的品种收载体系的完善，以创新技术方法为核心的标准系统的形成，《中国药典》作为国家药品标准体系的核心地位得以确立。2010年版《中国药典》的影响力已经超越了以往任何一版药典，必将在保障公众用药安全、引领产业健康发展、提升企业核心竞争力和推进药品科学监管上发挥重大作用。

（三）其他国家的药典

世界上大约有40个国家有自己的药典，此外还有国际和区域性药典。这些药典无疑对世界医药科学技术交流和国际贸易有极大促进作用。目前对我国药品管理工作较有影响的药典主要有：

1. 美国药典　简称USP/NF，现行版为USP32-NF27（美国药典32-国家处方集27）。

2. 英国药典　简称BP，现行版为2008年版，共5卷。

3. 日本药局方　简称JP，现行版为第15改正版（2006年）。

4. 欧洲药典　简称EP，现行版为第6版（2008年）。

5. 国际药典　简称Ph. Int，是世界卫生组织（WHO）为了统一世界各国的药品质量标准和质量控制方法而编纂的。于1951年出版了第1版，现行为第5版。《国际药典》对各国无法律约束力，仅为各国编纂药典时作为参考标准。

二、药品标准

药品标准是国家对药品的质量、规格和检验方法所作的技术规定。药品标准是保证药品的质量，进行药品生产、经营、使用、管理及监督检验的法定依据。

我国的国家标准是指《中国药典》和国家食品药品监督管理局（SFDA）编纂并颁布的《国家食品药品监督管理局药品标准》（简称《局颁药品标准》）。

国务院药品监督管理部门组织药典委员会负责国家药品标准的制定和修订。

国家药典是法定药典，它不可能包罗所有已生产与使用的全部药品品种。除《中国药典》以外，《局颁药品标准》可作为国家药典的补充，其性质与《中国药典》相似，亦具有法律的约束力。

《局颁药品标准》主要包括以下几方面的药物：①国家新批准生产的药物及制剂；②药典收载过而现行版未列入的疗效肯定、国内仍在生产和使用，但需修订标准的药品；③疗效肯定但质量标准仍需进一步改进的新药。

第四节　GMP和GSP、GLP、GCP、GAP简介

一、GMP概述

GMP是Good Manufacturing Practice的缩写，即《药品生产质量管理规范》。是指在药品生产过程中，运用科学、合理、规范化的条件和方法保证生产优良药品的一整套科学、系统的管理规范，是药品生产和质量管理的基本准则。是一套适用于药品生产的强制性标准，适用于药品制剂生产的全过程，以及原料药生产中影响成品质量的关键工序。是一种特别注重在生产过程中管理的制度，要求药品生产企业应具备良好的生产设备、合理的生产过程、完善的质量管理和严格的检测系统，可以防止生产过程中药品的污染、混药和错药，确保最终产品的质量符合法规要求。

GMP的中心点是：药品质量是在生产过程中形成的，而不是检验出来的。因此必须强调预防为主，在生产过程中建立质量保证体系，实行全面质量保证，确保药品质量。GMP三大目标要素是：①将人为的差错控制在最低的限度；②防止对药品的污染和低质量药品的

产生；③保证高质量药品的质量管理体系。GMP 总的要求是：所有医药工业企业生产的药品，在投产前，对其生产过程必须有明确规定；所有必要设备必须经过校验；所有人员必须经过适当培训；厂房建筑及设备应合乎规定；使用合格原料；采用经过批准的生产方法；还必须具有合乎条件的仓储及运输设施；对整个生产过程和质量监督检查过程应具备完善的管理操作系统，并严格付诸执行。

《药品管理法》规定，药品生产企业必须取得 GMP 认证证书，未取得 GMP 证书不得生产药品，药品生产企业必须按照 GMP 生产药品。

在国际上，GMP 也是国际性药品生产质量控制和检查的依据，已成为国际公认和通行的从事药品生产所必须遵循的基本准则，是一套系统的、科学的管理制度。GMP 是世界卫生组织（WHO）对所有制药企业质量管理体系的具体要求。国际卫生组织规定：从 1992 年起，出口药品必须按照 GMP 规定进行生产，药品出口必须具备 GMP 证明文件。GMP 在世界范围内已经被多数国家的政府、制药企业和医药专家一致公认为制药企业和医院制剂室进行质量管理的优良的、必备的制度。

（一）GMP 的主要内容

GMP 的基本内容包括药品生产企业机构建立和人员素质、厂房与设施、设备、物料、卫生、验证、文件、生产管理、质量管理、产品销售与收回、投诉与不良反应报告等。其中特别强调卫生，包括环境卫生、物料净化、人员卫生。

1. 环境卫生

（1）企业的环境卫生：应选择周围无污染的厂址，远离车站、大公路、医院，生产区间布局合理，办公区、生产区、仓储区、辅助区、质量控制区等要分开。

（2）生产车间卫生：应保证清洁、条理、整齐，不同洁净级别应制定相应清洁标准，定期消毒或生产操作后及时搞好清洁卫生；适当使用消毒剂，并不得污染设备、物料和成品。

2. 物料卫生

原料、辅料和包装材料应符合药品的质量标准。正确接收、贮存、发放、使用和发运，应采取措施防止污染、交叉污染、混淆和差错，以确保物料安全卫生。应在物料的出入口设置灭菌室和灭菌设施，进行灭菌。

3. 人员卫生

主要有两方面：生产人员身体健康状况和个人卫生习惯。生产人员建立健康档案，经体检，患传染病或体表有伤口的人员不能从事直接接触药品的工作。进入生产车间，必须严格执行通过洁净缓冲更衣间的清洁制度；严禁化妆、留长指甲、佩戴首饰；穿着适应的干净服装，穿衣戴帽要符合要求，头发不能露在外面，头、脸、手等遮护用品必要时也应当佩戴；在洁净区内要对手进行消毒，不能裸手对药品进行操作；洁净区不能裸露皮肤等。

（二）GMP 的产生

GMP 的诞生是制药工业史上的一个里程碑，它标志着制药业全面质量管理的开始。1963 年，美国首先开始实施 GMP 制度。经过了几年的实践后，证明 GMP 确有实效，故 1967 年世界卫生组织（WHO）在《国际药典》的附录中收录了该制度，并在 1969 年第 22 届世界卫生大会上建议各成员国采用 GMP 体系作为药品生产的监督制度。1979 年第 28 届世界卫生大会上，世界卫生组织再次向成员国推荐 GMP，并确定为世界卫生组织的法规。到目前为止，全世界共有 100 多个国家颁布了有关 GMP 的法规。

我国提出在制药企业中推行 GMP 是在 20 世纪 80 年代初。1982 年，中国医药工业公司参照一些先进国家的GMP制订了《药品生产管理规范》（试行稿），并开始在一些制药企业试行。1988年，根据《药品管理法》，卫生部颁布了我国第一部《药品生产质量管理规范》（1988年版），作为正式法规执行。1992年，卫生部又进行修订、颁布了《药品生产质量管理规范》（1992年修订）。1998年，国家药品监督管理局总结几年来实施GMP的情况，对1992年修订的GMP再次进行修订，于1999年6月18日颁布了《药品生产质量管理规范》（1998年修订），1999年8月1日起施行。2010年版《药品生产质量管理规范》将为新版。

二、GSP、GLP、GCP、GAP简介

（一）GSP

GSP是Good Supplying Practice的缩写，即《药品经营质量管理规范》，是药品经营质量管理的基本准则。是指在药品流通过程中，针对计划采购、购进验收、储存、销售及售后服务等环节而制定的保证药品符合质量标准的一套管理制度。其核心是通过严格的管理制度来约束企业的行为，对药品经营全过程进行质量控制，保证向用户提供优质的药品。

（二）GLP

GLP是Good Laboratory Practice的缩写，即《药物非临床研究质量管理规范》。药物的非临床研究是指非人体研究，亦称为临床前研究，用于评价药物的安全性。GLP的主要内容是在新药研制的实验中，进行药效、毒性动物试验（如急性、亚急性、慢性毒性试验、生殖试验、致癌、致畸、致突变以及其他毒性试验等）的准则，对包括体内和体外试验的试验条件、试验设计方法、评价指标体系、应用范围等作出具体规定，是保证药品研制过程安全、准确、有效的法规。

制定GLP的主要目的是严格控制药品安全性评价试验的各个环节，即严格控制可能影响实验结果准确性的各种主客观因素，降低试验误差，确保实验结果的真实性。

（三）GCP

GCP是Good Clinical Practice的缩写，即《药物临床试验质量管理规范》。是规范药品临床试验全过程的标准规定，包括方案设计、组织实施、监查、稽查、记录、分析总结和报告。其目的在于保证临床试验过程的规范，结果科学可靠，保护受试者的权益并保障其安全。

临床试验（Clinical Trial）系指任何在人体（病人或健康志愿者）进行药物的系统性研究，以证实或揭示试验药物的作用、不良反应和/或试验药物的吸收、分布、代谢和排泄，目的是确定试验药物的疗效与安全性。

（四）GAP

GAP是Good Agricultural Practice of Medicinal Plants and Animals的缩写，即《中药材生产质量管理规范》。是从保证中药材质量出发，控制影响中药材质量的各种因素，规范药材各生产环节乃至全过程的一套完整而又科学的管理体系。从源头上控制中药饮片、中成药及保健药品、保健食品的质量，并和国际接轨，以达到药材“真实、优质、稳定、可控”的目的。

中药材的生产全过程，以植物药来说，即从种子（如种子品质标准化）经过不同阶段的生长发育到收获（生产技术管理各个环节标准化），及至形成商品药材（产地加工、贮运等标准化）为止的全过程。

小 结

药剂学是研究药物制剂的基本理论、处方设计、制备工艺、质量控制和合理使用的综合性应用技术学科。本章讲述了药剂学分支学科，药物剂型的概念及剂型分类；药剂学常用术语主要有药品、新药、制剂、辅料。国家药品标准的概念、作用；国家药品标准包括《中国药典》和《局颁药品标准》；药典是一个国家记载药品标准、规格的法典，一般由国家组织药典委员会编纂，由政府颁布施行，具有法律的约束力；现行《中国药典》由一部、二部、三部及其增补本组成，每部内容分别包括凡例、正文、附录和指导原则；2010 年版《中国药典》的特色是品种收载范围进一步扩大、科技含量进一步提升、更注重对药品安全性的控制。《局颁药品标准》作为国家药典的补充，亦具有法律的约束力。GMP 的概念、性质、目的及作用、主要内容；GLP、GCP、GSP、GAP 概念、目的。

（李　坚　林　颖　梁碧岩）

自 测 题

一、名词解释

药剂学

剂型

制剂

辅料

药典

GMP

GLP

GCP

二、单项选择题

1. 下列关于剂型的表述错误的是
   A. 剂型系指为适应治疗或预防的需要而制备的不同给药形式
   B. 同一种剂型可以有不同的药物
   C. 同一药物也可制成多种剂型
   D. 剂型系指某一药物的具体品种
   E. 阿司匹林片、扑热息痛片、麦迪霉素片、尼莫地平片等均为片剂剂型

2. 制剂的定义为
   A. 为适应治疗和预防需要而制备的药物应用形式
   B. 按照医生处方专为某一病人调制的并确切指明用法、用量的药剂
   C. 根据国家药品标准，将药物按剂型制成具有一定规格并符合质量标准的药剂
   D. 研究药物制剂在工业生产中的基本理论、技术工作、生产设备和质量管理的科学
   E. 研究药物制剂的基本理论、处方设计、制备工艺和合理应用的综合性技术科学

3. 药剂学的定义为
   A. 为适应治疗和预防需要而制备的

药物应用形式

B. 按照医生处方专为某一病人调制的并确切指明用法、用量的药剂

C. 根据药典批准的标准、为适应治疗或预防需要而制备的药物应用形式的具体品种

D. 研究药物制剂在工业生产中的基本理论、技术工作、生产设备和质量管理的科学

E. 研究药物制剂的基本理论、处方设计、制备工艺、质量控制和合理使用等内容的综合性技术学科

4. 关于溶液型剂型的错误叙述是

A. 药物以分子或离子状态分散于分散介质中

B. 溶液型剂型为均匀分散体系

C. 溶液型剂型也称为低分子溶液

D. 溶液剂型包括糖浆剂、溶液剂、注射剂等

E. 溶液剂型包括胶浆剂、火棉胶、涂膜剂等

5.《中华人民共和国药典》是

A. 由国家颁布的药品集

B. 由国家医药管理局制定的药品标准

C. 由卫生部制定的药品规格标准的法典

D. 由国家编纂的药品规格标准的法典

E. 由国家制定颁布的制剂手册

6. 我国现行版药典为第几版

A. 第五版

B. 第六版

C. 第七版

D. 第八版

E. 第九版

7. 根据药物的性质、用药目的和给药途径，将原料药加工制成适合于医疗和预防应用的形式，称为

A. 制剂

B. 剂型

C. 新药

D. 成药

E. 非处方药

8. 靶向制剂属于

A. 第一代制剂

B. 第二代制剂

C. 第三代制剂

D. 第四代制剂

E. 第五代制剂

9. 关于药典叙述中错误的是

A. 药典是一个国家的药品规格标准的法典

B. 药典可由各省、自治区、直辖市等卫生行政部门编纂

C. 药典可作为药品生产、供应、检验和使用的依据

D. 药典收载疗效确切的常用药物及其制剂

E. 药典中规定了质量标准、鉴别、杂质检查等

10. GMP 是药品______的基本准则

A. 生产

B. 质量

C. 生产和质量管理

D. 制剂

E. 制剂生产

11. 下列叙述错误的是

A. 药品生产企业必须取得 GMP 认证证书

B. GMP 认证工作适用于药品制剂生产和原料药生产中影响成品

质量的关键工序
C. GMP 的中心点——药品质量，是在生产过程中形成的，而不是检验出来的
D. GMP 是适用于药品生产的强制性标准
E. GMP 是一种行为标准，任何违反 GMP 或有未经批准添加物质所生产的药品，即使符合《中国药典》或按照《中国药典》没有检出其添加物质或相关杂质，亦不能认为其符合规定

12. 不属《中国药典》附录内容的是
A. 制剂通则
B. 计量单位使用的有关规定
C. 通用检测方法
D. 对照品与对照药材
E. 指导原则

13. 关于《药典》的叙述错误的是
A. 是一个国家记载药品质量规格与标准的法典，具有法律约束力
B. 《中国药典》由一部、二部、三部及其增补本组成
C. 药典中收载的制剂必须完全无毒副作用，安全而有效
D. 一般每隔几年需要修订一次
E. 促进药物研究与生产

三、简答题

《中国药典》的性质、地位、作用及与 GMP 的关系。

第二章　散剂、颗粒剂与胶囊剂

学习目标

1. 掌握称量、粉碎、筛分、混合的方法；散剂、颗粒剂、胶囊剂的概念、制备流程。
2. 熟悉称量、粉碎、筛分、混合的概念；散剂、颗粒剂、胶囊剂的特点、分类、质量检查项目。
3. 了解常用制剂设备。

第一节　固体制剂的基本操作

散剂、颗粒剂、胶囊剂、片剂是常用的固体制剂。固体制剂与液体制剂相比，稳定性好，生产成本较低，携带、服用方便。散剂、颗粒剂、胶囊剂、片剂制备过程的前处理经历相同的单元操作，包括粉碎、筛分、混合，以保证药物混合均匀与剂量准确。粉碎、筛分后的药物与其他组分混合均匀后直接分装，可制成散剂；如果将混合均匀的物料进行制粒、干燥后分装，则可制成颗粒剂；如果将混合均匀的粉末或颗粒分装于胶囊中，则可制成胶囊剂。固体制剂的制备工艺流程如下：

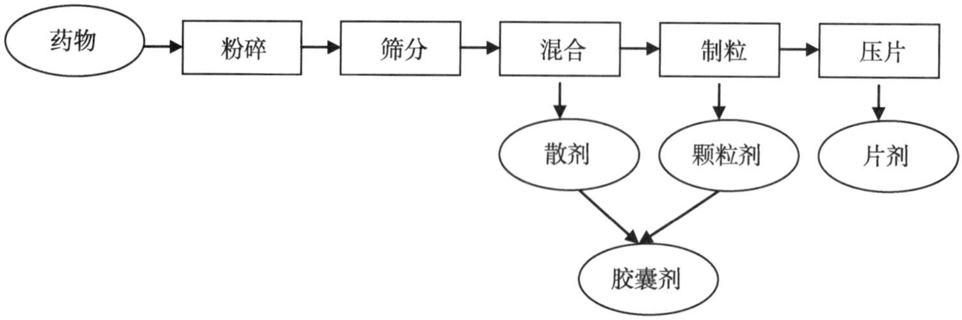

一、称量

称量包括称重和量取。称量操作是制剂工作的基本操作技术之一，称量操作的准确性，对于保证药品质量及其疗效具有重要意义，因此，必须严格称量操作。

1. 常用计量单位

（1）重量单位：千克（kg）、克（g）、毫克（mg）。

（2）体积单位：升（L）、毫升（ml）。

2. 称重操作

称重操作主要用于固体或半固体物料的称量。在实际操作中，应根据称重要求选择合适的称重器具（又称衡器）。

（1）戥秤：又称手秤，广东人叫“厘等”，意思是专门用来称量以分厘为单位的计量器械，大多用在药物和金银等贵重物品的计量，是传统中药调剂中常用的工具，由秤杆、秤盘及秤砣组成（图 2－1），其最大的优点是使用灵活方便，不足之处是容易受人为或外界因素的影响。

（2）托盘天平：是一种用来粗略称量物质重量的称重仪器，精确度不高，由托盘、横梁、平衡螺母、刻度尺、指针、刀口、底座、分度标尺、游码等组成，每架天平都成套配备一盒砝码（图 2－2）。

知识链接

小包装中药饮片

为提高中药饮片调剂质量，促进其临床疗效，近年来，小包装中药饮片正逐步取代传统的“手抓戥称”中药配方调剂方式。小包装中药饮片既保持了中药饮片的原有性状，不改变以饮片入药、临用煎汤、诸药共煎的特色，而且可保证剂量的准确，确保中药饮片调剂的质量。

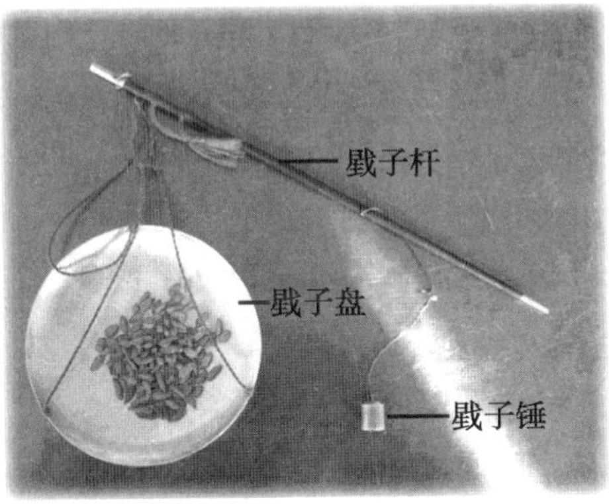

图 2－1　戥秤

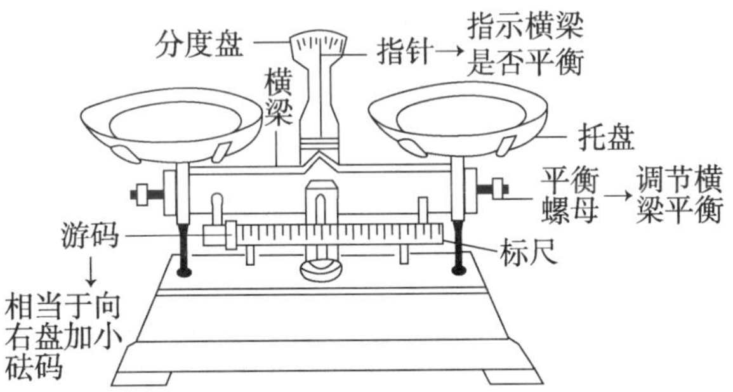

图 2－2　托盘天平

称重注意事项：①天平要放置在水平的地方，称重前游码要归零，调平；②砝码要用镊子夹取；③左物右码；④称量物不能直接放在托盘上；⑤使用后将砝码放回盒内，将游码移回零，使天平处于休止状态，保持清洁干燥。

（3）电子天平：是以电磁力或电磁力矩平衡原理进行称量的天平。具有称量准确可靠、显示快速清晰的优点，配备自动检测系统、自动校准装置、超载保护装置等。按其精度可分为常量电子天平（最大称量一般在 100～200g）、半微量电子天平（称量一般在 20～100g）、微量电子天平（称量一般在 3～50g）、超微量电子天平（最大称量是 2～5g）。

选择电子天平应考虑其精度是否符合称量的精度要求，以及其最大称量是否满足称量范围的要求（图 2－3，图 2－4）。

电子天平使用注意事项：①天平应置于水平、稳定的工作台上，避免振动、气流及阳光照射；②使用前应调水平；③使用前应进行校准；④按说明书规定进行预热；⑤不可超载使用；⑥注意清洁干燥。

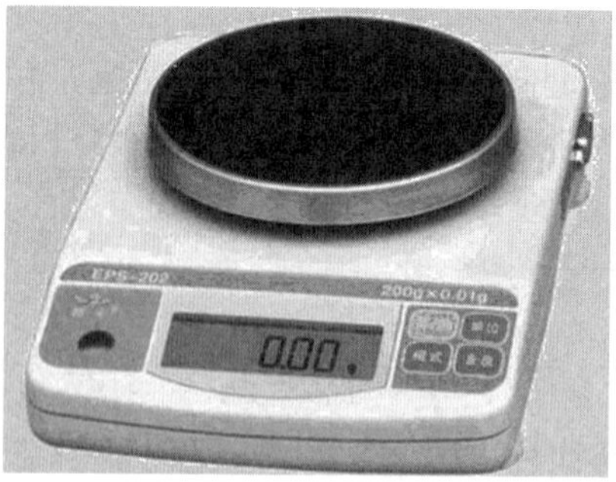

图 2－3　电子天平

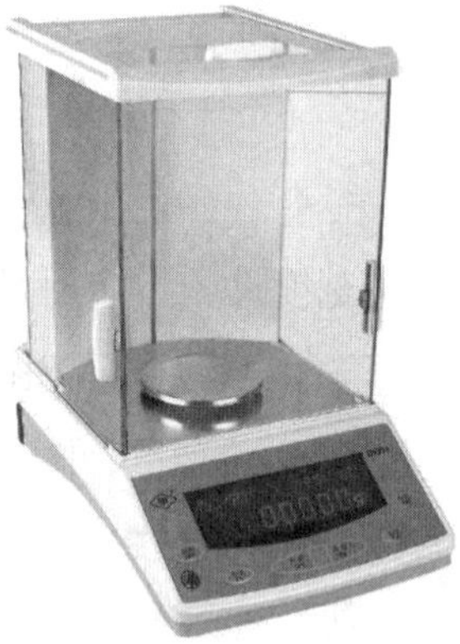

图 2－4　电子天平

（4）磅秤：称量的物料较重时可选用磅秤。磅秤分为机械磅秤和电子磅秤，机械磅秤是利用杠杆原理纯机械构造的机械式磅秤，电子磅秤是利用高精度称重传感器技术制作的精度高、稳定性好、操作方便的磅秤（图 2－5，图 2－6）。

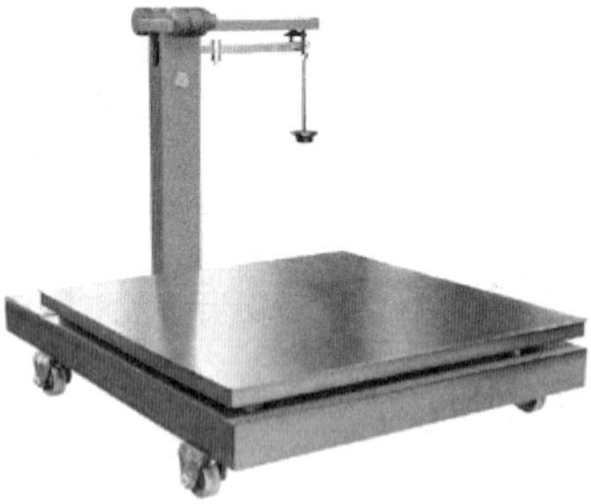

图 2－5　机械磅秤

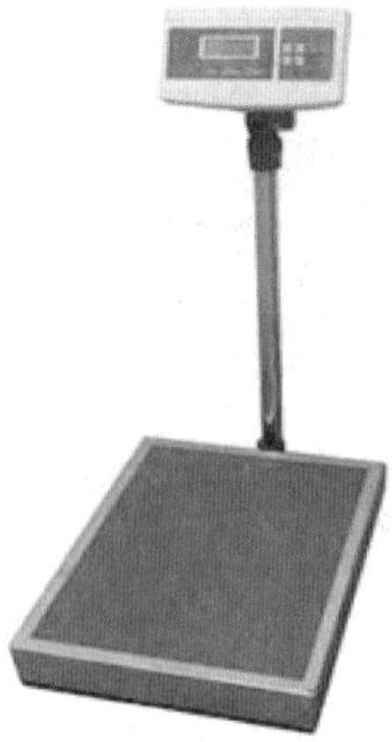

图 2－6　电子磅秤

3. 量取操作

量取操作一般用于液体药物的量取，以体积作为计量单位。常用的量器有量筒、量杯、移液管、刻度吸管等。

量取操作注意事项：①按所需取用的液体量选用合适的量器；②注意量取时的温度；③读数时应保持量器垂直，视线应与液面平齐。

二、粉碎

粉碎系指借助机械力将大块固体物料破碎成适宜大小的颗粒或粉末的操作过程。

（一）粉碎原理

固体物料的粉碎过程一般是利用外加机械力，破坏物料分子间的内聚力使药物的颗粒减小来实现。被粉碎的物料受到外加机械力作用后，局部产生很大的应力而发生形变，当应力超过物料本身的分子间力时，即可产生裂缝直至最后破碎。

粉碎过程常用的外加力有：冲击力、压缩力、剪切力、弯曲力、研磨力等（图 2－7）。根据被处理物料的性质、粉碎程度不同，采取不同的外力。脆性物料最适宜用冲击力、压缩力和研磨力，纤维状物料用剪切方法更有效；粗碎以冲击力和压缩力为主，细碎则以剪切力、研磨力为好；如果要求粉碎后的物料能产生自由流动，则用研磨法较好。实际上多数粉碎过程是上述的几种力综合作用的结果。

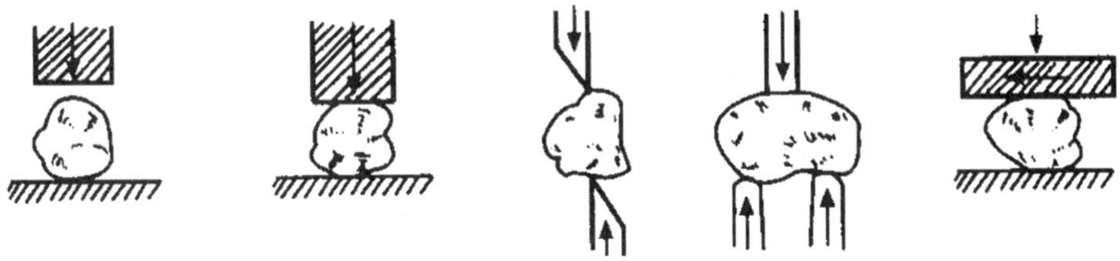

a　b　c　d　e

图 2－7　粉碎用外加力

a 冲击　b 压缩　c 剪切　d 弯曲　e 研磨

知识链接

粉碎度

粉碎的程度用粉碎度或粉碎比（n）表示，通常用粉碎前物料的平均直径（d_1）与粉碎后的平均直径（d_2）之比来表示，见式 2－1。

$$n=\frac{d_1}{d_2} \qquad (式 2-1)$$

由上式可知，粉碎度与粉碎后的物料颗粒平均直径成反比，即粉碎度愈大，粉碎后的颗粒愈小。

（二）粉碎的目的

粉碎的主要目的：①有利于各组分均匀混合；②减小物料的粒径，增加物料的比表面积，提高药物的溶出速度，促进药物的吸收，提高药物的生物利用度；③有利于提高固体药物在液体、半固体、气体中的分散度；④有助于从药材中提取有效成分等。

（三）粉碎方法

根据被粉碎物料的性质、产品粒度的要求，结合实际的设备条件，采取不同方式的粉碎方法，其选用以能达到粉碎效果及便于操作为原则。

1. 单独粉碎与混合粉碎

（1）单独粉碎是指将一种药物单独进行粉碎的方法。一般药物通常单独粉碎，便于在不同的复方制剂中配伍应用。

适宜单独粉碎的药物有：①氧化性药物与还原性药物：某些氧化性物质如高锰酸钾、氯酸钾、碘等忌与淀粉、甘油等还原性物质混合粉碎，否则可引起爆炸；②贵重、细料药物：如麝香、羚羊角、牛黄等，为了减少损耗，宜单独粉碎；③毒性药物及刺激性药物：如雄黄、马钱子等，为防止中毒和交叉污染，宜单独粉碎；④某些难溶于水的矿物药和贝壳类药物。

（2）混合粉碎是指两种或两种以上的物料放在一起同时粉碎的方法。一般将处方中性质及硬度相似的药物进行混合粉碎，能达到粉碎产品粒度的一致，这样既可避免一些黏性药物单独粉碎的困难，又可使粉碎与混合操作结合进行，提高效率。

2. 干法粉碎与湿法粉碎

（1）干法粉碎是指将物料经过适当的干燥处理，使其水分含量降至一定限度（一般应少于5%）后再粉碎的方法。应根据物料的性质选用适宜的干燥方法，一般温度不宜超过80℃。

（2）湿法粉碎是指在物料中加入适量的液体（水或其他溶剂）进行研磨粉碎的方法。所加入液体的选用应以物料遇湿不膨胀、与物料不起变化、不影响药物疗效为原则。湿法粉碎可降低分子间的内聚力，减少颗粒间的聚结，降低能量消耗，提高粉碎效率；还可避免操作时粉尘飞扬，利于劳动保护。

湿法粉碎包括加液研磨法和水飞法。①加液研磨法是指在物料中加入少量液体（如水或乙醇等）进行研磨粉碎的方法。液体用量一般以能湿润物料成糊状为宜。此法粉碎度高，又避免了粉尘飞扬，可减轻毒性或刺激性药物对人体的危害，减少贵重、细料药物的损耗，如樟脑、冰片、薄荷脑等药物的粉碎采用此种方法。②水飞法是将药物与水共置研钵或球磨机中研磨，使细粉漂浮于水面或混悬于水中，将此混悬液倾出，余下的粗料再加水反复操作，至全部药物研磨完毕，所得混悬液合并，沉淀，倾去上层清液，将湿粉干燥，即得极细粉，此法适用于矿物药，如朱砂、珍珠、炉甘石等的粉碎。

3. 低温粉碎　低温粉碎是指利用物料在低温状态下脆性增加、韧性与延伸性降低的性质以提高粉碎效果的方法。对热敏感的药物、常温下粉碎困难的药物，如树脂、固体石蜡等可采用此法粉碎。低温粉碎一般有如下几种方法：①物料先进行冷却，再迅速通过高速粉碎机粉碎；②粉碎机壳通入低温冷却水，物料在冷却下进行粉碎；③将干冰或液氮与物料混合后再进行粉碎；④组合上述方法进行粉碎。

（四）粉碎设备

粉碎机类型很多，应根据物料的性质、对粉碎产物的粉碎度要求和其他目的选择适宜的粉碎设备，常用的典型粉碎设备有如下几类：

1. 研钵　一般用瓷、玻璃、玛瑙、铜或铁制成，主要用于小剂量药物的粉碎或实验室小规模散剂的制备。以瓷研钵和玻璃研钵最为常用（图2-8），瓷制研钵内壁较粗糙，适宜于结晶性及脆性等药物的研磨，但其吸附作用大，不宜用于粉碎小量的药物；玻璃制研钵较适宜于毒性药物或贵重药物的研磨。

2. 球磨机　是由不锈钢或陶瓷制成的圆筒和内装一定数量、不同大小的钢球或瓷球构成的器械（图2-9）。使用时将物料装入圆筒中密封，用电机带动。当球磨机旋转时，圆筒转动，带动圆球上升到一定高度后由于重力作用下落，靠球的上下运动使物料受到冲击力和研磨力而被粉碎，同时不断改变物料相对位置还可起到混合作用。

球磨机的粉碎效果与其转速有关，转速适当（如图2-10a），才能使圆球沿筒壁运行到

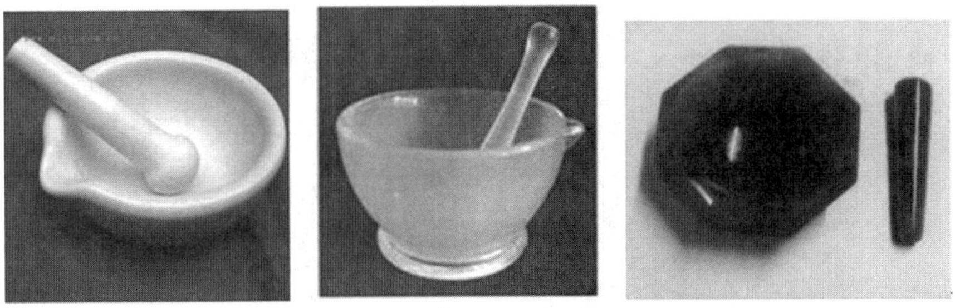

a　　　　b　　　　c

图 2-8　研钵

a 瓷研钵　b 玻璃研钵　c 玛瑙研钵

最高点落下，产生最大的撞击力和良好的研磨作用；如果转速过慢，圆球不能达到一定高度即滚下（图 2-10b），此时仅发生研磨作用，粉碎效果较差；如果转速过快，圆球受离心力的作用，沿筒壁旋转而不落下（图 2-10c），失去撞击作用，粉碎效果差。

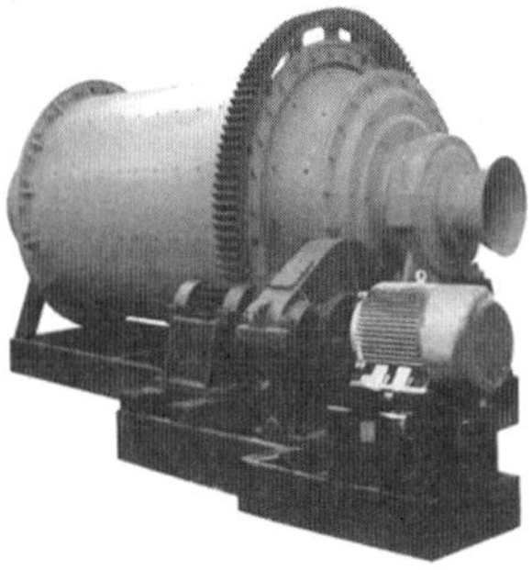

图 2-9　球磨机

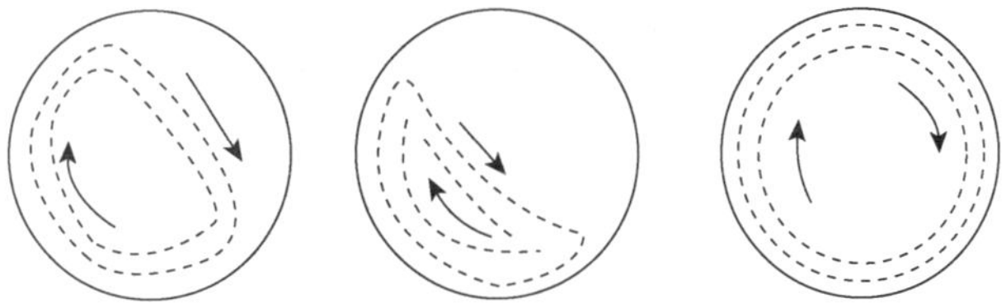

a　　　　b　　　　c

图 2-10　球磨机在不同转速下圆球的运动情况

a 转速适当　b 转速太慢　c 转速太快

球磨机结构简单，密闭操作，粉尘少，可获极细粉末，常用于毒性、剧药、贵重药品，以及吸湿性、刺激性强的药物，还可通入惰性气体粉碎易氧化药物或爆炸性药物，也可用于无菌粉碎，以得到无菌产品，故应用范围广，但该法粉碎效率较低。

3. 冲击式粉碎机　是以机械方式为主的药物粉碎机器，对物料的作用力以冲击力为主，适用于脆性、韧性物料以及中碎、细碎、超细碎等的粉碎设备，应用广泛，具有“万能粉碎机”之称，但粉碎过程温度会升高，故不适用于粉碎含大量挥发性成分、黏性或遇热发黏的物料。其典型的粉碎结构有锤击式（图 2-11）和冲击柱式（图 2-12）。

锤击式粉碎机有高速旋转的旋转轴，轴上安装有数个锤头，机壳上部装有衬板，下部有筛板。当物料由加料斗进入粉碎室时，由于高速旋转的锤头的冲击力和剪切作用以及被抛向衬板的撞击力等作用而被粉碎，细粉由机器下部排出。在机器下部有筛网可调节和控制产品粒度，不能通过筛分板的粗粒继续在机内被粉碎。锤击式粉碎机适合脆性药物的粉碎，而不适合用于乳性药物。

冲击柱式粉碎机（也叫转盘式粉碎机），在高速旋转的转盘上固定有若干圈钢齿，另一与转盘相对应的固定盖上也固定有若干圈钢齿。使用时物料由加料斗加入，沿中心轴

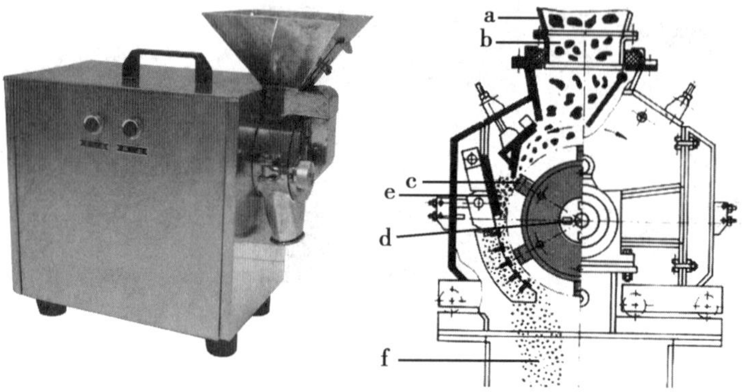

图 2-11　锤击式粉碎机

a 料斗　b 物料　c 锤头　d 旋转轴　e 未筛分颗粒　f 筛分颗粒

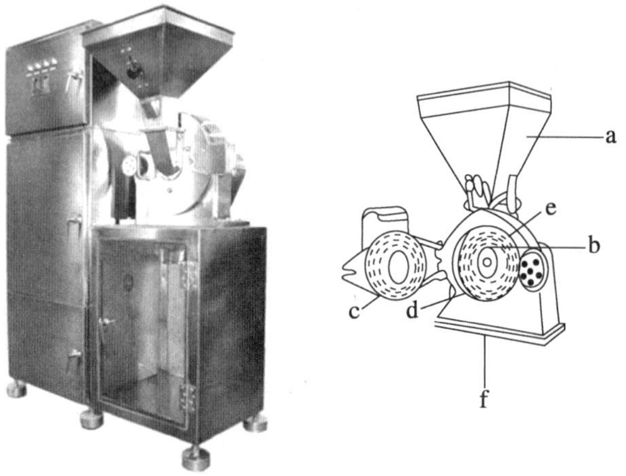

图 2-12　冲击柱式粉碎机

a 料斗　b 转盘　c 固定盘　d 筛盘　e 钢齿　f 出料口

方向进入粉碎机，由于离心作用，在从中心部位被甩向外壁的过程中受到钢齿的冲击、摩擦和剪切等作用被粉碎，而且冲击力越来越大，最后物料达到转盘外壁环状空间，粉碎好的物料由底部的筛孔出料，粗粒在机内重复粉碎。机下部有多孔筛网，可选用不同孔径来调节产品的细度，也能通过调节转盘的转速来调节产品粒度。冲击柱式粉碎机适用于脆性、韧性等物料。

4. 流能磨　又称气流式粉碎机，由底部喷嘴、粉碎室、顶部的分级器和具单向活塞作用的文杜里送料器构成，是利用高压气流使药物颗粒间以及颗粒与器壁间碰撞而产生强烈的冲击、撞击、研磨等，从而产生强烈的粉碎作用，是一种细碎和超细碎设备。由于粉碎过程中高压气流膨胀吸热，产生明显的冷却作用，可以抵消粉碎产生的热量，所以粉碎过程温度不升高，尤其适用于抗生素、酶等低熔点及不耐热物料的粉碎，也可粉碎易氧化药物及无菌药物。流能磨粉碎可获得 5μm 以下的微粉，而且在粉碎的同时，对不同级物料进行分级，但粉碎费用高（图 2-13）。

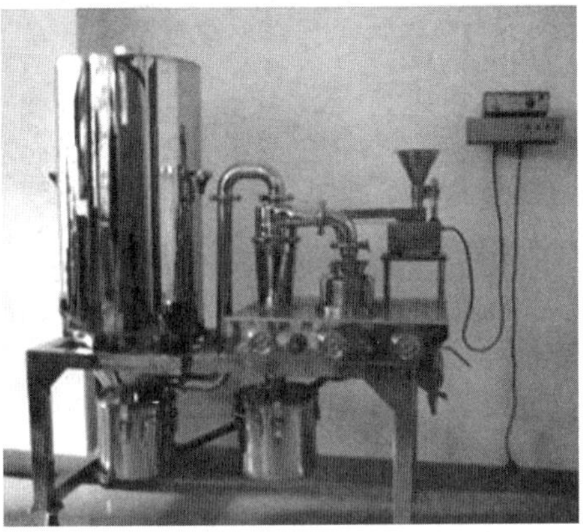

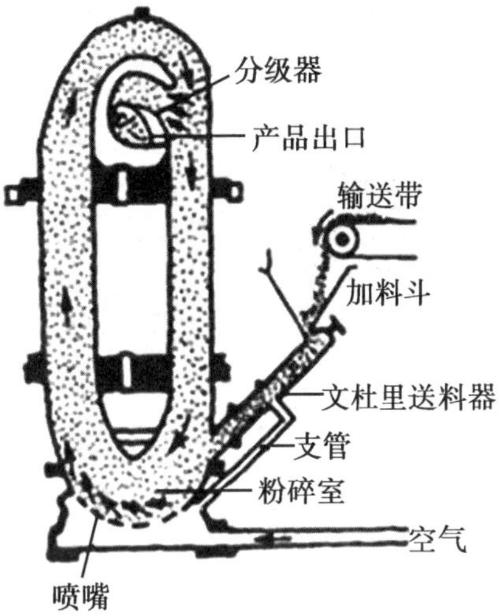

图 2-13　流能磨

（五）粉碎操作注意事项

（1）应根据物料的性质、物料量、粒度要求选择适宜的粉碎设备。

（2）在使用粉碎设备前应检查其状态是否清洁、可用，在使用后应进行清洁和保养。

（3）粉碎毒性药或刺激性强的药物时，应注意劳动保护，以免中毒，并避免交叉污染；粉碎易燃易爆药物时，应注意防火防爆。

（4）在粉碎过程中，应及时筛分细粉，以免药物过度粉碎，减少药物的损失，降低能量的消耗，节省成本。

（5）应严格遵守相关标准和操作规程，杜绝安全事故的发生。

三、筛分

筛分系指借助筛网孔径将不同粒度的物料进行分离的方法。物料被粉碎后，得到不同粒度的、不均匀的粉末，筛分的目的就是将物料按粒度加以分等，获得较均匀一致的粒子群，也就是筛除粗粉取细粉，或筛除细粉取粗粉，或筛除粗、细粉取中粉等，以适应制剂制备和医疗上的需要。另外，多种物料一起筛分还可使不同的物料混合均匀。

（一）筛分用筛

筛分用筛按其制作方法可分为冲眼筛和编织筛。冲眼筛是在金属板上冲出圆形的筛孔而制成，其筛孔坚固，不易变形，多用于高速旋转粉碎机的筛板及药丸等粗颗粒的筛分。编织筛是用具有一定机械强度的金属丝（不锈钢、铜丝、铁丝等）或其他非金属丝（丝、尼龙丝、绢丝等）编织而成。编织筛的优点是单位面积上的筛孔多，筛分效率高，可用于细粉的筛选，但编织线易于位移而使筛孔变形，分离效率下降。用非金属制成的筛网具有一定弹性，耐用。尼龙丝对一般药物较稳定，在制剂生产中应用较多（图 2-14）。

（二）药筛的分等

《中国药典》规定，药筛选用国家标准的 R40/3 系列，筛的分等有两种方法，一种是用筛孔内径大小（μm）表示，共规定了 9 种筛号，分别为一号筛～九号筛，一号筛筛孔内径最大，依次减小，九号筛筛孔内径最小。另一种是用“目”表示，以每一英寸（2.54cm）长度上所含筛孔数目的多少来表示，例如 60 目筛，是指每英寸长度上有 60 个

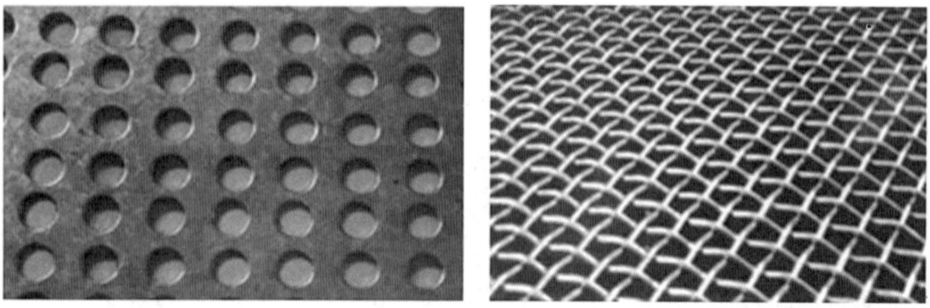

a　　　　　　　　b

图 2-14　药筛

a 冲眼筛　b 编织筛

孔（表 2-1）。

（三）粉末的分等

药物粉末的分等是按通过相应规格的药筛而定的，《中国药典》规定把固体粉末分为六等（表 2-2）。

表 2-1　《中国药典》规定的标准药筛

筛号	筛孔内径（平均值）	目号
一号筛	2000μm±70μm	10 目
二号筛	850μm±29μm	24 目
三号筛	355μm±13μm	50 目
四号筛	250μm±9.9μm	65 目
五号筛	180μm±7.6μm	80 目
六号筛	150μm±6.6μm	100 目
七号筛	125μm±5.8μm	120 目
八号筛	90μm±4.6μm	150 目
九号筛	75μm±4.1μm	200 目

表 2-2　《中国药典》规定的粉末等级标准

等级	分等标准
最粗粉	指能全部通过一号筛，但混有能通过三号筛不超过 20%的粉末
粗粉	指能全部通过二号筛，但混有能通过四号筛不超过 40%的粉末
中粉	指能全部通过四号筛，但混有能通过五号筛不超过 60%的粉末
细粉	指能全部通过五号筛，并含能通过六号筛不少于 95%的粉末
最细粉	指能全部通过六号筛，并含能通过七号筛不少于 95%的粉末
极细粉	指能全部通过八号筛，并含能通过九号筛不少于 95%的粉末

（四）筛分设备

筛分时将要分离的物料放在筛网面上，采用手工或机械方法使粒子运动，并与筛网面接触，小于筛孔的粒子漏到筛网下面。根据筛面的运动方式可将筛分设备分为摇动筛和振荡筛（图 2-15）。

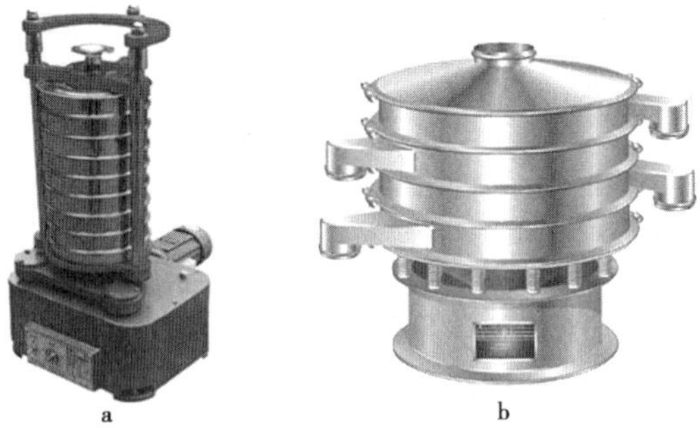

a　　b

图 2-15　筛分设备

a 摇动筛　b 振荡筛

1. 摇动筛　是将筛网固定在圆形的金属圈上制成，根据《中国药典》规定的筛号，按筛号由小到大的顺序依次叠成套，小号的在上面，大号的在下面，最上为筛盖，最下为接收器。应用时，取一定量的物料置于最上层筛中，盖上盖，固定在摇动台上摇动数分钟，即可完成对物料的分级。该筛常用于测定粒度分布或少量、毒剧药、刺激性药物的筛分。

2. 振荡筛　是利用机械装置（如偏心轮、偏重轮等）或电磁装置使筛产生振动将物料进行分离的设备，为机械振荡筛。筛分后粗料由上部出料口排出，细料由下部出口排出。该筛具有分离效果好，单位筛面处理能力大，占地面积小，重量轻等优点。

（五）筛分操作注意事项

（1）物料的湿度及油脂含量太大时，粉末易黏结成团而堵塞筛孔，所以含水量高的物料应充分干燥后再筛分；易吸潮的物料应及时筛分或在干燥环境中过筛；黏性、富含油脂的物料，应掺入其他物料一起过筛。

（2）物料在筛网上堆积过厚，会使药筛的振动强度减小，影响过筛效率，所以应控制物料量。

（3）防止粉尘飞扬，特别是筛分毒性或刺激性强的药物时，做好劳动保护。

四、混合

混合系指将两种或两种以上的物料或处方中的各组分充分混匀的操作。包括固-固混合、固-液混合、液-液混合，这里主要指固-固混合。混合的目的是使药物各组分在制剂中分散均匀，以保证制剂色泽一致、剂量准确，保证用药安全有效，是保证制剂产品质量的重要措施之一。

（一）混合方法及设备

常用的混合方法有搅拌混合、研磨混合及过筛混合。

1. 搅拌混合　系指将物料置于适当大小的容器中，用适当的器具搅拌混合。搅拌混合操作简便，但不易混匀，多做为初步混合之用。量少时可用手工搅拌，大量生产中常用槽形混合机混合（图 2-16）。槽形混合机主要由混合槽、搅拌桨、盖和电机组成，适用于混合各种粉料，还适用于片剂、丸剂等制剂软材的制备。

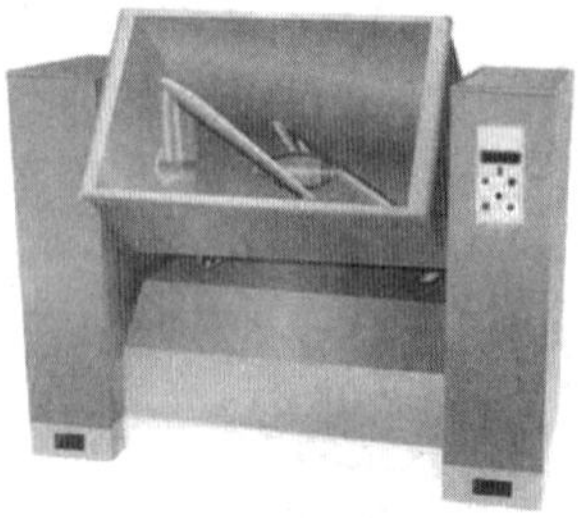

图 2-16　槽形混合机

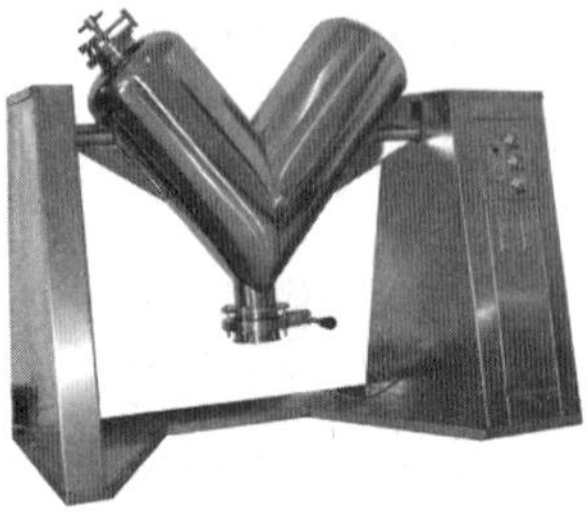

图 2-17　V 形混合机

2. 研磨混合　系将物料置于研钵等研磨器具中共同研磨混合的操作。此法适用于少量尤其是结晶性物料的混合，但不适于引湿性和爆炸性成分的混合。

3. 过筛混合　系将各物料先搅拌混合，再一次或几次通过适宜孔径的药筛使物料混合均匀的操作。用此法混合时应注意，由于较细、较重的物料会先通过筛网，过筛后仍需适当搅拌才能混合均匀。

4. 混合机混合　大生产时多用混合机混合，常用的混合机有 V 形混合机、双锥混合机、二维混合机、三维混合机。

（1）V 形混合机：是利用机械力和重力等，将两种或两种以上的物料混合均匀的设备，由两个圆筒成 V 形焊接起来的容器组成，包括筒体、驱动轴、支架等部件，筒体与驱动轴相连接，驱动轴带动筒体做旋转运动，筒体内的物料随机地从 V 形一区传递到另一区，物料在筒里被反复剪切、扩散、错位，从而达到均匀混合的目的。适用于流动性较好、性质差异较小的物料混合（图 2-17）。

（2）双锥混合机：同 V 形混合机的功能相似。物料通过真空输送或人工加料到双锥容器中，随着容器的不断旋转，物料在容器中进行复杂的撞击运动，达到均匀的混合。此种混合机对流动性较好的粉体及颗粒状进行混合，效果显著；对较细粉粒、易凝块、含有一定水分的物料也能混合均匀（图 2-18）。

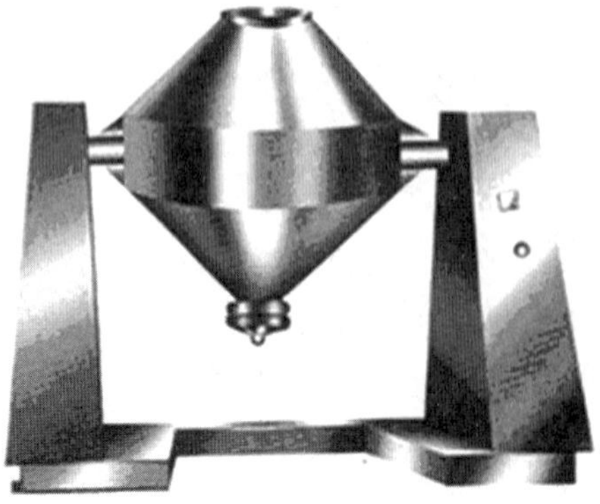

图 2-18　双锥混合机

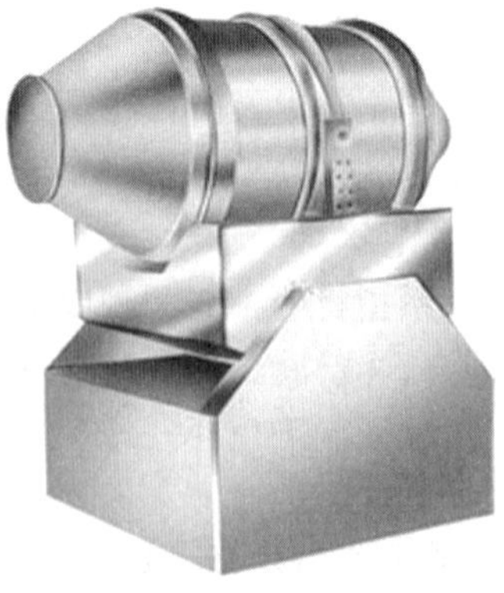

图 2-19　二维运动混合机

（3）二维运动混合机：由混合筒、摆动架、机架三大部分构成，混合筒在转动的同时又参与摆动，使筒中的物料得以充分混合。该机具有混合迅速、混合量大、出料便捷等特点（图 2-19）。

(4) 三维运动混合机：是在二维运动混合机的基础上发展而来的新型混合设备。三维运动混合机的混合筒在主动轴的带动下，作平移、转动和翻滚等复合运动，促使物料沿着筒体作三维复合运动，物料无离心力作用，无比重偏析及分层、聚积现象，保证了物料的自我流动和扩散作用，从而达到均匀混合的目的。物料中各组分可允许悬殊的重量比，混合率达99%以上，具有混合均匀度高的优点，特别是对湿度、柔软度和比重不一的颗粒、粉状物的混合均匀度方面，均能达到极佳效果，是目前各种混合机中较理想产品（图2-20，图2-21）。

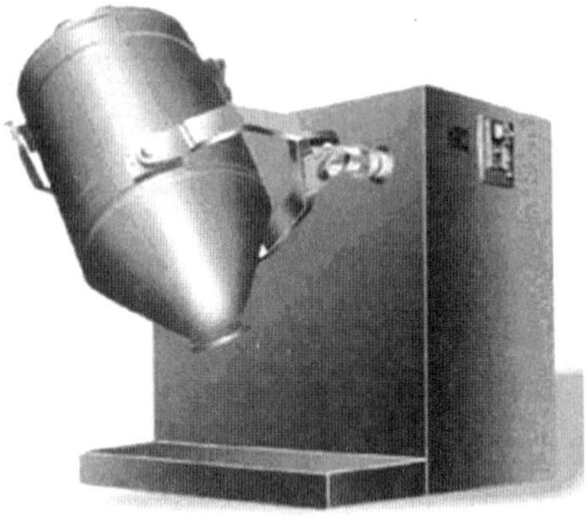

图2-20　三维运动混合机

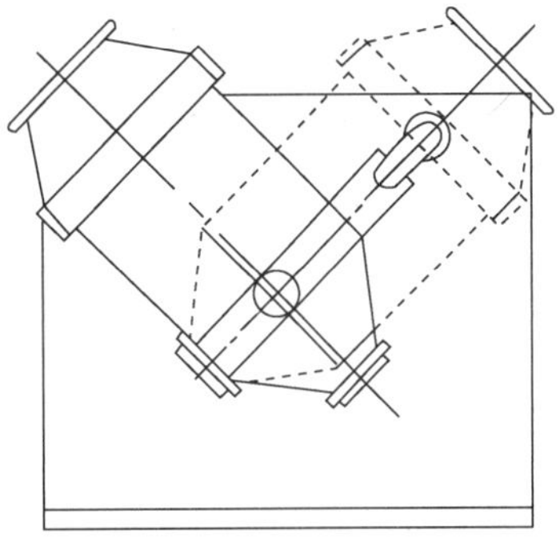

图2-21　三维运动混合机示意图

(二) 影响混合质量的因素

多种物料进行混合时伴随着离析现象，离析过程与混合过程相反，妨碍良好混合，还可使已混合好的物料重新分层，降低混合的均匀度。影响混合质量的因素有如下几点：

(1) 各组分的相对密度：各组分相对密度差别较大时，对混合的均匀性会有较大的影响。一般应将密度小的物料先装于混合容器中，再装密度大的物料，可避免质轻的组分浮于上部或飞扬，而质重的组分沉于底部造成不易混匀。

(2) 各组分的色泽：当物料色泽相差较大时，可用"打底套色法"使物料混合均匀。所谓"打底"是指混合之前先用色浅的、量多的药粉饱和乳钵，再将色深的、量少的、质重的药粉放入乳钵中。然后将色浅的、量多的、质轻的药粉分次地、逐渐地加入乳钵中轻研，使之混合均匀，即是"套色"。打底套色法是制作中药丸剂、散剂等剂型时对药粉进行混合的一种经验方法。

(3) 各组分的比例量：物理状态和粒度相近的等量物料混合时，容易混合均匀，若各组分的比例量相差悬殊时，则不容易混合均匀。各组分的比例相差悬殊时应采用"等量递增法"（习称"配研法"）进行混合。

"等量递增法"是指根据粉体粒子等比容积易混合均匀的机制，对量小的组分与量大的组分混合的一种方法。即取量小的组分和等量的量大的组分，置于混合设备中混合均匀，再加入同混合物等量的量大的组分混合均匀，如此倍量增加直至加完全部量大的组分为止。

(4) 含低共熔组分：低共熔系指两种或两种以上的药物按一定比例研磨混合后，混合物熔点降低，在室温条件下出现润湿或液化现象。这使两种或两种以上药物混合后出现润湿或液化现象的混合物称为低共熔混合物。产生低共熔的常见药物有苯酚与樟脑，苯酚、麝香草酚与薄荷脑，乙酰水杨酸、对乙酰氨基酚与咖啡因等。

含低共熔组分的制剂是否需要混合使其共熔，应根据低共熔混合物对药理作用的影响及处方中所含其他固体组分的量而采取相应措施，一般原则为：①共熔后药理作用较单独应用增强者，则宜采用共熔法，如氯霉素与尿素等，但应通过试验确定减小剂量；②共熔后药理作用减弱者，应分别用其他组分（如辅料）稀释，避免出现低共熔现象；③共熔后药理作用几无变化，且处方中固体组分较多时，可将共熔组分先共熔，再以其他组分吸收混合，使分散均匀；④处方中如含有挥发油或其他足以溶解共熔组分的液体时，可先将共熔组分溶解，再用喷雾法或一般混合法与其他固体组分混匀。

（5）其他：物料粒度、形状、混合时间等也是影响混合均匀性的因素，粒度较均匀时易混匀；物料近球形时易混匀，形状差异越大越难混合；混合的时间越长越均匀，但实际所需的混合时间应由混合药物量的多少及混合设备的性能决定。

第二节　散　剂

一、概述

（一）散剂的定义

散剂系指药物或与适宜的辅料经粉碎、均匀混合制成的干燥粉末状制剂。分为口服散剂和局部用散剂。口服散剂一般溶于或分散于水或其他液体中服用，也可直接用水送服，如蒙脱石散、牛磺酸散。局部用散剂可供皮肤、口腔、咽喉、腔道等处应用；专供治疗、预防和润滑皮肤的散剂也可称为撒布剂或撒粉，如珠黄吹喉散、六一散。

知识链接

散剂的发展及应用

散剂是一种古老的传统固体剂型，除可直接使用外，也可作为丸剂、胶囊剂、片剂的中间体，散剂制备技术如粉碎、筛分、混合也是其他固体生产的主要单元操作，在药剂学的应用上具有普遍意义。随着颗粒剂、胶囊剂及片剂等的发展，散剂在化学药物中应用越来越少，《中国药典》二部仅收载散剂 4 个品种，但中药散剂因其独特的优势仍被广泛应用于临床。

举例 2－1

蒙脱石散

本品为灰白色或微黄色细粉，味香甜。适应证：成人及儿童急、慢性腹泻。用于食管、胃、十二指肠疾病引起的相关疼痛症状的辅助治疗，但本品不作解痉剂使用。用法用量：将本品倒入 50 毫升温水中，搅匀后服用。

（二）散剂的特点

散剂具有如下主要优点：①制备工艺简单；②剂量易于控制，便于婴幼儿服用；③粉碎程度大，比表面积大、易于分散、起效快；④外用散剂覆盖面积大，可以同时发挥保护和收敛等作用；⑤贮存、运输、携带比较方便。

散剂也存在如下缺点：由于散剂中的药物经粉碎后比表面积增大，其臭味、刺激性及化学活性也相应增大，挥发性成分容易散失，所以，一些刺激性较强、易吸湿、遇光和热不稳定的药物一般不宜制成散剂。

（三）散剂的分类

散剂通常按如下三种方法分类：

（1）按药物组成分：分为单方散剂与复方散剂。单方散剂由一种药物组成，如蒙脱石散；复方散剂由两种或两种以上药物组成，如八味沉香散。

（2）按剂量分类：分为分剂量和不分剂量散剂。分剂量散剂按一次剂量分装，由患者按包服用，此类散剂内服者较多；不分剂量散剂以多次使用的总剂量包装，由患者遵医嘱分取剂量，此类散剂外用者较多。

（3）按用途分类：分为内服散剂、外用散剂和煮散剂。内服散剂的服用方法有冲服、调服、吞服等；外用散剂的使用方法有撒布、吹入、敷用等；煮散剂指用布袋包煎后服用。

（四）散剂的质量要求

散剂在生产与贮藏期间应符合下列有关规定：

（1）供制散剂的成分均应粉碎成细粉。除另有规定外，口服散剂应为细粉，局部用散剂应为最细粉。

（2）散剂应干燥、疏松、混合均匀、色泽一致。制备含有毒性药物或药物剂量小的散剂时，应采用配研法混匀并过筛。

（3）散剂中可含有或不含辅料，根据需要可加入矫味剂、芳香剂和着色剂等。

（4）散剂可单剂量包装，也可多剂量包（分）装，多剂量包装者应附分剂量的用具。

（5）除另有规定外，散剂应密闭贮存，含挥发性药物或易吸潮药物的散剂应密封贮存。

二、散剂的制备

散剂制备的一般工艺流程如下：

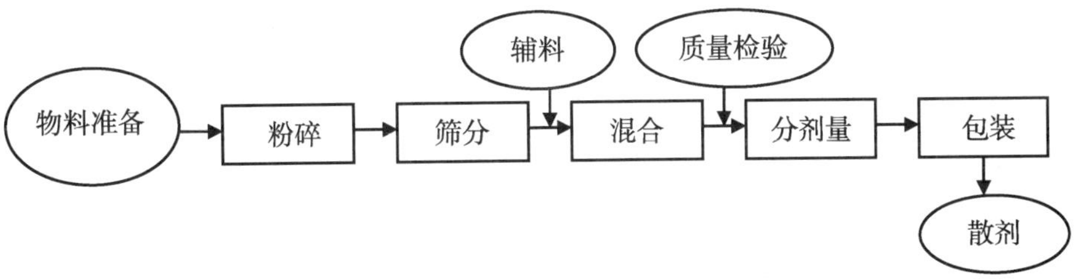

（一）物料的准备

物料包括药物原料和辅料，物料的准备就是把符合质量要求的原、辅料根据处方和制法的要求进行前处理，使其符合粉碎工序的加工要求，如粒度、水分等。

（二）粉碎与筛分

制备散剂的原、辅料均应通过粉碎与筛分，使其达到一定的粒度，药物的粒度不仅关系到它的物理性质（如外观、均匀性、流动性等），而且可直接影响它的疗效。药物的粒度应根据药物的性质、作用及给药途径来确定。

（三）混合

称取处方中经过处理的、符合要求的原、辅料，置合适的混合设备中混合均匀。混合是散剂制备的重要工艺过程之一，混合均匀与否，直接影响到散剂的外观和疗效，对含有毒剧药物、细料药物的散剂具有尤其重要的意义。

混合时要注意设备性能、物料性质、加料顺序、混合时间等，保证混合均匀。制备含有毒性药物或药物剂量小的散剂时，应采用等量递增法混匀并过筛。

在制备含有毒性药物或药物剂量小的散剂时，常制成倍散。

知识链接

倍散

倍散是指在小剂量的毒剧药中添加一定比例的稀释剂制成的稀释散，以利于下一步的配制。常用的有五倍散（即1份药物与4份稀释剂混合）、十倍散、百倍散、千倍散，稀释倍数由剂量而定：剂量在0.01～0.1g可配成十倍散，剂量在0.001～0.01g可配成百倍散，剂量在0.001g以下应配成千倍散。稀释剂应为惰性物质，常用的有乳糖、糊精、淀粉、葡萄糖、蔗糖以及一些无机物，如沉降碳酸钙、沉降磷酸钙、白陶土等，其中以乳糖为最佳。配制倍散时应采用逐级稀释法，采用等量递增法混合。为便于观察混合是否均匀，与未稀释散剂加以区别，常加入一定的色素，如胭脂红、亚甲蓝等，将不同倍数的倍散染成不同的颜色，以保证混合均匀。

（四）质量检验

散剂在混合后一般应进行半成品的检验，包括外观、色泽均匀度、粒度、水分等，合格后进行分剂量包装。

（五）分剂量

分剂量系混合均匀的散剂按需要的剂量分成等重份数的过程。常用的方法有如下几种：

（1）目测法（又称估分法）：系指称取总量的散剂，以目测将其分成所需的若干等份的方法。此法操作简便，但准确性差，适合于药房小量普通药物的调配，对含有毒性药或细料药的散剂不宜使用此法，也不适用于大量生产。

（2）重量法：系用称重器具（主要是天平）逐份称重的方法。此法分剂量准确，但操作麻烦，效率低。主要用于含毒剧药物、贵重药物、细料药物散剂的分剂量。

（3）容量法：系用固定容量的容器进行分剂量的方法。此法效率高，能达到散剂装量差异限度的要求，但准确性不如重量法。目前国内散剂的自动分量机、定量分包机等都是采用容量法分剂量的。用此法时，物料的性质（如流动性、吸温性、密度差等）以及分剂量的速度均能影响分剂量的准确性，应注意及时检查并加以调整。

（六）包装与贮存

由于散剂的表面积较大，容易吸湿、风化及挥发，如果包装不当，则可能发生潮解、结块、变色、分解、霉变等现象，将严重影响制剂的质量及用药安全，所以散剂包装的重点在于防潮，应根据药物的性质选用防潮性能好的包装材料，选择适宜的包装方法，设置适宜的贮存条件。

散剂的内包装材料主要有塑料复合袋、纸质复合膜、铝塑复合膜、塑料瓶、玻璃瓶等。包装后应热封严密，再放入中包装和大包装。复方散剂用瓶装时，应将药物填满压紧，避免在运输过程中因组分密度不同而分层，以致破坏散剂的均匀性。

散剂的贮存：除另有规定外，散剂应密闭贮存，含挥发性药物或易吸潮药物的散剂应密封贮存。在贮存过程中，应考虑温度、湿度、光照及微生物对散剂质量的影响，其中湿度是关键控制点。

举例 2－2

一般散剂——口服补液盐Ⅰ

【处方】氯化钠　1750g　　碳酸氢钠　1250g

氯化钾　750g　　葡萄糖　11000g

制成1000包

【制法】

(1) 取葡萄糖、氯化钠粉碎成细粉，混匀，分装于大袋中。

(2) 取氯化钾、碳酸氢钠粉碎成细粉，混匀，分装于小袋中。

(3) 将大小袋同装于一包，即得。

本品为电解质补充药。用于治疗和预防急、慢性腹泻造成的轻度脱水。临用时，将一袋（大、小各一包）溶于500ml温水中，一般每日服用3000ml，直至腹泻停止。

【分析】

(1) 将葡萄糖、氯化钠和氯化钾、碳酸氢钠分开包装，是因为葡萄糖、氯化钠容易吸湿，若和氯化钾、碳酸氢钠混合包装，易造成碳酸氢钠水解，碱性增大。

(2) 恒定的渗透压是维持生命所必需的，而钠离子、钾离子是维持体内恒定渗透压所必需的，如果体内的钠和钾如丢失过多，则会出现低钠综合征或低钾综合征。急性腹泻、暑天高温、劳动大量出汗均可导致上述症候，本品可以补充钠、钾及体液，调节水及电解质的平衡。

举例 2－3

含毒性药物的特殊散剂——硫酸阿托品百倍散

【处方】硫酸阿托品　1g　　　1%胭脂红乳糖　0.5g
　　　　乳糖加至　　100g

【制法】

（1）先取少量乳糖至研钵中研磨，使研钵内壁饱和后倾出。

（2）将硫酸阿托品与胭脂红乳糖置乳钵中研磨混合均匀。

（3）按等量递增法加入所需量的乳糖研磨，至全部乳糖加完为止，混匀至色泽均匀，即得。

本品为抗胆碱药，可解除平滑肌痉挛，常用于胃肠道、肾、胆绞痛。

【分析】

（1）1%胭脂红乳糖（g/g）的配制：取胭脂红 1g 置研钵中，加 90%乙醇 10～20ml 研磨，再加少量乳糖吸收并研匀，再按等量递增法至全部乳糖（共 99g）加完，研磨至色泽均匀，在 50～60℃干燥，过 100 目筛，即得 1%胭脂红乳糖。

（2）硫酸阿托品为毒剧药，因剂量小，称量、分装困难，因此常添加适量稀释剂制成倍散，本处方为 100 倍散。

（3）为了易于辨别混匀程度，加胭脂红乳糖作为着色剂，成品用 10 倍放大镜检查，应无花纹和色斑。

举例 2－4

含低共熔组分的散剂——痱子粉

【处方】薄荷脑　0.6 g　　樟脑　0.6 g　　氧化锌　12 g
　　　　硼酸　　15 g　　香精　1ml
　　　　滑石粉加至　100g

【制法】

（1）先将樟脑、薄荷脑混合研磨至液化，再加入少量滑石粉研匀。

（2）先将硼酸、氧化锌研成细粉，混合，按等量递增法将此混合物加入到步骤（1）制备的混合物中混合均匀。

（3）加入香精、滑石粉至 100g，混匀，过 100 目筛，混匀，即得。

本品具有收敛、止痒及吸湿等作用，用于痱子、汗疹等。

【分析】

（1）樟脑与薄荷脑混合研磨可发生共熔现象，应用少量滑石粉吸收后，再与其他组分混合均匀。

（2）樟脑、薄荷脑具有清凉、止痒的作用；氧化锌起收敛作用；滑石粉可吸收皮肤表面的水分及油脂。

举例 2－5

含液体成分的散剂——蛇胆川贝散

【处方】蛇胆汁 100g 川贝母 600g

【制法】以上二味，川贝母粉碎成细粉，与蛇胆汁混匀，干燥，粉碎，过筛，即得。

作用：清肺、止咳、除痰。用于肺热咳嗽、痰多。

【分析】

本品处方中含有液体成分——蛇胆汁，因此用处方中较多的固体组分——川贝母细粉吸收蛇胆汁，使其不显湿润，混匀。

三、散剂的质量检查

除另有规定外，散剂应进行以下项目的检查：

1. 粒度 除另有规定外，局部用散剂应检查粒度：取供试品 10g，精密称定，置七号筛，照粒度和粒度分布测定法（《中国药典》附录Ⅸ E 第二法单筛分法）检查，精密称定通过筛网的粉末重量，应不低于 95％。

2. 外观均匀度 取供试品适量，置光滑纸上，平铺约 $5cm^2$，将其表面压平，在亮处观察，应色泽均匀，无花纹与色斑。

3. 干燥失重 除另有规定外，取供试品，照干燥失重测定法（《中国药典》附录Ⅷ L）测定，在 105℃干燥至恒重，减失的重量不得超过 2.0％。

4. 装量差异 单剂量包装的散剂应检查装量差异，按《中国药典》附录Ⅰ P 散剂项下方法检查，应符合装量差异限度规定。

凡规定检查含量均匀度的散剂，一般不再进行装量差异的检查。

5. 装量 多剂量包装的散剂应检查装量，按最低装量检查法（《中国药典》附录Ⅹ F）检查，应符合规定。

6. 无菌 用于烧伤或创伤的局部用散剂，照无菌检查法（《中国药典》附录Ⅺ H）检查，应符合规定。

7. 微生物限度 除另有规定外，照微生物限度检查法（《中国药典》附录Ⅺ J）检查，应符合规定。

第三节 颗粒剂

一、概述

（一）颗粒剂的定义

颗粒剂系指药物与适宜的辅料制成具有一定粒度的干燥颗粒状制剂。供口服用。

举例 2-6

葡萄糖酸锌颗粒

本品为黄色颗粒，味香甜、微涩。用于治疗缺锌引起的营养不良、厌食症、异食癖、口腔溃疡、痤疮、儿童生长发育迟缓等。用法：口服。温水冲服。

（二）颗粒剂的特点

1. 颗粒剂具有以下优点

（1）与散剂比较，颗粒剂的飞散性、附着性、聚集性、吸湿性等均较小，有利于分剂量。

（2）服用方便，根据需要加入芳香剂、矫味剂、着色剂等可制成色、香、味俱全的药物制剂，且性质稳定，运输、携带、贮存方便。

（3）颗粒剂可溶解或混悬于水中，有利于药物在体内吸收，保持了液体制剂奏效快的特点。

（4）必要时可以对颗粒进行包衣，制成缓释制剂、控释制剂或肠溶制剂。

2. 颗粒剂也存在如下缺点　多种颗粒混合时，各种颗粒的大小或密度差异较大时易产生离析现象，从而导致剂量不准确。

（三）颗粒剂的分类

颗粒剂可分为可溶颗粒（通称为颗粒）、混悬颗粒、泡腾颗粒、肠溶颗粒、缓释颗粒和控释颗粒等。

（1）可溶颗粒：系指可溶性固体药物与适宜辅料制成一定粒度的干燥颗粒剂。如葡萄糖酸锌颗粒、木糖醇颗粒等。

（2）混悬颗粒：系指难溶性固体药物与适宜辅料制成一定粒度的干燥颗粒剂。临用前加水或其他适宜的液体振摇即可分散成混悬液供口服。如托西酸舒他西林颗粒、小儿肝炎颗粒等。除另有规定外，混悬颗粒应进行溶出度检查。

（3）泡腾颗粒：系指含有碳酸氢钠和有机酸，遇水可放出大量气体而呈泡腾状的颗粒剂。如维生素 C 泡腾颗粒、利巴韦林泡腾颗粒等。泡腾颗粒中的药物应是易溶性的，加水产生气泡后应能溶解。有机酸一般用枸橼酸、酒石酸等。泡腾颗粒应溶解或分散于水中后服用。

（4）肠溶颗粒：系指采用肠溶材料包裹颗粒或其他适宜方法制成的颗粒剂。如奥美拉唑肠溶颗粒、地红霉素肠溶颗粒等。肠溶颗粒耐胃酸而在肠液中释放活性成分，可防止药物在胃内分解失效，避免对胃的刺激或控制药物在肠道内定位释放。肠溶颗粒应进行释放度检查。

（5）缓释颗粒：系指在规定的释放介质中缓慢地非恒速释放药物的颗粒剂。如罗红霉素缓释颗粒、阿昔洛韦缓释颗粒等。缓释颗粒应符合缓释制剂的有关要求并应进行释放度检查。

（6）控释颗粒：系指在规定的释放介质中缓慢地恒速释放药物的颗粒剂，如呋喃丹控释颗粒剂。控释颗粒应符合控释制剂的有关要求，并应进行释放度检查。

（四）颗粒剂的质量要求

颗粒剂在生产与贮藏期间应符合下列有关规定：

（1）药物与辅料应均匀混合；凡属挥发性药物或遇热不稳定的药物在制备过程中应注意控制适宜的温度条件，凡遇光不稳定的药物应遮光操作。

（2）颗粒剂应干燥，颗粒均匀，色泽一致，无吸潮、结块、潮解等现象。

（3）根据需要可加入适宜的矫味剂、芳香剂、着色剂、分散剂和防腐剂等添加剂。

（4）颗粒剂的溶出度、释放度、含量均匀度、微生物限度等应符合要求。必要时，包衣颗粒剂应检查残留溶剂。

（5）除另有规定外，颗粒剂应密封，置干燥处贮存，防止受潮。

（6）单剂量包装的颗粒剂在标签上要标明每个袋（瓶）中活性成分的名称及含量。多剂量包装的颗粒剂除应有确切的分剂量方法外，在标签上要标明颗粒中活性成分的名称和重量。

二、颗粒剂的制备

制颗粒的方法有干法制粒、湿法制粒等，本章重点介绍应用较广泛的湿法制粒法，其一般工艺流程如下：

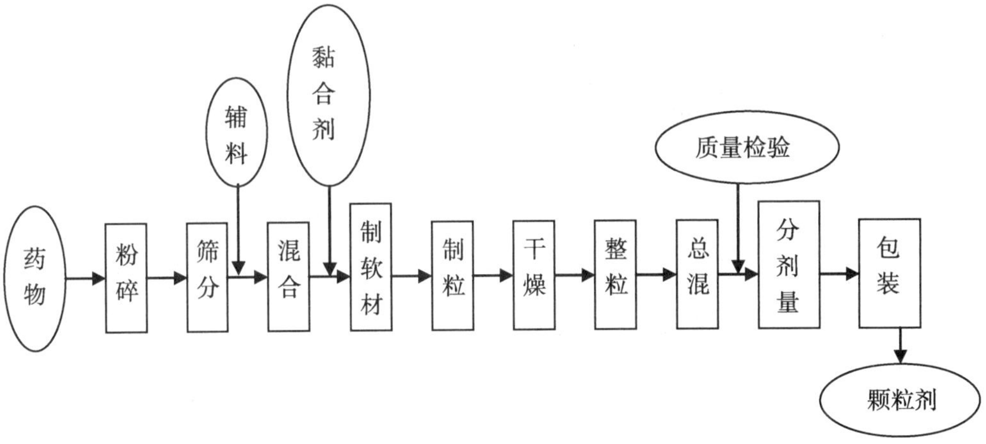

（一）物料准备

按产品处方和制法的要求，对药物与辅料进行预处理，包括提取、粉碎、筛分、混合等，粉碎、过筛、混合操作完全与散剂的制备过程相同。

（二）制软材

制软材常用槽型混合机。将混合均匀的物料置混合机中，加入适量的水或其他黏合剂，搅拌混匀制成软材。制软材是传统湿法制粒的关键技术，软材质量直接影响颗粒的质量，软材太紧则制出的颗粒太硬，影响药物的溶出；软材太松则颗粒不能成形。影响软材松紧的因素主要有黏合剂的浓度与用量、搅拌混合的时间、原辅料的性质等几方面。可根据经验，将软材制成“手握成团，轻压即散”即可。由于淀粉和纤维素衍生物兼具黏合和崩解两种作用，所以常用做颗粒剂的黏合剂。

（三）制粒

颗粒剂的制粒常采用挤出制粒法，即把药物粉末用适当的黏合剂制成松紧适宜的软材后，用机械挤压的方式使软材通过具有一定大小筛孔的筛网而制粒的方法。这类制粒设备有摇摆挤压式、旋转挤压式等，常用的有摇摆式颗粒机、旋转制粒机。摇摆式颗粒机通过机械传动使滚筒往复摆动，将物料从筛网中挤出，制成颗粒（图 2－22）。旋转制粒机将搅拌好的物料制成所需颗粒，具有制粒快、能耗底、颗粒均匀、效率高等，特别适用用于黏性较高的物料（图 2－23）。

近年来开发出许多新的制粒方法和设备应用于生产实践，其中最典型的就是流化（沸腾）制粒法，流化制粒可在一台机器内完成混合、制粒、干燥，因此称为“一步制粒法”。此法是将物料置于流化制粒机的流化室内呈沸腾状态，与经过处理的成雾状的润湿剂或黏合剂接触而制成颗粒，简化了生产工序，制得的颗粒质量较好，大小均匀、外观圆整，流动性好。

另外还有喷雾干燥制粒法，将待制粒的物料与黏合剂溶液混合制成一定浓度的混合液，输送至喷雾干燥制粒机，此机集喷雾干燥和流化制粒于一体，实现液态物料一步法制粒。喷雾干燥制粒法采用喷雾工艺，进一步简化了生产工序，速度快、效率高，特别适用于微辅料，热敏性物料。

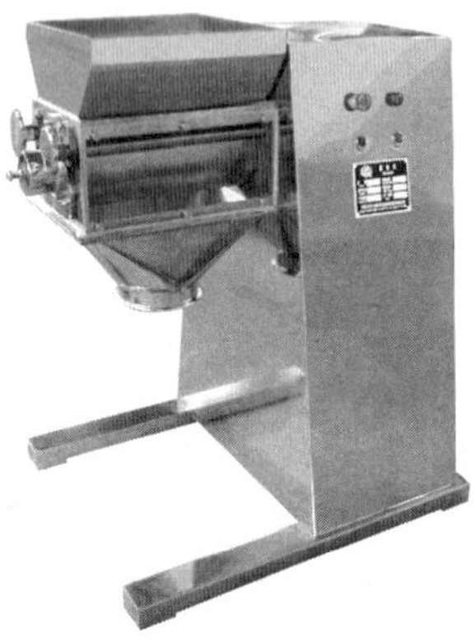

图 2－22　摇摆式颗粒机

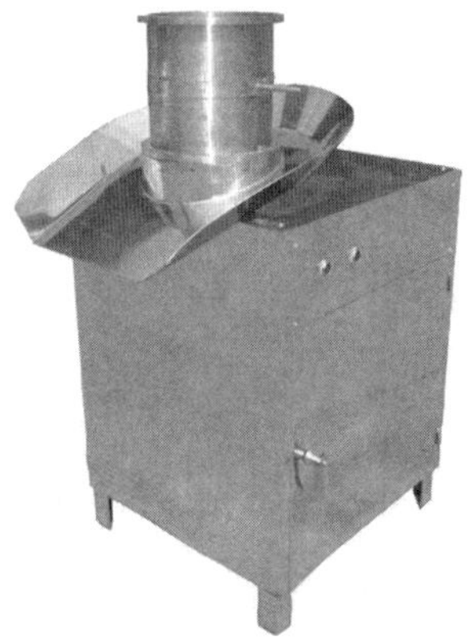

图 2－23　旋转式制粒机

（四）干燥

干燥是除去固体或半固体物料中存在的少量水分或其他溶剂，从而获得干燥产品的操作。除了流化制粒法和喷雾干燥制粒法制得的颗粒已被干燥外，其他方法制得的湿颗粒应用适宜的方法及时干燥，以除去水分、防止结块或受压变形。常用的干燥方法有常压干燥法、减压干燥法、沸腾干燥法、喷雾干燥法、红外线干燥法等。

（五）整粒

除去过粗或过细颗粒的过程称为整粒。因在干燥过程中，部分颗粒可能发生粘连，甚至结块。要通过整粒获得具有一定粒度的均匀颗粒，一般采用过筛的办法整粒和分级，生产中常用整粒机，将造粒后的颗粒经整粒机高速旋转的刀片组合切割后，经网板排出，便可得到形状及规格基本一致的颗粒（图 2－24）。

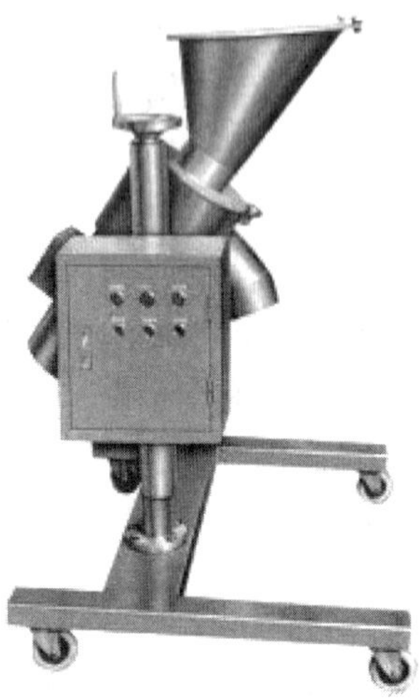

图 2－24　整粒机

（六）总混、检验、分剂量、包装

为保证颗粒的均匀性，在分剂量前应将几次制得的同一批颗粒在同一混合设备中进行混合，称为总混，若处方中有挥发性物料，也在总混时加入。总混后进行质量检验，合格后按照规格要求进行分剂量、包装。

举例 2－7

维生素 C 颗粒

【处方】维生素 C　0.5 g　糖粉　4.5 g　糊精　5 g
酒石酸　0.05 g　50％乙醇　适量

制成 5 包

【制法】

（1）先将维生素 C、糖粉、糊精分别过 100 目筛，然后在研钵内加入维生素 C，再按等量递增法加入糖粉、糊精混合均匀。

（2）先将酒石酸溶于少量 50％乙醇中，一次加入至步骤（1）制备的混合物中，混匀，然后再加适量的乙醇制软材，过 16 目筛制粒，60℃以下干燥，整粒后包装，每袋装 2 g，每袋含维生素 C 100 mg。

本品为维生素类药物，用于防治坏血病及其他维生素 C 缺乏引起的疾病。

【分析】

（1）维生素 C 用量较小，故混合时应采用等量递加法，以保证混合均匀。

（2）维生素 C 易氧化变色，制粒时间应尽量缩短。

三、颗粒剂的质量检查

除另有规定外，根据《中国药典》颗粒剂应进行以下项目的检查：

1. 粒度　除另有规定外，照粒度和粒度分布测定法（《中国药典》附录Ⅸ E 第二法双筛分法）检查，不能通过一号筛与能通过五号筛的总和不得超过供试量的 15％。

2. 干燥失重　除另有规定外，照干燥失重测定法（《中国药典》附录Ⅷ L）测定，于 105℃干燥至恒重，含糖颗粒应在 80℃减压干燥，减失重量不得超过 2.0％。

3. 溶化性　除另有规定外，可溶颗粒和泡腾颗粒照下述方法检查，溶化性应符合规定。

（1）可溶颗粒检查法：取供试品 10g，加热水 200ml，搅拌 5min，可溶颗粒应全部溶化或轻微浑浊，但不得有异物。

（2）泡腾颗粒检查法：取单剂量包装的泡腾颗粒 3 袋，分别置盛有 200ml 水的烧杯中，水温为 15～25℃，应迅速产生气体而成泡腾状，5min 内颗粒应完全分散或溶解在水中。

混悬颗粒或已规定检查溶出度或释放度的颗粒剂，可不进行溶化性检查。

4. 装量差异　单剂量包装的颗粒剂应检查装量差异，按《中国药典》附录Ⅰ M 颗粒剂项下方法检查，应符合装量差异限度规定。

凡规定检查含量均匀度的颗粒剂，一般不再进行装量差异的检查。

5. 装量　多剂量包装的颗粒剂应检查装量，按最低装量检查法（《中国药典》附录

Ⅺ F）检查，应符合规定。

第四节　胶囊剂

一、概述

（一）胶囊剂的定义

胶囊剂系指将药物或加有辅料充填于空心胶囊或密封于软质囊材中的制剂。主要供口服用。

举例 2－8

复方盐酸伪麻黄碱缓释胶囊

本品为胶囊剂，内容物为淡红色和黄色小丸。本品可减轻由于普通感冒、流行性感冒引起的上呼吸道症状和鼻窦炎、枯草热所致的各种症状，特别适用于缓解上述疾病的早期临床症状，如打喷嚏、流鼻涕、鼻塞等症状。用法用量：口服。成人每 12 小时服 1 粒，24 小时内不应超过 2 粒。

（二）胶囊剂的特点

胶囊剂具有如下一些优点：

1. 掩盖药物不良嗅味　药物装于空胶囊内，能掩盖药物不适宜的臭味和刺激性气味。

2. 提高药物稳定性　药物装入空胶囊内后，可免受光线、空气中水分和氧分子的影响，提高对光敏感、遇湿热不稳定药物的稳定性，如维生素、抗生素等。

3. 药物的生物利用度较高　胶囊剂的辅料中无黏合剂，空胶囊溶解后药物在胃肠道中能迅速分散、溶出，故相对于丸剂、片剂来说，吸收速率高，有较高的生物利用度。

4. 可弥补其他固体剂型的不足　含油量高的药物或液态药物，如维生素 A、维生素 E，难以制成丸剂、片剂等，但可制成胶囊剂；服用剂量小、难溶于水、在胃肠道中不易吸收的药物，可将其溶于适当的油中制成胶囊剂，有利于吸收；药物可以粉末或颗粒的状态，也可以小丸或小片装于胶囊中，还可以两种状态的混合形式装于胶囊中，以适应临床要求。

5. 可延缓药物的释放和定位释药　可利用制剂新技术将药物制成颗粒或小丸，用不同性质的包衣材料包衣（或制成微囊），使之有不同的释放度，按需要的比例混合装入胶囊中，可达到缓释、控释的目的。若药物需要在肠中显效，则可制成肠溶胶囊，使其不溶于胃液，但能在肠液中崩解而释放活性成分。

胶囊剂虽有较多的优点，但因制备囊材的主要原料是明胶，明胶为水溶性，所以下列情况不适宜制成胶囊剂：

（1）能使胶囊溶化的液体药剂，如药物的水溶液或乙醇溶液。

（2）易溶性及小剂量的刺激性药物，因其在胃中溶解后局部浓度过高会刺激胃黏膜。

（3）容易风化的药物，可使胶囊软化。

（4）吸湿性强的药物，可使胶囊变脆。

（三）胶囊剂的分类

胶囊剂分为硬胶囊、软胶囊（胶丸）、缓释胶囊、控释胶囊和肠溶胶囊。

（1）硬胶囊（通称为胶囊）：系指采用适宜的制剂技术，将药物或加适宜辅料制成粉末、颗粒、小片、小丸、半固体或液体等，充填于空心胶囊中的胶囊剂。如利巴韦林胶囊、头孢克洛胶囊。

（2）软胶囊：又称胶丸，系指将一定量的液体药物直接包封，或将固体药物溶解或分散在适宜的赋形剂中制备成溶液、混悬液、乳状液或半固体，密封于球形或椭圆形的软质囊材中的胶囊剂。可用滴制法或压制法制备。软质囊材是由胶囊用明胶、甘油或其他适宜的药用材料单独或混合制成。如十一酸睾酮软胶囊、维生素 AD 胶丸。

（3）缓释胶囊：系指在规定的释放介质中缓慢地非恒速释放药物的胶囊剂。缓释胶囊应符合缓释制剂的有关要求并应进行释放度检查，如布洛芬缓释胶囊、盐酸曲马多缓释胶囊。

（4）控释胶囊：系指在规定的释放介质中缓慢地恒速释放药物的胶囊剂。控释胶囊应符合控释制剂的有关要求并应进行释放度检查。如盐酸地尔硫卓控释胶囊、吲哚美辛控释胶囊。

（5）肠溶胶囊：系指硬胶囊或软胶囊是用适宜的肠溶材料制备而得，或用经肠溶材料包衣的颗粒或小丸充填胶囊而制成的胶囊剂。肠溶胶囊不溶于胃液，但能在肠液中崩解而释放活性成分。除另有规定外，照释放度检查法（《中国药典》附录Ⅹ D）检查，应符合规定。如阿司匹林肠溶胶囊、奥美拉唑肠溶胶囊。

（四）胶囊剂的质量要求

胶囊剂在生产与贮藏期间应符合下列有关规定：

（1）药材应按各品种项下规定的方法制成填充物料，其不得引起胶囊壳变质。

（2）小剂量药物，应先用适宜的稀释剂稀释，并混合均匀。

（3）胶囊剂应整洁，不得有黏结、变形、渗漏或囊壳破裂现象，并应无异臭。

（4）胶囊剂的溶出度、释放度、含量均匀度、微生物限度等应符合要求。必要时，内容物包衣的胶囊剂应检查残留溶剂。

（5）除另有规定外，胶囊剂应密封贮存，其存放环境温度不高于 30℃，湿度应适宜，防止受潮、发霉、变质。

二、胶囊剂的制备

（一）硬胶囊的制备

硬胶囊剂的制备一般分为空胶囊的制备和填充物料的制备、填充、封口等工艺过程，一般工艺流程如下：

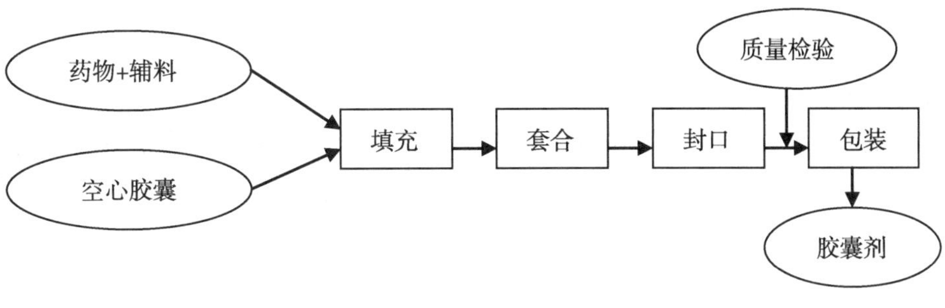

1. 空胶囊的选择

（1）空胶囊的组成：空胶囊呈圆筒状，由能互相紧密套合的囊帽和囊体组合而成，质硬且有弹性，分为透明、半透明、不透明三种。明胶是制备空胶囊的主要材料，为了提高空胶囊的质量，可加入适量的增塑剂、遮光剂和防腐剂等；加入羧甲基纤维素钠、山梨醇、甘油等增塑剂可增加空胶囊的可塑性和弹性；加入羟苯酯类等防腐剂可防止空胶囊发生霉变；加入2%～3%二氧化钛作为遮光剂，可使制得的空胶囊适于填充光敏药物；加入芳香矫味剂可对空胶囊进行矫味；加入食用色素等着色剂能增加美观、便于识别。

（2）空胶囊的规格与质量：空胶囊的制备由自动化生产线完成，其质量与规格均有明确规定，我国药用明胶硬胶囊分为8种规格，用号数表示，分别是000、00、0、1、2、3、4、5号，号数愈大，容积愈小，其中000号最大，5号最小，但常用的规格为0～5号，见表2-3。

表2-3　常用空胶囊的号数和容积

空胶囊号数	0	1	2	3	4	5
容积（ml）	0.75	0.55	0.40	0.30	0.25	0.15

胶囊填充药物多用容积来控制，而不同的药物其密度、晶型、粒度不同，所占的体积也不同，所以应按药物剂量所占体积选用适宜大小的空胶囊。

2. 填充物料的制备

胶囊剂的内容物不论其活性成分或辅料，均不应造成胶囊壳的变质，在不影响胶囊壳质量的前提下，可根据药物性质和临床需要将药物制备成不同形式的内容物：①将纯药物粉碎至适宜的粒度就能满足硬胶囊的填充要求，即可直接填充；②由于流动性差、剂量小等原因，药物不能直接填充，需将药物加适宜的辅料如稀释剂、助流剂、崩解剂等制成均匀的粉末、颗粒或小片，以改善物料的流动性，避免分层，保证剂量准确；③将药物制成包含物、微囊或微球、固体分散体等，以满足临床释药的需要；④将普通小丸、速释小丸、控释小丸或肠溶小丸单独填充或混合后填充，必要时加入适量空白小丸作填充剂；⑤溶液、混悬液、乳状液等也可采用特制灌囊机填充于空心胶囊中，必要时密封。

3. 胶囊填充、套合与封口

（1）小量填充：一般小量填充时，可用胶囊充填板填充（图2-25）。操作时先把胶囊体放进胶囊充填板的孔内，调节充填板使囊体上端与板面平齐，然后把待填充的物料倒在充填板上面，用刮药板将物料均匀推入囊体，盖上囊帽，套合锁囊（现在常用的空胶囊囊体和囊帽的套合方式多为锁口式，不必封口，锁紧锁口即可）。

（2）大量生产：大量生产时用自动胶囊充填机充填药物（图2-26），空胶囊和物料从各自的加料口进入对应的轨道，自动胶囊充填机能自动完成播囊、分囊、充填、锁囊、废囊剔除、出料等工序，生产效率高。

填充好的胶囊应及时除粉、打光。小量的可用洁净纱布包住胶囊轻轻搓滚，拭去胶囊表面粘附的粉尘，若在纱布上喷少量的液体石蜡，搓滚后可提高胶囊表面光洁度。大生产上常用胶囊抛光机，能除去胶囊表面上的粉尘，以提高胶囊表面的光洁度。

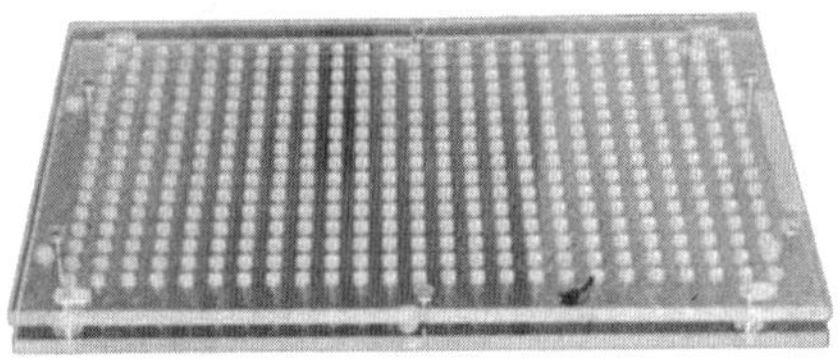

图 2-25 胶囊充填板

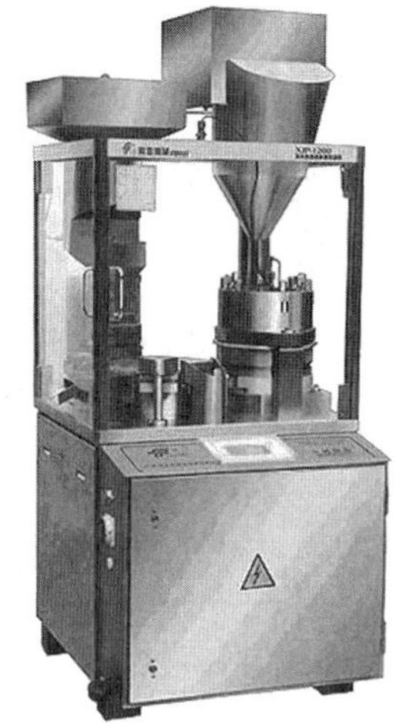

图 2-26 全自动胶囊充填机

（二）软胶囊的制备

1. 软胶囊壳的组成 软胶囊的囊壳具有可塑性强和弹性大的特点，主要由明胶、增塑剂、水三者所构成，明胶与增塑剂的比例对软胶囊剂的制备及质量有着十分重要的影响，三者的重量比例通常是：干明胶：干增塑剂：水＝1：0.4～0.6：1。若增塑剂用量过低，则囊壁会过硬；若增塑剂用量过高，则囊壁会过软。常用的增塑剂有甘油、山梨醇或二者的混合物。此外囊壳还可根据需要加入防腐剂、遮光剂等成分。

2. 软胶囊的制备方法 软胶囊又称为胶丸，常用滴制法和压制法制备。

（1）滴制法：滴制法由具双层滴头的滴丸机完成。分别盛装于贮液槽中的药液与明胶液，分别在双层滴头的内层与外层以不同速度流出，在管的下端流出口处，定量的明胶液将定量的药液包裹起来，滴入到另一种不相混溶的冷却剂（常用液体石蜡）中，由于表面张力的作用使之收缩成球形，并逐渐冷却、凝固成胶丸，如常见的鱼肝油胶丸等，如图 2-27 所示。收集胶丸，用纱布拭去胶丸表面的冷却剂，再用石油醚、乙醇先后洗涤除净冷却剂，于25～35℃烘干即可。在滴制过程中，明胶液、药液的温度、滴头的大小、滴制速度、冷却液的温度等因素均会影响软胶囊的质量，应通过实验考查筛选适宜的工艺条件。本法生产的胶丸又称无缝胶丸，具有成品率高、装量差异小、产量大、成本较低的优点。

（2）压制法：压制法制备软胶囊，如图 2-28 所示，系将明胶、甘油、水等溶解后制成厚薄均匀的胶片，再将药液置于两个胶片之间，用钢板模或旋转模压制软胶囊的一种方法。由机械自动制出的两张胶片以连续不断的形式向相反的方向移动，在达到旋转模之前逐渐接近，经下部加压而结合，此时药液则从填充泵经导管由楔形注入器压入两胶片之间。由于旋转模的不停转动，遂将胶片与药液压入模的凹槽中，使胶片全部扎压结合，而将药液包于其中，形成软胶囊剂。剩余的胶片自动被切割分离。药液的数量由填充泵准确控制。本法可连续化自动生产，成品率较高，产量大，装量差异较小。

3. 其他胶囊剂 胶囊剂主要供口服给药，除硬胶囊和软胶囊外，还可根据临床用药需要，采用特殊的包衣材料、新的制剂技术，制备特殊类型的胶囊剂，如肠溶胶囊、缓释胶囊、控释胶囊等，达到定位给药、慢速给药、恒速给药等目的。

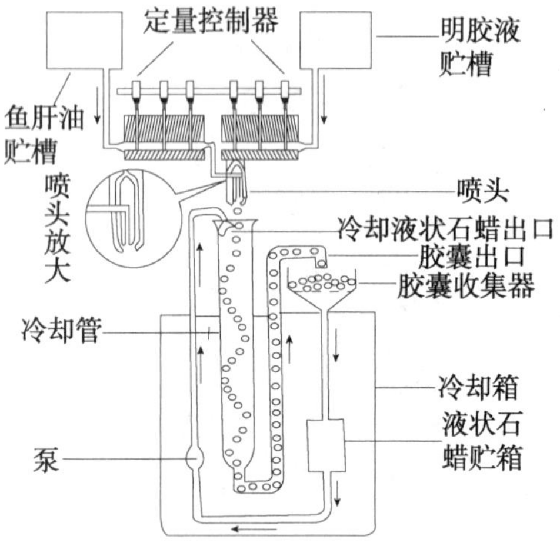

图 2－27　滴制法制备软胶囊示意图

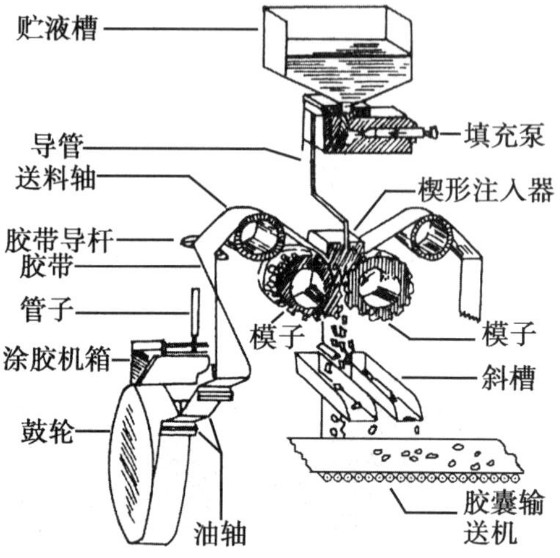

图 2－28　压制法制备软胶囊示意图

举例 2－9

速效感冒胶囊

【处方】	对乙酰氨基酚	300g	维生素 C	100g
	胆汁粉	100g	咖啡因	3g
	马来酸氯苯那敏（扑尔敏）	3g	10%淀粉浆	适量
	食用色素	适量		

共制成硬胶囊 1000 粒

【制法】

（1）取上述各药分别粉碎，过 80 目筛。

（2）将 10%淀粉浆分为 A、B、C 三份，A 加入少量食用胭脂红制成红糊，B 加入少量食用橘黄（最大用量为 1/万）制成黄糊，C 不加色素为白糊。

（3）将对乙酰氨基酚分为三份，一份与扑尔敏混匀后加入红糊，一份与胆汁粉、维生素 C 混匀后加入黄糊，一份与咖啡因混匀后加入白糊，分别制成软材后，过 14 目尼龙筛制粒，于 70℃干燥至水分 3%以下。

（4）将上述三种颜色的颗粒混合均匀后，填充，即得。

本品用于感冒引起的鼻塞、头痛、咽喉痛、发热等。

【分析】

（1）本品为一种复方制剂，所含成分的性质、数量各不相同，为防止混合、填充不均匀，采用适宜的制粒方法使制得的颗粒流动性良好，经混合均匀后再进行填充。

（2）加入食用色素可使颗粒呈现不同的颜色，一方面可直接观察混合的均匀程度，另一方面若选用透明胶囊壳，将使制剂较为美观。

举例 2－10

维生素AD胶丸

【处方】	维生素A	300万单位	维生素D	30万单位
	明胶	40g	甘油	22 g
	水	50g		
	鱼肝油或精炼食用植物油	适量		

共制成软胶囊1000粒

【制法】

(1) 取维生素A与维生素D，加鱼肝油或精炼食用植物油（在0℃左右脱去固体脂肪），溶解，并调整浓度至每粒含维生素A应为标示量的90.0%～120.0%，含维生素D应为标示量的85.0%以上，作为药液待用。

(2) 另取甘油及水加热至70～80℃，加入明胶，搅拌溶化，保温1～2小时，除去泡沫，滤过（维持温度），作为胶液待用。

(3) 以液体石蜡为冷却液，用滴制法制备，收集冷凝的胶丸。

(4) 用纱布拭去粘附的冷却液，在室温下吹冷风4小时，放于25～35℃下干燥4小时，再经石油醚洗涤两次（每次3～5分钟），除去胶丸外层液体石蜡，再用95%乙醇洗涤1次，最后在30℃～35℃干燥约2小时。

(5) 筛选，质检，包装，即得。

本品主要用于防治夜盲症、角膜软化、干燥、表皮角化及佝偻病、软骨病等。

【分析】

(1) 在制备胶液的“保温1～2小时”过程中，可采取适当的抽真空方法，以便尽快除去胶液中的气泡及泡沫。

(2) 本品长期大量服用可引起慢性中毒，一般剂量：一次1丸，一日3～4丸。

三、胶囊剂的质量检查

除另有规定外，胶囊剂应进行以下相应检查：

1. 外观　胶囊剂应整洁，不得有黏结、变形、渗漏或囊壳破裂现象，并应无异臭。

2. 装量差异　胶囊剂应检查装量差异，取供试品20粒，按《中国药典》附录ⅠE胶囊剂项下方法检查，应符合装量差异限度规定。

凡规定检查含量均匀度的胶囊剂，一般不再进行装量差异的检查。

3. 崩解时限　除另有规定外，照崩解时限检查法（《中国药典》附录ⅩA）检查，均应符合规定。硬胶囊应在30分钟内全部崩解；软胶囊应在1小时内全部崩解，软胶囊可改在人工胃液中进行检查；肠溶胶囊应先在盐酸溶液（9→1000）中不加档板检查2小时，每粒囊壳均不得有裂缝或崩解现象，继将其用少量水洗涤后，改在人工肠液中加档板检查，1小时内应全部崩解。

凡规定检查溶出度或释放度的胶囊剂，可不进行崩解时限的检查。

小 结

本章学习了散剂、颗粒剂和胶囊剂的概念、特点、分类、制备方法、常用设备及质量检查，以及称量、粉碎、筛分及混合等操作技术。称量、粉碎、筛分及混合是固体制剂的基本操作单元，应熟练掌握其理论知识和操作技术，为学习其他固体制剂打好坚实的基础。散剂、颗粒剂和胶囊剂的前几道工序基本相同，应注意区分它们的相同和不同之处，掌握它们的概念、制备方法，区分各剂型的优缺点，才能更好地理解各种制剂的应用。

（刘莉兰）

自 测 题

一、名词解释

散剂

颗粒剂

胶囊剂

倍散

等量递增法

打底套色法

二、A 型题（单项选择题）

1. 当要混合的各组分比例量相差悬殊时，宜采用下列哪种方法混合？
   A. 等量递增法
   B. 打底套色法
   C. 轻在下重在上
   D. 多次过筛
   E. 搅拌

2. 散剂的特点叙述错误的是
   A. 起效快
   B. 外用散剂可以同时发挥保护和收敛等作用
   C. 适合于小儿给药
   D. 刺激性较强的药物宜制成散剂
   E. 易吸湿的药物不宜制成散剂

3. 含毒性药散剂及贵重细料药散剂的分剂量多采用
   A. 目测法
   B. 估分法
   C. 重量法
   D. 容量法
   E. 量取法

4. 散剂制备中，混合很关键，不符合一般原则的是
   A. 粒度较均匀时易混匀
   B. 组分比例量差异大者，采用等量递增混合法
   C. 物料色泽相差较大时应用打底套色法混合
   D. 含低共熔组分时，应避免共熔
   E. 药粉形状相近者易于混匀

5. 散剂按药物组成可分为
   A. 单方散剂与复方散剂
   B. 特殊散剂与普通散剂
   C. 内服散剂与外用散剂
   D. 分剂量散剂与不分剂量散剂
   E. 一般散剂与泡腾散剂

6. 在湿法制粒中制备软材很关键，软材的判断方法为
A. 手握成团，重压即散
B. 手握成团，轻压即散
C. 手握成团，重压不散
D. 手握成团，轻压不散
E. 手握成团，压之不散

7. 泡腾性颗粒剂常用的有机酸为
A. 酒石酸和醋酸
B. 枸橼酸和甲酸
C. 醋酸和甲酸
D. 甲酸和丙酮酸
E. 枸橼酸和酒石酸

8. 关于颗粒剂溶化性的要求错误的是
A. 可溶颗粒的溶化性不允许有浑浊
B. 可溶颗粒的溶化性允许有轻微浑浊，但不得有异物
C. 混悬颗粒可不进行溶化性检查
D. 已规定检查溶出度的颗粒剂，可不进行溶化性检查
E. 泡腾颗粒在加水后应迅速产生气体而成泡腾状

9. 若颗粒剂处方中含有芳香挥发性成分或需加入香精，制备时应在何时加入？
A. 整粒后
B. 整粒前
C. 制软材时
D. 粉碎时
E. 称量时

10. 下列对各剂型生物利用度的比较，一般来说正确的是
A. 散剂＞颗粒剂＞胶囊剂
B. 颗粒剂＞散剂＞胶囊剂
C. 胶囊剂＞散剂＞颗粒剂
D. 胶囊剂＞散剂＝颗粒剂
E. 胶囊剂＝散剂＝颗粒剂

11. 硬胶囊剂的崩解时限为
A. 45 分钟
B. 30 分钟
C. 20 分钟
D. 15 分钟
E. 60 分钟

12. 软胶囊剂的崩解时限为
A. 45 分钟
B. 60 分钟
C. 20 分钟
D. 15 分钟
E. 30 分钟

13. 空胶囊的主要原料是
A. 食用色素
B. 明胶
C. 甘油
D. 琼脂
E. 阿拉伯胶

14. 下列哪种药物宜制成胶囊剂
A. 易风化药物
B. 易吸湿药物
C. 药物水溶液
D. 药物的稀乙醇溶液
E. 具苦味或臭味的药物

15. 下列哪种药物应制成倍散
A. 比例量相差悬殊组分
B. 比重相差较大的组分
C. 矿物药
D. 毒性药物
E. 低共熔组分

三、简答题

简述颗粒剂的生产工艺过程。

第三章　片　剂

学习目标

1. 掌握片剂的含义和特点、分类；辅料的分类与要求、选用；片剂生产的基本要求；湿法制粒压片的方法。
2. 熟悉片剂生产区域划分；片剂制备过程中可能出现的问题及解决办法；片剂包衣的目的、种类、方法、工序；片剂的质量检查中的主要检查项目。
3. 了解干法制粒压片和直接压片的方法；包衣过程中可能发生的问题和解决方法；片剂的包装与贮存。

第一节　概　述

一、片剂的含义和特点

（一）片剂的含义

片剂（tablet）系指药物与适宜辅料混匀混合压制而成的圆形片状或异形片状固体制剂。常见的异形片有椭圆形、三角形、菱形等（图 3-1）。

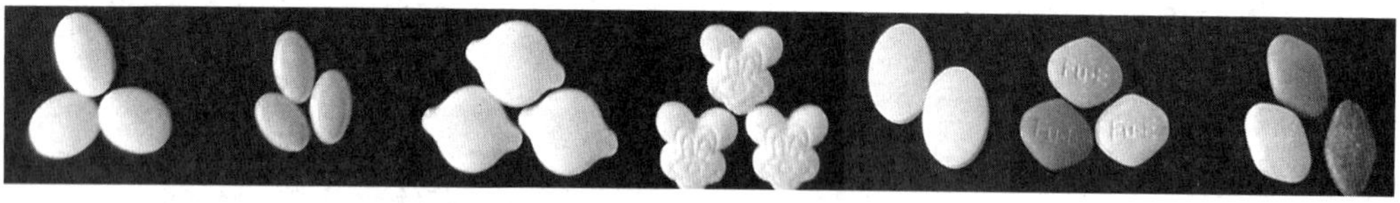

图 3-1　常见的圆形片或异型片

举例 3-1

阿司匹林片

阿司匹林片为白色片，遇湿气易变质。阿司匹林属于非甾体抗炎药，主要功能为镇痛作用，主要是通过抑制前列腺素及其他能使痛觉对机械性或化学性刺激敏感的物质（如缓激肽、组胺）的合成，属于外周性镇痛药。

片剂始创于 19 世纪 40 年代，随着科技的进步，片剂的理论和生产技术发展迅速。随着中药化学、药理、制剂与临床方面的综合研究，许多中药汤剂、浸膏剂、散剂、丸剂等也改制成片剂应用，中药片剂的品种、数量不断增加，工艺技术日益改进，片剂的质量逐渐提高。近年来，新技术、新设备、新工艺已经广泛用于片剂生产，推动了片剂品种的多样化、提高了片剂的质量、实现了连续化规模生产。目前片剂已成为品种多、产量大、用途广，使用和贮运方便，质量稳定的剂型之一，片剂在中国以及其他许多国家的药典所收载的制剂中，均占 1/3 以上，可见应用之广。

（二）片剂的特点

（1）剂量准确，每片含量均匀、差异小，病人按片服用。

（2）质量稳定，干燥固体制剂受外界空气、水分影响较小，必要时还可包衣保护。

（3）体积小，服用、携带、运输和贮存方便。

（4）生产机械化、自动化程度高，产量大、成本较低。

（5）能适应治疗与预防用药的多种要求，可通过各种制剂技术制成各种类型的片剂，如包衣片、分散片、缓释和控释片、多层片等，达到速效、长效、控释、肠溶等目的。

二、片剂的分类

片剂按给药途径不同分为口服用片剂、口腔用片剂、外用片剂和其他途径应用的片剂。

（一）口服片剂

指口服后通过胃肠道吸收而发挥作用的一类应用最广泛的片剂。常用的有以下几种：

1. 普通片　又称为素片，系药物与适宜辅料均匀混合后压制成的普通片剂。重量一般为0.1～0.5g。

2. 包衣片　在普通片（常称作素片或片芯）的外面包上一层衣膜的片剂。根据包衣材料的不同，又分为糖衣片、薄膜衣片、肠溶衣片。

（1）糖衣片：指以蔗糖为主要包衣材料的片剂。

（2）薄膜衣片：指以高分子成膜材料为主要包衣材料进行包衣而制得的片剂。

（3）肠溶衣片：系指用肠溶性包衣材料进行包衣的片剂。为防止药物在胃内分解失效、对胃的刺激或控制药物在肠道内定位释放，可对片剂包肠溶衣；为治疗结肠部位疾病等，可对片剂包结肠定位肠溶衣。

3. 咀嚼片　系指于口腔中咀嚼后吞服的片剂。咀嚼片一般应选择甘露醇、山梨醇、蔗糖等水溶性辅料作填充剂和黏合剂。咀嚼片的硬度应适宜。这类片剂较适合儿童和治疗胃部疾患，如干酵母片、乐得胃片等。

4. 泡腾片　系指含有碳酸氢钠和有机酸，遇水可产生气体而呈泡腾状的片剂。泡腾片中的药物应是易溶性的，加水产生气泡后应能溶解。有机酸一般用枸橼酸、酒石酸、富马酸等。如左旋多巴肠溶泡腾片。

5. 分散片　系指在水中能迅速崩解并均匀分散的片剂。分散片中的药物应是难溶性的。分散片可加水分散后口服，也可将分散片含于口中吮服或吞服。如阿莫西林分散片。

6. 缓释片　系指在水中或规定的释放介质中缓慢地非恒速释放药物的片剂。能延缓药物在体内作用时间，并减少对胃肠道刺激性。如双氯芬酸钠缓释片。

7. 控释片　系指在水中或规定的释放介质中缓慢地恒速或接近恒速释放药物的片剂。药物在体内以受控形式恒速释药。多见于心血管制剂，单位时间里持久维持血药浓度恒定。如硝苯地平控释片。

8. 多层片或包芯片　由两层或多层组成的片剂，各层可含不同的药物或各层的药物相同而辅料不同。多层片是将组分不同的颗粒分上、下两层或多层压成一个药片；包芯片是将一种药物压成片芯，再将另一种药物压包在片芯之外，形成片中有片的结构。如胃仙U片。

制成此类片剂的目的：①避免复方制剂中不同成分之间的配伍变化；②延长药效，如由速释和缓释两种颗粒压成的双层片复方氨茶碱片；③改善片剂的外观。

（二）口腔用片

1. 含片（又称口含片） 系指含于口腔中缓慢溶化产生局部或全身作用的片剂。含片中的药物应是易溶性的，主要起局部消炎、杀菌、收敛、止痛或局部麻醉作用。主要用于口腔及咽喉疾患的消炎，如复方草珊瑚含片。

2. 舌下片 系指置于舌下能迅速溶化，药物经舌下黏膜吸收发挥全身作用的片剂。舌下片中的药物与辅料应是易溶性的，主要适用于急症的治疗。如硝酸甘油舌下片治疗心绞痛可防止胃肠液 pH 及酶对药物稳定性的不良影响，也可避免药物的肝脏首过效应。

3. 口腔贴片 系指粘贴于口腔，经黏膜吸收后起局部或全身作用的片剂。如替硝唑口腔贴片治疗牙周炎。

（三）外用片剂

1. 可溶片 系指临用前能溶解于水的非包衣片或薄膜包衣片剂。可溶片应溶解于水中，溶液可呈轻微乳光。可供口服、外用、含漱等用。如复方硼砂漱口片。

2. 阴道片 阴道片与阴道泡腾片系指置于阴道内应用的片剂。阴道片和阴道泡腾片的形状应易置于阴道内，可借助器具将阴道片送入阴道。阴道片为普通片，在阴道内应易溶化、溶散或融化、崩解并释放药物，主要起局部消炎杀菌作用，也可给予性激素类药物。具有局部刺激性的药物，不得制成阴道片。

为加快药片的崩解常制成泡腾片应用；如甲硝唑泡腾片。

（四）其他用途片剂

1. 植入片 系指埋植到人体皮下产生持久药效（数月或数年）的无菌片剂。一般为长度不大于 8mm 的圆柱体，灭菌后单片避菌包装。多为剂量小、作用强烈的激素类药物或需要长期使用的药物。如避孕药制成植入片已获得较好效果。

2. 注射用片 经无菌操作制作的片剂。用时溶解于灭菌注射用水中，供皮下或肌内注射的无菌片剂。

三、片剂的质量要求

《中国药典》规定，片剂应符合下列要求：

根据《中国药典》附录“制剂通则”的规定，片剂的质量应符合以下要求：(1) 含量准确。(2) 硬度适中、外观光洁、色泽均匀。(3) 重量差异、崩解时限、溶出度、含量均匀度应符合规定。(4) 性质稳定，贮藏期内不变质。(5) 符合微生物限量检查要求。(6) 植入片、注射用片应无菌，口含片、舌下片、咀嚼片应有良好口感。

第二节 片剂的辅料

片剂由药物和辅料二部分组成，辅料系指片剂中除药物以外一切辅助物质的总称，亦称赋形剂，它们赋予片剂一定的形态和结构，即填充作用、黏合作用、吸附作用、崩解作用和润滑作用等，根据需要还可加入着色剂、矫味剂等，以提高患者的顺应性。

片剂的辅料必须具备较高的化学稳定性，不与主药发生任何物理化学反应，对人体无毒、无害、无不良反应，不影响主药的疗效和含量测定。

一、辅料的分类与要求

片剂制备中加入辅料是为了满足片剂制备工艺和产品质量的要求。要制备出质量符合要求的片剂，物料必须具备以下条件：①一定的流动性，便于药物定量填充到模孔内；②一定的润滑性，使压制的片剂外观光洁、不粘冲头和冲模；③一定的黏着性，便于物料可压缩成型和硬度适中；④在体液中能迅速崩解、溶出和吸收。实际上很少有药物能完全具备以上所有条件，因此必须加入适宜的辅料并经适当处理以达到上述基本要求。

根据辅料在片剂制备中所起作用不同，将辅料分为填充剂（稀释剂与吸收剂）、润湿剂与黏合剂、崩解剂、润滑剂、着色剂与矫味剂五大类。加入的辅料都应符合药用标准，辅料对片剂的性质和药效有时可产生很大的影响，因此必须熟悉各种辅料的特点，根据主药的理化性质和生物学性质，结合具体生产工艺，选用适当的辅料。

二、常用辅料的选用

（一）填充剂（fillers）

填充剂包括稀释剂和吸收剂，稀释剂作用是增加片剂的重量与体积。片重一般都在 100 mg 以上，而不少药物（如维生素、激素及剧药等）的剂量小于 100 mg，必须加入一定量填充剂（或稀释剂）以增加片重。不仅保证一定的体积大小，而且能减少主药成分的剂量偏差，改善药物的压缩成形性等。若含有较多的挥发油或其他液体药物不能制片时，加入一定量吸收剂吸收液体或油类药物，便于片剂的制备。

1. 淀粉（starch） 为片剂最常用的辅料，有玉米淀粉、马铃薯淀粉、小麦淀粉，常用玉米淀粉，为白色细微粉末，不溶于水和乙醇，吸湿性小，杂质少、色泽好、性质稳定、价格便宜。淀粉单独使用往往可压性差，片剂过于松散，因此大生产中常与可压性好的适量糖粉或糊精等合用，以增加其黏合性和片剂的硬度。

2. 糊精（dextrin） 为是淀粉水解的中间产物，不溶于乙醇，微溶于水、能溶于热水成黏胶状溶液。药用糊精为白色或淡黄色粉末，多用作填充剂或干燥黏合剂。由于其具有较强的黏结性，如使用不当，颗粒过硬，片剂上会出现麻点或造成片剂崩解或溶出迟缓，所以很少单独使用。常与淀粉和糖粉配合使用。对压片过程中易出现松片或裂片的品种，加入适量的糊精粉末于干颗粒中压片即可克服。

3. 糖粉（sugar powders） 由结晶性蔗糖经低温干燥、粉碎而成的白色粉末，黏合力强，在干燥情况下同样有黏合能力，可用来增加片剂的硬度，并使片剂表面光滑美观。但缺点是吸湿性强，长期贮存可使片剂硬度加大、崩解度和溶出度超限，故一般不单独使用，需与糊精、淀粉配合使用。单独使用时仅用于口含片、咀嚼片、可溶性片剂。

4. 乳糖（lactose） 为片剂优良的填充剂，常用的乳糖为含一分子结晶水的结晶乳糖（α-乳糖）。其性质稳定、易溶于水、无吸湿性、可压性和流动性好、可与大多数药物配伍，制成的片剂光洁美观，国外常用喷雾干燥乳糖和球粒状乳糖，粉末可用于直接压片。但国内产量较少，应用受限。一般常用淀粉∶糊精∶糖粉（7∶1∶1）的混合物代替乳糖。

5. 糖醇类 甘露醇和山梨醇呈颗粒状或粉末状，具有一定的甜味和凉爽感，可改善口感，适用于咀嚼片做稀释剂。但价格稍贵，常与蔗糖配合使用。

6. 微晶纤维素（MCC） 系由纤维素部分水解而制得的结晶性白色粉末，使用较多的是微晶纤维素 HP101、HP102，具有良好的流动性、可压性和崩解作用，并有较强的黏合力，故有“干黏合剂”之称，可用做粉末直接压片。压成的片剂有较大硬度，又易崩解，为目前粉末直接压片中常用的多功能辅料。但不适用于包衣片，因其具有吸湿性会使片剂胀大和变软。

7. 可压性淀粉　亦称为预胶化淀粉，又称α-淀粉。本品是新型的药用辅料，自身有润滑性和干燥黏合性，压制的片剂崩解较快。其流动性、可压性较淀粉好，可用作填充剂、黏合剂和崩解剂，是粉末直接压片的多功能辅料。

8. 无机钙盐　硫酸钙、磷酸钙、碳酸钙等均为微溶或不溶于水的化合物，对油有良好的吸收能力。最常用的是二水硫酸钙，为白色或微黄色，无臭、无味的细粉，因其化学性质稳定，不溶于水、无引湿性，可与多种药物配伍。制成的片剂外观光洁、硬度和崩解度均较好。并有较好的抗潮性，常用作片剂的稀释剂和挥发油的吸收剂。但对四环素类药物的吸收和含量测定有干扰，不宜合用。

9. 其他无机化合物　如白陶土、轻质氧化镁、氢氧化铝干燥凝胶、碱式碳酸镁、氯化钠等均可作为片剂的稀释剂和吸收剂。轻质氧化镁用作油类及含油类浸膏等的吸收剂，也可作共熔混合物的阻滞剂或吸收剂。氢氧化铝干燥凝胶为挥发油的良好吸收剂，还用作粉末直接压片的助流剂和干燥黏合剂。

（二）润湿剂

润湿剂系指本身无黏性，但能诱发待制粒物料的黏性，以利于制粒的液体。

常用的润湿剂有：

1. 蒸馏水　是制粒中最常用的润湿剂，本品仅适用于水中不溶解、遇水稳定、在水中能产生黏性的药物。由于物料对水吸收快，因此湿润不均匀、干燥后颗粒有发硬结块的现象，因此目前往往采用不同浓度的乙醇溶液代替，乙醇溶液的浓度根据物料性质与试验结果而定。

2. 乙醇　可用于遇水易分解的药物或遇水黏性太大的药物。中药浸膏的制粒常用不同浓度的乙醇溶液做润湿剂，随着乙醇浓度的增大，润湿后所产生的黏性降低，常用浓度为30%～70%。

（三）黏合剂

黏合剂系指对无黏性或黏性不足的物料给予黏性，从而使物料聚结成粒的辅料。

常用的黏合剂有：

1. 淀粉浆　俗称淀粉糊，适用于对湿热较稳定的药物。由于淀粉价廉，且黏合性良好，因此是片剂制粒中首选的黏合剂，一般浓度为8%～15%，常用浓度为10%。若物料的可压性较差，其浓度可提高到20%。

淀粉浆的制法有冲浆法和煮浆法两种：①冲浆法是将淀粉先加入少量（1～1.5倍）冷水中搅匀，再根据浓度要求，冲入全量的沸水，边冲边搅拌至半透明糊状。此法操作简便，药厂多采用此法；②煮浆法是将淀粉混悬于全量冷水搅匀后，用蒸气加热并不断搅拌至糊状，放冷即得。若淀粉浆本身的黏性不足时，还可与糖浆或胶浆混合使用。

2. 糊精　常用作干燥黏合剂，润湿后可产生一定黏性。当用糊精作填充剂用量超过50%时，则不宜用淀粉浆作黏合剂，而是用40%～50%乙醇作润湿剂，即可制得硬度适宜的颗粒。压片过程中易出现裂片或松片的品种，加入适量的糊精于干颗粒中可以克服。

3. 纤维素衍生物

（1）甲基纤维素（MC）：具有良好的水溶性，可形成黏稠的胶体溶液，应用于水溶性及水不溶性物料的制粒中，颗粒的压缩成形性好，且不随时间变硬。

（2）羧甲基纤维素钠（CMC-Na）：溶于水，不溶于乙醇。在初步膨化和溶胀后加热至60～70℃，可大大加快其溶解过程。应用于水溶性与水不溶性物料的制粒中，但片剂的崩解时间长，且随时间变硬，常用于可压性较差的药物。CMC-Na 能螯合微量金属离子，禁用于某些含金属离子的药物。

（3）羟丙基纤维素（HPC）：易溶于冷水，加热至50℃发生胶化或溶胀现象。可溶于甲醇、乙醇、异丙醇和丙二醇中。本品既可做湿法制粒的黏合剂，也可做粉末直接压片的干黏合剂。

（4）羟丙基甲基纤维素（HPMC）：易溶于冷水，不溶于热水，因此制备 HPMC 水溶液时，最好先将 HPMC 加入到总体积1/5～1/3的热水（80～90℃）中，充分分散与水化，然后降温，不断搅拌使溶解，加冷水至总体积。常用2%～5%的溶液。

（5）乙基纤维素（EC）：不溶于水，溶于乙醇等有机溶剂中，可作对水敏感性药物的黏合剂。如对乙酰氨基酚、阿司匹林、维生素 C 片。本品的黏性较强，且在胃肠液中不溶解，会对片剂的崩解及药物的释放产生阻滞作用。目前常用做缓、控释制剂的包衣材料。常用2%～10%的乙醇溶液。

4. 高分子聚合物

（1）聚维酮（PVP）：常用的型号是 K30（分子量6万）。聚维酮的最大优点是既溶于水，又溶于乙醇，因此可用于水溶性或水不溶性物料以及对水敏感性药物的制粒，还可用做直接压片的干燥黏合剂。常用于泡腾片及咀嚼片的制粒中。最大缺点是吸湿性强。常用浓度3%～5%。

（2）聚乙二醇（PEG）：常用 PEG4000、PEG6000，溶于水和乙醇中，制得的颗粒压缩成形性好，片剂不变硬，适用于水溶性与水不溶性物料的制粒。制成的颗粒压缩成型性好，片剂不变硬，亦可作粉末直接压片的干燥黏合剂。

5. 胶浆　常用的有10%～20%明胶溶液、10%～25%阿拉伯胶溶液、3%～5%海藻酸钠。黏性较强，制成的片剂硬度较大，适用于可压性很差的松散性药物以及在水中不需崩解或延长作用时间的口含片等。

6. 糖浆　50%～70%蔗糖溶液，适用于纤维性及质地疏松的药物。强酸或强碱性药物能引起蔗糖的转化而产生引湿性，不宜采用。

制粒时主要根据物料的性质以及实践经验选择适宜的黏合剂、浓度及其用量等，以确保颗粒与片剂的质量。

（四）崩解剂

崩解剂是促使片剂在胃肠液中迅速碎裂成细小颗粒的辅料。为使片剂能迅速发挥药效，除需要缓慢释放药物的口含片、植入片、缓释片等外，一般片剂需加入崩解剂。消除因黏合剂或高度压缩而产生的结合力，使片剂因加速润湿或体积膨胀而崩解。根据崩解剂的性能加入量有所不同，崩解剂总量一般为片重的5%～20%。

1. 崩解剂加入方式　生产中崩解剂一般有内加法、外加法和内外加入法三种方式。

（1）内加法：是将崩解剂加入于制粒过程中，片剂的崩解将发生在颗粒内部；崩解较慢，利于药物的溶出。

（2）外加法：将崩解剂加入整粒后的干颗粒中，片剂崩解发生在颗粒之间，崩解迅速。故药物溶出稍差。

(3) 内外加入法：崩解剂总量的 50 %～75 %按内加法加入，剩余的 50%～25%按外加法加入，可使片剂崩解既发生在颗粒的内部又发生在颗粒之间，以达到良好的崩解效果。

表面活性剂作为辅助崩解剂加入方法也有三种：①溶于黏合剂中；②与崩解剂混匀后加入干颗粒中；③制成醇溶液喷入干颗粒中。

2. 常用的崩解剂

(1) 淀粉及其衍生物：

①干淀粉：100～105℃干燥 1 小时使含水量在 8%以下。适用于水不溶性或微溶性药物的片剂。淀粉做崩解剂常采用内外加入法。

②羟丙基淀粉（HPS）在水中膨胀性好，崩解快；具有润滑性、不粘冲；具有良好的压缩性，不易裂片；是当前优良的片剂崩解剂之一。

③羧甲基淀粉钠（CMS-Na）具有良好的吸水性和膨胀性，吸水后体积可膨胀至原来体积的 300 倍，一般用量为 1%～6%，是片剂中优良的崩解剂。由于其流动性和可压性好，增加片剂的硬度不会影响其崩解性，既可用于湿法制粒法压片，又适用于粉末直接压片。

(2) 低取代羟丙基纤维素（L-HPC)：是国内近年来应用较多的一种良好的快速崩解剂。其在水中不溶，吸水膨胀率为 500%～700%，崩解后颗粒细小，利于溶出。一般用量在 2%～5%，生产中既可采用内加法，又可用外加法。L-HPC 兼有黏结、崩解作用，对不易成型的药物可改善片剂的成型和增加片剂硬度。

(3) 交联聚维酮（PVPP)：是流动性良好的白色粉末，有极强的吸湿性，在水中可迅速溶胀形成无黏性的胶体溶液，崩解性能非常优越，一般用量为片剂的 1%～4%。

(4) 交联羧甲基纤维素钠（CCNa)：不溶于水，但能吸收数倍于本身重量的水膨胀，所以具有较好的崩解作用。其与 CMS-Na 合用，崩解效果更好，但与干淀粉合用作用降低。如用在疏水性辅料的片剂中，崩解作用好、用量低，崩解用量可低至 0.5%。

(5) 泡腾崩解剂：是用于泡腾片的崩解剂。最常见的是由枸橼酸或酒石酸与碳酸氢钠或碳酸钠组成。泡腾崩解剂的崩解作用很强，遇水产生二氧化碳气体使片剂在几分钟内迅速崩解。在生产和贮存过程中，应妥善保管，严格控制水分，以免受潮后失效。

(6) 表面活性剂：表面活性剂能增加疏水性片剂的润湿性，使水分迅速渗透到片芯加速片剂的崩解和溶出。对一些疏水性或不溶性药物可加入适量的表面活性剂改善其崩解，但表面活性剂选择或用量不合适也会影响崩解。常用的表面活性剂有聚山梨酯 80、十二烷基硫酸钠等。

(五) 润滑剂

广义的润滑剂兼有润滑、抗黏、助流作用，是助流剂、抗黏着剂和润滑剂（狭义）三种辅料的统称。

(1) 助流剂：降低颗粒之间的摩擦力，改善粉体流动性，减少重量差异。

(2) 抗黏着剂：防止压片时物料黏着于冲头、冲模表面，使片剂表面光洁。

(3) 润滑剂：主要增加颗粒的滑动性，降低压片和推出片时药片与冲模壁之间的摩擦力，保证压片时压力分布均匀，防止裂片。

目前还没有一种润滑剂同时具有三种作用。因此应用时应明确各种辅料的侧重功能，以解决生产实践存在的问题。润滑剂用量一般不超过 1%，100 目以上过筛。粉末越细，表面积越大，润滑性能越好。

常用的润滑剂：

1. 硬脂酸镁　疏水性润滑剂，有良好的附着性，易与颗粒混匀，压片后表面光滑美观。常用量为0.1%～1%，用量过大会造成片剂崩解迟缓。但加入适量的十二烷基硫酸钠等表面活性剂可改善。镁离子会影响某些药物的稳定性，如乙酰水杨酸片、某些维生素片剂、多数生物碱药物片剂。

2. 滑石粉　优良的助流剂，并具有良好的润滑性，常用量一般为0.1%～3%，最多不要超过5%。比重大附着力差，压片过程中因机械振动易与颗粒分离，故少单用，常与硬脂酸镁合用取长补短。

3. 氢化植物油　是经喷雾干燥法制得的干燥粉末，是一种性能良好的润滑剂。应用时，将其溶于轻质液体石蜡或己烷中，然后喷于干颗粒表面混匀。凡不宜用碱性润滑剂的药物可用本品。

4. 聚乙二醇类（PEG4000、PEG6000）　为水溶性润滑剂，水中溶解后得澄明溶液。有良好的润滑效果，不影响片剂的崩解与溶出。

5. 十二烷基硫酸钠（镁）　水溶性表面活性剂，具有良好的润滑作用，能增强片剂的强度，促进片剂的崩解和药物的溶出。

6. 微粉硅胶　为轻质白色无水粉末，用量在1%以上可加速片剂崩解成细粉，有利于药物吸收，作助流剂常用量为0.1%～0.3%。制成的颗粒有很好的流动性和可压性，但因价格高，一般只用作粉末直接压片的助流剂。

（六）着色剂与矫味剂

1. 着色剂　可使片剂美观且易于识别。着色剂一般为药用或食用色素，用量一般不超过0.05%。

2. 矫味剂　片剂中加入矫味剂等辅料来改善片剂的口味，口含片和咀嚼片常用芳香剂和甜味剂作矫味剂，以缓和或消除药物不适味道，使病人乐于服用。芳香剂的常用加入方法是将香精溶解于乙醇中，均匀喷洒在已经干燥的颗粒上。微囊化固体香精则可直接混合于已干燥的颗粒中压片。

第三节　片剂的制备

一、片剂生产区域划分

片剂的生产工序包括：原辅料预处理、配料、制粒、干燥、整粒、压片、包衣、包装等，片剂生产工艺流程及区域划分见图3-2。片剂的生产区域可划分为一般生产区和洁净区；无洁净度要求的生产房间、辅助房间为一般生产区；对洁净度和菌落数有一定要求的生产房间、辅助房间为优于30万级洁净区，如原辅料的粉碎、过筛、混合、制粒、整粒、压片、中间站、包衣、分装等工序为30万级的控制区，温度控制在18～26℃，相对湿度要求为50%～55%。制粒、整粒、压片、包衣岗位与外室应保持相对负压，并有局部除尘装置。

二、片剂生产的基本要求

（1）工作人员进入合格洁净区，须着洁净专用工作衣、裤、帽、鞋、口罩，并双手消毒，戴经灭菌的一次性乳胶手套上岗。

（2）配制器具均经洗涤剂处理后，再用纯化水冲洗干净后备用。

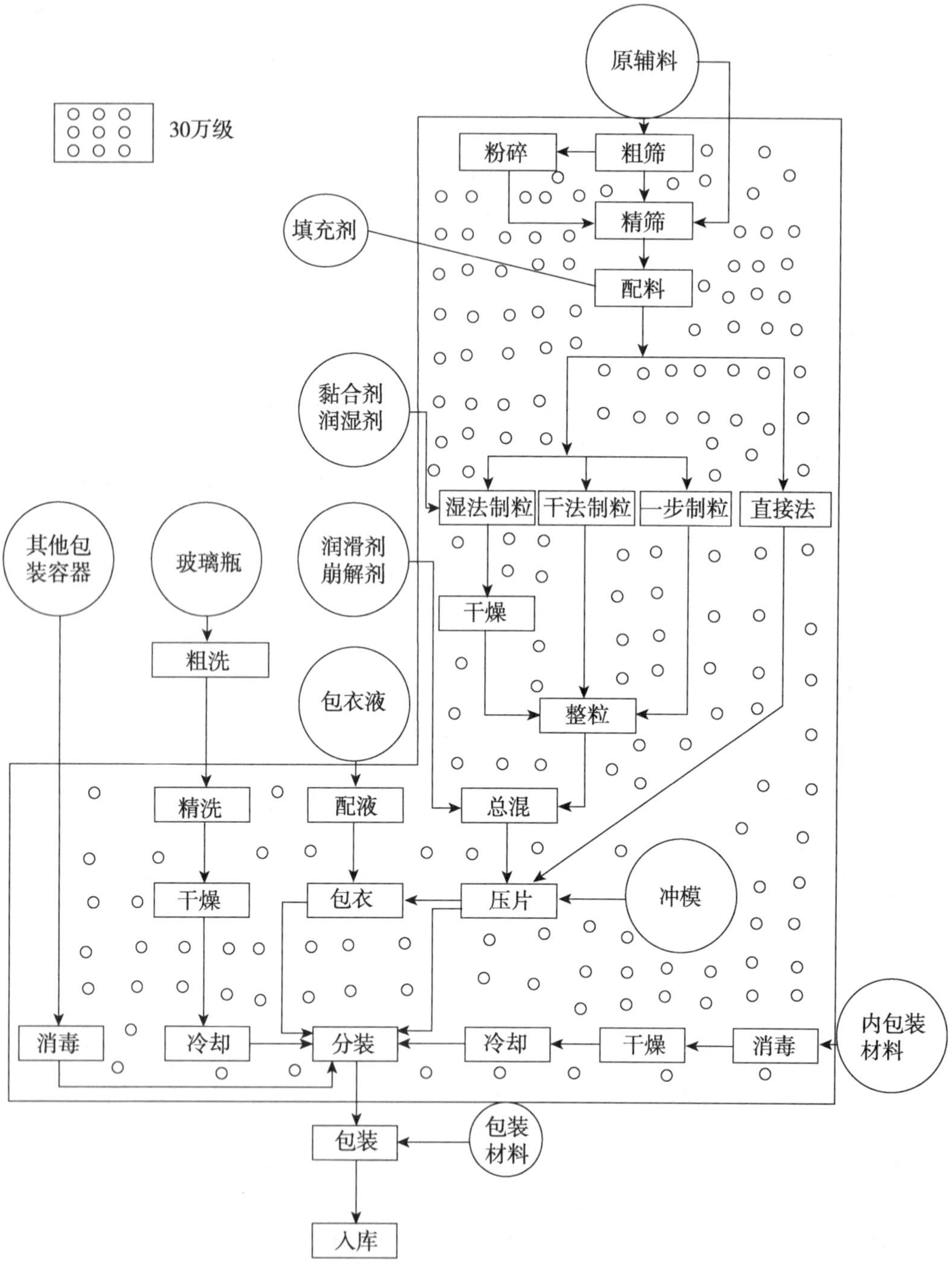

图 3-2 片剂生产工艺流程及区域划分

(3) 装药瓶用75%乙醇浸泡，或用2%碱性戊二醛溶液消毒，再用纯化水冲洗沥干，或经刷洗、纯化水冲洗烘干后备用。如果采用泡罩式包装，则不需要准备装药瓶。

(4) 工作台面、地面、墙壁用0.2%苯扎溴铵或其他消毒剂喷擦。消毒剂品种应经常更换。

(5) 严禁在同一场所内同时进行不同品种的操作。

(6) 严格执行原料领用、称取、回收三核对，两人重点校核投料量与称量无误后签名。

(7) 药物投料量称量计算公式：原料实际称量＝原料理论用量×成品标示含量/原料实际含量×（100%－含水百分比）。

(8) 工作人员每完成一项操作，应在药物制剂配制流程单上详细登记并签名。

(9) 严格控制中间产品质量，确保片剂的外观、崩解时限、重量差异限度、硬度、含水量等符合规定。

(10) 成品检验合格后严格按照每瓶确定的数量或重量分装。

(11) 核对标签的品名、数量和规格，打上批号，准确无误后贴上瓶签，并计算物料平衡。

(12) 成品入库，贮藏于阴凉、干燥、通风处。

三、片剂的制备

压片过程的三大要素是流动性、压缩成形性和润滑性。①流动性好：使流动、充填等粉体操作顺利进行，可减小片重差异；②压缩成形性好：不出现裂片、松片等不良现象；③润滑性好：片剂不粘冲，可得到完整、光洁的片剂。片剂的处方筛选和制备工艺的选择首先考虑能否压出合格的片剂。

片剂的制备方法按制备工艺不同分为：

(1) 制粒压片法：制粒压片法又可分为湿法制粒压片、干法制粒压片、一步制粒压片。

(2) 直接压片法：直接压片法又可分为粉末直接压片法和结晶压片法。

片剂的制备工艺流程见图 3-3，其中应用最广的是湿法制粒压片。

制粒压片法是将原辅料混匀后加工制成一定形状和大小的颗粒状，然后再压制成片状的方法。除结晶性或可供直接压片的药物外，一般粉末状药物均需先制成颗粒后才能压片。制粒的目的：①增加物料的流动性，改善可压性；②减少各成分分层，使片剂中药物含量准确；③避免粉尘飞扬及粉末黏附于冲头表面造成粘冲、挂模现象；④增大药物松密度，使空气逸出，减少片剂松裂。

（一）湿法制粒压片

湿法制粒压片系将药物和辅料粉末混合后加入黏合剂或润湿剂制备颗粒，经干燥后压制成片的工艺方法。本法可以较好地解决粉末流动性差、可压性差的问题，对湿热稳定的药物常采用。湿法制粒主要包括制软材、制湿颗粒、湿颗粒干燥、整理等几个过程，湿法制粒压片工艺流程如图 3-4。

1. 原辅料的准备和处理　主药和辅料在投料前需要进行质量检查，鉴别和含量测定合格的物料经过干燥、粉碎后过筛，然后按照处方规定量称取药物和辅料投料。

2. 湿法制粒

(1) 湿法制粒方法与设备：

①挤压过筛制粒：系将软材用手工或机械强制挤压方式通过一定大小孔径的筛网制成湿颗粒。挤压过筛制粒法是传统的制粒方法。

挤压过筛制粒的特点：颗粒大小由筛网孔径大小决定，粒子形状多为圆柱状、角柱状；颗粒松软程度可通过加入不同黏合剂及调节其用量进行调整，以适应压片的需要；制粒前必须将物料进行混合制软材。制备小粒径颗粒时筛网的寿命短等。

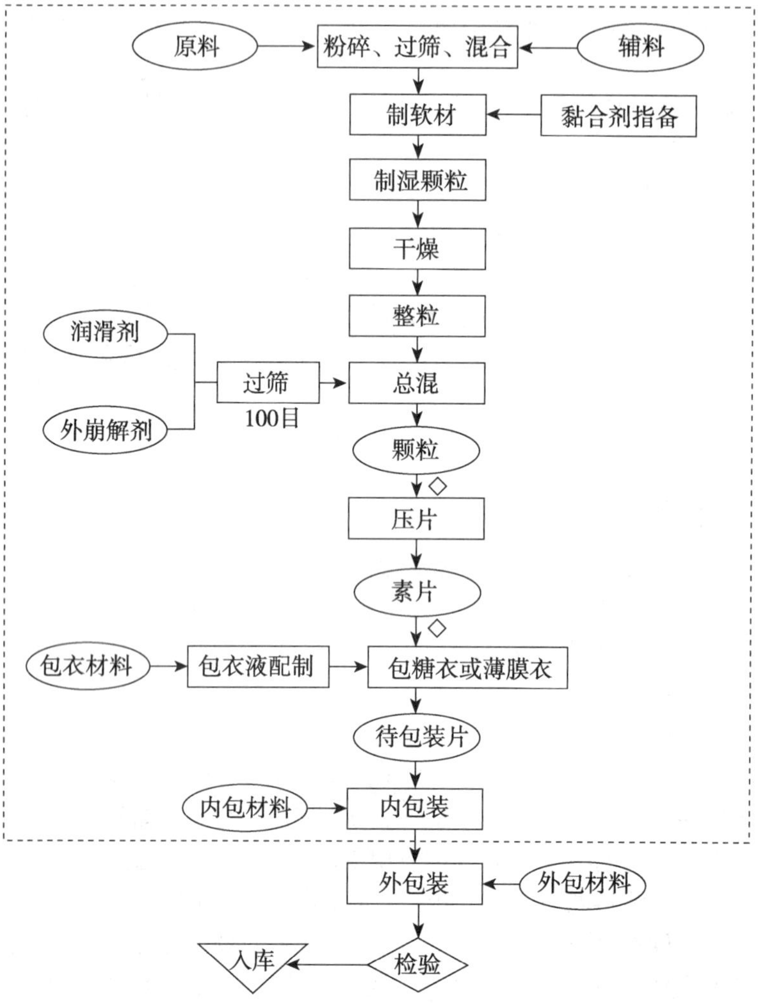

虚线框内代表30万级或以上洁净生产区域

图3-3　湿法制粒压片工艺流程图

软材系指将按处方称量好的原辅料细粉混匀，加入适量的润湿剂或黏合剂混匀后形成的干湿适度的塑性物料。在挤压制粒过程中，制软材（捏合）是关键步骤，黏合剂用量过多时软材被挤压成条状，并重新粘合在一起；黏合剂用量过少时不能制成完整的颗粒，而成粉状。因此，在制软材的过程中选择适宜黏合剂及适宜用量非常重要。因此制软材应注意以下几个方面：黏合剂的种类与用量要根据物料的性质而定；加入黏合剂的浓度与搅拌时间，要根据不同品种灵活掌握；软材质量：由于原辅料的差异，很难定出统一标准，一般凭经验掌握，用手捏紧能成团块，手指轻压又能散裂得开；湿搅时间的长短对颗粒的软材有很大关系，湿混合时间越长，则黏性越大，制成的颗粒就越硬。

软材质量往往靠熟练技术人员或熟练工人的经验来控制，即以“轻握成团，轻压即散”为准，可靠性与重现性较差，但这种制粒方法简单，使用历史悠久。

挤压制粒设备有摇摆式颗粒机、旋转挤压式制粒机、螺旋挤压式制粒机。

常用的摇摆式颗粒机（图3-4）制粒工作原理如下：软材置于加料斗中，加料斗下部装有钝六角型棱柱状滚轴，紧贴滚轴下装有筛网，当滚轴连续不断地进行往复转动时，将软材挤压搓过筛网制成湿颗粒。一般软材通过一次筛网制粒，若一次过筛制的颗粒细粉较多或色泽不匀、颗粒成条状时，可采用多次（2～3 次）过筛制粒。多次过筛制粒第一次用较粗的筛网，后用较细的筛网，此法可使颗粒质量更好，色泽均匀、细粉较少。常用的筛网有尼龙筛网、不锈钢筛网，尼龙筛网有弹性，制得颗粒比筛网孔径稍大，当软材较黏时，过筛较慢，制成的颗粒硬度亦大。尼龙筛网不会影响药物稳定性，但较易破损。不锈钢筛网无此缺点。

制粒时，筛网孔径可根据片剂重量和大小来选择。表 3－1 中片重及片径与筛目关系的数据可供参考。

制得的湿颗粒的质量检查多凭经验，一般湿粒置于手掌上颠动，应有沉重感、细粉少、颗粒大小均匀、无长条状。

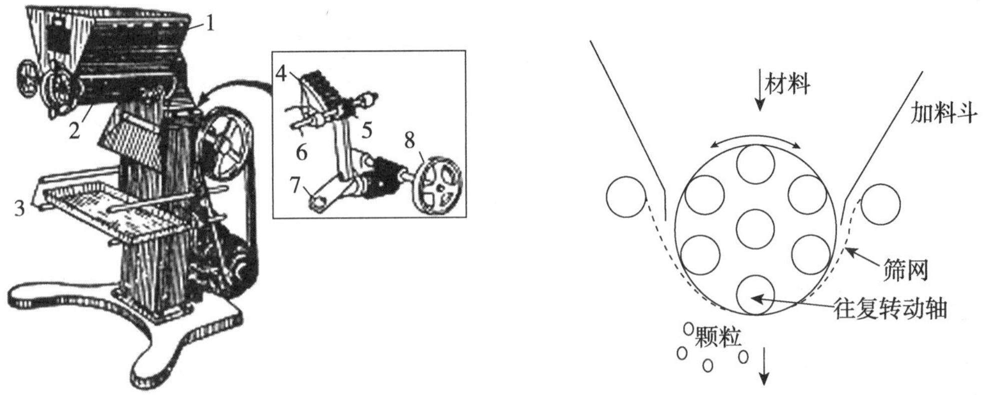

图 3－4 摇摆式颗粒机

1. 加料斗 2. 滚轴 3. 置盘架 4. 半月形齿轮 5. 小齿轮 6. 转轴 7. 偏心轮 8. 皮带轮

表 3－1 片重及片径与筛目的关系

片重（mg）	筛目数（目）		片径（mm）	片重（mg）	筛目数（目）		片径（mm）
	制粒	整粒			制粒	整粒	
50	18	20	5～6.5	300	12	12	10.5
100	16	18	7	500	10	10	12
150	14	18	8	1000	8	8	16
200	12	14	8.5				

除挤压制粒法外，日前已有许多新的制粒方法和设备应用于生产实践。

②转动制粒方法与设备：系在药物粉末中加入一定量的黏合剂或润湿剂，在搅拌、振动、摇动等作用下使粉末聚结成球形粒子。这类制粒设备有圆筒旋转制粒机（图 3－5）、倾斜转动锅（图 3－6）、离心制粒机（图 3－7）等，制出的颗粒呈球形，有较好的流动性。

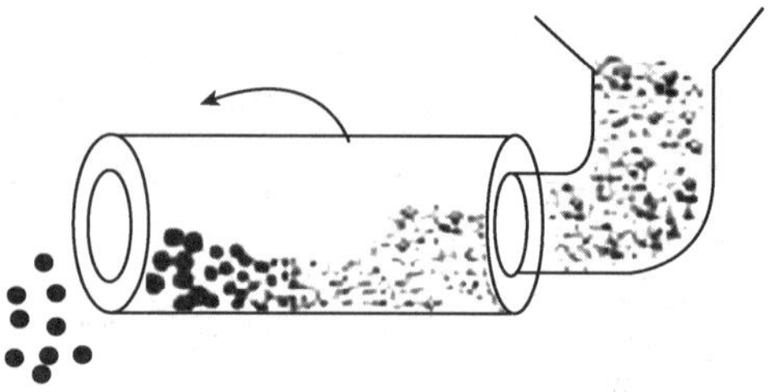

图 3-5　圆筒旋转制粒机示意图

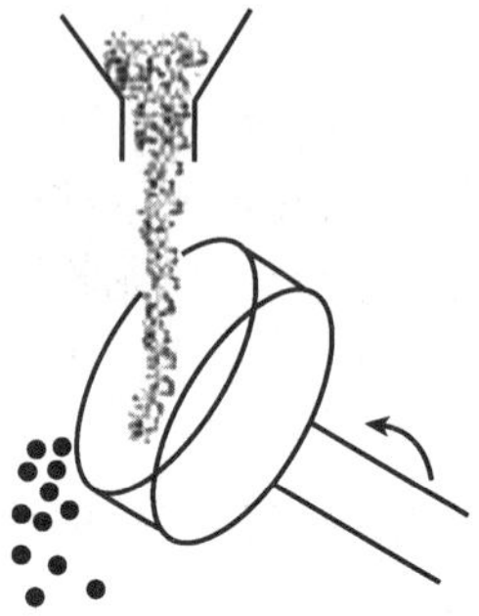

图 3-6　倾斜转动锅示意图

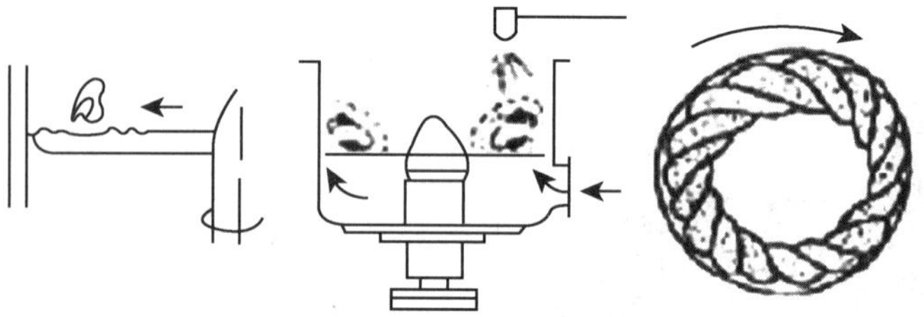

图 3-7　离心制粒机工作示意图

③高速搅拌制粒：是一种新型湿法制粒方法。将药物粉末、辅料加入到高速搅拌制粒机的容器内，搅拌均匀后加入黏合剂或润湿剂，靠高速搅拌器的作用迅速混匀并制成颗粒。常用高速搅拌制粒装置如图 3-8 所示，其主要结构由容器、搅拌桨、切割刀等组成。国产 SHK 系列快速混合制粒机（图 3-9）是我国自行研制的一种高速搅拌制粒机，已在许多药厂使用。

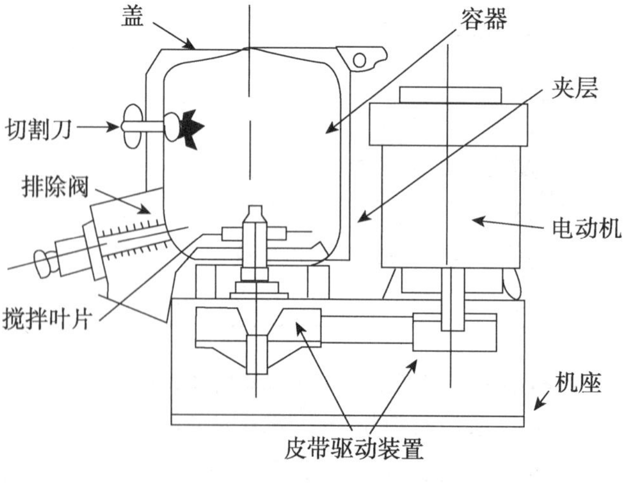

图 3-8　高速搅拌制粒装置

（2）湿颗粒的干燥：

①干燥条件：湿颗粒制成后，应立即干燥，以免受压变形或结块，干燥温度根据药物性质而定。一般以 50～60℃为宜，对湿热稳定的药物可适当放宽到 70～80℃，甚至更高。含

结晶水的药物，如硫酸奎宁等干燥温度不宜高、时间不宜长，以免失去结晶水造成松片。干燥时温度应逐渐升高，以免颗粒表面形成薄壳而影响内部水分的蒸发，造成颗粒外干内湿。如颗粒中加了淀粉、糖粉、糊精等受骤热引起熔化或糊化，不但使颗粒坚硬，而且片剂不易崩解。为了使颗粒受热均匀，颗粒厚度不宜超过 2.5cm，并在湿颗粒基本干燥时翻动。

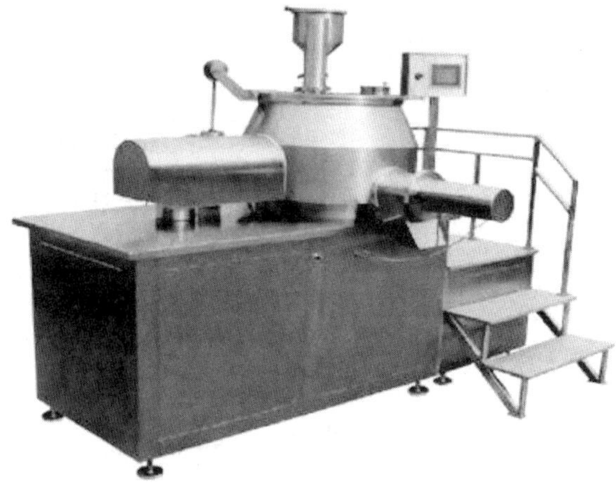

图 3－9　SHK 快速混合制粒机

②干燥方法与设备：干燥方法按操作方式不同分为间歇式、连续式干燥；按操作压力不同分为常压式、真空式干燥等。应根据被干燥物料的性质、干燥程度、生产能力的大小，采用不同的干燥方法与设备。片剂颗粒干燥设备以空气干燥多见，大生产常用厢式干燥器，如烘箱、烘房，湿颗粒放置在烘盘内的绢布上，分层摆放在小车上推入。

药用 GMP 型烘箱整机符合“GMP”要求，加热热源有蒸汽、电、电蒸汽两用型三种方式。使用温度蒸汽加热 50～140℃，最高 150℃；电加热 50～350℃；温度实行自动控制，并且有记录仪记录；箱体内壁均满焊，各过渡处均采用圆弧过渡，无死角。整机密封性好，独特的导轨密封装置，保证了整机的密封性；进风口配套高效空气过滤器；排湿口配套中效空气过滤器。双开门烘箱双门实现机械联锁；烘箱内各零部件均可快速拆卸，快速安装，以方便清洗；控制系统备有文本显示器、触摸屏可供选择；如图 3－10 所示。

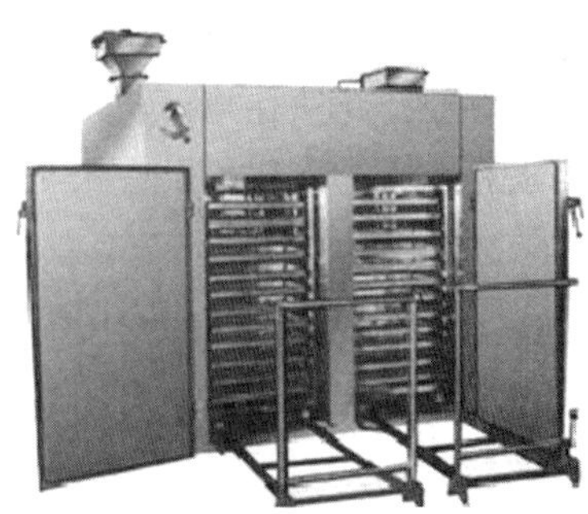

图 3－10　双开门烘箱

将需要干燥的物料放在各个物料盘上，让干燥的空气自下而上，S 形通过各个物料盘，对物料进行干燥。箱内设有：(风扇)、加热器、热风整流板和进出风口。通过加热空气降低空气中的饱和度，热空气通过物料表面，经过传热传质过程带走物料中的水分，实现干燥过程。如图 3－11 所示。

3. 一步制粒法

(1) 流化沸腾制粒法：又称一步制粒法，是通过热气流将固体粉末悬浮流化后，再喷入黏合剂或润湿剂溶液，使粉末黏合成颗粒的方法。此法是将沸腾混合、喷雾制粒和气流干燥等工序合并在一台设备中完成，实现一步制粒。

流化沸腾制粒的设备与流化干燥的设备相似，主要结构有流化室、气体分布装置（如筛板等）、喷嘴、气固分离装置、空气进口与出口、颗粒排出口等组成。

流化床制粒的特点：①将混合、制粒、干燥，甚至包衣在一台设备中完成，简化工艺、省时、生产效率高；②制得颗粒粒度大小均匀、外形圆整、流动性和可压性好，压出的片剂质量好；③密闭的容器内操作，既可防止异物混入，又可避免粉尘外溢；④除了用于制备片剂颗粒外，还可用于固体颗粒的包衣；⑤处方中含有密度差别较大的多种组分，可能会造成片剂的含量不均匀。

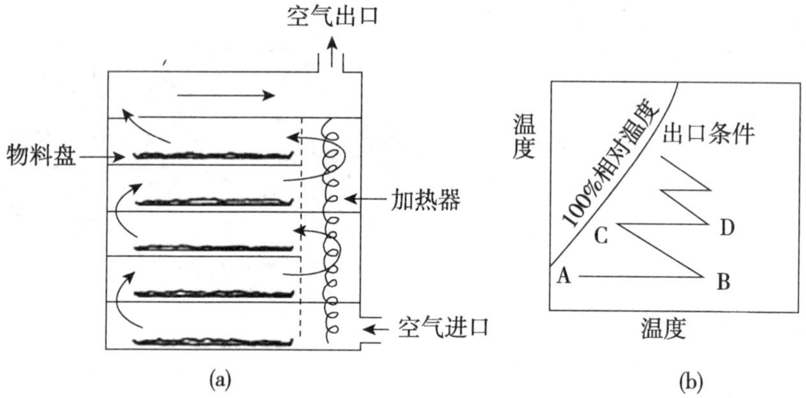

图 3-11　烘箱工作示意图

流化床制粒机的使用，有利于GMP的实施，目前已成为制药工业的主要制粒设备。

（2）喷雾制粒法：与流化床制粒法相类似的另一种先进的一步制粒方法，该法是将药物与辅料制成药物溶液、混悬液，然后用高压泵输送至干燥室中，经离心式雾化器的高压喷嘴雾化成大小适宜的液滴喷出，干燥室的热气流使液滴中的水分迅速蒸发而获得近似球形的干燥细颗粒。此法在几秒至几十秒内完成药液浓缩、制粒、干燥过程。喷雾制粒的方法和设备与喷雾干燥的方法和设备相同，以干燥为目的的过程称为喷雾干燥，以制粒为目的的过程称为喷雾制粒。

喷雾制粒的特点：①由液体直接干燥得到固体颗粒；②干燥速度快、效率高，物料受热时间短，适合于热敏性药物处理；③固体粒子具有良好的流动性、溶解性；④设备耗能大、操作费用高；⑤黏性较大的药液易粘壁，使其使用受限，需用特殊喷雾制粒设备。

近年来，喷雾制粒技术已广泛用于抗生素粉针生产，微型胶囊、固体分散体的制备和中药提取液的干燥。国外也用于制备直接压片的辅料，如喷雾干燥乳糖、可压性淀粉等。

4. 整粒与总混　压片前须对干颗粒进行预处理和质量检查。

（1）干颗粒的质量要求：

①主药含量：主药含量应符合要求。

②干颗粒的含水量：干颗粒的含水量对片剂成型及质量有较大影响，根据药物性质不同而有不同要求。一般干颗粒的含水量为1%～3%，过多会引起粘冲，过少引起松片或裂片，但个别药物例外，如四环素和阿司匹林。生产过程中测定含水量可使用水分快速测定仪（图3-12），利用红外线灯加热

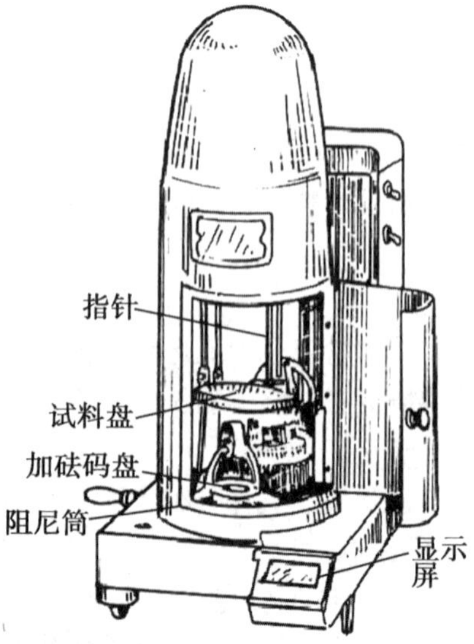

图 3-12　水分快速测定仪

使水分蒸发的作用，测得干颗粒的含水量。该仪器的使用方法是：先将 5～10g 的颗粒样品放在试料盘内，加砝码称定重量，然后打开红外线灯（250W）干燥 15～30 分钟，待天平指针不再移动时，即可读出读数盘指示的含水量。此外，还可使用新型电子水分测定仪，物料中水分含量由液晶屏自动显示。

在实践中颗粒干燥程度一般凭经验掌握，即用手紧握干颗粒，在手放松后颗粒应不黏结成团，手掌也不应有细粉黏附。

③干颗粒的松紧度：干颗粒的松紧度与压片时片重差异和片剂外观均有关系，太松易发生顶裂，太紧会出现麻面。另外，颗粒松紧度不同其堆密度不同，造成片重差异超限。干颗粒的松紧度以手用力一捻能碎成细粉者为宜。

④干颗粒的含细粉量：干颗粒的含细粉量会影响片剂外观和片重差异。一般含细粉量应控制在 20%～40%，颗粒质硬、片子小细粉可多一些。太多会造成松片和裂片。太少片剂表面粗糙、重量差异超限。

（2）整粒：在干燥过程中，有些湿颗粒可能发生粘连、甚至结块，需过筛整粒。整粒的目的是使粘连或结块的颗粒分散开，以得到大小均匀，适合压片的颗粒。干颗粒的整粒一般用摇摆式颗粒机，一些坚硬的大块物料可用旋转式制粒机。整粒的筛网孔径应根据干颗粒的松紧情况灵活掌握。如干颗粒较疏松，宜选用同号或稍粗的筛网以免破坏颗粒和增加细粉；若颗粒较粗硬，应选用较细孔径的筛网。一般选用 12～20 目筛，见表 3-1。

（3）总混：

①加入润滑剂与崩解剂：一般将润滑剂过 100 目以上筛，外加崩解剂预先干燥过筛，然后加入到整粒的干颗粒中，置 V 形混合筒内进行“总混”。

②加入挥发油及挥发性药物：处方中含挥发油或挥发性药物，一般均在颗粒干燥后加入，以免挥发损失。挥发油可加在润滑剂与颗粒混合后筛出的部分细粒中，或直接用 80 目筛从干颗粒筛出适量的细粉吸收挥发油后，再与全部干颗粒总混。若挥发性的药物为固体（薄荷脑、樟脑等）时可用适量乙醇溶解，或与其他成分混合研磨共熔后喷入干颗粒中混合均匀，密闭数小时，使挥发性药物在颗粒中渗透均匀。

③加入主药剂量小或对湿热不稳定的药物：有些情况下，先制成不含药物的空白干颗粒或将稳定性的药物与辅料制颗粒，然后将剂量小或对湿热不稳定的主药加入到整粒后的上述干颗粒中混匀。

5. 压片　总混后经测定主药含量，计算片重后即可压片。

（1）片重计算：

①按主药含量计算片重：药物制成干颗粒需经过一系列操作，主辅料必将有一定损失，故压片前应对总混合后干颗粒中主药的实际含量进行测定，最合理科学，为当前生产常用的计算方法。按照下列公式（3-1）计算片重。

$$\text{片重}=\frac{\text{每片含主药量（标示量）}}{\text{总混合后颗粒中主药的百分含量（实测值）}} \tag{3-1}$$

例 3-1：某片剂每片含主药量 0.2g，测得颗粒中主药百分含量为 80%，片重范围应为多少？

解：$\text{片重}=\frac{0.2}{80\%}=0.25\text{g}$

因片重为 0.25g，小于 0.30g，按照《中国药典》附录，片剂的重量差异限度为±

7.5%，本品的片重范围应为0.2688～0.2313g。

②按干颗粒总重计算片重：在大生产时，根据生产中主辅料的损耗，适当增加了投料量，片重按公式（3-2）计算。

$$片重=\frac{干颗粒重+压片前加入的辅料重}{应压总片数} \tag{3-2}$$

此法很难保证压出的片剂的主药含量能合格。对成分复杂，没有含量测定方法的中草药片剂按此式计算。

例3-2：制备某中药浸膏片剂50万片，共制得干颗粒178.9kg。压片前加入硬脂酸镁2.2kg，干淀粉0.3kg。求应压片重范围为多少？

$$解：片重=\frac{(178.9+2.2+0.3)\times 1000}{50\times 10000}=0.36g$$

因片重0.36g，大于0.30 g，片重差异限度为±5%，片重范围为：0.3420～0.3780g。

（2）压片机：压片机主要有单冲撞击式压片机和多冲旋转式压片机，其压片过程基本相同。在此基础上，根据不同的特殊要求，还有二次或三次压制压片机、多层片压片机、压缩包衣机等。

1）单冲压片机（图3-13）：

单冲压片机的构造：主要由转动轮、饲料器、调节装置、压缩部件四部分组成，如图3-14所示。

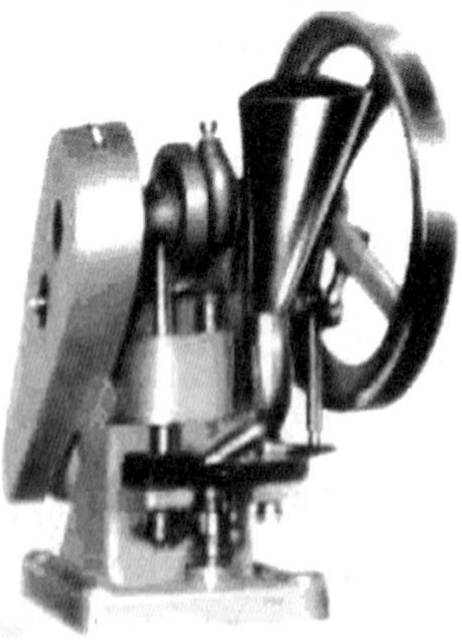

图3-13　单冲压片机

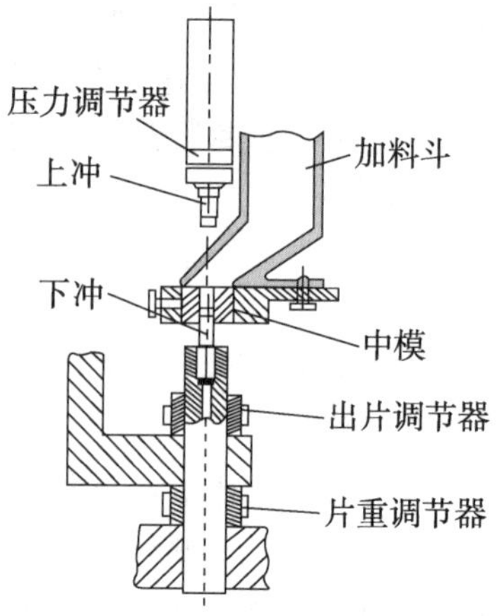

图3-14　单冲压片机构造图

①转动轮：是压片机的动力部分，一般可以手动和电动兼用。

②饲料器：由加料斗和饲粉器构成；负责将颗粒填充到模孔中，并把被下冲从模孔中顶出的片剂推至收集器中。

③压缩部件：由上冲、下冲、模圈构成；是直接实施压片的部分，并决定了片剂的大小、形状。由上冲单向加压，压力为1～5吨，压片时的撞击噪声较大。

④调节装置：由三个调节器构成：压力调节器连在上冲杆上，负责调节上冲下降的深度，下降越深，则撞击时上下冲间距离越近，压力越大，片子越硬。其决定片剂的硬度。

出片调节器连在下冲，负责调节下冲出片时的抬起高度，使之恰好与模圈的上缘相平，从而把压制成型的片剂顺利顶出模孔，被饲粉器推开。

片重调节器连在下冲杆下段，负责调节下冲下降时的深度，从而调节模孔填充的容积来控制片重。下降越深，模孔内容积越大，片重愈大。

单冲压片机有多种型号，基本结构相似。仅压力调节器及片重调节器等具体结构有差异。

单冲压片机的压片过程　单冲压片机的压片过程分为填料、压片和出片三个步骤，如图 3－15 所示：①填料（Ⅰ）：上冲抬起，饲粉器移动到模孔之上，下冲下降到适宜深度（根据片重调节，使容纳的颗粒重恰好等于片重），饲粉器在模孔上摆动，颗粒填满模孔；②压片（Ⅱ）：饲粉器由模孔上移开，使模孔中的颗粒与模孔的上缘相平，上冲下降并将颗粒压缩成片，此时下冲不移动；③出片（Ⅲ）：上冲抬起，下冲随之上升到与模孔上缘相平，并将药片从模孔中推出；④填料（Ⅳ、Ⅰ）：饲粉器再次移到模孔之上，将模孔上药片推开，并进行第二次填料，如此反复进行。

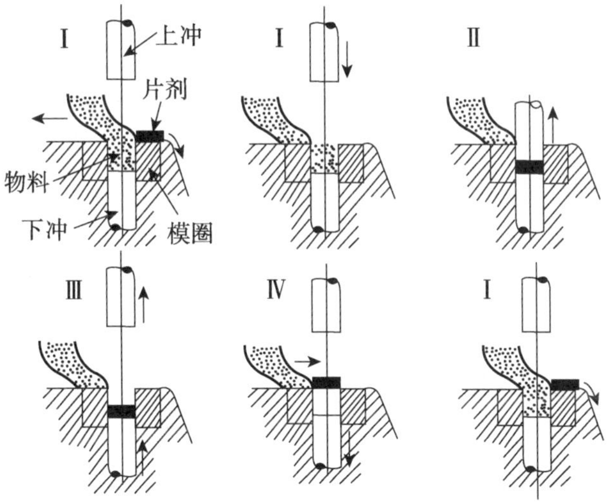

图 3－15　单冲压片机的压片过程

单冲压片机压片时是靠上冲撞击加压，所以压力分布不够均匀，易出现裂片、松片、片重差异大、震动大、噪声大等问题，一般仅用于新产品的试制和医院制剂室小量生产。

2）多冲旋转式压片机：

多冲旋转式压片机是由均匀分布于转台的多副冲模按一定轨道做圆周升降运动，通过上下压轮使上下冲头作挤压动作，将颗粒状物料压制成片剂，是大生产中广泛使用的压片机。

多冲旋转式压片机的构造：见图 3－16，主要由动力部分、转动部分及工作部分三部分组成。

①动力部分：电动机、无级变速轮。

②转动部分：以皮带轮和蜗杆、蜗轮组成的转动部分，带动压片机的机台（亦称中盘）。

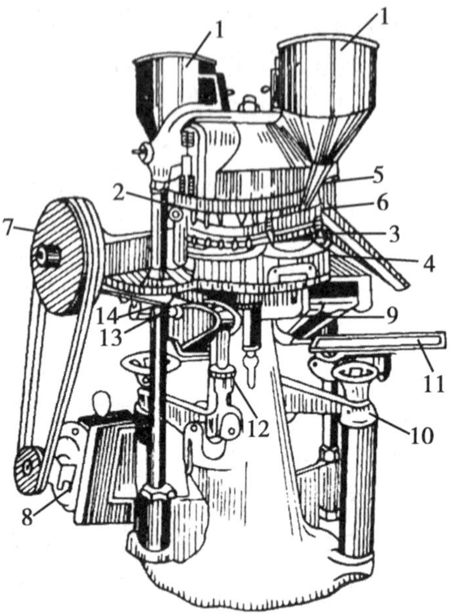

图 3-16　旋转式压片机的构造

1. 加料斗；2. 上冲；3. 中横盘；4. 下冲；5. 饲料器；6. 刮板；7. 皮带轮；8. 电机；9. 片重调节器；10. 安全装置；11. 置盘架；12. 压片调节器；13. 开关；14. 下压轮

③工作部分：由装有冲头和模圈的机台、上压轮、下压轮、片重调节器、压力调节器、推片调节器、加料斗、饲粉器、刮粉器、吸尘器和防护装置等部件构成。

机台分为三层，机台的上层装有若干上冲，中层装有模圈，下层装有若干下冲。上冲与下冲各自随机台转动并沿着固定的轨道有规律地上下运动，当上冲与下冲随机台转动，分别经过上、下压轮时，上冲向下、下冲向上运动，并对模孔中的物料加压；机台中层的固定位置上装有刮粉器，片重调节器装于下冲所对应的位置，用以调节下冲经过刮粉器时的高度，以调节模孔的容积；用上、下压轮的上下移动位置调节压缩压力。

旋转式压片机的压片过程：旋转式压片机的压片过程与单冲压片机相同，亦可分为填料、压片和出片三个步骤，压片是靠上、下压轮对上下冲头的挤压成形。如图 3-17 所示。

旋转压片机的压片过程如下：①填充：当下冲转到饲粉器之下时，其位置最低，颗粒填入模孔中；当下冲行至片重调节器之上时略有上升，经刮粉器将多余的颗粒刮去；②压片：当上冲和下冲行至上、下压轮之间时，两个冲之间的距离最近，将颗粒压缩成片；③推片：上冲和下冲抬起，下冲将片剂抬到恰与模孔上缘相平，药片被刮粉器推开，如此反复进行。

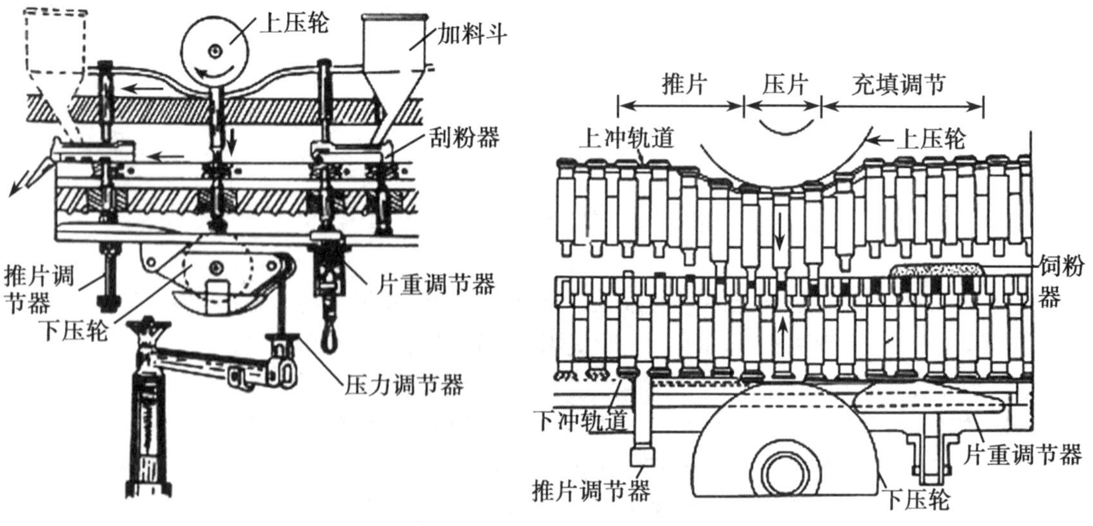

图 3-17　旋转式压片机的压片过程

旋转式多冲压片机的类型：按冲模数目分为 8 冲、10 冲、16 冲、19 冲、27 冲、33 冲、55 冲、75 冲等多种型号。

按流程分单流程和双流程两种。单流程仅有一套上、下压轮，旋转一周每个模孔仅压出一个药片；双流程冲数皆为奇数，有两套压轮、饲粉器、刮粉器、片重调节器和压力调节器等，均装于对称位置，中盘转动一周。每副冲压制两个药片。

旋转式压片机的饲粉方式合理，由上、下冲同时加压，压力分布均匀，片重差异小；生产效率高，机械震动小，噪声小；为了防止粉尘飞扬，压片机一般带有吸粉捕尘装置。在国内药厂普遍使用，使用最多的是 ZP－33 型压片机，压片速度为 900～1600 片/分。55 冲压片机效率更高，压片速度为 59 万片/时，并能自动剔除过大过小的药片。

3）二次（三次）压缩压片机：

为了适应粉末直接压片的需要，已有二次（三次）压片机应用于工业生产。粉粒体经过初压轮（第一压轮）适宜的压力压缩后，到达第二压轮时进行第二次压缩。整个受压时间延长，片剂内部密度分布比较均匀，更易于成型。为了减少复方制剂的配伍变化或制备缓、控释制剂，可利用此机制成双层片，例如复方氨茶碱片。

（3）压片机的冲和模：冲和模是压片机的重要工作部件（图 3－18），需用优质钢材制成，有足够的机械强度和耐磨性能；冲与模孔径差不大于 0.06mm，冲头长度差不大于 0.1mm。一般均为圆形，端部具有不同的弧度，如深弧度的一般用于压制包糖衣片的芯片。此外，还有压制异形片的冲模，如三角形、椭圆形等。

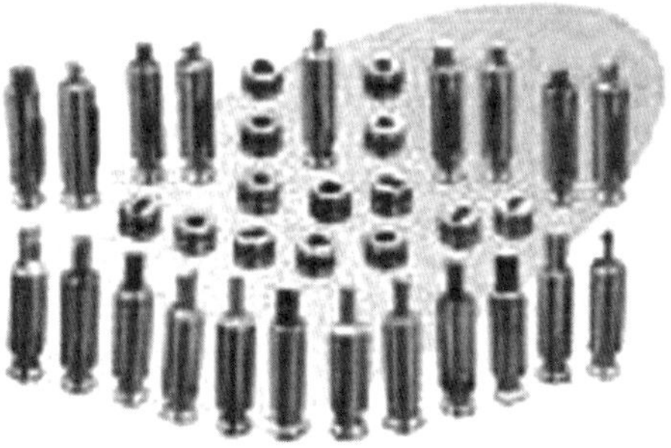

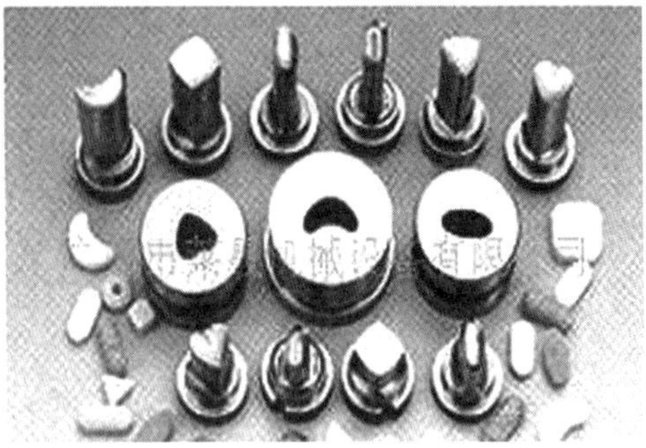

图 3－18 压片机的冲和模

（二）干法制粒压片

干法制粒是将药物和辅料混合均匀后，用适宜的设备压成块状、片状，然后再粉碎成适当大小的干颗粒的方法。对湿热敏感、遇水易分解、有吸湿性或采用直接压片法流动性差的药物，多采用干法制粒压片。制备方法有滚压法和重压法。

1. 滚压法 利用滚压机将药物与辅料的混合物压制成硬度适宜的薄片，然后再破碎成颗粒。加料斗中粉末通过机械输送和压缩被推送到两挤压轮上部，这时粉料随着两边挤压轮的转动被挤压成硬条片，然后转入到粉碎机打碎成颗粒。

2. 重压法 将药物与辅料的混合物用重型压片机压制成大片，冲模直径一般为 19mm 或更大些（片重一般在 5～20g），然后再破碎成一定大小颗粒的方法，又称大片法。此法工序少，操作简便，压片机需用巨大的压力压片，冲模等部件机械损耗大，细粉量较多，目前已少用。

（三）直接压片法

直接压片法工艺流程见图 3－3，其优点是：生产工艺少、设备简单、有利于自动化连续生产，尤其适合于湿热不稳定的药物制片。直接压片法又分为结晶压片法和粉末直接压片法。可根据药物的性质采用不同方法。

1. 结晶压片法　药物为结晶状，流动性和可压性较好，只需适当粉碎、筛分和干燥，加入适量崩解剂、润滑剂混合均匀后即可直接压片。如氯化钠、氯化钾、硫酸亚铁、溴化钠等无机盐等药物的片剂。

2. 粉末直接压片法　药物和辅料混合均匀后直接进行压片的方法称为粉末直接压片法。该方法是片剂制备的新工艺，避免了制粒、干燥等过程，且工序简便、设备简单、节能、省时，适合于对湿热不稳定药物。目前国外已有40%的片剂品种采用了这种工艺，但国内的发展相对滞后，主要是受到辅料和压片机的制约。当药物本身有良好的流动性和可压性，并且剂量较大时，可采用粉末直接压片法。若药物粉末不具有良好的流动性和可压性，粉末直接压片有一定困难时，可通过改善压片用物料和压片机的性能来解决：①通过适当手段如重结晶法、喷雾干燥法等改变药物的粒子大小及其分布或改变形态等来改善其流动性和可压性。②通过加入适宜的辅料来弥补这些不足，所用的辅料应具有相当好的流动性和可压性，并对药物有较大的容纳量，与一定量药物混合后，仍能保持较好的性能。当药物剂量较小需加入较多的填充剂，则流动性和可压性取决于填充剂的性能。③改变压片机的性能，使其适合粉末直接压片。

（1）粉末直接压片法工艺流程图：

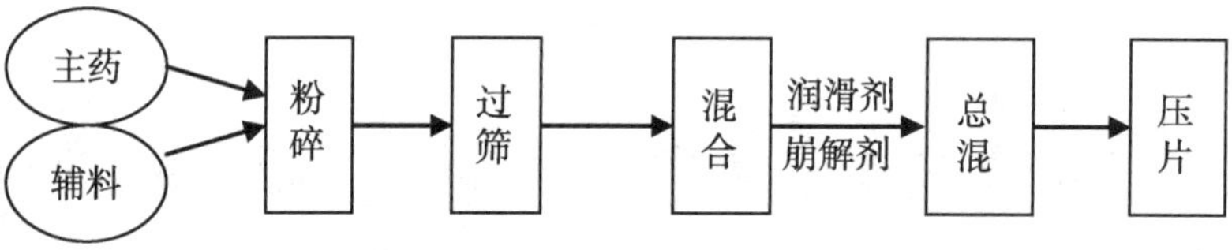

（2）辅料：选用具有良好的流动性和可压性的辅料，常用的有微粉硅胶、可压性淀粉、微晶纤维素、喷雾干燥乳糖、磷酸氢钙二水合物、甘露醇、山梨醇等，粉末直接压片还需要有优良的助流剂，微粉硅胶是常用的优良助流剂。

（3）压片机：传统的压片机还不适合粉末直接压片，需对压片机进行改进：①改善饲粉装置，压片时粉体由于密度不同在饲料器内可能分层，压片机的饲粉器应加振荡装置，实施强制饲粉，使粉末能均匀流入模孔；②增加预压机构，有利于排出粉末中的空气，减少裂片；③改进除尘设施，需有吸粉捕尘装置。

四、片剂制备过程中可能出现的问题及解决办法

在片剂制备过程中由于片剂的处方、生产工艺、机械设备、操作技术和环境等方面的综合影响，导致片剂出现某些问题，遇到具体问题应具体分析，找出原因加以解决。主要从三个方面去考虑：①颗粒是否过硬、过松、过湿、过干、大小悬殊、细粉过多等；②空气中的湿度是否太高；③压片机是否不正常，如压力大小、车速过快和冲模是否有磨损等。

（一）裂片

片剂受到振动或经放置后从腰间开裂或顶部脱落一层的现象。腰间开裂称为腰裂，顶部或底部脱落一层称顶裂，它们是裂片的常见形式。

（1）药物因素：含纤维性、油性成分药物、易脆碎药物时，因这几类药物塑性差、结合力弱，易发生裂片，可选用弹性小，塑性大的辅料如糖粉，提高物料的压缩成形性。

（2）颗粒因素：主要有：①颗粒过粗、过细、细粉过多，应再整粒或重新制粒；②黏合剂选择不当或用量不够，可加入干燥黏合剂混匀后压片；③颗粒过分干燥或含结晶水的药物失去结晶水，可喷入适量的乙醇密闭备用。

（3）机械因素：主要有：①压力过大或车速过快，片剂受压时间短使空气来不及逸出，可适当减小压力或减慢车速；②冲模不合要求或冲模已磨损，导致压片时冲头向内卷边或片剂顶出时裂片，应及时调换冲模。

（二）松片

片剂硬度不够，稍加触动出现破碎、松散的现象称为松片。主要原因是黏性力差，压力不足等。

（1）如含纤维性药物弹性回复大，可压性差，油类成分含量高的药物可压性差。为克服药物弹性，增加可塑性，加入易塑形变的辅料和有一定渗透性、黏性强的黏合剂。

（2）颗粒质松、细粉多，颗粒含水量少。可另选择黏性较强的黏合剂或润湿剂重新制粒；应调整并控制颗粒含水量。

（3）压力过小或冲头长短不齐使片剂所受压力不同，受压小者产生松片；下冲下降不灵活使模孔中颗粒填充不足时亦会产生松片，可调整压力或调换冲头、冲模。

（三）粘冲

片剂表面被冲头粘去一薄层或一小部分，造成片剂表面粗糙不平或出现凹痕的现象称为粘冲。若片剂的边缘粗糙或有缺痕，则可相应地称为粘壁。

（1）药物易吸湿时，室内应保持干燥，避免药物吸湿受潮。

（2）颗粒太潮，应重新干燥至规定要求。润滑剂用量不够或混合不匀，适当增加润滑剂用量或充分混匀。

（4）冲模表面粗糙、锈蚀，冲头刻字太深或有棱角，可擦至光滑或调换冲头。

（四）片重差异超限

片重差异超过药典规定的重量差异限度称为片重差异超限。

（1）颗粒粗细相差悬殊，细粉量太多，使填入模孔内的颗粒量不均匀，应重新整粒或筛去过多细粉，必要时重新制粒。颗粒流动性不好，填充不一致，可加入适宜的助流剂，改善颗粒的流动性。

（2）压片机加料斗内的颗粒时多、时少或双轨压片机的两个加料器不平衡，应保证加料斗中有 1/3 体积以上的颗粒，调整两个加料器使之平衡。

（3）冲头和冲模吻合性不好，下冲升降不灵活，造成颗粒填充不足，可更换或调整冲头、冲模。

（五）崩解迟缓

片剂不能在药典规定的时间内完全崩解或溶解，称为崩解超限或崩解迟缓。

（1）颗粒过硬、过粗，黏合剂黏性太强或用量太多，可将粗粒过 20～40 目筛整粒或采用高浓度乙醇喷入使颗粒硬度降低。崩解剂用量不足、干燥不够或选择不当，可增加用量、用前干燥、选用适当崩解剂或加入适宜的表面活性剂。疏水性润滑剂用量太多，应减少润滑剂用量或改用亲水性润滑剂。

（2）压片时压力过大，压出片子过于坚硬，可减小压力。

（六）溶出超限

片剂在规定的时间内未能溶解出规定的药物量，称为溶出超限或称为溶出度不合格。

对于难溶性药物而言，崩解度合格的片剂并不一定能保证药物快速完全溶出，也就不能保证该片剂具有可靠的疗效。因此，药典规定对难溶性或治疗量与中毒量接近的口服固体制剂要测定溶出度。

（1）颗粒过硬，片剂不崩解，可采用改善崩解迟缓的措施来解决。

（2）由于药物溶解度差，导致溶出速度慢，可采取以下措施来改善药物的溶出速度：①将药物微粉化处理增加表面积，加快药物溶出。②制成固体分散物，将难溶性药物以分子或离子形式分散于易溶性的高分子载体中，改善药物溶出速度。③制备研磨混合物：疏水性药物与大量水溶性辅料共同研磨粉碎制成混合物，大量的水溶性辅料吸附在细小药物粒子周围，阻止疏水性药物粒子的相互聚集，溶解速度大大提高。

（七）含量均匀度超限

即片剂的含量均匀度超过药典规定的限度。所有造成片重差异超限的因素均可造成片剂含量均匀度不合格。对于小剂量药物，混合不均匀和可溶性成分的迁移是引起含量均匀度不合格的两个主要原因。

（1）主药和辅料混合不均匀：①主药与辅料比例量相差悬殊，可采用等量递加法混匀。此法含量波动仍较大，可采用溶剂分散法，将小量药物先用适宜溶剂溶解后再均匀喷洒到大量的辅料或颗粒中，混合均匀。②主辅料粒径相差悬殊，可将主药和辅料进行粉碎，过相同或相近目数筛网，力求两者粒子大小一致以混合均匀。③颗粒表面光滑，混合后易在压片过程中相互分离，故制粒时可制出表面粗糙的颗粒，混匀后就不易再分离。④颗粒大小不同，孔隙率不同，大颗粒孔隙率高，小颗粒孔隙率较低，压片过程中由于压片机震动，大小颗粒分离，即造成片重差异超限，继而影响到片剂的含量均匀度不合格。故细粉过多应重新制粒。

（2）可溶性成分“迁移”：这是造成片剂含量不均匀和有色片产生“花斑”的主要原因。可溶性成分在制湿粒时已混合均匀，但在干燥或贮存过程中，可溶性成分位置“迁移”，从颗粒的内部迁移到外表面，使局部浓度增高，导致含量不均匀。箱式干燥器干燥时，颗粒可溶性成分“迁移”现象最明显。可溶性成分也可随颗粒中水分蒸发气化，迁移到上层颗粒中，故干燥时应定期翻料，采用流化床干燥方法防止颗粒中可溶性成分“迁移”。

（八）变色与斑点

即片剂表面颜色发生改变或出现色泽不一的斑点、阴影或麻点等，导致片剂外观不合格。多发生于有色片剂。产生的原因及解决方法：

（1）药物引湿、氧化、变色，应控制空气中湿度和避免与金属器皿接触。主辅料颜色差别大，制粒前未磨细或混匀，须重新处理。

（2）颗粒松紧不匀，选用适宜的润湿剂制出粗细均匀、松紧适宜的颗粒。

（3）压片机上有油斑或上冲有油垢，应经常擦拭压片机冲头并在上冲头装一橡皮圈以防油垢落入颗粒。

（九）迭片

两个片剂迭压在一起的现象称为迭片。

压片机出片调节器调节不当，下冲不能将压好的片剂顶出，饲粉器又将颗粒加于模孔重复加压成厚片。

压片时由于粘冲致使片剂粘在上冲，再继续压入已装满颗粒的模孔中而成双片。迭片时，压力相对过大，机器易被损坏，应立即停机检。

第四节 片剂的包衣

一、概述

（一）包衣的概念

片剂的包衣系指在药片（片芯或素片）的表面包上适宜材料的衣层，使药物与外界隔离的操作。包成的片剂称包衣片，包衣的材料称包衣材料或“衣料”。

包衣技术是制药生产最常用的技术，随着近几年新的包衣材料的发现，包衣设备的发展，包衣技术在制药工业中显得越来越重要。

（二）包衣的目的

一般不主张片剂不包衣，既降低成本，服后又易在体内崩解吸收。但是基于以下原因可以考虑包衣。

(1) 增加药物的稳定性：衣层可防潮、避光、隔绝空气，故对氨基水杨酸钠片、硫酸亚铁片选择包衣。

(2) 掩盖药物的不良气味：如盐酸黄连素片味极苦，服用口感不适；胎盘片味腥，服用易引起恶心、呕吐等。包衣后遮盖药物的不良气味，增加患者的适应性。

(3) 改变药物的释放部位：可将对胃有刺激或易受胃酸、胃酶破坏的药，肠道驱虫药等制成肠溶衣片，如肠溶阿司匹林片、胰酶片等。

(4) 控制药物的释放速度：采用不同的包衣材料，调整包衣膜的厚度和通透性，可使药物达到缓释、控释的目的。

(5) 防止药物配伍变化：可将有配伍禁忌的药物分别制粒包衣后压片；也可将一种药物压制成片芯，片芯外包隔离层后再与另一种药物颗粒压制成包芯片。

(6) 改善片剂外观和便于识别：特别是中药浸膏片剂，经包衣外观得到改善，患者乐于服用。

（三）包衣片的种类及要求

1. 种类　根据包衣材料不同，包衣片通常分为糖衣片、薄膜衣片、肠溶衣片 3 种，此外亦有多层片、丸剂包衣等。

2. 包衣的要求

(1) 片芯要求：①片芯为深弧度片（双凸片），使包衣材料能覆盖边缘部位。②硬度稍大，其硬度能承受包衣过程中的振动、碰撞和摩擦。崩解度符合药典有关规定。

(2) 衣层要求：①衣层应均匀牢固，层层干燥。②衣料与药物不起任何作用。③贮存期间，仍能保持光亮美观，色泽一致，无裂片变色，不影响片剂的崩解及药物释放等性质。

二、包衣方法和设备

常用的包衣方法分为三类：滚转包衣法、流化包衣法和压制包衣法。

（一）滚转包衣法

在包衣锅中，使片剂作滚转运动，包衣材料通过黏合剂的作用一层层均匀黏附于片剂表面上形成包衣的方法，亦称锅包衣法，是目前生产中最常用的方法，包括倾斜包衣锅法（普通锅）、埋管包衣锅法、高效锅包衣法（高效包衣机）。适合包糖衣、薄膜衣、肠溶衣。由于传统包衣法具有耗能大、操作时间长，工艺繁琐等缺陷，因此在普通锅的基础上发展了埋管

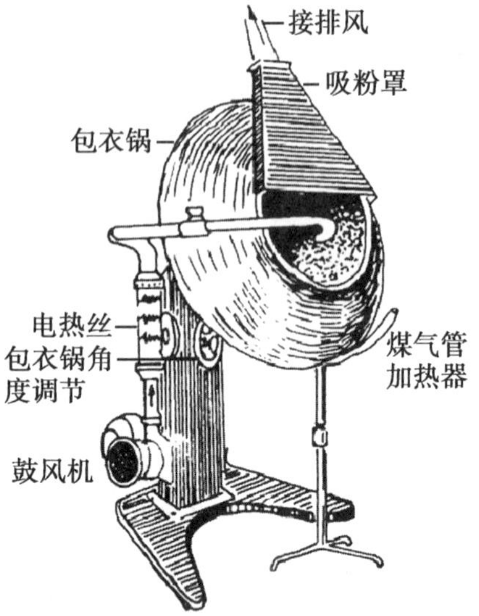

图 3-19　普通包衣机

锅、高效锅。滚转包衣法的主要设备为包衣机。

1. 倾斜包衣锅法（图 3-19）

（1）主要构造包括：

①包衣锅：由性质稳定、导热性好的材料如不锈钢或紫铜封锡等制成。形状有荸荠形或莲蓬形，生产上多用荸荠形，包衣锅轴与水平夹角一般为30°～45°，其倾斜角度、转速、温度和风量均可随意调节。

②动力部分：由电机和调速器组成。

③加热和鼓风装置：加热方式有两种，一种是直接用煤气或电热丝加热锅壁，此法升温快，但锅体受热不均匀。另一种方法是采用电热丝加热空气，然后经鼓风机向锅内吹入热风进行加热，同时鼓风机还可以吹入冷风起冷却和除尘作用。此法升温较慢，但锅内受热均匀。一般采用两者联合加热方法进行加热。

④吸尘装置：在锅口上方装有吸尘罩，以加速水蒸气和粉尘的排出，利于干燥。

（2）工作原理：适当调整角度可使药片在锅内能与包衣材料充分混匀，同时药片在锅内借助于离心力和摩擦力的作用，随锅内壁旋转、上升、滚落，此过程连续不断进行，在包衣锅内口附近形成反复旋涡状运动。

调整包衣锅的转速直接影响包衣效率，其产生的离心力应使锅内的药片能转至最高点呈弧形运动落下，作均匀有效的翻转，使加入的包衣材料分布均匀。通常根据包衣锅的直径，芯片大小、轻重，片剂的硬度来调节。一般转速控制在20～40r/min。

2. 埋管包衣锅法

在包衣锅内底部装有埋管，输送包衣材料溶液、压缩空气和热空气，埋管喷头插入物料层内不仅可防喷液飞扬，还能加快物料运动和干燥速度，如图 3-20 所示。有的包衣锅有夹层，内壁有若干孔，热空气由夹层通过小孔进入包衣锅内，可加快空气对流和干燥速度。

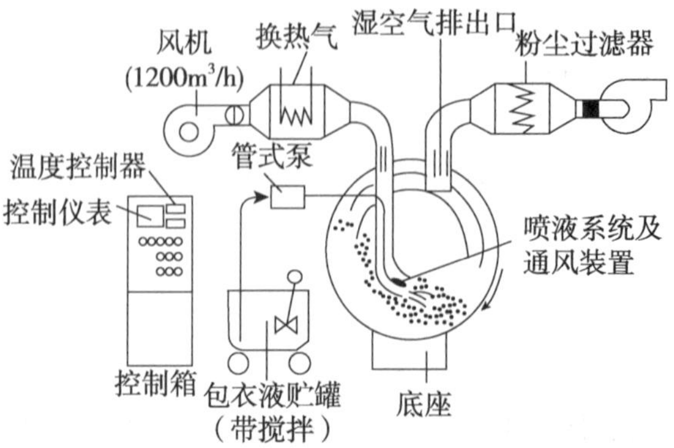

a.埋管锅包衣机工作示意图

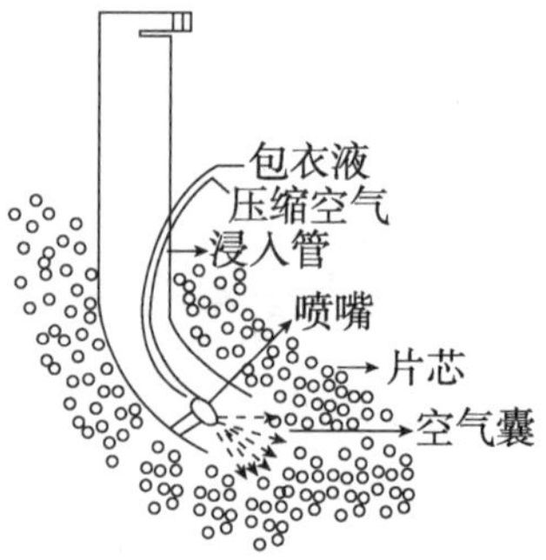

b.埋管喷头液系统

图 3-20　埋管锅包衣

3. 高效包衣机

（1）主要构造：YBJ 型高效包衣机由主机、热风柜、排风柜、电脑控制系统、糖衣装置、水相薄膜喷雾装置、有机薄膜喷雾装置、控温装置（由液晶屏显示温度及转速）、自动清洗装置及下料装置等部件组成，主机结构如图 3－21 所示。

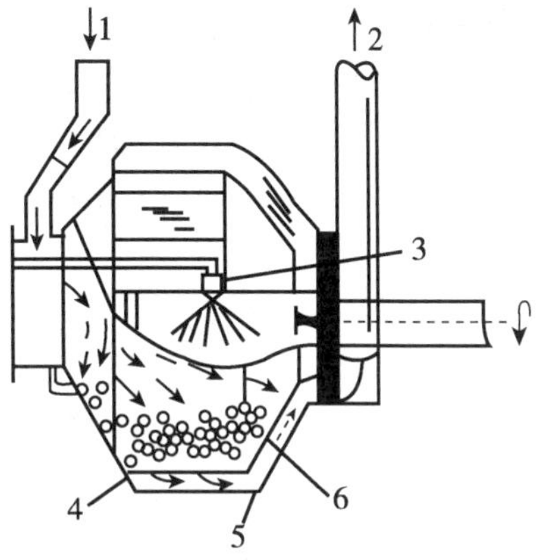

图 3－21 高效包衣机主机结构

1. 进气 2. 排气 3. 自动喷雾器 4. 多孔板 5. 空气夹套 6. 药片

（2）工作原理：片芯在包衣主机的密闭包衣滚筒内作连续复杂的轨迹运动，按电脑可编程序将泵压的包衣材料溶液，经喷枪（或滴流管）自动地喷洒或滴流在药片片芯表面；同时热风柜送入洁净恒温可控的热风，对药片进行加热干燥，排风柜及时排出废气。包衣锅为有无数微孔的短圆柱体，并沿水平轴旋转，四周为多孔壁，热风由上方热风柜引入，废气由锅底排风柜排出。药片表面快速干燥形成衣膜。此种包衣机具有密闭、防尘、防交叉污染的特点，并可根据不同类型片剂的不同包衣工艺，将参数一次性预先输入微机（也可随时更改），实现了包衣的自动化、程序化，特别适宜于薄膜衣和肠溶衣片的制备。图 3－22 为高效包衣机设备配置图。

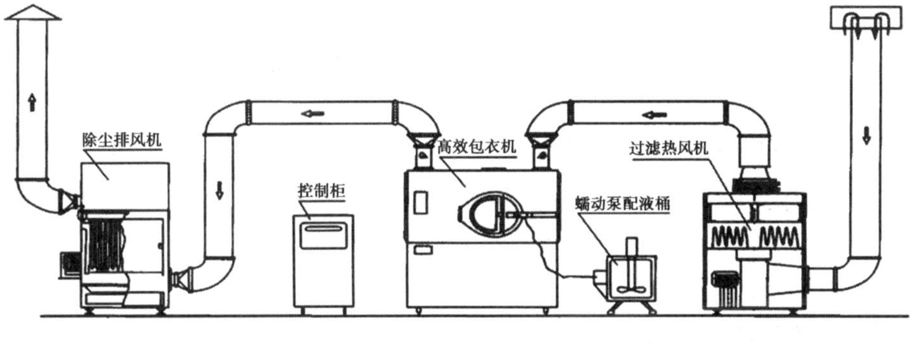

图 3－22 高效包衣机设备配置图

（二）流化包衣法

流化包衣法将包衣物料溶解于挥发性溶剂或水中，采用喷雾方法使料液附着于片剂表面，最终溶剂挥发而形成牢固衣层。包衣时，将片芯（或颗粒、胶囊、小丸等）置于流化床中，通入热气流，使流化床中的片芯悬浮翻腾呈流化状态。此时，喷入包衣材料溶液，使片芯表面黏附一层包衣材料，由于热空气流作用，溶剂迅速挥散，表面干燥形成薄膜状衣层，依法包制若干层，得到符合要求的薄膜衣片。

主要特点：①包衣速度快、时间短、工序少，一般薄膜衣包制只需 1 小时，适合工业化大生产；②整个包衣过程在密闭容器内进行，原辅料损耗少，无粉尘飞扬，卫生安全可靠，环境污染小；③自动化程度高，无需特别熟练的操作技艺；④应用范围广，可用于片剂、丸剂、颗粒剂、胶囊剂等多种剂型包薄膜衣和肠溶衣。

（三）压制包衣法

系采用两台压片机联合起来压制包衣，两台压片机以特制的传动器连接配套使用。压片包衣机的主要结构如图 3－23 所示，一台压片机专门用于压制片芯，然后传动器将压成的片芯输送至包衣转台上的第二台压片机的模孔中，此模孔已填入适量包衣材料作为底层，然后加入其余的包衣材料填满模孔，加压制成包衣片。该设备采用了自动控制装置，可以检出不含片芯的空白片，并自动将其抛出。如发现的片芯未被抛出时，机器设置的一个精密传感器会立即停止，并将空白片抛出。以保证所压出的片剂均含片芯。

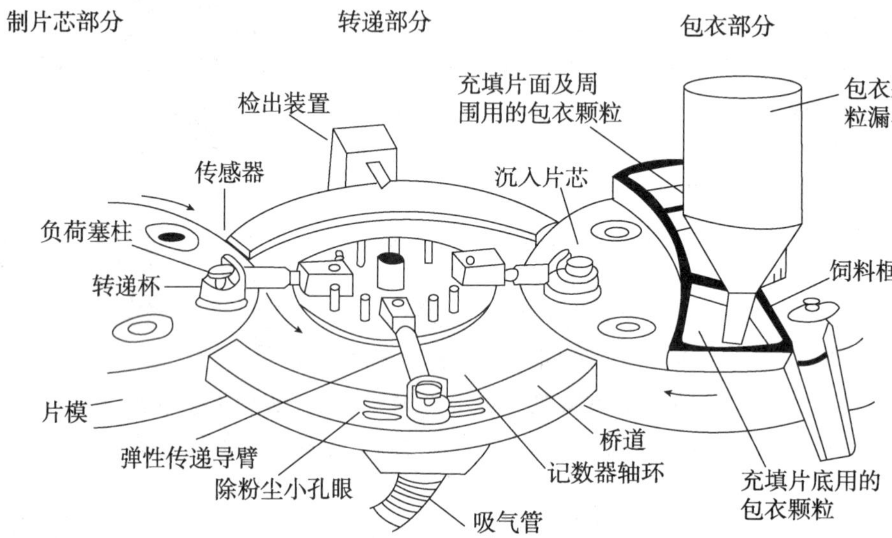

图 3－23　压片包衣机的主药结构图

主要特点：①包衣速度快，生产流程短，自动化程度高；②提高了药物的稳定性，避免了水分、高温对药物的影响；③对有配伍禁忌的药物或有不同释药要求的药物可分别制粒后压制成包芯片（如缓释片、肠溶片），适合不同的临床需要；④压片机械精度要求高。

三、片剂包衣物料与工序

（一）糖衣

糖衣系指片芯之外包一层以蔗糖为主要包衣材料的衣层。

包糖衣目的：防潮、隔绝空气，掩盖不良气味，改善外观并易于吞服。对片剂崩解度影响较小。包糖衣是广泛应用的包衣方法。

1. 糖衣的包衣物料

（1）糖浆：浓度为 65％～75％（g/g）的蔗糖溶液，用作粉衣层的黏结、糖衣层。因糖浆浓度高，易析出蔗糖结晶在片剂表面。糖浆宜新鲜配制，保温使用。包有色糖衣，则在糖浆中加入可溶性食用色素，配制有色糖浆。食用色素用量 0.03％。

食用合成色素包括：柠檬黄、日落黄、胭脂红、苋菜红、姜黄、亮蓝和靛蓝等。基本原色为红、黄、蓝，以适当比例可调配出多种颜色。

（2）胶浆：常用作黏结剂，如 10％～15％明胶浆、30％～35％阿拉伯胶浆、1％西黄芪胶浆、4％白芨胶浆及 35％桃胶浆等，这些天然胶类，可增加黏性和塑性，提高衣层的牢固性，多用于包隔离层，对含有酸性、易溶或吸潮成分的片芯起到保护作用，但防潮性能不很理想。另外，包隔离层可用10％玉米朊乙醇溶液、15％～20％虫胶乙醇溶液、苯二甲酸醋酸纤维素（CAP）等，苯二甲酸醋酸纤维素防潮性能较好，但要控制衣层厚度，否则在胃中不溶。其他一些胃溶性薄膜衣材料如丙烯酸树脂也可用于包隔离层。

（3）滑石粉：包衣用的滑石粉应为白色或微黄色的细粉，用前通过六号筛。有时为了增加片剂的洁白度和对油类的吸收，可在滑石粉中加入10％～20％的碳酸钙、碳酸镁（酸性药物不能用）或适量的淀粉。

（4）白蜡：一般是指四川产的白色米心蜡，又名虫蜡。用于包衣应预先处理，即以80～100℃加热，通过六号筛以除去悬浮杂质，并掺入约2％的二甲基硅油，冷却后备用。使用时粉碎，通过五号筛。用于包衣打光时能增加片衣的亮度，防止片衣吸潮，但也能延缓药物的作用。其他如蜂蜡、巴西棕榈蜡等也可应用。

2. 糖衣包衣工序　常用滚转包衣法。

包糖衣工艺较复杂，在相当程度上依赖于操作者的经验和技艺。糖衣生产工艺流程如下：

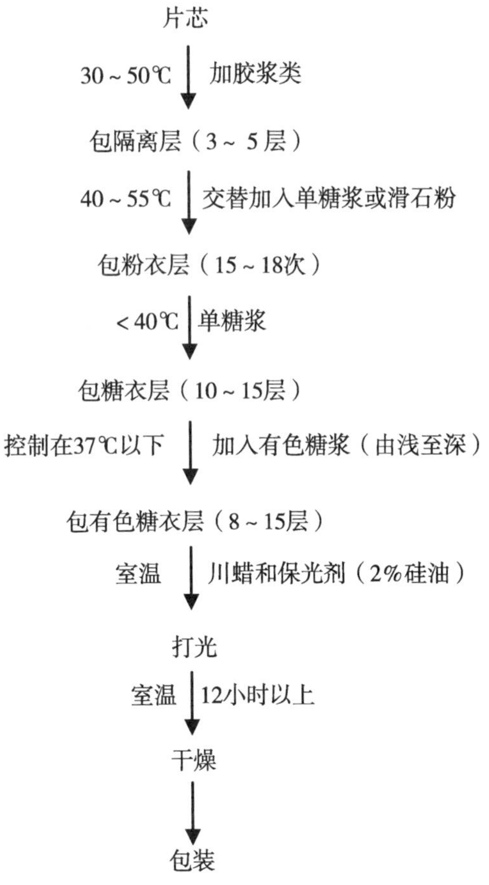

（1）包隔离层：

①目的：将药物与外界隔绝，并可防止糖浆中水分渗入片芯、药物吸潮变质或糖衣被酸性药物破坏，同时还可增加片剂硬度。

②操作要点：片芯置包衣锅内，开动包衣锅，加适量胶浆，能使片芯表面润湿为度，用

戴橡皮手套的手帮助搅拌，使胶浆能均匀黏附于片剂表面。可加适量滑石粉到恰不粘连为止，继续搅拌，使其均匀黏附于片芯上，开始加热或吹热风 30～50℃，每层干燥时间约 30min，一般包 3～5 层。注意防爆防火，因包隔离层使用的是有机溶剂。

（2）包粉衣层：

①目的：清除片剂的棱角，使片面平整。

②操作要点：过 100 目筛的滑石粉与65%～75%（g/g）单糖浆交替加入。撒一次浆，撒一次粉，温度控制在 40～55℃，热风干燥 20～30min，重复操作 15～18 次，直到片剂棱角消失。可在糖浆中加入 10%明胶浆或阿拉伯胶浆增黏。

（3）包糖衣层：

①目的：增加衣层牢固性和甜味，使片剂光洁圆整，细腻美观。

②操作要点：加入稍稀的糖浆后，搅拌使片面湿润即可，然后逐次减少用量，40℃以下低温缓缓吹风干燥，使其表面形成细腻的蔗糖晶体衣层，一般重复包 10～15 层。

（4）包有色糖衣层：

①目的：使片剂美观和便于识别。

②操作要点：一般包 8～15 层，有色糖浆由浅到深，用量逐次减少，避免产生花斑。开始温度控制在 37℃，逐渐降至室温，上色至最后一层时不宜太湿或太干，否则不易打光。

（5）打光：

①目的：增加片剂的光泽美观和表面疏水防潮性能。

②操作要点：每万片用量约 5～10g，打光操作一般在最后一次有色糖浆加完后接近干燥时，停止包衣锅转动并盖上锅盖，转动数次使锅内温度降至室温，撒入适量蜡粉（总量的 2/3），开动包衣锅，使糖衣片在锅内滚动相互磨擦产生光泽，再撒下余下蜡粉，直至片剂表面极为光亮。如打光有困难，可置帆布打光机中打光。

（6）干燥：将已打光的片剂移至硅胶干燥器或石灰干燥橱中干燥，温度 45℃左右，相对湿度 50%室温干燥 12 小时以上。糖衣硅胶干燥启动电动机使硅胶盘转动，将包衣片置入其内干燥，硅胶盘内硅胶吸湿后，随时由电热器烘干，湿气由排风机排出室外，调节控制阀使热风在室内循环。

（二）薄膜衣

薄膜衣是指在片芯外面包上一层比较稳定的高分子成膜材料。

包薄膜衣目的：避免湿气、氧气等作用，增加稳定性，掩盖不良气味。

薄膜衣特点：

（1）操作简单、生产周期短、效率高，适合生产自动化。

（2）衣层薄，仅使片重增加 2%～4%，节省材料和降低成本。

（3）包衣后不影响药片崩解，提高了生物利用度。

（4）采用不同性质高分子材料，控制药物释放部位和速度。

（5）可用于各种固体制剂，如片、丸、颗粒剂、胶囊剂等剂型的包衣，以提高制剂质量或改变其用途。

（6）包衣过程中有机溶剂不易回收。

（7）衣层薄、片芯原有色泽不易掩盖；有色薄膜衣色泽不均匀，以及片剂棱角包不严等，因此，外观往往不如糖衣片。

半薄膜衣：先在片芯外包几层粉衣层和糖衣层，再包薄膜衣层，既可改变薄膜衣片外观缺陷，又可发挥薄膜衣的优点。

1. 薄膜衣的包衣物料　包薄膜衣物料应具备的性能：①能溶解或均匀混悬于适当溶媒中；②服用后在一定的 pH 条件下可溶解或崩裂；③无毒、无味、无臭、无色；④能形成坚韧连续的薄膜，无粘连；⑤抗透湿、透气性好，抗裂性好；⑥性质稳定，不与片芯起反应，能与某些附加剂混合使用。

薄膜包衣材料由三部分组成：溶剂、添加剂和高分子成膜材料。

（1）溶剂：应能溶解、分散薄膜衣材料及增塑剂，并使薄膜衣材料在片剂表面均匀分布，且蒸发速度要快。常用乙醇、丙酮等有机溶剂。这类溶剂黏度低，展性好，易挥发除去。但用量大、易燃并有一定毒性。近年来国内外日趋普遍采用不溶性高分子材料的水分散体（制成水混悬液或水包油假胶乳）进行包衣。国内也正在研制水分散体用于缓控释片剂的薄膜包衣。

（2）添加剂：常用的有增塑剂、着色剂、掩蔽剂、遮光剂、增光剂、速度调节剂、固体物料等。

①增塑剂：能使衣膜脆性和硬度降低，减少裂纹的发生，使其柔韧性增加。常用的有：水溶性的增塑剂有甘油、丙二醇、聚乙二醇等含羟基亲水化物，可作为某些纤维素包衣材料的增塑剂；水不溶性的增塑剂有邻苯二甲酸二乙酯（或二丁酯）、蓖麻油、玉米油、甘油三醋酸酯、甘油单醋酸脂、液体石蜡等，用于水不溶性聚合物的增塑剂。

②释放速度调节剂：又称致孔剂或释放促进剂，在水不溶性薄膜衣材料中加入一些水溶性物质，如蔗糖、氯化钠、HPMC、表面活性剂、PEG 等，遇水后，这些物质迅速溶解，使薄膜衣膜成为微孔薄膜。可根据薄膜材料性能选择不同致孔剂，如乙基纤维素薄膜衣可选用吐温类、司盘类、MC、HPMC 等，丙烯酸树脂类薄膜衣可选用黄原胶等作致孔剂。

③固体粉料：包衣过程中有些薄膜衣材料黏性过大，易出现粘连，可加入适当的固体粉末以防止颗粒或片剂的粘连。常用固体粉料有滑石粉、硬脂酸镁、胶态二氧化硅。

④着色剂和掩蔽剂：可改善产品外观，便于识别，掩盖某些有色斑的片芯。目前常用的有水溶性、水不溶性色素和色淀三类，色淀是用氢氧化铝、滑石粉、硫酸钙等惰性物质使水溶性色素吸附沉淀而成，当着色剂的遮盖能力不强时，可添加一些不溶性的着色剂和色淀。为了提高遮盖作用，还可加适量二氧化钛以提高片芯内药物对光的稳定性。但着色剂、色淀以及二氧化钛遮光剂也可对衣膜性能引起一些不良影响，如增加水蒸汽的透过性。色淀的加入有时可降低薄膜的拉伸强度，减弱薄膜柔韧性。

（3）高分子薄膜衣材料：按照医疗用途，高分子薄膜衣材料可分为：

①羟丙基甲基纤维素（HPMC）：E 型黏度低，是最常用的薄膜衣材料。溶于 60℃以下的水，在 70％乙醇和丙酮中易溶，不溶于热水和无水乙醇。成膜性能好，制成的膜透明坚韧、无味、柔软、抗裂、不易粘连，性质稳定，不与其他附加剂反应，可与虫胶、乙基纤维素及 CAP 合用以增加防水性，也可加增塑剂邻苯二甲酸二丁酯。常用其 2％～3％水溶液或 30％～70％乙醇溶液。

②羟丙纤维素（HPC）：溶解性能类似 HPMC，有良好的成膜性，用 2％水溶液包衣形成的膜较黏，操作及干燥困难，可加少量滑石粉予以改善。常与其他成膜材料混合使用。

③聚丙烯酸树脂Ⅳ号：对介质 pH 较灵敏，膜的溶解性能随溶液的 pH 上升而减小，在 pH1.5～5.0 溶液中迅速溶解，pH 5～8 溶液中溶胀。可溶于乙醇、丙酮、二氯甲烷，不溶于水。有优良的成膜性能，形成无色透明衣膜，膜光洁美观，机械性能好，可在膜上印字，

也可加入着色剂形成有色薄膜片。包衣性质稳定，口腔内 30～60 秒不溶解，在胃液中快速崩解，释药迅速，防潮性能优良，是目前最为常用的胃溶型薄膜衣材料之一。

④聚维酮（PVP）：易溶于水、乙醇、氯仿、异丙醇等，不溶于丙酮、乙醚。形成的衣膜坚硬光亮，添加适量的 PEG6000 可增加膜的柔韧性；成膜后有吸湿软化现象，可与虫胶、甲基纤维素或乙基纤维素、乙酰单甘油酸酯等合用增加其抗湿性能。常用 5%PVP 水溶液或用 70%醇制 5%PVP 溶液包衣。

⑤聚乙烯缩乙醛二乙胺醋酸酯（AEA）：溶于乙醇和丙酮，不溶于水和醚；防潮和成膜性能好，性质稳定。呈碱性，与酸性药片如维生素 C 片、阿司匹林片等会发生化学变化，宜先用 PVP、HPC 等包隔离衣后再包制衣层。黏性强、易粘连，可加入滑石粉防止片剂粘连。

⑥玉米朊：系从玉蜀黍中提取的蛋白质，不溶于水，溶于乙醇、异丙醇、丙酮与水的混合液。本品 5%～15%乙醇或异丙醇溶液用于包薄膜衣，能防止片剂引湿。溶液中可加入增塑剂如苯二甲酸二乙酯等增加膜的可塑性和韧性。玉米朊黏性较强，需加入硅油等防止片剂黏结。

⑦乙基纤维素（EC）：EC 衣膜具有半透性和良好的成膜性，本品不溶于水和胃肠液，能溶于多数有机溶剂。与水溶性包衣材料（如 MC、HPMC 等）合用，改变两者的比例，以及包衣膜的厚度则可改变药物扩散和释放。因而广泛用于缓释、控释制剂，既可作为控释膜材料，也可作阻滞性骨架材料。使用乙基纤维素水分散体包衣，可避免有机溶剂蒸汽的污染。

⑧醋酸纤维素（CA）：常用一醋酸纤维素和二醋酸纤维素。与 EC 类似不溶于水，易溶于有机溶剂，遇热变软熔化，常添加邻苯二甲酸二乙酯为增塑剂以改进它的强度。可作为缓释制剂的包衣材料或直接与药物混合压片，或加入增塑剂制备薄膜衣。醋酸纤维素成膜性好，具有半透性，是制备渗透泵片或控释片剂最常用的包衣材料。也可以加入助渗剂或致孔剂如 PEG、PVP、十二烷基硫酸钠等水溶性物质形成微孔膜，控制药物的释放达到缓控的效果，适用于水溶性药物的控释片。如异烟肼、氯丙嗪均可用此法制成控释片剂。

2. 薄膜衣包衣工序　包薄膜衣可采用滚转包衣法、空气悬浮包衣法，目前国内主要采用滚转包衣法。

滚转包衣法包薄膜衣的生产工艺流程如下：

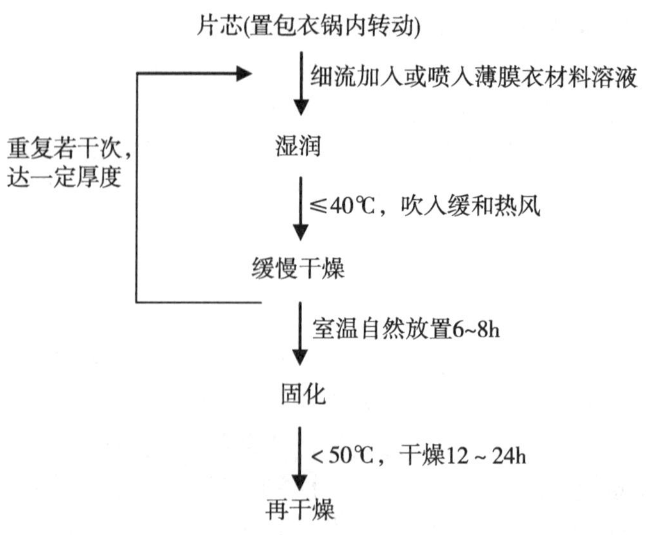

包薄膜衣操作要点：

（1）在普通包衣锅内装入适当形状金属档板，以利于片芯转动和翻动。

（2）包衣锅装上良好的排气装置，以提高空气交换效率，排出有毒、易燃的有机溶剂，最好采用埋管式喷雾包衣锅。

（3）将片芯置于锅内转动，将一定量薄膜衣材料溶液喷洒在片芯表面使其均匀湿润。

（4）吹入缓和热风使溶剂蒸发，控制温度不超过40℃，以免干燥过快，出现“皱皮”或“起泡”现象，干燥也不能太慢，否则会出现“剥落”或“粘连”现象。

（5）重复上述操作若干次，喷入的薄膜衣材料溶液用量逐次减少，直至达到一定厚度。

（6）进行固化。大多数薄膜衣需要一个固化期，时间长短因材料、方法、厚度而异。一般在室温或略高于室温下自然放置6～8小时使之固化完全。

（7）再干燥。为了除尽残余的有机溶剂，一般在50℃以下再干燥12～24小时。

大多数薄膜衣材料需采用有机溶剂溶解，带来不安全因素、环境污染等问题。若采用高效包衣机或流化床包衣设备可避免这些问题，同时还可提高生产效率和降低成本。

（三）肠溶衣

肠溶衣是指在片芯外包上一层能使片剂顺利通过胃部，在肠道崩解释药的高分子材料衣层。

包肠溶衣目的：①防止药物在胃液中变质（胰酶片）；②防止药物对胃的刺激性太强（如口服锑剂）；③在肠道发挥作用（驱虫药、肠道消毒药）。

1. 肠溶衣的物料　指在胃酸条件下不溶，到肠液中（pH6～7.4）才开始溶解的高分子薄膜衣材料。

（1）醋酸纤维素钛酸酯（CAP）：8%～12%乙醇-丙酮混合溶液喷雾包衣。成膜性能好，但具有吸湿性，受温度和湿度影响易水解，故常与疏水性增塑剂苯二甲酸二乙酯配合使用，既可增加韧性，又可增强抗透湿性，添加量在30%以下。其肠溶性受衣膜厚度影响，包衣时需用大量有机溶剂，故目前已不常用。

（2）丙烯酸树脂类：国产丙烯酸树脂Ⅱ号、Ⅲ号（对应国外产品Eudragit L型、Eudragit S型），均不溶于水和酸，可溶于乙醇、丙酮、异丙酮或等量的异丙醇和丙酮的混合溶剂中。包衣液的配制以异丙醇和丙酮的混合溶剂为宜。Ⅱ号pH6以上可溶解，Ⅲ号pH7溶解。包衣液黏附性强，包衣时需撒粉（滑石粉或硬脂酸镁），单独使用丙烯酸树脂Ⅱ号时，可添加少量聚乙二醇（干品15%）以提高膜的性能，并使衣膜易溶解。国产的丙烯酸树脂Ⅱ号溶解易控制，Ⅲ号树脂成膜性能、外观、光泽较优，实际生产中，常用两者的混合液包衣，为片剂、丸剂、胶囊剂、颗粒剂等的肠溶性材料或薄膜衣材料，亦可制备缓释、控释衣膜。成膜性好，衣膜致密有韧性，无色透明带脆性，使用时常加入增塑剂，如邻苯二甲酸二丁酯、聚乙二醇、蓖麻油、丙二醇和甘油等。衣膜透湿性低，也可作隔离层材料防潮，但衣膜不可太厚，否则会影响片剂崩解性能。

（3）羟丙甲纤维素酞酸酯（HPMCP）：性质稳定，不溶于酸液，易溶于混合有机溶剂中，在pH5～6之间能溶解，效果比CAP好，一般用量为片重的5%～10%，常用浓度为8.5%，本身具有可塑性，可少用或不用增塑剂。包衣时黏度适当，不粘连，易于操作。其肠溶性能很好，为优良的肠溶性材料。

（4）聚乙烯酞酸酯（PVAP）：溶于丙酮、乙醇和丙酮的混合溶液，衣膜不具有半透性，其肠溶性不受膜厚度影响。

(5) 苯乙烯马来酸共聚物：溶于醇类、酮类，pH＞7 以上溶解，碱性液中溶解速度较快，耐胃酸，常用浓度为 15%，可用 1.8%邻苯二甲酸二乙酯或二丁酯为增塑剂，也可用低聚合度的 PEG 为增塑剂。

(6) 虫胶：可与其他包衣材料合用以增加膜的韧性、抗拉强度或防止脱膜。在 pH6.4 以上能迅速溶解。目前已少用。

2. 肠溶衣包衣工序　包肠溶衣可采用包糖衣、包薄膜衣的方法：滚转包衣法或空气悬浮包衣法。

工艺流程：

片芯→粉衣→肠溶衣→粉衣→糖衣层→有色糖衣层→打光。

片芯→肠溶性全薄膜衣。

四、包衣过程中可能发生的问题和解决方法

包衣的好坏直接影响产品的外观和内在质量，如果包衣片芯的质量（如形状、水分、硬度等）未达要求、所用包衣物料或配方组成不合适、包衣工艺和操作方法不当等原因，均可致使包衣片在生产和贮存过程中发生问题。包衣片在生产和贮存过程中可能发生的问题和解决方法见表 3-2。

表 3-2　包衣片在生产和贮存过程中可能发生的问题和解决方法

包衣类别	发生的问题	原因	解决方法
糖衣片	1. 糖浆不粘锅或片面摩擦变色	锅壁上蜡未除尽，温度过高；包衣锅角度太小	洗净锅壁，或锅上再涂一层热糖浆，撒一层滑石粉；调节温度及包衣锅角度
	2. 粘锅壁	加糖浆过多，黏性大，搅拌不匀	糖浆的含量应恒定，一次用量不宜过多，锅温不宜过低
	3. 片面裂纹	糖浆与滑石粉用量不当，芯片太松，温度太高，干燥过快，析出粗糖晶使片面留有裂缝	控制糖浆和滑石粉用量，注意干燥时的温度和速度，提高片芯硬度
	4. 脱壳（衣层部分或全部脱落）	片芯层未充分干燥或糖衣层未层层干燥，崩解剂用量过多	片芯含水分应符合要求，糖衣层注意要层层干燥，控制胶浆或糖浆的用量
	5. 花斑或色泽不匀	片面粗糙不平，有色糖浆用量过少且未搅匀；温度太高，干燥过快，糖浆在片面上析出过快，衣层未干就加蜡打光	针对原因予以解决，如可用浅色糖浆，增加所包层数，“勤加少上”，控制温度，情况严重时，可洗去蜡料层或部分糖衣层，重新包衣
	6. 露边或麻面	衣料用量不当，温度过高或吹风过早	注意糖浆和滑石粉用量，糖浆以均匀润湿片芯为度，粉料以能在片面均匀黏附一层为宜，片面不见水分和产生光亮时，再吹风
	7. 片面不平	加浆液及干燥温度过高，水分蒸发快，撒粉太多，衣层未干就包第二层，锅壁粗糙不平	改进操作方法，做到低温干燥，勤加料，多搅拌，适当掌握加浆及干燥时温度及速度，保持锅壁光滑

续表

包衣类别	发生的问题	原因	解决方法
薄膜衣片	1. 碎片粘连和剥落	加浆液太快，未能及时干燥	将粘连者剔除后包衣，严重者需洗涤、剥离、干燥后重包
	2. 起皱	干燥条件不当或选择衣料不当	衣层未完全干燥时加入包衣液或更换衣料
	3. 起泡	膜材黏性不足，干燥速度过快	改进包衣液配方，增加增塑剂，降低干燥温度、延长干燥时间
	4. 色斑	增塑剂、色素等选择不当。干燥时，溶剂将可溶性成分带到衣膜表面	改变包衣处方，调节空气温度和流量，减慢干燥速度
	5. 色泽不匀	喷雾设备未调节好，喷雾不均匀，色素在包衣浆中分布不匀	薄膜材料配成稀溶液，少量多次多喷几次，或色素与包衣材料在球磨机中研磨均匀再喷入
	6. 片面粗糙	干燥温度高，溶剂蒸发快，或包衣混入杂质等	降低干燥温度，使用合适的包衣膜材料
	7. 衣膜表面有液滴或呈油状	包衣溶液的配方不适当，有配伍禁忌	改变配方，选择衣料，重新调整包衣处方
肠衣片	1. 肠溶片不能安全通过胃部	选择衣料不当或衣层太薄致在胃内崩解或溶解	重新选择衣料或改变处方，增加衣层
	2. 肠溶片肠内不溶解	选择衣料不当或衣层太厚（肠内不溶解）	重新选择衣料或改变处方，减少衣层

第五节　片剂的质量检查

《中国药典》附录在制剂通则中除对片剂的外观、硬度作了一般规定外，对片剂的重量差异和崩解时限也作了具体规定，同时还规定对小剂量片剂进行含量均匀度检查，规定某些片剂做溶出度或释放度检查。

一、外观性状

表面完整光洁、色泽均匀、字迹清晰、无杂色斑点和异物，包衣片中畸形片不得超过0.3%，并在规定的有效期内保持不变。

二、硬度和脆碎度

片剂应有适宜的硬度，以保证包装和运输时片剂的完整，生产中常用的经验方法是：将片剂置于中指与食指之间，以拇指轻压，根据片剂的抗压能力，判断它的硬度。

脆碎度是指片剂经过震荡、碰撞而引起的破碎程度。脆碎度测定是《中国药典》规定的检查非包衣片的脆碎情况及其物理强度的项目。测定片剂硬度和脆碎度的仪器有：

1. 孟山都硬度计　如图 3－24 所示，通过一个螺栓对一弹簧加压，由弹簧推动压板对片剂加压，由弹簧长度变化反映压力的大小，片剂破碎时的压力即为硬度，一般能承受30～

40N 压力的片剂认为合格。

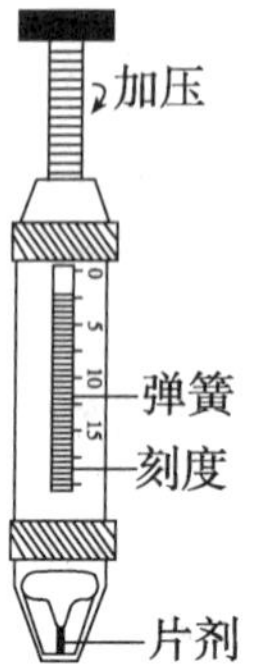

图 3-24　孟山都硬度计

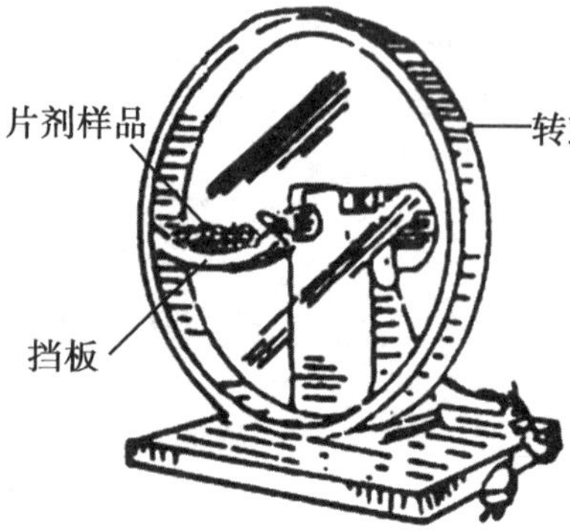

图 3-25　脆碎度仪

2. 脆碎度仪　为《中国药典》规定的检查装置，主要部分为一透明塑料制成的转鼓（图 3-25），片重≤0.65g 取若干片，使总重约为 6.5g。片重>0.65g 取 10 片，用吹风机吹去脱落粉末后，精称重量后，放入鼓内，鼓以 25r/min 速度转动，药片在旋转的鼓中互相碰撞和摩擦，转动 100 次（一般 4min）后，检查片剂的破碎情况。取出后除去粉末精称重量，减失的重量不得超过 1%，且不得检出断裂、龟裂及粉碎的药片。如减失的重量超过 1%，复检两次，三次的平均减失重量不得超过 1%。

3. 片剂四用仪　可用来测定片剂的硬度、脆碎度、崩解度和溶出度。其中测定硬定原理与孟山都硬度计相似，测脆碎度则是长方形的硬胶木盒，利用其往返震动来进行测定，标准与前面一样。

三、重量差异

片重差异过大意味着每片中主药含量不一，对治疗可能产生不利的影响，因此必须把各种片剂的重量差异控制在最小限度内，《中国药典》规定片剂重量差异限度应符合表 3-3 的有关规定。

表 3-3　片剂重量差异限度

平均重量	重量差异限度
0.30g 以下	±7.5%
0.30g 或 0.30g 以上	±5%

检查法：取 20 片药片，精密称定总重量，求得平均片重后，再分别精密称定各片重量，每片重量与平均片重相比较，超过重量差异限度的药片不得多于 2 片，并不得有 1 片超出限度 1 倍。

糖衣片、薄膜衣片在包衣前检查片芯的重量差异并符合规定，包衣后不再检查重量差异。

凡规定检查含量均匀度的片剂，不必检查片重差异。

四、崩解时限

崩解时限系指内服固体制剂在规定的条件下、在规定的介质中崩解或溶散成碎粒所需的时间。除不溶性包衣材料或破碎的胶囊壳外，全部需通过孔径 2mm 的筛网。凡规定检查溶出度、释放度或融变时限的片剂，以及某些特殊的片剂（如咀嚼片，缓、控释片等），可不进行崩解时限检查。一般口服片剂均需做此项检查，具体检查装置和方法见《中国药典》附录崩解时限检查法。

片剂崩解时限规定见表 3－4。

表 3－4　片剂崩解时限规定

片剂种类	介质	崩解时限（min）
普通压制片	水（37℃±1℃）	15
浸膏片	水（37℃±1℃）	60
糖衣片	水（37℃±1℃）	60
薄膜衣片	盐酸溶液（9—1000）	30
含片	水（37℃±1℃）	30
舌下片	水（37℃±1℃）	5
可溶片	水（15～25℃）	3
肠溶衣片	盐酸溶液（9—1000）	2 小时不得有裂缝、崩解或软化现象
	磷酸盐缓冲液（pH6.8）	60
结肠定位肠溶片	盐酸溶液（9—1000）	不释放或不崩解
	磷酸盐缓冲液（pH6.8）	不释放或不崩解
	磷酸盐缓冲液（pH7.8～8.0）	60

检查方法：使用《中国药典》附录规定的装置（图 3－26），取药片 6 片，分别置于 6 个底部镶有筛网（孔径 2mm）的玻璃管（吊篮）中，吊篮浸入装有 1000ml 规定介质中，测定时，吊篮上下往复运动，速度为 30～32 次/分，各片均应在表 3－4 中规定的时间内溶散或崩解成碎粒并全部通过筛网，如有 1 片崩解不完全，应另取 6 片复试，均应符合规定。

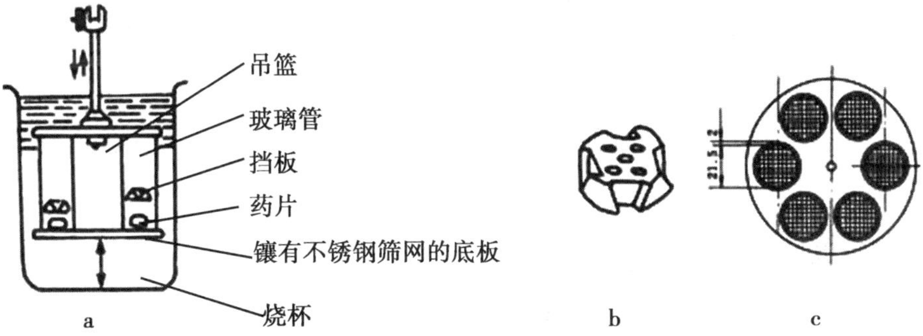

图 3－26　崩解装置示意图

a 崩解装置　b 挡板　c 镶有不锈钢筛网的底板

泡腾片，取 1 片，置盛有 200ml 水温为 15～25℃的 250ml 烧杯中，烧杯内有许多气泡放出，当片剂或碎片周围的气体停止逸出时，片剂应溶解或分散在水中，无聚集的颗粒剩留。除另有规定外，同法检查 6 片，各片均应在 5 分钟内崩解。如有 1 片不能完全崩解，应另取 6 片复试，均应符合规定。

五、溶出度

溶出度系指药物从片剂或胶囊剂等固体制剂在规定溶剂中溶出的速度和程度。凡检查溶出度的制剂，不再进行崩解时限的检查。溶出度一般用于检查难溶性药物的分散片剂。

由于崩解时限检查并不能完全正确地反映主药的溶出速度、溶出程度以及机体的吸收情况，当片剂的体外溶出与体内吸收具有相关性或平行关系时，测定溶出度具有十分重要的意义，所以通常采用溶出度试验代替体内试验，以达到控制固体制剂内在质量指标。

测定固体制剂溶出度的过程称为溶出度试验，它是一种模拟口服固体制剂在胃肠道中的崩解和溶出的体外试验方法。药物溶出度检查是评价制剂品质和工艺水平的一种有效手段，可以在一定程度上反映主药的晶型、粒度、处方组成、辅料品种和性质、生产工艺等的差异，也是评价制剂活性成分生物利用度和制剂均匀度的一种有效标准，能有效区分同一种药物生物利用度的差异，因此是药品质量控制必检项目之一。

一般认为，难溶性（一般指在水中微溶或不溶）药物，因制剂处方与生产工艺造成临床疗效不稳定的药物以及治疗量与中毒量相接近的药物（包括易溶性药物），必须检查溶出度。此外固体制剂的处方筛选及生产工艺流程制订过程中，也需对所开发剂型的溶出度做全面考察。

《中国药典》附录收载了三种溶出度测定方法，第一法：转篮法，溶出仪装置如图3－27；第二法：浆法；第三法：小杯法。具体测定方法及判断标准详见《中国药典》附录ⅩD。

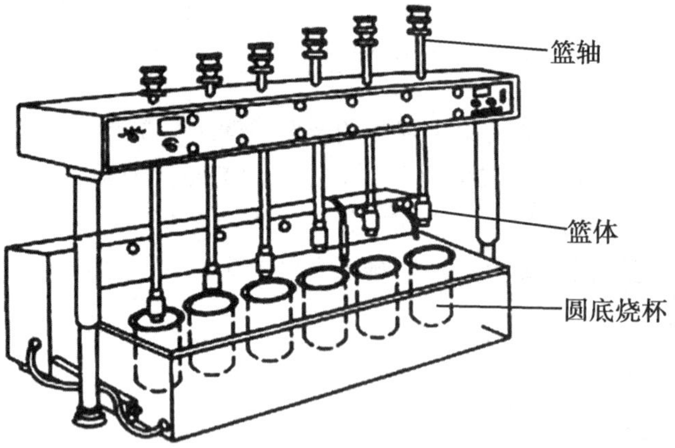

图 3－27　溶出仪装置图

六、释放度

释放度系指口服药物从缓释制剂、控释制剂、肠溶制剂和透皮贴剂在规定溶剂中释放的速度和程度。检查释放度的制剂，不再进行溶出度或崩解时限的检查。

释放度和溶出度的仪器装置及测定方法相似，但溶出度和释放度考察的内容却有本质的不同。溶出度要求给药系统在45分钟溶出的药物＞标示量的70％。缓释制剂的释放度标准规定至少要有3个取样点：第1点为开始0.5～2小时的取样时间点（累积释放率约30％，用于考察药物是否有突释；第2点为中间的取样时间点（累积释放率约50％），用于确定释药特性；最后的取样点（累积释放率＞75％），用于考察释药量是否基本完全。具体测定方法及判断标准详见《中国药典》附录ⅩD。

七、含量均匀度

含量均匀度系指小剂量或单剂量的固体制剂、半固体制剂和非均相液体制剂的每片（个）含量符合标示量的程度。

含量均匀度是药品制剂质量标准中的重要指标，一般片剂的含量测定是将10～20个药片研碎混匀后取样测定，所以得到的只是平均含量，易掩盖小剂量药物由于混合不匀而造成的每片含量差异。特别是有效浓度与不良反应浓度比较接近的药品，含量均匀度直接关系到用药的安全性和有效性。含量均匀度检查法就是含量均匀程度的一种检查方法。一般是对批样品通过一定方式抽取样本后，逐个测定单剂的含量，并通过数理统计，从而给出评价。

除另有规定外，片剂、硬胶囊剂或注射用无菌粉末，每片（个）标示量不大于25mg或主药含量不大于每片（个）重量25%者；内容物非均一溶液的软胶囊、单剂量包装的口服混悬液、透皮贴剂、吸入剂和栓剂，均应检查含量均匀度。凡检查含量均匀度的制剂，一般不再检查重（装）量差异。检查方法和判断标准详见《中国药典》附录ⅩE。

八、微生物限度

微生物限度检查法系检查非规定灭菌制剂及其原料、辅料受微生物污染程度的方法。检查项目包括细菌数、霉菌数、酵母菌数及控制菌检查。

为了保证药品质量和用药安全，在《中国药典》一部和二部附录中，分别规定了各类剂型的微生物限度标准，其中口服给药制剂：

细菌数每1g不得过1000cfu。每1ml不得过100cfu。

霉菌和酵母菌数每1g或1ml不得过100cfu。

大肠埃希菌每1g或1ml不得检出。

cfu（Colony-Forming Units）系经培养所得菌落形成单位的英文缩写。

检查方法和结果判断方法详见《中国药典》附录ⅪJ微生物限度检查法。

九、鉴别和含量测定

按照《中国药典》规定，根据片剂中所含药物的特殊反应或用光谱法、色谱法等进行定性鉴别。抽取10～20片样品，研细混合后，精密称取一定量供试品，按照《中国药典》规定的方法测定含量，其含量应在药典规定的限度内。

十、发泡量

阴道泡腾片照下述方法检查，应符合规定。

除另有规定外，取25ml具塞刻度试管（内径1.5cm）10支，各精密加水2ml，置37℃±1℃水浴中5分钟后，各管中分别投入供试品1片，密塞，20分钟内观察最大发泡量的体积，平均发泡体积应不少于6ml，且少于4ml的不得超过2片。

十一、分散均匀性

分散片照下述方法检查，应符合规定。

取供试品6片，置250ml烧杯中，加15～25℃的水100ml，振摇3分钟，应全部崩解并通过二号筛。

第六节　片剂的包装与贮存

一、片剂的包装

片剂是目前药类品种最多、销量最大的药品剂型之一。用于片剂的包装材料直接接触到药品，因此属一类药品包装。药品是一种特殊商品，其药效与质量直接关系到人身的健康与安全，使用的包装材料与结构形式必须确保药效的同时，还起着保证药品使用可靠性、方便性的作用，因此在选用包装材料时，要了解包装材料、容器的一些性质、特点，以便结合药品的某些特殊要求，合理、准确选择药用包装材料。我国的片剂已由最初简易纸袋包装、简易塑料袋包装、透明及茶色玻璃瓶的包装，转变成高质量的塑料瓶包装、泡罩包装、铝塑单元条形包装。药品包装如今已经成为与药品紧密相连、不可或缺的重要组成部分。

（一）单剂量包装

主要有两种包装形式。

（1）泡罩式包装：药品的泡罩包装又称为水泡眼包装，与瓶装片剂药品相比，泡罩包装最大的优点是便于携带，而且可以减少药品的携带和服用过程中的污染。在气体阻隔性、防潮性、安全性、生产效率、剂量准确性等方面也具有明显的优势。用无毒聚氯乙烯（PVC）硬片经红外加热器加热后，在成型滚筒上形成水泡眼，片剂进入水泡眼与无毒铝箔（背层材料）热压形成泡罩式包装。铝箔背层材料可印上药品名称、规格、用法等说明。

（2）条形复合膜包装：简称 SP（strip Packaging）。是利用两层药用条形包装膜（SP）膜把药片夹在中间，单位药品之间隔开一定距离，在条形包装机上把药品周围的两层 SP 膜内侧热合密封，药品之间压上齿痕，形成的一种单位包装形式（单片包装或成排组成小包装）。条形包装是在条形包装机上连续作业，特别适合大批量自动包装。取药时，可沿着齿痕撕开 SP 膜即可。适于包装剂量大、吸湿性强、对紫外线敏感、要求耐热耐寒，且要求有效期长的药品片剂。

（二）多剂量包装

几十片甚至几百片装入一个容器的叫多剂量包装。常用的包装容器有玻璃瓶、塑料瓶，也有用软性薄膜、低塑复合膜、金属箔复合膜等制成的药袋。

（1）玻璃瓶：是应用最多的包装容器。其优点是密封性好，不透水汽和空气，化学惰性，不易变质，价格低廉，有色玻璃瓶有一定的避光作用。其缺点是重量较大、易于破损。

（2）塑料瓶：优点是质地轻、不易破碎、容易制成各种形状、外观精美等，其缺点是密封隔离性能不如玻璃制品，在高温及高湿下可能会发生变形等。药用塑料瓶最大的特点是重量轻、不易碎、清洁、美观，药品生产企业不必清洗烘干可以直接使用。

二、片剂贮存

片剂是一种比较稳定的固体剂型，只要包装和贮存得当，一般可贮存数年不变质。但由于所含药物性质不同，片剂质量不同，也会影响片剂的稳定性。含挥发性药物的片剂久贮易有含量的变化，糖衣片易有外观的变化，有些片剂久贮后硬度加大等，故需注意每种片剂的贮存期。

片剂应密封贮存，防止受潮、发霉、变质。除另有规定外，一般应将包装好的片剂放在阴凉（20℃以下）、通风、干燥处贮藏。对光敏感的片剂，应避光保存（宜采用棕色瓶包装）。受潮后易分解变质的片剂，应在包装容器内放干燥剂（如干燥硅胶）。

第七节　片剂举例

片剂种类很多，应用较广，通过下面典型实例，可了解片剂与制备工艺对片剂质量的影响，并由处方分析充分认识各种辅料在片剂中的作用。

一、性质稳定、易成型的片剂

举例 3－2

复方磺胺甲噁唑片

【处方】磺胺甲噁唑　4000g
甲氧苄啶　800g
淀粉　400g
10%淀粉浆　240g
干淀粉　230g
硬脂酸镁　30g
制成 10000 片　（每片含磺胺甲噁唑 0.4g、甲氧苄啶 80mg）。

【制法】将磺胺甲噁唑、甲氧苄啶过 80 目筛，与淀粉混匀，加淀粉浆制成软材，以 14 目筛制粒后，置 70～80℃干燥后于 12 目筛整粒，加入干淀粉及硬脂酸镁混匀后，压片，即得。

【分析】这是典型的湿法制粒压片的实例，处方中磺胺甲噁唑为主药，甲氧苄啶为抗菌增效剂，常与磺胺类药物联合应用以使药物对革兰阴性杆菌（如痢疾杆菌、大肠杆菌等）有更强的抑菌作用。淀粉主要作为填充剂，同时也兼有内加崩解剂的作用；干淀粉 4%左右，为外加崩解剂；淀粉浆为黏合剂；硬脂酸镁 0.5%左右，为润滑剂。

二、性质不稳定药物的片剂

举例 3－3

阿司匹林片

【处方】阿司匹林　3000g
枸橼酸　12.5g
15%淀粉浆　100g
月桂醇硫酸镁　6g
微粉硅胶　3g
制成 10000 片　（每片含阿司匹林 0.3g）

【制法】先将阿司匹林粉碎，过100目筛，再将淀粉过100目筛，分别称取阿司匹林、枸橼酸、淀粉。阿司匹林放入混合搅拌机中。淀粉冲成15%浆糊，枸橼酸溶于浆糊中，将淀粉浆加入混合搅拌机中，制成软材，经摇摆颗粒机过12目～14目筛制粒，湿颗粒50～60℃干燥，干颗粒与月桂醇硫酸镁、微粉硅胶总混后，再经12目～14目整粒，测主药百分含量，计算出片重，选择9mm平冲模压0.3g片即得。

【分析】处方中阿司匹林为主药，作用解热、镇痛、抗风湿。用于发烧、头痛、关节痛、牙痛、风湿性关节炎等症。枸橼酸加入淀粉浆中，使其分布均匀，防止阿司匹林遇铁变色。如用硬脂酸镁作为阿司匹林的润滑剂时，有抑制其降解作用；滑石粉太重，压片时下降快，分布不均匀。故用月桂醇硫酸镁代替。微粉硅胶具有助流、崩解作用，辅以润滑。

三、小剂量药物片剂

举例 3－4

马来酸氯苯那敏片（扑尔敏）

【处方】	马来酸氯苯那敏	40g
	糖粉	350g
	蒸馏水	适量
	淀粉	450g
	微晶纤维素	50g
	硬脂酸镁	4.5g
	制成10000片	（每片含马来酸氯苯那敏4mg）

【制备】先将原、辅材料分别过100目筛，分别称取并放入混合搅拌机中，混合15～30分钟，加入蒸馏水适量制成软材，经摇摆颗粒机过16目～18目筛制粒。湿颗粒于60～70℃干燥，干颗粒与硬脂酸镁总混后过16目筛整粒，测主药含量，计算出片重，选择6mm浅凹或平冲模压片即得。

【分析】处方中马来酸氯苯那敏为主药，属抗组胺药，用于治疗变态反应，如荨麻疹、枯草热、过敏性鼻炎。主药剂量小，需充分稀释混匀。蒸馏水为润湿剂，糖粉具有稀释、黏合作用，淀粉具有稀释、崩解作用，微晶纤维素具有稀释、黏合、崩解作用，硬脂酸镁为润滑剂。

四、中药片剂

举例 3－5

当归浸膏片

【处方】当归浸膏　　2620g

淀粉　　400g

轻质氧化镁　　600g

硬脂酸镁　　70g

滑石粉　　80g

制成 10000 片

【制备】取浸膏加热（不用直火）至 60～70℃，搅拌使熔化，将轻质氧化镁、滑石粉（60g）及淀粉依次加入混匀，分铺烘盘上，于 60℃以下干燥至含水量 3%以下。然后将烘干的片（块）状物粉碎成 14 目以下的颗粒，最后加入硬脂酸镁、滑石粉（20g）混匀，过 12 目筛整粒，压片、质检、包糖衣。

【分析】当归浸膏片补血活血、调经止痛，用于月经失调与痛经。处方含有较多糖类物质，吸湿性较大，加入适量滑石粉可以克服操作上的困难；当归浸膏中含有挥发油成分，加入轻质氧化镁吸收后有利于压片；本品的物料易造成粘冲，可加入适量的滑石粉纠正，并控制在相对湿度 70%以下压片。

五、肠溶片

举例 3－6

红霉素肠溶片

【处方】片芯处方：

红霉素　　0.1kg（10 亿单位）

淀粉　　0.525kg

干淀粉　　0.05kg

10%淀粉浆　　0.1kg

硬脂酸镁　　0.036kg

肠溶衣处方：

Ⅱ号丙烯酸树脂　　0.28kg

85%乙醇　　5600ml

苯二甲酸二乙酯　　0.0506kg

蓖麻油　　0.168kg

聚山梨酯 80　　0.0506kg

滑石粉　　0.168kg

共制 10000 片

【制法】①片芯制法：将红霉素与淀粉混匀，加淀粉浆搅拌使成软材，用10目尼龙筛制粒，80～90℃干燥后，干颗粒加入硬脂酸镁和干淀粉，经12目筛整粒，混匀，压片。

②肠溶包衣液制法：将Ⅱ号丙烯酸树脂用85%乙醇溶解制成5%树脂溶液，将滑石粉、苯二甲酸二乙酯、聚山梨酯80、蓖麻油等混匀，研磨后加入到5%Ⅱ号丙烯酸树脂溶液中，加入色素混匀后，过120目筛备用。

③包肠溶衣方法：将红霉素片芯置包衣锅中，按一般方法包粉衣6层后，喷入上述树脂包衣液，锅温控制在35℃左右，在4小时内喷完。

【分析】红霉素为主药，属抗生素类药。抗菌谱与青霉素相似，主要用于对青霉素耐药和过敏的病例，特别适用于耐青霉素的严重金黄色葡萄球菌感染，如肺炎、败血症等。在肠道吸收迅速，但与胃酸接触易破坏而分解失效，故需包肠溶衣。淀粉为稀释剂，10%淀粉浆为黏合剂，干淀粉为崩解剂，硬脂酸镁为润滑剂；Ⅱ号丙烯酸树脂为肠溶材料，85%乙醇为肠溶材料的溶剂，苯二甲酸二乙酯、蓖麻油为增塑剂，聚山梨酯80为薄膜衣的致孔剂，滑石粉为固体粉料防片剂粘连；红霉素在空气中易引湿，宜在干燥环境中压片。

小　结

片剂系指药物与辅料均匀混合后压制而成的片状制剂，可分为口服片、咀嚼片、口含片、舌下片、植入片、阴道片、缓释片、控释片、分散片等。片剂的赋形剂包括填充剂、润湿剂、黏合剂、崩解剂、润滑剂。制备片剂的方法有直接压片、湿法制粒压片和干法制粒压片等工艺。包衣片通常分为糖衣片和胃溶性、肠溶性及胃肠不溶性三类薄膜衣片。包衣的方法有滚转包衣法、流化床包衣法、压制包衣法等。片剂的质量要求主要有：硬度适中、表面完整光洁、色泽均匀，重量差异限度、崩解度（或溶出度）、含量（或含量均匀度）、微生物限量检查等项目符合要求。

（温博栋）

自测题

一、名词解释

片剂　　包衣

润湿剂与黏合剂

二、单项选择题

1. 下列是关于片剂特点的叙述，不包括
   A. 体积较小，运输、贮存及携带、应用都比较方便
   B. 生产的机械化、自动化程度较高

C. 产品的性状稳定、剂量准确，成本及售价都较低
D. 可以制成不同释药速度的片剂而满足临床医疗或预防的不同需要
E. 具有靶向作用

2. 下列哪种片剂是以碳酸氢钠与枸橼酸为崩解剂
A. 泡腾片
B. 分散片
C. 缓释片
D. 舌下片
E. 植入片

3. 下列哪种片剂要求在21℃±1℃的水中3分钟即可崩解分散
A. 泡腾片
B. 分散片
C. 舌下片
D. 普通片
E. 溶液片

4. 下列哪种片剂用药后可缓缓释药，维持疗效几周、几个月甚至几年
A. 多层片
B. 植入片
C. 包衣片
D. 肠溶衣片
E. 缓释片

5. 粉末直接压片时，既可作稀释剂，又可作黏合剂，还兼有崩解作用的辅料为
A. 甲基纤维素
B. 微晶纤维素
C. 乙基纤维素
D. 羟丙甲基纤维素
E. 羟丙基纤维素

6. 主要用于片剂的填充剂是
A. 羧甲基淀粉钠
B. 甲基纤维素
C. 淀粉
D. 乙基纤维素
E. 干淀粉

7. 主要用于片剂的黏合剂是
A. 羧甲基淀粉钠
B. 羧甲基纤维素钠
C. 干淀粉
D. 低取代羟丙基纤维素
E. 丙烯酸树脂

8. 主要用于片剂的崩解剂是
A. CMC-Na
B. MC
C. HPMC
D. EC
E. CMS-Na

9. 可作片剂水溶性润滑剂的是
A. 滑石粉
B. 聚乙二醇
C. 硬脂酸镁
D. 硫酸钙
E. 甘露醇

10. 可作片剂助流剂的是
A. 糊精
B. 硫酸钙
C. 糖粉
D. 硬脂酸镁
E. 微粉硅胶

11. 湿法制粒压片工艺的目的是改善主药的
A. 可压性和流动性
B. 崩解性和溶出性
C. 均匀性和稳定性
D. 润滑性和黏合性

E. 流动性和崩解性

12. 湿法制粒工艺流程图为
A. 原辅料→粉碎→混合→制软材→制粒→干燥→压片
B. 原辅料→粉碎→混合→制软材→制粒→干燥→整粒→压片
C. 原辅料→粉碎→混合→制软材→制粒→整粒→压片
D. 原辅料→混合→粉碎→制软材→制粒→整粒→干燥→压片
E. 原辅料→粉碎→混合→制软材→制粒→干燥→压片

13. 33 冲双流程旋转式压片机旋转一圈可压出
A. 33 片
B. 66 片
C. 132 片
D. 264 片
E. 528 片

14. 单冲压片机调节片重的方法为
A. 调节下冲下降的位置
B. 调节下冲上升的高度
C. 调节上冲下降的位置
D. 调节上冲上升的高度
E. 调节饲粉器的位置

15. 压片力过大、黏合剂过量、疏水性润滑剂用量过多可能造成下列哪种片剂质量问题
A. 裂片
B. 松片
C. 崩解迟缓
D. 粘冲
E. 片重差异大

16. 冲头表面粗糙将主要造成片剂的
A. 粘冲
B. 硬度不够
C. 花斑
D. 裂片
E. 崩解迟缓

17. 哪一个不是造成裂片和顶裂的原因
A. 压力分布的不均匀
B. 颗粒中细粉太多
C. 颗粒过干
D. 弹性复原率大
E. 硬度不够

18. 反映难溶性固体药物吸收的体外指标是
A. 崩解时限
B. 溶出度
C. 硬度
D. 发泡量
E. 重量差异

19. HPMCP 可作为片剂的何种材料
A. 肠溶衣
B. 糖衣
C. 胃溶衣
D. 崩解剂
E. 润滑剂

20. 下列哪项为包糖衣的工序
A. 粉衣层→隔离层→色糖衣层→糖衣层→打光
B. 隔离层→粉衣层→糖衣层→色糖衣层→打光
C. 粉衣层→隔离层→糖衣层→色糖衣层→打光
D. 隔离层→粉衣层→色糖衣层→糖衣层→打光
E. 粉衣层→色糖衣层→隔离层→糖衣层→打光

21. 包粉衣层的主要材料是

A. 糖浆和滑石粉
B. 稍稀的糖浆
C. 食用色素
D. 米心蜡
E. 10%EC 乙醇溶液

22. 包糖衣时，包隔离层的目的是
A. 为了形成一层不透水的屏障，防止糖浆中的水分侵入片芯
B. 为了尽快消除片剂的棱角
C. 使其表面增加表面的疏水性
D. 为了片剂的美观和便于识别
E. 为了增加片剂的光泽

23. 以下哪种材料为肠溶型薄膜衣的材料
A. HPMC
B. 甲基纤维素
C. 醋酸纤维素
D. HPMCP
E. 丙烯酸树脂Ⅳ号

24. 包衣片剂的崩解时限要求为
A. 15min
B. 30min
C. 45min
D. 60min
E. 150min

25. 片剂单剂量包装主要采用
A. 泡罩式和窄条式包装
B. 棕色玻璃瓶
C. 塑料瓶
D. 纸袋
E. 软塑料袋

三、简答题

1. 什么是片剂？片剂有哪些特点？按不同制备方法片剂可分为哪几类？
2. 片剂常用的辅料有哪几类？各有何作用？每类各举 2 例说明其特点及用途。
3. 片剂制备工艺有哪几种？湿法制粒压片的工艺流程？
4. 常用的包衣方法有哪几种？简述糖衣片和薄膜衣片的包衣过程。
5. 某片剂中主药含量为 0.3 g，测得颗粒中主药的百分含量为 50%，问每片所需的颗粒量为多少？应压片重上下限是多少？

第四章　表面活性剂

学习目标

1. 掌握表面活性剂的含义、分类；表面活性剂在药剂学中增溶、乳化、润湿等方面的应用。
2. 熟悉表面活性剂的基本性质及有关计算。
3. 了解相、表面、界面、表面张力、亲水基团、亲油基团、表面活性等术语的含义。

第一节　概　述

一、表面活性剂的含义

表面活性剂（surfactant）系指含有亲水基团、亲油基团，具有很强的表面活性、能使液体表面张力显著下降的物质。表面活性剂具有增溶、乳化、润湿、去污、杀菌、分散、渗透、抗静电、消泡和起泡等作用，在医药和其他领域的应用与日俱增。其中增溶、乳化和润湿在药剂学的多种剂型中广泛应用。

知识链接

表面活性剂相关术语的含义

（1）界面：是指物质的相与相之间的交界面。

（2）相：是指体系中物理性质、化学性质均一的部分。

（3）表面：有气相组成的界面，即固相或液相与气相的界面。

（4）表面张力：是指一种使物质表面分子具有向内运动的趋势，并使表面自动收缩至最小面积的力。一切液体，在一定条件下均有一定的表面张力。将性质不同的某些物质分别加入某一液体，液体的表面张力发生了变化；改变这些物质的浓度，表面张力随物质浓度的变化而出现增高、下降、急剧下降三种情况。

（5）亲水基团：又称极性基团，与水分子有较强的亲和力。

（6）亲油基团：又称非极性基团，是表面活性剂分子中的非极性烃链，对非极性物质有较强的亲和力。烃链长度通常在8个碳原子以上。

（7）表面活性：是指使液体的表面张力下降的性质。

举例 4－1

甲酚皂溶液（来苏儿）

甲酚皂溶液（Saponated Cresol Solution，Lysol）含甲酚 50%。

由甲酚 520g（500ml）、植物油 173g、氢氧化钠适量（约 27g）及水适量可配成甲酚皂溶液 1000ml。能杀灭多种细菌，包括铜绿假单胞菌（绿脓杆菌）及结核分枝杆菌，但对芽胞作用较弱。用于消毒家具及地面，一般用 2%～5%溶液。器械消毒用 2%～3%溶液浸泡 15～30 分钟。副作用是对皮肤、黏膜有腐蚀性。

甲酚在水中的溶解度仅 2%左右，但在肥皂溶液中，却能增大到 50%左右。肥皂是脂肪酸类（R－COO^-）表面活性剂，其结构中的脂肪酸碳链（R－）为亲油基团，解离的脂肪酸根（COO^-）为亲水基团（图 4－1）。

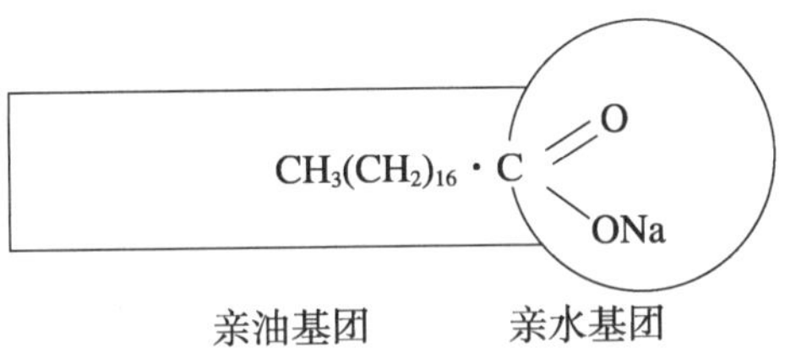

图 4－1　表面活性剂结构示意图

表面活性剂在较低浓度时，几乎完全吸附在溶液表面或水溶液与油溶液界面上，并形成定向排列的单分子层，可降低溶液的表面张力；当表面吸附饱和时，溶液表面张力达最低值，表面活性剂分子开始转入溶液中（图 4－2）。表面活性剂的浓度、分子结构（如亲水基团的种类和解离性质、亲油基团的长度与不饱和程度）、亲水亲油性等均可影响其表面活性的强弱。

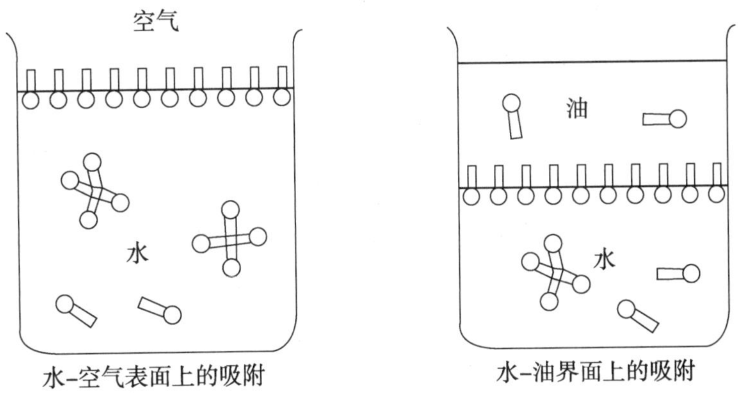

图 4－2　表面活性剂分子在表（界）面的吸附作用

二、表面活性剂的分类

表面活性剂根据极性基团的种类和解离性质不同，分为离子型表面活性剂和非离子型表面活性剂两大类。各类再根据表面活性剂的组成特点分出相应类别，表面活性剂分类如下：

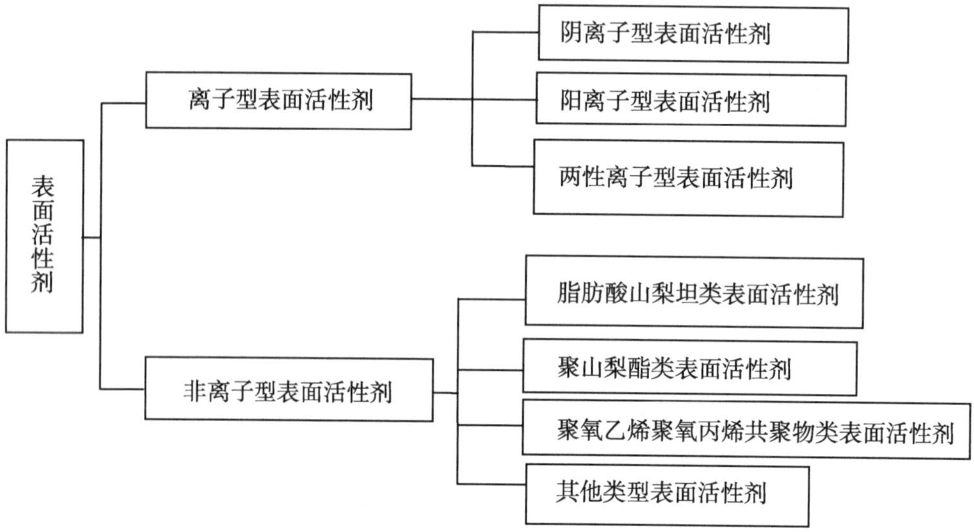

（一）离子型表面活性剂

1. 阴离子型表面活性剂　阴离子型表面活性剂起表面活性作用的部分是阴离子。主要包括肥皂类、硫酸化物、磺酸化物等。

（1）肥皂类：为高级脂肪酸盐，分子结构通式为 $(RCOO^-)_nM^{n+}$。常用脂肪酸的烃链通常在 C_{11}～C_{17}之间，以硬脂酸、油酸、月桂酸等较常用。根据其金属离子（M^{n+}）的不同，有碱金属皂、碱土金属皂和有机胺皂等。本类表面活性剂具有良好的乳化能力，但容易被酸破坏，碱金属皂还可被钙、镁盐等破坏，电解质可使之盐析；有一定的刺激性，一般只用于外用制剂。

（2）硫酸化物：主要是硫酸化油和高级脂肪醇的硫酸酯类，分子结构通式为 $R·O·SO_3^-M^+$，其中高级醇烃链 R 在 C_{12}～C_{18}之间。硫酸化油的代表品种是硫酸化蓖麻油，俗称土耳其红油，为黄色或橘黄色黏稠液体，微臭，可与水混合，为无刺激性的去污剂和润湿剂，可代替肥皂洗涤皮肤，也可用于挥发油或水不溶性杀菌剂的增溶。高级脂肪醇硫酸酯类，常用的有十二烷基硫酸钠（月桂醇硫酸钠）、十六烷基硫酸钠（鲸蜡醇硫酸钠）、十八烷基硫酸钠（硬脂醇硫酸钠）等，其乳化能力强，并较肥皂类稳定，对黏膜有刺激性，主要用作外用软膏的乳化剂。

（3）磺酸化物：主要有脂肪族磺酸化物、烷基芳基磺酸化物、烷基萘磺酸化物等，分子结构通式为 $R·SO_3^-M^+$。其水溶性和耐钙、镁盐的能力虽比硫酸化物稍差，但不易水解，在酸性水溶液中较稳定。如二辛基琥珀酸磺酸钠、十二烷基苯磺酸钠等，广泛用于洗涤剂中。

2. 阳离子型表面活性剂　阳离子型表面活性剂起表面活性作用的部分是阳离子，其分子结构中含有一个五价的氮原子，属季铵类化合物。其水溶性大，在酸性或碱性溶液中均较稳定，除具有良好的表面活性外，还具有很强的杀菌作用。由于毒性较大，故临床主要用于皮肤、黏膜和手术器材的消毒。如苯扎氯铵（洁尔灭）、苯扎溴铵（新洁尔灭）、度米芬等。

3. 两性离子型表面活性剂　两性离子型表面活性剂的分子结构中，同时具有正、负电荷基团。在等电点（pI）时两性离子型表面活性剂净电荷为零，当溶液 pH＞pI 时呈阴离子型表面活性剂的性质，具有很好的起泡性、去污力；当溶液 pH＜pI 时呈阳离子型表面活性剂的性质，具有杀菌力。

（1）天然的两性离子型表面活性剂：常用的是卵磷脂，主要来源于大豆和蛋黄，其分子结构由磷酸酯盐型的阴离子部分和季铵盐型的阳离子部分组成。本品不溶于水，但对油脂的乳化能力很强，可制得乳滴细小而不易被破坏的乳剂，无毒，可用作注射用乳剂的乳化剂。

（2）合成的两性离子型表面活性剂：构成本类表面活性剂的阴离子部分多为羧酸盐，阳离子部分为胺盐或季铵盐（氨基酸型或甜菜碱型）。氨基酸型在等电点（一般为微酸性）时，亲水性减弱，可能产生沉淀；甜菜碱型不论在酸性、碱性或中性溶液中均易溶，在等电点时也无沉淀。

（二）非离子型表面活性剂

非离子型表面活性剂在水中不解离，其分子结构中亲水基团主要是聚氧乙烯基和多元醇的羟基，亲油基团主要是长链脂肪酸或长链脂肪醇以及烷基或芳基等。本类表面活性剂的稳定性好，不易受电解质和溶液 pH 值的影响，能与大多数药物配伍应用，毒性和溶血作用较小，因而应用广泛，可供外用和内服，部分品种可用于注射剂中。

1. 脂肪酸山梨坦类（司盘，简称 Span）

脂肪酸山梨坦类系由去水山梨醇与各种高级脂肪酸反应而成的酯类化合物。根据所结合的脂肪酸种类和数量的不同，有以下品种。

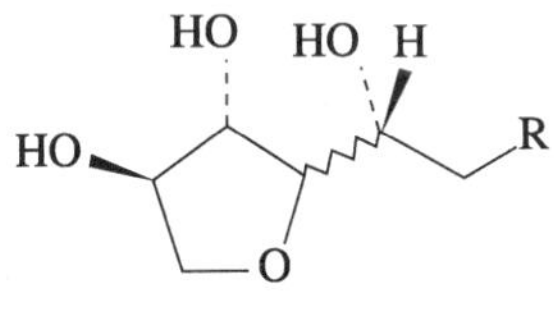

山梨坦单月桂酸酯（司盘 20，简称 Span 20）

山梨坦单棕榈酸酯（司盘 40，简称 Span 40）

山梨坦单硬脂酸酯（司盘 60，简称 Span 60）

山梨坦单油酸酯（司盘 80，简称 Span 80）

山梨坦三油酸酯（司盘 85，简称 Span 85）

脂肪酸山梨坦类表面活性剂亲油性较强，常用作 W/O 型乳剂的乳化剂或 O/W 型乳剂的辅助乳化剂。

2. 聚山梨酯类（吐温，简称 Tween）

聚山梨酯类（Polysorbate）是在司盘类表面活性剂分子结构中的剩余羟基上，结合聚氧乙烯基而制得的化合物，为聚氧乙烯去水山梨醇脂肪酸酯，与司盘类的命名相对应。根据所结合的脂肪酸种类和数量的不同，有以下品种。

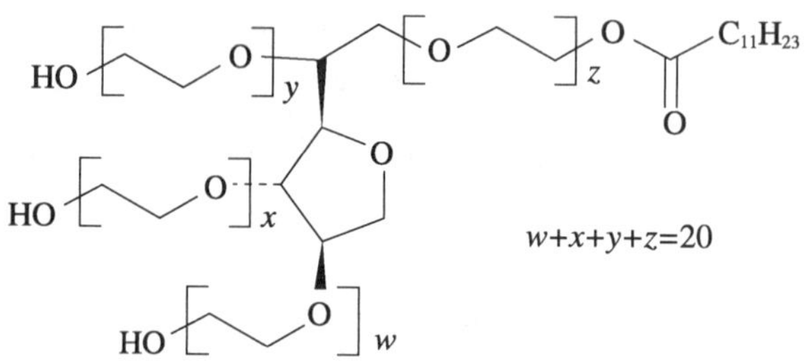

聚山梨酯 20（Polysorbate 20，吐温 20，简称 Tween 20）

聚山梨酯 40（Polysorbate 40，吐温 40，简称 Tween 40）

聚山梨酯 60（Polysorbate 60，吐温 60，简称 Tween 60）

聚山梨酯 80（Polysorbate 80，吐温 80，简称 Tween 80）

聚山梨酯类表面活性剂亲水性强，为水溶性表面活性剂，主要用作 O/W 型乳剂的乳化剂、增溶剂、分散剂和润湿剂。

3. 聚氧乙烯聚氧丙烯共聚物类（普朗尼克，Pluronic）

聚氧乙烯聚氧丙烯共聚物类表面活性剂又称泊洛沙姆（Poloxamer），为聚氧乙烯聚氧丙烯嵌段共聚物。聚氧乙烯为亲水基团，聚氧丙烯为亲油基团；本类有各种不同分子量的产品，相对分子量从 1000 到 10000 以上，随分子量增大，由液体变为固体。泊洛沙姆化学稳定性好，其水溶液对空气、酸、碱、金属离子稳定；无刺激性、无过敏性；毒性比其他非离子型表面活性剂小，且不引起溶血。具有乳化、润湿、分散、缓释、起泡和消泡等作用。Poloxamer188（即 Pluronic F68）作为一种 O/W 型乳化剂，是目前用于静脉乳剂极少数合成乳化剂之一。用量 0.1%～5%。用本品制备的乳剂，乳滴粒子小，一般在 1μm 以下，吸收率高。物理性质稳定，能够耐受热压灭菌和低温冰冻。

知识链接

其他类型的表面活性剂

（1）聚氧乙烯脂肪酸酯：为聚乙二醇与长链脂肪酸缩合而成的酯。其中卖泽（Myrij）类表面活性剂水溶性强，乳化能力强，常用作增溶剂、O/W 型乳化剂。

（2）聚氧乙烯脂肪醇醚：为聚乙二醇与脂肪醇缩合而成的醚。其中苄泽（Brij）类表面活性剂、平平加 O（peregal O）、西土马哥（cetomacrogol）、埃莫尔弗（emolphor）等，常用作增溶剂、O/W 型乳化剂。

（3）国产乳化剂 OP：为聚氧乙烯壬烷基酚醚，水溶性好，乳化能力很强，常用作 O/W 型乳膏基质的乳化剂。

第二节　表面活性剂的基本特性

一、表面活性剂胶束

（一）胶束和临界胶束浓度

在低浓度时，表面活性剂在水溶液中主要以单分子或离子状态分散，当浓度增加至一定范围时，表面活性剂分子急速地聚集形成分子或离子的缔合体，这种缔合体称为胶束。在水溶液中，胶束中各分子的亲水基向外对着水，疏水基（亲油基）互相靠近缔合于内，定向排列。表面活性剂分子缔合形成胶束的最低浓度称为临界胶束浓度（CMC）。临界胶束浓度的大小与表面活性剂的结构和组成有关，同时受温度、pH 以及电解质等外部条件的影响。

（二）胶束的结构

表面活性剂在一定的浓度范围内，形成的胶束呈球形结构；随表面活性剂在溶液中浓度的增加，胶束呈棒状或六角束状结构，甚至呈板状或层状结构（图 4－3）。

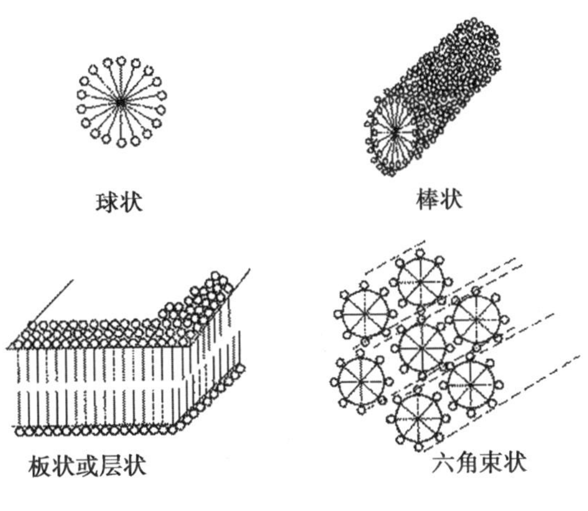

图 4－3　胶束的结构

（三）胶束的作用

胶束形成后，疏水基互相靠近缔合于内形成疏水区，增加疏水性药物在水溶液中的溶解度；溶液分散系统由真溶液转变成胶体溶液，仍呈现为澄明状态。

二、亲水亲油平衡值

（一）亲水亲油平衡值的含义

亲水亲油平衡值（简称 HLB 值）系用于表示表面活性剂分子中亲水基团和亲油基团对油或水的综合亲和力大小（即表面活性剂亲水亲油性强弱）的数值，其范围在 0～40 之间。表面活性剂的 HLB 值愈大，其亲水性愈强；HLB 值愈小，其亲油性愈强。每一种表面活性剂都有一定的 HLB 值（表 4－1），不同 HLB 值的表面活性剂有不同的用途，如水溶液中增溶剂的 HLB 值最适范围为 15～18，去污剂的 HLB 值为 13～16，O/W 型乳化剂的 HLB 值为 8～16，润湿剂的 HLB 值为 7～9，W/O 型乳化剂的 HLB 值为 3～8，大部分消泡剂的

HLB 值为 0.8～3 等。

表 4-1 常用表面活性剂的 HLB 值

表面活性剂	HLB 值	表面活性剂	HLB 值
二硬脂酸乙二醇	1.5	苄泽 30	9.5
司盘 85	1.8	吐温 61	9.6
司盘 65	2.1	明胶	9.8
卵磷脂	3.0	吐温 81	10.0
单硬脂酸丙二酯	3.4	吐温 65	10.5
司盘 83	3.7	吐温 85	11.0
单硬脂酸甘油酯	3.8	卖泽 45	11.1
司盘 80	4.3	聚氧乙烯 400 单油酸	11.4
司盘 60	4.7	聚氧乙烯 400 单硬脂酸酯	11.6
单甘油二甘酯	6.1	油酸三乙醇胺	12.0
司盘 40	6.7	聚氧乙烯烷基酚	12.8
阿拉伯胶	8.0	聚氧乙烯 400 单月桂酸酯	13.1
司盘 20	8.6	西黄芪胶	13.2
蔗糖酯	5～13	吐温 21	13.3
吐温 60	14.9	西土马哥	16.4
吐温 80	15.0	吐温 20	16.7
乳化剂 OP	15.0	卖泽 52	16.9
卖泽 49	15.0	苄泽 35	16.9
吐温 40	15.6	聚氧乙烯氢化蓖麻油	12～18
平平加 O	15.9	油酸钠	18.0
卖泽 51	16.0	油酸钾（软皂）	20.0
泊洛沙姆	16.0	十二烷基硫酸钠	40.0

（二）HLB 值的有关计算

根据药剂生产的需要，常将两种或两种以上表面活性剂合并使用。表面活性剂的 HLB 值具有加和性，混合后的 HLB 值可按以下公式进行计算：

$$HLB_{AB}=(HLB_A\times W_A+HLB_B\times W_B)/(W_A+W_B) \quad (4-1)$$

式中 HLB_A、HLB_B 分别代表 A、B 两种表面活性剂的 HLB 值；W_A、W_B 分别代表 A、B 两种表面活性剂的量（重量、比例量等）。但上式不适用于离子型表面活性剂混合后 HLB 值的计算。

举例 4－2

将45%司盘60（HLB＝4.7）与55%吐温60（HLB＝14.9）混合，问混合物的HLB值应为多少？

解：已知：$HLB_A=4.7$；$HLB_B=14.9$；$W_A=45\%$；$W_B=55\%$

将已知条件代入公式（4－1）得：

$$HLB_{AB}=(4.7\times45\%+14.9\times55\%)/(45\%+55\%)=10.31$$

答：混合物的HLB值为10.31

知识链接

表面活性剂的其他特性

（1）起昙与昙点：对于聚氧乙烯类非离子型表面活性剂，温度升高到一定程度时，可导致表面活性剂溶解度急剧下降并析出，溶液出现混浊，但冷却后又恢复澄明，这种发生混浊的现象称为起昙（起浊），此时的温度称为昙点（浊点）。这是由于温度升高，聚氧乙烯链与水之间的氢键断裂所致。

（2）表面活性剂的配伍：带相反电荷的两种表面活性剂或表面活性剂与药物均不宜配伍，否则，可能产生沉淀或不溶性复合物；含酚羟基的药物与聚氧乙烯型表面活性剂配伍，可能发生氢键结合，影响药效；羟苯酯类防腐剂在含有聚山梨酯类表面活性剂的溶液中，防腐效果会降低。

（3）表面活性剂的毒性：一般而言，表面活性剂的毒性大小顺序为：阳离子型＞阴离子型＞非离子型；静脉注射给药＞肌内注射给药＞口服给药。目前含聚山梨酯类表面活性剂的注射剂仍只用于肌内注射。

（4）表面活性剂的刺激性：表面活性剂的外用制剂，长期或高浓度使用可能出现皮肤或黏膜损害。如季铵类化合物浓度高于1%即可损害皮肤，十二烷基硫酸钠浓度高于20%即可损害皮肤，一些聚氧乙烯醚类表面活性剂在5%以上即产生损害作用。

第三节 表面活性剂的应用

表面活性剂在药剂学中的应用非常广泛。常用作增溶剂、乳化剂、润湿剂，还可用于增加药物的稳定性、促进药物的吸收、增强药物作用等，是常用的附加剂。有的可作为药物用于临床，起消毒、防腐、杀菌等作用。

一、增溶剂

增溶系指表面活性剂在溶液中形成胶束后，增加难溶性物质在溶液中的溶解度的过程。如溶液中含有0.025%吐温80，可使非洛地平的溶解度增加10倍。许多难溶性药物如挥发油、脂溶性维生素、甾体激素等在水中溶解度很小，达不到治疗浓度，常可借助表面活性剂的增溶作用而增加溶解度。

药物增溶的形式是：非极性药物可完全进入胶束内部疏水区而被增溶；半极性药物以其非极性基团插入胶束内部疏水区、以其极性基团伸入胶束外层亲水区而被增溶；极性药物可完全被胶束外层亲水基团吸附而被增溶。

当表面活性剂用量为 1g 时增溶药物达到饱和的浓度称为最大增溶浓度（MAC）。如 1g 十二烷基硫酸钠可增溶约 0.26g 黄体酮，1g 吐温 80 可增溶约 0.19g 丁香油，1g 吐温 20 可增溶约 0.25g 丁香油。

增溶剂系指起增溶作用的表面活性剂，HLB 值为 15～18。不同的药物选择不同的增溶剂，常用增溶剂的应用见表 4－2。

表 4－2　常用增溶剂的应用

增溶剂	被增溶药物
吐温类	维生素 A、D_2、E、K，黄体酮，丙酸睾酮
卖泽 49、卖泽 51、卖泽 53	维生素 A、D、E
十二烷基硫酸钠	黄体酮
油酸钠	丙酸睾酮
卖泽类	羟苯酯（尼泊金）类
胆酸钠	泼尼松
肥皂	甲酚、氯代二甲酚、桉叶油
吐温 80	泼尼松、醋酸可的松、羟苯酯（尼泊金）类
	薄荷油、桂皮油、桉叶油
吐温 20	醋酸可的松、薄荷油、桂皮油、桉叶油

增溶量是指在一定温度下，药物溶解在一定浓度的增溶剂溶液中的量。影响增溶作用的因素主要有：①药物的性质：同系物药物的分子量越大，增溶量越小；药物极性越小，增溶量越小；药物解离度小，增溶量大。②加入顺序：一般认为，将药物与增溶剂充分混合后，再加水稀释，增溶效果好。③增溶剂的用量：药物、增溶剂、水三者量的配比不同，可使溶液出现澄明、乳浊、浑浊、沉淀等情况。应通过实验确定药物、增溶剂、水三者量的配比，以达最佳效果。

值得注意的是，一定量的防腐剂或抑菌剂在表面活性剂溶液中被增溶后，往往活性反而降低，因防腐或抑菌活性来自于游离的，即不被增溶的防腐剂或抑菌剂。

二、乳化剂

两种互不混溶的液相组成的体系，由于第三种成分的存在，使其中一相得以细小液滴稳定分散在另一相中，这一过程称为乳化，具有乳化作用的第三种成分称为乳化剂，乳化后形成的液体称为乳状液（乳剂）。许多表面活性剂具有乳化作用，是优良的乳化剂。

表面活性剂在乳剂中具有较强的表面活性，能迅速吸附在分散相液滴周围，形成能阻止液滴合并的界面膜，能增加乳剂的黏度，以增加乳剂的稳定性。乳剂的类型主要取决于表面活性剂的 HLB 值。通常选用 HLB 值为 8～18 的表面活性剂作为乳化剂，可形成 O/W 型乳剂；选用 HLB 值为 3～8 的表面活性剂作为乳化剂，可形成 W/O 型乳剂。

阴离子型表面活性剂常用作外用乳剂的乳化剂；阳离子型表面活性剂毒性及刺激性较大，故不用作内服乳剂的乳化剂；两性离子型表面活性剂可用作内服乳剂的乳化剂；非离子型表面活性剂可用作外用或内服乳剂的乳化剂，有些可用作静脉乳剂的乳化剂。

每种被乳化的油相，均有最佳乳化剂 HLB 值，实际应用常采用复合乳化剂，可通过计算得到复合乳化剂的配比，并由实验筛选，以制得优质乳剂。

三、润湿剂

促进液体在固体表面铺展或渗透的作用称为润湿作用，能起润湿作用的表面活性剂称为润湿剂。润湿剂的 HLB 值为 7～9。表面活性剂能定向吸附在固-液界面上，排除疏水性药物表面吸附的气体；能降低疏水性药物和液体之间的表面张力，使固体被液体润湿。如硫磺粉末加入少量吐温 80 等表面活性剂则使其能被水润湿，保证药剂制备顺利进行。常用的润湿剂有聚山梨酯类、聚氧乙烯脂肪醇醚类、磷脂类、泊洛沙姆等。

表面活性剂在药剂学中的应用是多方面的，除上述应用外，表面活性剂还可用作起泡剂、消泡剂、去污剂、消毒剂、杀菌剂等；一种表面活性剂常有多方面应用，应根据临床实际和实验结果取舍；表面活性剂应用几乎涉及药剂学的各个方面。

小 结

本章首先介绍表面活性剂的含义、分类及其在药剂学中的常用品种；其次介绍表面活性剂的基本性质及亲水亲油平衡值的有关计算；然后介绍表面活性剂在药剂学中增溶、乳化、润湿等方面的应用。表面活性剂是能使液体表面张力显著下降的物质。表面活性剂可分为离子型表面活性剂、非离子型表面活性剂两大类。其中离子型表面活性剂又可分为阴离子型表面活性剂、阳离子型表面活性剂、两性离子型表面活性剂等；非离子型表面活性剂又可分为脂肪酸山梨坦类表面活性剂、聚山梨酯类表面活性剂等。表面活性剂具有形成胶束、亲水亲油性、增溶作用等基本特性。表面活性剂在药剂学中的应用非常广泛。常用作增溶剂、乳化剂、润湿剂，还可用于增加药物的稳定性、促进药物的吸收、增强药物作用等，是常用的附加剂。有的可作为药物用于临床，起消毒、防腐、杀菌等作用。

（洪焕然）

自测题

一、名词解释

表面活性剂

胶束

亲水亲油平衡值

增溶

乳化

润湿

二、单项选择题

1. 下列哪种表面活性剂能产生起昙现象
   A. 司盘 85
   B. 硬脂酸钠
   C. 吐温 80
   D. 月桂醇硫酸钠
   E. 普朗尼克 F68

2. 3g 司盘 85（HLB=4.3）与 1g 吐温 80（HLB=15）混合，混合后的 HLB 值约是
   A. 5.9
   B. 9.3
   C. 6.5
   D. 7.0
   E. 12.3

3. 一般不能用于注射剂的表面活性剂是
   A. 硬脂酸镁
   B. 泊洛沙姆 188
   C. 聚山梨酯 80
   D. 卵磷脂
   E. 聚氧乙烯蓖麻油

4. 下列关于表面活性剂应用的错误表述为
   A. 润湿剂
   B. 絮凝剂
   C. 增溶剂
   D. 乳化剂
   E. 去污剂

5. 下列哪种物质既具有良好的表面活性作用，又具有很强的杀菌作用
   A. 苯扎溴铵
   B. 月桂醇硫酸钠
   C. 吐温 80
   B. 十二烷基苯磺酸钠
   E. 普朗尼克 F68

6. 表面活性剂增溶作用的原理主要是
   A. 形成络合物
   B. 降低药物与水之间的界面张力
   C. 改变溶媒性质
   D. 形成胶束，对溶质有吸附或包藏作用
   E. 形成吸附膜

7. 表面活性剂的毒性大小顺序正确的是：
   A. 阴离子型＞阳离子型＞非离子型
   B. 阳离子型＞阴离子型＞非离子型
   C. 非离子型＞阳离子型＞阴离子型
   D. 阴离子型＞非离子型＞阳离子型
   E. 阳离子型＞非离子型＞阴离子型

8. 吐温类表面活性剂属于
   A. 两性离子型表面活性剂
   B. 阴离子型表面活性剂

C. 阳离子型表面活性剂
D. 非离子型表面活性剂
E. 以上都不是

9. 促进液体在固体表面铺展或渗透的作用，称为
A. 增溶作用
B. 乳化作用
C. 润湿作用
D. 消泡作用
E. 去污作用

10. 以下表面活性剂中属于非离子型表面活性剂的是
A. 月桂醇硫酸钠
B. 山梨坦单月桂酸酯
C. 十二烷基苯磺酸钠
D. 苯扎溴铵
E. 卵磷脂

三、简答题

1. 表面活性剂有哪些基本特性?
2. 表面活性剂分子结构特点是什么？举例说明表面活性剂在药剂学中的主要应用?

第五章　浸出药剂

学习目标

1. 掌握浸出药剂的概念、类型；常用浸出的方法；常用浸出制剂的概念与工艺流程。
2. 熟悉药材原材料的预处理；浸出溶剂的选择；浸出过程和影响浸出的因素；浸出液的蒸发与干燥。
3. 了解浸出药剂的质量控制。

第一节　概　述

一、浸出药剂的概念

浸出药剂系指用适当的浸出溶剂和方法，从药材中浸出有效成分，经适当精制与浓缩得到的供内服或外用的一类制剂。主要供内服，也可供制备其他制剂。

浸出药剂在我国有着悠久的历史。最早的记载是在公元前 1766 年商汤的“伊尹创制汤液”，继汤剂后又有酒剂、中药合剂、酊剂、流浸膏剂、浸膏剂及煎膏剂等。近年来，应用新技术、新工艺、新设备提取药材中有效部位或多种有效成分，改革和发展了如中药颗粒剂、片剂、注射剂、气雾剂、滴丸剂等适合于多种给药途径的有效中药新剂型，更好地满足现代临床用药的需要。

二、浸出药剂的类型

常用浸出药剂按浸出溶剂及制备特点分为四类：

1. 水浸出药剂　指在一定加热条件下，用水浸出而制成的一类药剂，如汤剂、中药合剂等。

2. 含醇浸出药剂　指在一定条件下，用适当浓度的乙醇或酒浸出药材制得的药剂，如酊剂、酒剂和流浸膏剂等。有些流浸膏剂虽然是用水浸出有效成分，但其成品中一般加有适量乙醇。

3. 含糖浸出药剂　指在水浸出药剂基础上，经精制、浓缩等处理后，加入适量糖或蜂蜜或其他赋形剂制成，如煎膏剂、颗粒剂等。

4. 精制浸出药剂　指选用适当溶剂浸出有效成分后，浸出液经过适当精制处理而制成的药剂，如口服液、注射剂、片剂等。

三、浸出药剂的特点

浸出药剂的成品中除含有有效成分外，还含有一定量的无效成分，因此，浸出药剂具有以下特点：

1. 具有药材各浸出成分的综合作用　浸出制剂由复合组分组成，表达的是综合疗效，符合中医辨证施治的要求，浸出制剂与同一药材提取的单体化合物相比，能发挥单一成分起不到的作用。如以阿片为原料制成的阿片酊不仅具有镇痛作用，还有止泻功能，但从阿片粉中提取的纯吗啡只有镇痛作用。

2. 作用缓和持久，毒性低，不良反应小　浸出制剂中共存的辅助成分，常能缓和有效成分的作用或抑制有效成分的分解，如鞣质可缓解生物碱的作用并使药效延长。

3. 剂量减少、服用方便　浸出制剂与原药材相比，除去了大部分组织物质和无效成分，相应提高了制剂中有效成分浓度，从而减少了用量，便于服用。同时在浸出过程中处理或去除了酶、脂肪等无效成分，也提高制剂有效性和安全性。

4. 浸出药剂中往往含有一定量的黏液质、淀粉、多糖等无效高分子物质，在贮存时易发生沉淀、变质或发霉现象，影响浸出制剂的质量和药效，特别是水性浸出制剂更易发生这样的变化。

第二节　浸出药剂的制备

一、药材原材料的预处理

（一）药材品质检定

1. 药材来源与品种的鉴定　药材种属不同，成分各异，其药效也有很大差异。因此，使用药材前应了解其来源并进行品种鉴定。

2. 有效成分或总浸出物的测定　药材的产地、采集季节等对药材的质量有影响，其有效成分的含量变化与制剂的质量密切相关。所以对有效成分已明确的药材进行化学成分的含量测定，对有效成分尚未明确的药材，可测定药材总浸出物量作为参考指标。

3. 含水量的测定　药材含水量关系到有效成分的稳定性和各批投料量的准确性。药材含水量一般约为9%～16%，应根据药材的组织和成分的特性，结合实际生产经验，定出含水量的控制标准。

（二）药材的粉碎

药材的粒度是影响浸出的主要因素之一。将药材粉碎成适当的粒度，有利于有效成分的浸出，但粉碎要适度，过细的颗粒可能造成“洗涤浸出”，使大量无效甚至有害成分进入浸出液，不利于后处理。

（三）药材的炮制

中药炮制后入药是中医用药的特点之一，《中国药典》首次明确了中医临床配方和中成药投料所用的药味均为饮片。浸出所用药材，须按照国家药品标准或地方炮制规范进行净制、切制或炮炙等处理，才能保证浸出药剂的内在质量，使用药安全有效。

二、浸出溶剂的选择

浸出溶剂系指用于浸出药材中可溶性成分的液体。浸出后所得的液体叫浸出液。在浸出过程中，浸出溶剂的选择特别重要，关系到药材中有效成分的浸出和药剂的稳定性、安全性、有效性等。浸出溶剂应达到以下要求：①应能最大限度地溶解和浸出有效成分，而尽量避免浸出无效成分或有害物质；②不与药材中有效成分发生不应有的化学反应，不影响含量测定和稳定性；③本身无药理作用，经济易得，使用安全。

浸出溶剂按其极性不同可分为：极性浸出溶剂（如水）；半极性浸出溶剂（如乙醇、丙酮等）；非极性浸出溶剂（如乙醚、氯仿、石油醚等）。最常用的浸出溶剂为水、乙醇、乙醇与水不同比例的混合溶剂等，其溶解性能和特点见第六章“液体药剂”。

此外，为了增加浸出效果，提高浸出成分的溶解度及浸出药剂的稳定性，去除或减少杂质，常应用一些浸出辅助剂。常用的有酸、碱、甘油、表面活性剂等。

制备浸出药剂时，应根据药材所含成分的性质和医疗需要，选用合理的浸出溶剂和浸出辅助剂，将有效成分及辅助成分尽可能地浸提出来，而使无效成分和组织物尽量少混入浸出液中。

知识链接

药材的成分

药材的成分一般可分为有效成分、辅助成分和无效成分。

（1）有效成分：是指药材中起主要药效作用的化学成分，如某些生物碱、苷、挥发油等。一种药材往往含多种有效成分。

（2）辅助成分：是指本身无药效，但能增强或缓和有效成分作用的物质，或有利于有效成分浸出或增加制剂稳定性。

（3）无效成分：是指本身不起药效，且影响浸出效果、制剂质量、药效和稳定等的成分，如蛋白质、树脂等。

三、浸出过程和影响浸出的因素

（一）浸出过程

浸出（萃取）过程：指溶剂进入细胞组织，溶解其有效成分后变成浸出液的全部过程。对具有完好细胞结构的中药材，成分的浸出比较复杂，可将浸出过程分为下述几个阶段。

1. 溶剂进入细胞阶段　包括浸润与渗透。浸出溶剂加入到药材中去，首先附着于药材表面使之润湿，进入细胞间隙，细胞膜膨胀恢复通透性；然后浸出溶剂通过毛细管作用穿过细胞膜及组织渗透入细胞内部。润湿作用对浸出影响极大，如药材不能被浸出溶剂润湿，浸出则无法进行。

植物性药材中有很多带极性基团的物质，如糖类、蛋白质、纤维素等，故易被极性溶剂所润湿；但含多量脂肪油或蜡质的药材，则不易被水或乙醇所润湿，需先行脱蜡或脱脂后，方可用水或乙醇浸出。另在溶剂加入适量表面活性剂有助于润湿药材。

2. 解吸与溶解阶段 由于药材中有效成分往往被组织所吸附，各成分也有一定的亲和力，故溶剂渗入细胞内，必须克服这种亲和力和吸附力才能使有效成分转入溶剂中，这种作用称解吸作用。解吸后成分经溶解或胶溶，分散于溶剂中。加适量的酸、碱、甘油，可以促进解吸和溶解。

3. 扩散与置换阶段 药材细胞内成分溶解或胶溶后，形成较浓的溶液，植物细胞膜内、外溶剂中药物浓度的高低差别产生渗透压差，由于渗透压的作用，细胞外面的溶剂不断进入细胞内，而细胞内高浓度的液体则不断透过细胞膜向外扩散，并继续从高浓度处向周围的低浓度处扩散，至整个浸出体系中浓度相等，达到动态平衡扩散终止。由此可见，在此过程中浓度差是渗透和扩散的推动力。因此，在整个浸出过程中，用新鲜的浸出溶剂或稀浸出液随时置换药材周围的浓浸出液，以创造最大的浓度差，使浸出顺利进行达到完全。

浸出过程是润湿、渗透、解吸、溶解、扩散、置换等几个相互联系的作用综合组成的，但上述几个阶段并非截然分开，往往是交错进行的。浸出的关键在于保持最大的浓度差。

（二）影响浸出的主要因素

1. 药材粒度 药材粉碎后，表面积增大，加快浸出。但是，但药材粉碎度应适当，粉碎过细并不适于浸出，因为：①过细粉末吸附作用也增加，使扩散速度减慢；②粉碎过细，药材组织中大量细胞破裂，致使大量不溶物及高分子特质进入浸出液中，杂质增加，黏度增大，扩散减慢，过滤也困难；③过细粉给操作带来困难。如渗漉时易造成堵塞，煎煮时易发生糊化。所以药粉粒度的选择应考虑浸出方法、浸出溶剂及药材的性质。

2. 浸出溶剂 溶剂的质量、溶解性能以及理化性质对浸出的影响较大。同时，浸出溶剂的 pH 与浸出密切相关，根据有效成分的理化性质调整浸出溶剂的 pH 有助于有效成分浸出，如用酸性溶剂提取生物碱。

3. 温度 一般温度升高，药物成分溶解和扩散加快，同时温度升高，使蛋白质凝固、酶破坏，利于浸出和制剂的稳定性。但升高浸出温度，无效杂质的浸出量也增加，冷后会出现沉淀混浊。因此，在浸出过程中应控制适当的浸出温度。

4. 浓度差 药材组织内、外药物溶液的浓度差是浸出的主要动力。增大浓度差，浸出加快。增大浓度差的办法有：搅拌、更换新溶剂、强制浸出液循环流动、动态提取（如渗漉）等。

5. 浸出压力 提高浸出压力有利于增加浸润和扩散过程，缩短浸提时间。但当药材组织内充满溶剂后，加大压力对扩散速度没有影响；对组织松软的药材、容易润湿的药材影响不明显。

6. 浸出时间 一般浸出量与浸出时间成正比，浸出时间越长，浸出越完全。但当扩散达到平衡时，时间即不再起作用。此外，太长时间会导致某些有效成分分解、大量杂质溶出或浸出液的霉败，影响浸出液质量。因此浸出时间应适宜。

7. 新技术的应用 新技术的应用有利于改善浸出效率，提高制剂质量，如用超声波浸提颠茄叶中生物碱，使原来渗漉法 48 小时缩短到 3 小时。其他强化浸出方法如电磁振动浸出、脉冲浸出、超临界流体萃取法等技术都取得了很好的效果。

四、常用的浸出方法

常用浸出方法主要有煎煮法、浸渍法、渗漉法、回流法等。近年来，超临界流体萃取法、超声波提取法、半仿生提取法等技术也在研究开发。

（一）煎煮法

煎煮法系指药材加水煮沸一定时间，以提取其所含成分的一种方法。

煎煮法是应用最早、使用普遍的浸出方法，适用于有效成分能溶于水，且对湿、热均稳定的药材。此法能煎出大部分有效成分，但煎出液中杂质较多，对精制带来不便，且容易霉败变质，要及时处理；一些不耐热及挥发性成分在煎煮过程中易被破坏或挥发而损失。由于煎煮法简单易行，且符合中医辨证论治的用药原则，至今仍为制备浸出药剂最常用的方法之一。除了用于制备汤剂、煎膏剂外，同时也是制备中药片剂、丸剂、散剂、颗粒剂及注射剂的基本浸出方法，此外，对有效成分尚未完全明确的药材或方剂，进行剂型改革时，通常亦首先采取煎煮法提取。

1. 操作工艺流程

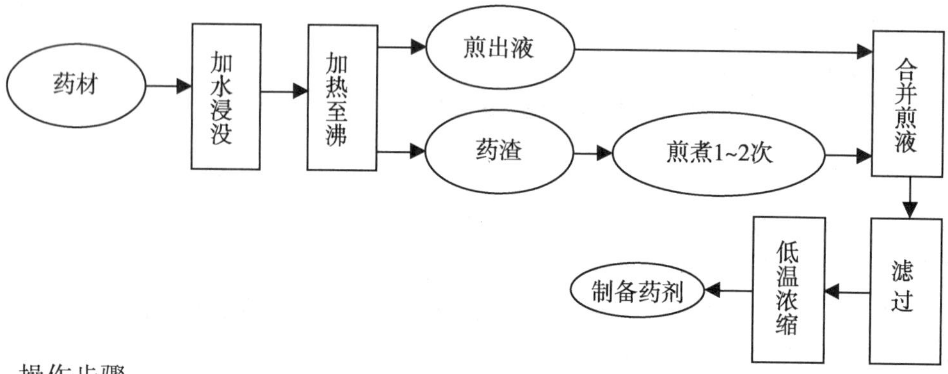

2. 操作步骤

（1）取规定的药材饮片，切碎或粉碎成粗粉。

（2）置适宜煎煮器中，加适量冷水浸没药材适宜时间。

（3）加热至沸，保持微沸浸出一定时间。

（4）分离煎出液，药渣依法煎煮 2～3 次，收集合并各次煎出液。

（5）离心或沉降过滤分离异物或沉淀。

（6）低温浓缩至规定浓度，再制成各种药剂。

3. 操作注意事项

（1）水的选择：最好采用经过净化或软化的饮用水。水的用量视药材性质决定，一般是药材量的 5～8 倍；第二次煎药的用水量可适当减少。

（2）浸泡药材：药材煎煮前应先加冷水浸泡一段时间（约 30 分钟），以利有效成分浸出，浸泡时不能用热水，否则药材表面蛋白质受热凝固，妨碍水分渗入药材细胞内部，影响有效成分浸出。

（3）煎煮火候：通常用直火煎煮时，一般沸前用武火，沸后用文火。

（4）煎煮时间和次数：药材煎煮时间除中药汤剂另有时间规定外，一般每次煎 1～2 小时，含挥发性成分或质地疏松则可适当减少煎煮时间。通常以煎煮 2～3 次较为适宜；一般第二煎的煎煮时间要比第一煎适当缩短。

（5）煎煮器的选择：煎煮容器要选择化学稳定性及保温性好的材料制成的容器。小量煎煮可选用陶瓷器具或沙锅，大量生产宜选用不锈钢或搪玻璃制品。一般不宜使用铜、铁制器具，因为药材中的某些化学成分如鞣质，可与铁起反应，影响质量。

目前中药生产企业煎煮提取普遍采用多功能提取罐（图 5-1）。

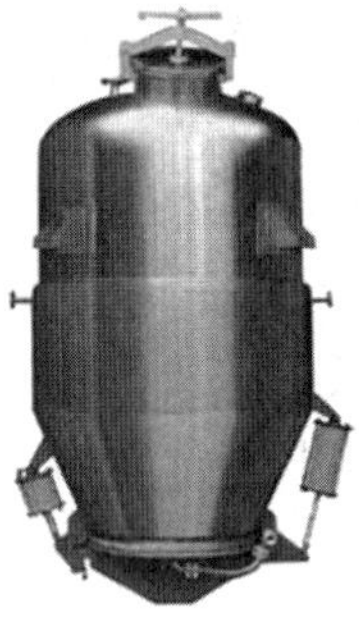

图 5-1　多功能提取罐

（二）浸渍法

浸渍法系用适当的浸出溶剂在常温或温热条件下浸泡，使药材所含有效成分浸出的一种方法。

根据浸渍温度与次数不同，浸渍法具体操作可分为冷浸渍法、热浸渍法、重浸渍法。

1. 冷浸渍法　在室温下进行，也称常温浸渍法。

（1）操作工艺流程：

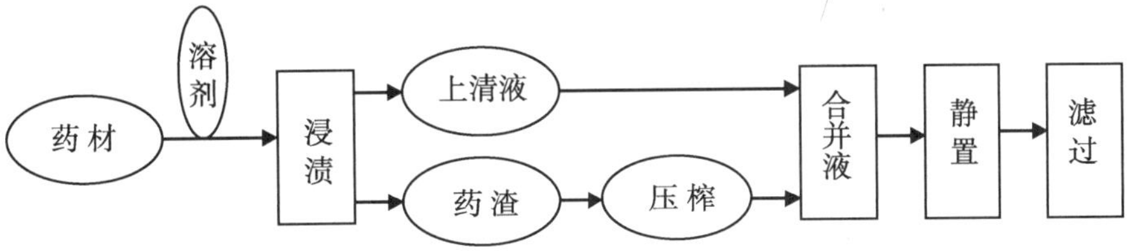

（2）操作步骤：①取适当粉碎的药材，置于有盖容器中，加入溶剂适量，密盖；②在常温暗处浸渍 3～5 天或规定时间，经常搅拌或振摇；③倾取上清液，滤过，压榨药渣，收集压榨液和滤液合并；④静置 24 小时，滤过，即得。

常温浸渍法在具体应用中，为保证浸出效果，应注意以下几点：

①浸渍法所用溶剂多为乙醇；浸出溶剂的用量要足够，以保证溶解，溶剂用量按处方规定用量，若无规定者，一般为药材量的 10 倍左右。

②药材的吸附液能引起成分的严重损失，因而需压榨药渣，回收药渣中的吸附浸出液，以防止有效成分的损失。

③加以振荡或搅拌，造成较大的浓度差，利于浸出。

④3～5 天的浸渍时间，是一个参考，浸出时间应结合浸出的具体条件和方法，按实际浸出的效果来决定，以充分浸取药材的有效成分为原则。

⑤药渣压榨易使细胞破裂，并使部分不溶性成分进入浸出液内，故应当将合并液放置 24 小时后再滤过。

2. 热浸渍法　该法与上法基本相同，区别主要是浸渍温度较高，一般在 40～60℃进行浸渍，以缩短浸出时间，使之浸出较多的有效成分。但由于浸渍温度高于室温，故浸出液冷却后，在贮存过程中，常有沉淀析出。

3. 重浸渍法　也称多次浸渍法，是将全部浸出溶剂分为几分，药材用第一份溶剂浸渍后，收集浸出液，将药渣再用第二份溶剂浸渍，如此重复 2～3 次，最后将各份浸出液合并处理即得。重浸渍法既有利于增大浸出时的浓度差，提高浸出效果，也可减少药材吸附液引起的药物成分损失。

浸渍需在有盖的容器中进行。小量浸渍可用有盖的大口玻璃瓶或类似容器进行，现代浸渍容器多选用不锈钢缸、搪瓷缸等。用于热浸渍应有回流装置，以防止低沸点浸出溶剂挥发损失。

浸渍法适用于带黏性的药材、无组织结构的药材、新鲜及易于膨胀的药材，如大蒜、鲜橘皮等，以及价格便宜的药材的浸出。尤其适用于有效成分遇热易挥发或易破坏的药材。浸渍法为静态浸出过程，设备简单，操作方法简便，但操作时间较长，浸出溶剂用量较大，且往往浸出效率差，有效成分不易完全浸出。故不适用于贵重药材和有效成分含量低的药材浸出或制备较高浓度的制剂；热浸法也不适用于含挥发性成分及有效成分不耐热的药材之浸出。

（三）渗漉法

渗漉法是将药材粉末装于渗漉器内，浸出溶剂从渗漉器上部添加，溶剂渗过药材层往下流动，自下部流出浸出液，在流动过程中浸出有效成分的方法。所得浸出液称“漉液”。

1. 操作工艺流程

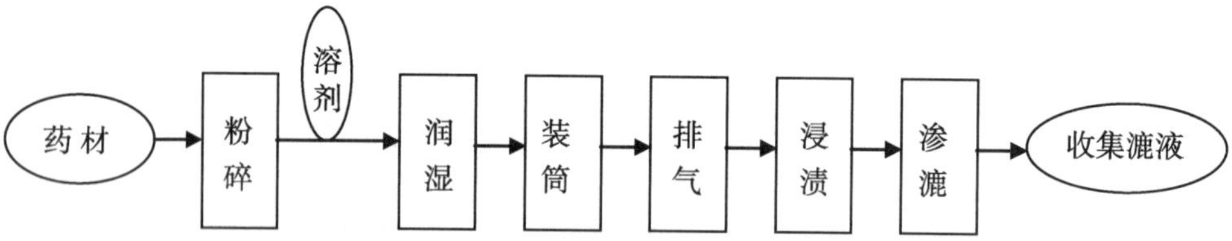

2. 操作步骤及注意事项

渗漉器的选择：渗漉器一般有圆柱形和圆锥形两种。易于膨胀的药粉以选用圆锥形者较好，不易膨胀的药粉以选用圆柱形者为宜。

小型渗漉器可用玻璃制备，大型者则以不锈钢为宜。为了保持粉柱有一定的高度，以保证高浸出效率，渗漉器的直径应小于它的主高度，一般渗漉器的高度应为直径的 2～4 倍。实验室渗漉筒装置见图 5－2，大生产常用的渗漉设备是不锈钢渗漉罐（图 5－3）。

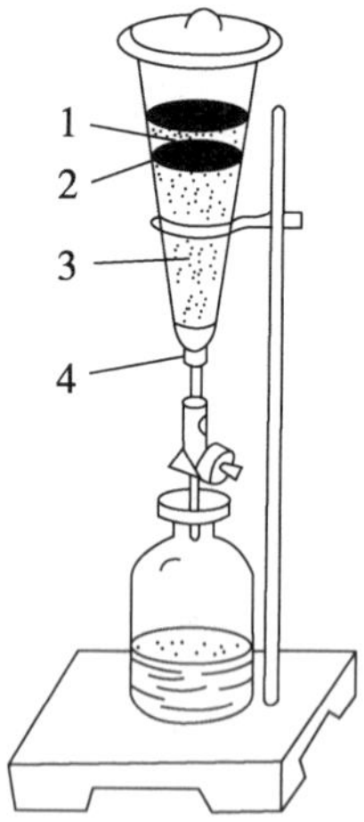

图 5－2　渗漉筒装置

1. 溶剂　2. 滤纸　3. 药粉　4. 脱脂棉

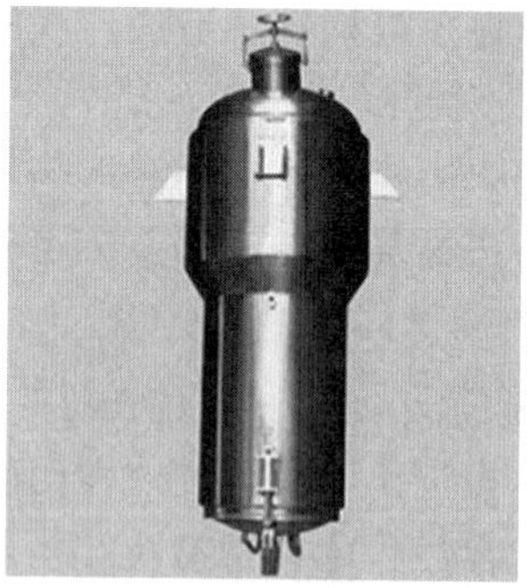

图 5－3　渗漉罐设备图

（1）药材粉碎：药材渗漉前应适当粉碎。但药材过细，溶剂流动阻力大，易造成堵塞；也不宜太粗，否则不易压紧，降低浸出效果。一般用中粉或粗粉即可。

（2）药粉的润湿：药粉加适量的浸出溶剂均匀润湿，并密闭放置规定时间，使其充分润湿和膨胀，以避免在装筒后药粉膨胀形成堵塞。

适当的润湿是当湿粉压紧后能结成团块，但是表面不显过量的被压出的浸出溶剂为度。放置时间在 15 分钟～6 小时之间。

(3) 装筒：取适量脱脂棉，用浸出液润湿后，轻轻垫铺在渗漉器的底部，然后将已润湿膨胀的药粉分次装入渗漉器内，每次投入后均匀压平。装完后，用滤纸或纱布将上面覆盖，并放入一些洁净的石块等重物，以防止加溶剂时冲破粉柱。

装筒时药粉应分次投入，层层均匀压平，以保证粉柱松紧度均匀，渗漉器内药粉所占容积一般不超过渗漉器容积的 2/3。

(4) 排气：先打开渗漉器下部浸出液出口的活塞，从上部加入溶剂，尽量排除药粉间隙的空气，待气体排尽、漉液自出口流出时，关闭活塞，在添加浸出溶剂的全部过程中应使粉柱上面保持一层过量的浸出溶剂。

加溶剂时注意将渗漉器出口处打开，在整个渗漉过程中，自加溶剂后到渗漉结束之前，应始终保持溶剂高于药粉面。

(5) 静置浸渍：空气除尽后，加盖放置一定时间浸渍，使有效成分充分溶解并扩散，这样能使最初漉液中成分含量最多，并能以较少的溶剂完成浸出过程。浸渍时间一般按制剂项下规定，通常在 24～48 小时之间。

(6) 渗漉：浸渍一定时间后，即可打开出口进行渗漉，要控制渗漉的速度，漉速太快，则有效成分来不及充分渗出和扩散，漉出液浓度低，提取不充分或耗用溶剂多；漉速太慢则影响影响效率。除另有规定外，《中国药典》规定一般浸出 1000g 药材时，1～3ml/min 流出为慢漉，3～5ml/min 为快漉。

有效成分是否渗漉完全，可由渗漉液的色、味、臭等辨别，但最好做有效成分鉴别。一般一份药材用 4～8 份浸出溶剂。在正常渗漉下 2～4 日可以完成。

(7) 漉液的收集和处理：由于制剂种类不同，漉液的收集与处理是不同的。

①一般制备高浓度浸出制剂如流浸膏剂时，收集药材量 85%的初漉液另器保存，续漉液用低温浓缩并与初漉液合并，调整至规定标准，静置，滤过，即得。

②制备浓度较低的浸出药剂如酊剂时，无需另器保存漉液，而直接收集漉液至近规定量，即可停止渗漉，压榨残渣，收集压出液与漉液合并，静置，滤过，即得。

渗漉法属于动态浸出过程，溶剂渗过药粉时，由于浸出液密度大和重力的作用而向下移动，上层的溶剂或稀浸出液置换其位置，造成了良好的浓度差，使扩散能较好地自动连续进行。它与浸渍法相比较，溶剂用量少，省去分离浸出液的时间和操作，浸出较完全。适用于毒性药、有效成分含量低的药材或贵重药材的浸出，以及高浓度浸出药剂的制备。但不适用于新鲜及易膨胀的药材、无组织结构的药材。此外，渗漉法对药材的颗粒度及工艺技术要求较高。渗漉法通常用不同浓度的乙醇作溶剂，不宜用水。渗漉法主要用于流浸膏剂、浸膏剂或酊剂的制备。

五、浸出液的蒸发与干燥

药材浸出提取完成后，一般可得到大量浓度较低的浸出液，不适于直接用于临床或供制备其他制剂，必须经过适当的浓缩、干燥，来获得缩小体积的浓缩液或固体产物。如制备流浸膏或浸膏剂时，必须将浸出液除去部分或全部溶剂而制得。

(一) 浸出液的蒸发

蒸发是用加热的方法，使溶液中部分溶剂气化并除去，从而提高溶液浓度的工艺操作。

浓缩——将药液中的部分溶剂去除，使药液体积减少，用以提高药液浓度的方法。浓缩以蒸发为基础，浸出液的浓缩，主要就是借助蒸发来完成。

蒸发方式有自然蒸发和沸腾蒸发两种。由于后者的蒸发效率远超过前者，因此生产中一般多采用沸腾蒸发。

1. 影响蒸发效率的因素

（1）影响蒸发的主要因素：（见表 5-1）。

表 5-1　影响蒸发的主要因素

因素	影响结果
用于加热的蒸汽温度	越高，蒸发越快
被蒸发液体的温度	越高，蒸发越快
液体的蒸发面积	越大，蒸发越快
蒸发液面蒸气浓度	越大，蒸发越慢
液体表面上压力	越大，蒸发越慢

（2）提高蒸发效率的方法和措施：（见表 5-2）。

表 5-2　提高蒸发效率的方法和措施

方法	措施
增大传热温度差	提高加热蒸气压力（温度），减压蒸发
提高传热系数	搅拌、清除锅壁沉积物
增大液体表面积	广口蒸发锅，薄膜、沸腾蒸发
降低蒸发液面蒸气浓度	通风、吹散、吸除，减压蒸发
降低液体表面的压力	减压蒸发

2. 常用的蒸发方法与设备

（1）常压蒸发：指溶液在一个大气压下进行蒸发的操作。特点是液体表面压力大，蒸发需较高温度，耗时较长。适用于有效成分是耐热的，而溶剂为水。实验室少量蒸发可用瓷质蒸发皿；大生产用蒸发锅，多用夹套式，有的可旋转倾倒，以便出料。

（2）减压蒸发：指在密闭的蒸发器中，通过抽真空以降低其内部的压力，使溶液沸点降低而沸腾蒸发的一种操作。由于溶液的沸点降低，能防止和减少热敏性物料分解，蒸发效率高。适用于有效成分不耐热的浸出液的蒸发和有机溶剂的蒸发回收。减压蒸发常用设备有单效外循环蒸发器（图 5-4）、真空减压蒸发器（图 5-5）。

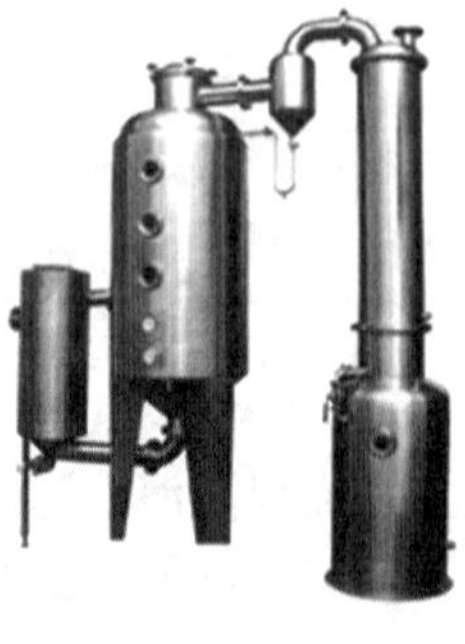

图 5-4　单效外循环蒸发器

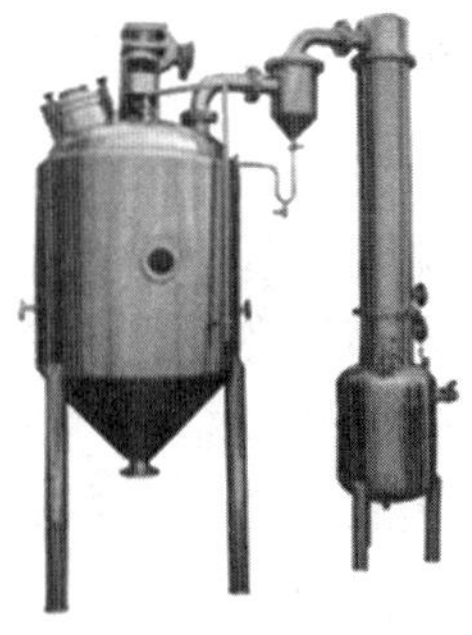

图 5-5　真空减压浓缩罐

（3）薄膜蒸发：指使液体形成薄膜状态而快速进行蒸发的操作。薄膜蒸发具有极大的气化表面，热的传播快而均匀，没有液体静压的影响，药液蒸发温度低、受热时间短、蒸发速率快，能较好地避免药物的过热现象。故适用于热敏性物料的处理，可连续操作并可缩短生产周期。

薄膜蒸发有两种方式：①液体薄膜快速在加热面流动而蒸发（易结垢）；②使药液剧烈沸腾产生大量泡沫，以泡沫内外表面为蒸发面。

根据薄膜形成机理和物料在器内的流动方向不同出现多种薄膜蒸发器，如升膜式蒸发器、降膜式蒸发器、刮板式蒸发器、离心薄膜蒸发器等。

知识链接

常用薄膜蒸发器

（1）升膜式蒸发器：形成的液膜与蒸发的汽流的方向相同，由下而上的并流上升。升膜式蒸发器（图5－6）不适用于较浓溶液的蒸发；它对黏度很大、易结晶或易结垢的物料也不适用。

（2）降膜式蒸发器：形成的液膜与蒸发的汽流的方向相同，液体重力与蒸汽作用从上到下流动。

降膜比升膜具有更多的优点，降膜式蒸发器（图5－7）可以蒸发浓度较高、黏度较大、热敏性的物料。仍不适用于易结晶或易结垢的物料。

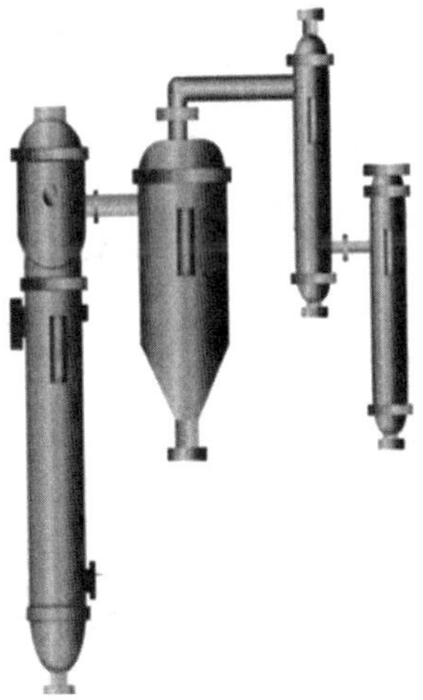

图5－6　升膜式薄膜蒸发器

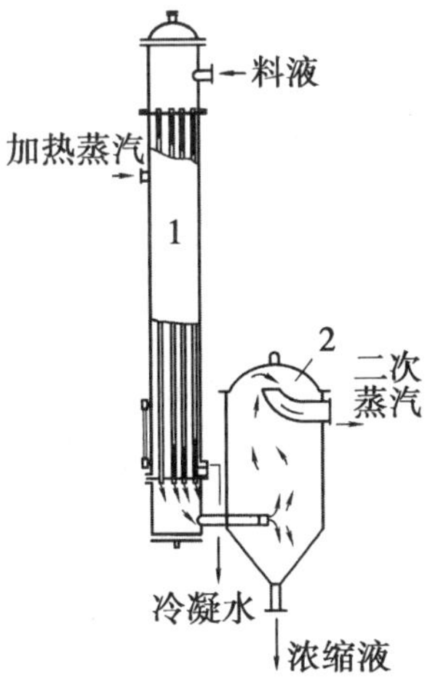

图5－7　降膜式蒸发器示意图

1. 蒸发室　2. 气液分离室

（二）干燥

干燥是将固体、半固体或浓缩液中的水分（或其他溶剂）除去，以获得干燥物品的工艺操作。在药剂生产中，药材除水，原辅料除湿，浸膏剂、片剂、颗粒剂等制备过程均用到干燥。

1. 影响干燥的因素

(1) 被干燥物料的性质、结构和形状：一般说来，物料呈结晶状、颗粒状、堆积薄者，较粉末状及膏状、堆积厚者干燥速率快；非结合水易去除，结合水难去除。

知识链接

结合水与非结合水

结合水：存在于细小毛细管中和细胞中的水分，结合力强，难除去。

非结合水：物料表面润湿、粗大毛细管、物料孔隙中的水分，结合力弱，易除去。

(2) 干燥介质的温度、湿度：相对提高温度可使干燥速率加快；降低空间相对湿度可提高干燥效率（除湿机、排风）。

(3) 干燥速度与干燥方法：干燥速度应适宜，不宜过快。静态干燥要逐渐升温，否则易出现结壳、产生假干现象（粉粒黏着、熔化结壳）；动态干燥，物料处于悬浮状态，大大增加其暴露面积，有利于提高干燥效率，如沸腾干燥、喷雾干燥。

(4) 压力：压力越小，干燥越快。减压能降低干燥温度、加快干燥，使产品疏松。

2. 干燥方法与设备

(1) 常压干燥：是在一个大气压下进行的干燥方法。本法设备简单、操作易行，但干燥时间长，温度较高，易因过热引起有效成分破坏。

常压干燥包括空气干燥和接触干燥。①空气干燥是将被干燥物料暴露在热空气或干燥空气中进行，如烘干干燥。由于物料处于静止状态，因此干燥速度较慢。该法适用于对热稳定的药材提取物及含湿固体物料，如中药材、固体粉末、湿颗粒及丸粒的干燥。常用设备有烘箱（图 5-8）和烘房。②滚筒干燥器是接触式干燥法的一种，将已浓缩到一定稠度的料液涂于滚筒加热面上使成薄层，借热传导方式进行干燥，此法蒸发面及受热面都有显著增大，可缩短干燥时间，干燥产品呈薄片状，易粉碎，此法还可连续生产。适用于中药浸膏的干燥和膜剂的制备。常用设备有单鼓式和双鼓式薄膜干燥器。

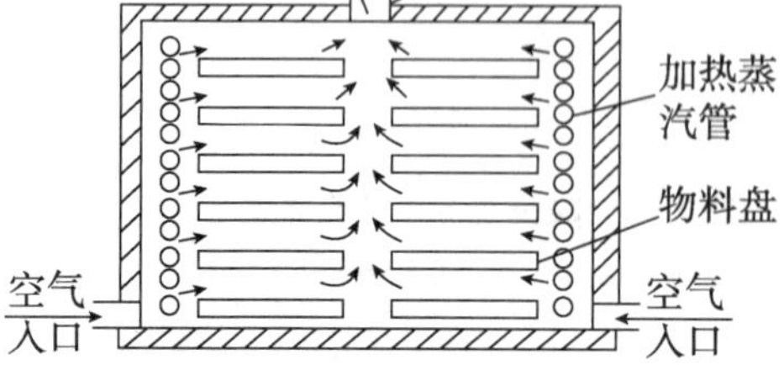

图 5-8　箱式干燥器示意图

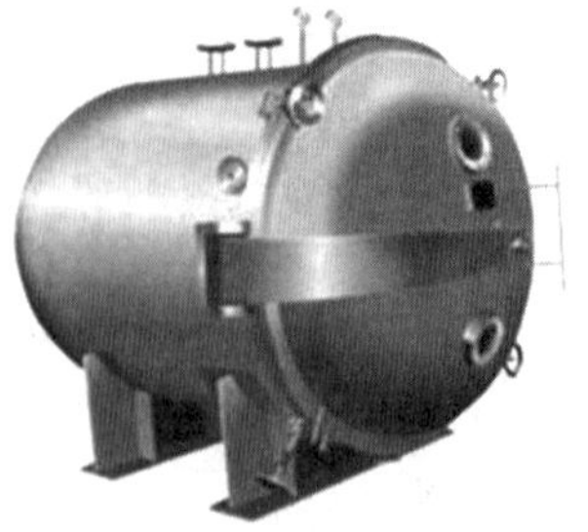

图 5-9　真空干燥器设备图

(2) 减压干燥：又称真空干燥，是指在密闭容器中通过抽气减压而进行干燥的一种方法。本法干燥温度低、速度快，产品质松易于粉碎，由于干燥是在真空状态下进行，较好地防止药物被氧化或污染。适用于热敏性物料或高温下易氧化物料。常用设备是真空干燥器（图 5-9）。

（3）喷雾干燥：是将浓缩到一定浓度的液态物料通过喷雾器，喷射成雾状液滴分散于一定流速的热气流中，与热空气发生强烈的热交换，迅速干燥获得干粉或颗粒的方法。本法蒸发面大，瞬间干燥（数秒至数十秒），在干燥过程中雾滴的温度一般 50℃左右，特别适用于热敏性液态物料的干燥；此外干燥品多为松脆的颗粒，溶解性能好。喷雾干燥技术在药剂生产中应用广泛，目前该方法是浸膏液的固体化制剂中最常用的方法之一。常用喷雾干燥设备见图 5-10。

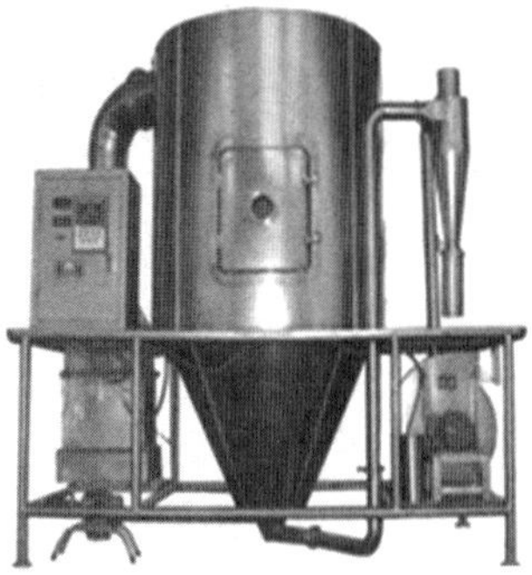

图 5-10 中药浸膏专用喷雾干燥机设备图

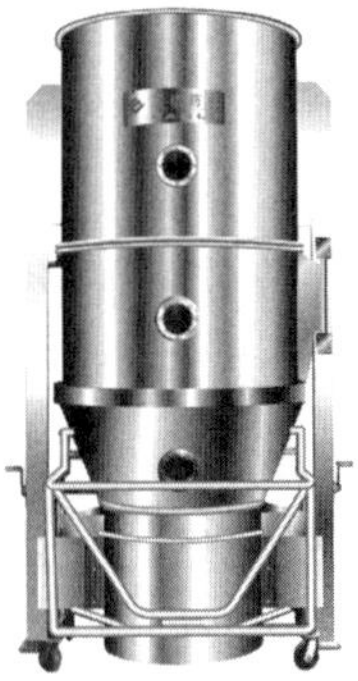

图 5-11 沸腾干燥机设备图

（4）沸腾干燥：沸腾干燥又称流化床干燥，是利用热空气流使湿颗粒悬浮，在流化状态下进行干燥的方法。此法是动态下进行的干燥过程，速度快、效率高、产品外观好；构造简单，操作方便且易于控制，在同一设备内可以进行连续操作，适合大规模生产。沸腾干燥适用于湿粒性物料，如片剂、颗粒剂、水丸、微丸的干燥。常用设备有单层圆筒沸腾干燥床（图 5-11），卧式多室沸腾干燥床（图 5-12、图 5-13）。

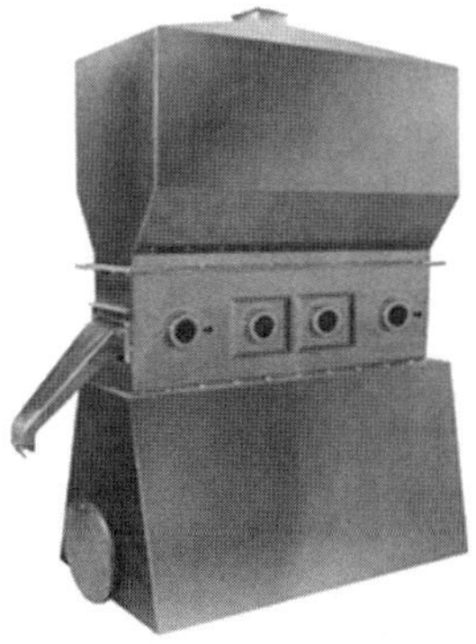

图 5-12 卧式沸腾干燥床设备图

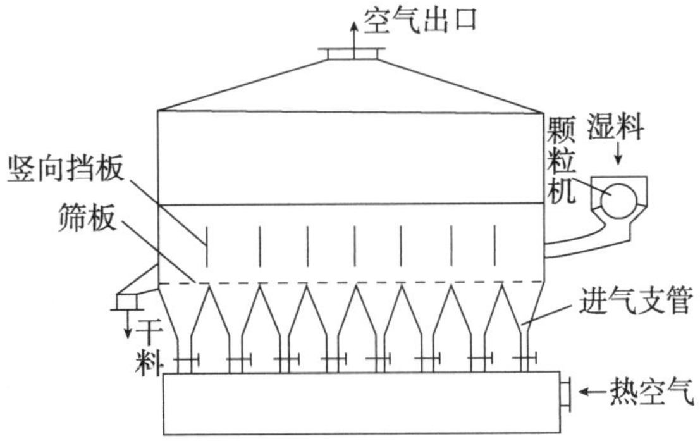

图 5-13 卧式多室沸腾干燥器示意图

（5）冷冻干燥：是将被干燥的液体物料在极低的温度下冷冻成固体，在低温、低压下利用冰的升华性能，使水分升华汽化而除去，以达到干燥的的一种方法，故又称为升华干燥。冷冻干燥法在低温条件下干燥，可以避免对热敏感药物的破坏，最大限度地保证生物产品的活性；高真空条件下干燥，干燥的成品疏松多孔，产品易溶解。尤适用于热敏性药物的干燥，如各种血液制品、生物制品、抗生素；也是浸出液固体化的常用方法。

此外，还有红外线干燥法、微波干燥、吸湿干燥等。

第三节　常用浸出药剂

一、汤剂

（一）概述

汤剂系指以中药饮片或粗粒为原料加水煎煮、去渣取汁制成的液体制剂。亦称“汤液”。主要供内服，也有煮汤供洗浴、熏蒸、含嗽等外用。是我国使用最早、应用最广的一种剂型。汤剂适应中医辨证论治的需要，具有随证加减、组方灵活、可以发挥方中多种药物成分的综合治疗作用、吸收快、制备简单等优点。但挥发性与热敏性成分损失，需临用煎制，服用量大，味苦，携带服用不方便，易霉败变质。

（二）制备方法

1. 汤剂的制法　汤剂主要用煎煮法制备。

先在药材饮片或粗颗粒中加适量的水浸泡适当时间，然后加热至沸腾，并维持微沸状态一定的时间，滤取煎出液，药渣再依法重复操作1～2次，合并各次煎出液。

2. 制备汤剂的注意事项

（1）汤剂质量影响因素：①煎药器具常用砂锅、陶器、搪瓷、不锈钢，不宜用铁器、铜器；②煎药材的加水量一般为药材量的5～10倍，先用冷水浸泡药材20～30分钟；③掌握好火候，沸前一般用武火，沸后用文火保持微沸状态；④煎煮时间和煎煮次数视成分性质、药材质地而定，一般煎煮2～3次，头煎20～25分钟，二煎15～20分钟。

（2）为提高汤剂的煎出量，减少挥发性物质损失和有效成分的破坏，应视各种药材所含成分的不同性质，入药时分别对待：

①先煎：质地坚硬，有效成分不易煎出的矿石类、贝壳类、角甲类药材，毒性药材如附子。

②后下：含挥发油的药材如薄荷、砂仁等，以及久煎分解或作用减弱的药材如钩藤、大黄等。

③包煎：花粉类药材如松花粉、蒲黄，含黏液质、淀粉较多的如浮小麦、车前子，细小种子类如苏子、菟丝子，附有绒毛药材如旋复花等。

④烊化：胶类或糖类，加适量水熔化后，冲入汤液中服用，即烊化。

⑤另煎：单独煎煮，其汁再与煎出液混合的方法，如人参、鹿茸等贵重药材。

⑥冲服：制成细粉，用其他药煎液冲服的方法，如羚羊角、人参、珍珠等贵重药材，难溶于水或挥发性强的药材。

（三）举例

举例 5－1

麻黄汤

【处方】麻黄 9g　桂枝 6g　炙甘草 3g　杏仁 9g

【制法】将麻黄先煎约 15 分钟，再加入甘草、杏仁合煎约 15 分钟，最后加入桂枝一起煎煮 15 分钟，滤取煎液；药渣第二次煎煮 25 分钟，滤取煎液；将二次煎液合并，即得。

本品用于辛温发表，用于治疗风寒感冒等症。口服，分二次温服。

【分析】麻黄中麻黄碱多存在于茎中心的髓部，故宜先煎；杏仁中的杏仁苷易酶解，不宜浸泡，并宜于沸后下药；桂枝含挥发性成分宜后下。

二、中药合剂与口服液

（一）概述

合剂系指饮片用水或其他溶剂，采用适宜方法提取制成的口服液体制剂（单剂量灌装者也可称“口服液”）。

中药合剂是在汤剂基础上改进发展的，是汤剂的浓缩品。浓度较高，服用量小，省去临时煎服的麻烦，质量较稳定，携带、贮存、服用方便安全，口服液常加入矫味剂，口感好，适合大规模生产。但不能随症增减。

（二）制备方法

1. 制备中药合剂（口服液）的方法与汤剂制法相似，制备工艺流程为：

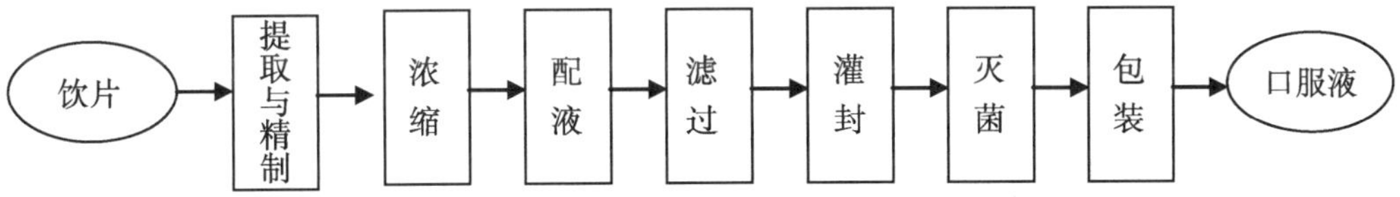

2. 制备要点

（1）浸出：常用煎煮法，用水煎 2～3 次，每次 1～2 小时。亦有用渗漉法等。

（2）浓缩：常常是浓缩至所需体积，或低于规定体积再加入其他有效成分。

（3）配液：精制浓缩液加溶剂稀释，调整 pH；若有效成分已知者，用溶剂调整至规定浓度，未知者用药材比重法调整至规定要求；必要时加入防腐剂、矫味剂等附加剂。

（4）灌封：经粗、精滤后，灌装（目前多用易拉盖灌装机）。

（5）灭菌：流通蒸汽灭菌或热压灭菌。

（三）质量要求

合剂应澄清，不得有酸败、异臭、产生气体或其他变质现象，允许有少量摇之易散的沉淀。一般应制定相对密度、pH 等检查项目，装量和微生物限度应符合规定。应密封，置阴凉处贮存。

（四）举例

举例 5－2

清热解毒口服液

【处方】石膏　670g　金银花　134g　玄参　107g　地黄　80g
连翘　67g　栀子　67g　甜地丁　67g　黄芩　67g
龙胆　67g　板蓝根　67g　知母　54g　麦冬　54g

【制法】以上十二味，除金银花、黄芩外，其余生石膏等十味先温浸 1 小时，煎煮二次（待沸腾后，稍冷加金银花和黄芩），第一次 1 小时，第二次 40 分钟，滤过，合并滤液，滤液浓缩至相对密度为 1.17，加入乙醇，使含醇量达 65%～70%，冷藏 48 小时，滤过，回收乙醇，加入 0.5%活性碳，加热 30 分钟，滤过，加水至 1000ml，滤过，灌封，灭菌，即得。

清热解毒。用于热毒壅盛所致发热面赤，烦燥口渴，咽喉肿痛等症；流感、上呼吸道感染见上述证候者。口服，一次 10～20ml，一日 3 次；或遵医嘱。

【分析】

（1）本品为棕红色的液体；味甜、微苦。pH 应为 4.5～6.5。

（2）本品用高效液相色谱法进行“含量测定”，每支含黄芩按黄芩苷（$C_{21}H_{18}O_{11}$）计，不得少于 10.0mg。

（3）金银花中主要成分为绿原酸，其对热不稳定，故需要减少提取受热的时间；黄芩中含有酶会分解黄芩中的黄芩苷，故需要沸水投料来破坏酶，也不能温浸。因而黄芩、金银花必须热水投料。

三、酒剂

（一）概述

酒剂又名药酒，系指饮片用蒸馏酒浸提制成的澄清液体制剂。药酒可加入糖或蜂蜜矫味和着色。酒剂多供内服，少数作外用，也有兼供内服和外用。

酒有行血通络散寒的功效，易于吸收和发散，助长药性，适用于治疗风寒湿痹、祛风活血、散瘀止痛的方剂。因含乙醇量高，故久贮不变质。但小儿、孕妇、心脏病、高血压患者不宜。

（二）制备方法

除另有规定外，酒剂一般采用浸渍法、渗漉法或其他适宜方法制备。内服药酒应以谷类酒为原料，所用蒸馏酒的浓度和用量应符合具体品种项下的要求。

1. 浸渍法　按浸渍条件不同有常温浸渍法和加热浸渍法二种。

（1）常温浸渍法：取饮片碎末或粗粉，置适宜容器中，加规定量的蒸馏酒密闭浸泡。除另有规定一般浸渍 14 日以上，每日搅拌，取出浸出液，压榨药渣，合并浸出液，滤过，加糖或蜜，密闭静置数日，滤清，灌装。

（2）加热浸渍法：将饮片置适宜容器中，加规定量的蒸馏酒密闭，或将饮片装于布袋中，悬于酒上部，密闭，置于水浴上低温浸取一定时间，或者用回流法浸取。

2. 渗漉法　按渗漉法操作，若处方中需加糖和蜂蜜矫味者，加入渗漉液中，搅匀密闭，静置，粗滤、精滤、灌装。

（三）质量要求

酒剂应澄清，贮藏期间允许少量轻摇即散沉淀。按《中国药典》一部检查乙醇量、总固体量、装量、微生物限度，应符合规定。除另有规定外，酒剂应密封，置阴凉处贮藏。

（四）举例

举例 5－3

三两半药酒

【处方】当归 100g　黄芪（蜜炙）100g　牛膝 100g　防风 5g

【制法】以上四味，粉碎成粗粉，按渗漉法，用白酒 2400ml 与黄酒 8000ml 的混合液作溶剂，浸渍 48 小时后，缓缓渗漉，在漉液中加入蔗糖 840g 搅拌溶解后，静置，滤过，即得。

益气活血，祛风通络。用于气血不和、四肢疼痛、感受风湿、筋脉拘挛。口服，一次 30～60ml，一日 3 次。

【分析】

（1）本品为黄棕色的澄清液体；气香，味微甜、微辛。

（2）本品乙醇量应为 20％～25％（《中国药典》一部附录Ⅸ M）。

（3）高血压患者慎服；孕妇忌服。

四、酊剂

（一）概述

酊剂系指饮片（药物）用规定浓度的乙醇提取或溶解制成的澄清液体制剂，也可用流浸膏稀释制成。酊剂多数供内服，少数供外用。不加矫味剂与着色剂。

酊剂除另有规定外，含毒性药酊剂，每 100ml 相当于原饮片（药物）10g；其有效成分明确者，应根据其半成品的含量加以调整，使符合各酊剂项下的规定；其他酊剂，每 100ml 相当于原饮片（药物）20g。

制备酊剂时由于用不同浓度的乙醇提取或溶解药物，对药材中的成分有一定的选择性，因而可减少杂质的含量，缩小剂量，便于服用，且久贮不变质。因为用乙醇为溶剂，应用上有一定局限性。

（二）制备方法

酊剂制备方法可按原料不同用溶解法、稀释法、浸渍法或渗漉法。

（1）溶解法：药物直接加入规定浓度的乙醇溶解至需要量，即得。适用于化学药物及中药有效部位或提纯品酊剂的制备。

（2）稀释法：以药物的流浸膏或浸膏为原料，加入规定浓度的乙醇稀释至需要量，静置至澄清，分取上清液，残液滤过，合并即得。

（3）浸渍法：依法浸渍至有效成分充分浸出，加溶剂至规定量后，静置 24 小时，滤过，即得。

（4）渗漉法：依法用溶剂适量渗漉，收集渗漉液达到规定量后，静置，滤过，即得。

浸渍法与渗漉法适用于用饮片为原料的酊剂制备。

（三）质量要求

有一定乙醇量和药物浓度要求。按《中国药典》一部检查乙醇量、甲醇量、装量和微生物限度，应符合规定。酊剂久置产生沉定时，在乙醇和有效成分含量符合规定的情况下可滤过除去沉淀，仍可使用。除另有规定外，酊剂应置遮光容器内密封，置阴凉处贮存。

（四）酊剂与酒剂的异同点

酊剂与酒剂都是含醇制剂，在医疗上有许多共同特点，如有效成分吸收快，均具有防腐作用，易于保存。酊剂与酒剂的主要不同点见表 5－3。

表 5－3　酊剂与酒剂的主要不同点

	酒剂	酊剂
溶剂	蒸馏酒	不同浓度乙醇
制法	浸渍法，渗漏法	渗漏法、溶解法、稀释法、浸渍法
药物	饮片	饮片、化学药、浸膏、流浸膏
质量要求	做固体项目检查	对药物含量有严格规定、有浓度要求
药剂浓度	无一定的规定	有一定规定
矫味剂	内服加	不加

（五）举例

举例 5－4

复方土槿皮酊

【处方】土槿皮 20g　水杨酸 6g　苯甲酸 12g　75％乙醇适量　共制 100ml

【制备】取土槿皮粗粉，加 75％乙醇 90ml，浸渍 3～5 天，滤过，残渣压榨，滤液与压榨液合并，静置 24 小时，滤过，自滤器上添加 75％乙醇，搅匀；将水杨酸及苯甲酸溶解在滤液中，再加适量 75％乙醇使成 100ml，搅拌均匀，滤过，即得。

本品能软化角质，有抗表皮霉菌作用，可用于汗疱型、糜烂型的手足癣及体股癣等。湿疹起泡或糜烂的急性炎症期忌用。本品外用，涂于患处，一日 1～2 次。

【分析】

（1）本品为棕红色的透明溶液。

（2）乙醇量应不少于 70％（《中国药典》一部附录Ⅸ M）。

（3）浸出用乙醇浓度应适宜，使有效成分提取完全，在浸渍过程中要防止乙醇挥发，要注意季节温度变化，以免影响浸出效果。

举例 5－5

碘酊

【处方】碘　　20g

碘化钾　　15g

乙醇　　500ml

纯化水　　适量

共制　　1000ml

【制法】取碘化钾，加纯化水 20ml 溶解后，加碘搅拌使其完全溶解，再加乙醇稀释，加纯化水适量使成 1000ml，搅匀，即得。

消毒防腐药。用于皮肤感染和消毒。

【分析】

（1）本品为红棕色的澄清液体；有碘与乙醇的特臭。

（2）碘化钾与碘作用生成络合物，使碘易溶于水中，配制时关键在于先将碘化钾溶于少量纯化水中，使成饱和或近饱和溶液，然后加碘搅拌溶解，有利于碘生成络合物。

（3）碘与碘化钾形成络合物后，能使碘在溶液中更稳定，不易挥发损失，且能有效地防止或延缓碘与水、乙醇发生化学反应。碘与水、乙醇的化学反应受光线的催化，故碘酊应置棕色瓶内，阴凉处保存。

（4）碘腐蚀性大，称量时应用蒸发皿或烧杯，不能用纸；碘易升华，应快速称取。

五、流浸膏剂与浸膏剂

（一）流浸膏剂

1. 概述　流浸膏剂是指饮片用适宜的溶剂提取，蒸去部分溶剂，调整浓度至规定标准而制成的液体制剂。除另有规定外，流浸膏剂每 1ml 相当于原饮片 1g。流浸膏剂常用于配制合剂、酊剂、糖浆剂、丸剂等剂型的原料，少数直接服用。

制备流浸膏剂常用不同浓度的乙醇为溶剂，少数以水为溶剂。流浸膏剂一般至少含 20% 以上的乙醇，如果是以水为溶剂的流浸膏，其产品中应该加入 20%～25%的乙醇作防腐剂。

流浸膏剂与酊剂中均含醇，但流浸膏剂蒸去部分溶剂，有效成分含量高，因此，容积、剂量及溶剂的副作用都有较小，但对热不稳定的有效成分可能受破坏，所以有效成分加热易破坏的药材不宜制成流浸膏剂。

2. 制备方法　流浸膏剂除另有规定外，一般采用渗漉法制备。制备工艺流程如下：

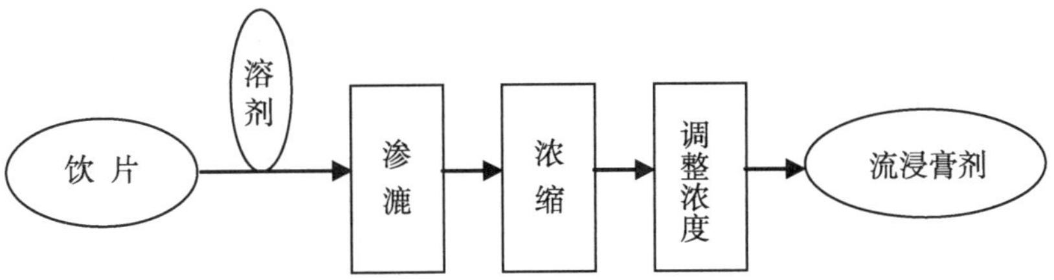

除另有规定外，渗漉时应收集药材量85%的初漉液，另器保存；续漉液低温浓缩到稠膏状，与初漉液合并，调整有效成分和乙醇量符合规定标准，静置24小时以上，过滤，即得。

某些以水为溶剂的流浸膏剂，也可用煎煮法制备；也有的是用浸膏按溶解法制成的，如甘草流浸膏等。

3. 质量要求和检查　流浸膏剂应符合各该制剂含药量规定；流浸膏剂久置后易发生沉淀，可过滤除去，测定有效成分含量，调整至规定标准，仍可使用。按《中国药典》一部附录检查乙醇量、装量和微生物限度，应符合规定。除另有规定外，流浸膏剂应置遮光容器内密封，置阴凉处贮存。

知识链接

流浸膏剂贮存过程中出现沉淀时的处理方法

可按下两法处理：

（1）可以滤过或倾泻除去沉淀，测定含量，适当调整后，使符合规定标准，仍可使用。

（2）如果沉淀是因乙醇含量降低引起，先调整乙醇含量，再按上法处理。

4. 举例

举例 5－6

当归流浸膏

【处方】当归（粗粉）1000g　　乙醇（70%）适量　　共制1000ml

【制法】取当归粗粉1000g，照渗漉法用70%乙醇作溶剂，浸渍48小时，缓缓渗漉，收集初漉液850ml，另器保存，继续渗漉，至漉液近无色或微黄色为止，收集续漉液，在60℃以下浓缩至稠膏状，加入初漉液850ml，混合，用70%乙醇稀释至1000ml，静置数日，滤过，即得。

用于月经不调，痛经。口服，一次3～5ml，一日9～15ml。

【分析】

（1）本品为棕褐色的液体；气特异，味先微甜后转苦麻。

（2）本品含乙醇量应为45%～50%（《中国药典》一部附录Ⅸ M）。

（3）总固体测定：精密量取本品10ml，置称定重量的蒸发皿中，置水浴上蒸干后，在100℃干燥3小时，称定重量，遗留的残渣不得少于3.6g。

（二）浸膏剂

1. 概述　浸膏剂系指饮片用适宜溶剂提取，蒸去大部分或全部溶剂，调整浓度至规定标准而制成的膏状或粉状的固体制剂。除另有规定外，浸膏剂每1g相当于原饮片2～5g。含有生物碱或有效成分明确的浸膏剂，需经过含量测定后，用稀释剂调整至规定的规格标准。浸膏剂除少数直接用于临床外，一般作为半成品原料用于制备其他制剂如软膏、丸剂、散剂、胶囊剂、颗粒剂、片剂等。

浸膏剂按干湿程度不同分为稠浸膏剂和干浸膏剂两种。稠浸膏剂为半固体，稠膏状，具有黏性，含水量为15%～20%；干浸膏为粉末状，含水量约为5%，其中含有稀释剂或不含稀释剂。浸膏剂中常加入的稀释剂有淀粉、乳糖、蔗糖、氧化镁、磷酸钙、药渣等。

浸膏剂不含或含少量溶剂，有效成分含量高，且有效成分较稳定。但在其制备过程中有效成分需较长时间受热，对热不稳定成分的损失可能较流浸膏剂大。另外，浸膏剂易吸湿结块，稠浸膏易失水硬化。

2. 制备方法　除另有规定外，浸膏剂可用煎煮法或渗漉法制备。制备工艺流程如下：

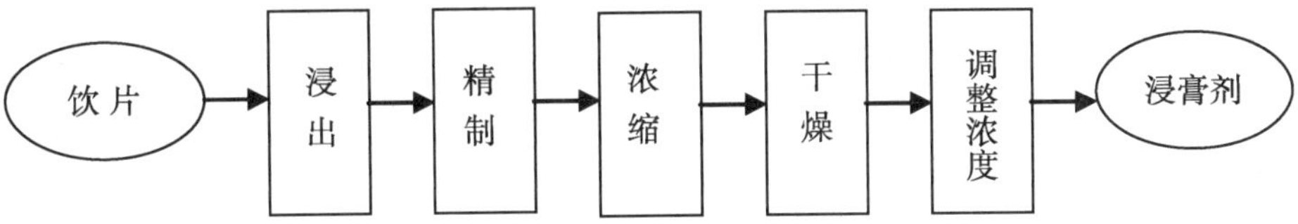

3. 制备注意事项

（1）常用的精制方法有：①加热煮沸，使蛋白质等物质凝固，放冷后滤过除去；②加入适量的乙醇，放置一定时间，使醇不溶物（如蛋白质、黏液质、糖等）沉淀，滤过除去。

（2）浸出、精制得到的煎液或漉液，一般低温浓缩至稠膏状；稠膏有的可以直接用于制备其他制剂，有的还需干燥制成粉状干浸膏。

（3）干燥可以根据有效成分对热的稳定性选择适宜的干燥方法进行，或可将浸膏摊铺在烘盘内使成一薄层，在80℃以下干燥；也可在浸膏中掺入适量原药细粉或药渣粉、淀粉等适宜稀释剂稀释后再进行干燥；还可采用喷雾干燥法干燥。

（4）将制品进行含量测定后，酌加稀释剂调整浓度至符合标准；或不经含量测定，直接加入稀释剂调整至需要量，研匀，过筛，即得。

4. 质量要求

浸膏剂应符合各该制剂含药量规定，除另有规定外，应置遮光容器内密封，置阴凉处贮存。按《中国药典》一部检查装量和微生物限度，应符合规定。

5. 举例

举例 5－7

甘草浸膏

【处方】甘草 1000g　　　蒸馏水　适量

【制法】取甘草，润透，切片，加水煎煮3次，每次2小时，合并煎液，放置过夜使沉淀，取上清液浓缩至稠膏状，取出适量，测定甘草酸含量，调节使符合规定，即得。

缓和药，常与化痰止咳药配伍应用，用于支气管炎、咽喉炎、支气管哮喘、慢性肾上腺皮质功能减退症。口服，一次1g，一日3次。

【分析】

（1）本品为棕褐色的固体；有微弱的特殊臭气和持久的特殊甜味。

（2）本品含甘草酸（$C_{42}H_{62}O_{16}$）不得少于20.0%；水中不溶物含量不得超过5%；干燥失重不得超过10.0%；总灰分不得超过12.0%。

（3）甘草的甜味成分是甘草酸钾盐及钙盐，常因发酵水解而转变成水溶性较小的甘草酸，所以浸出时酌加适量的纯碱可以提高浸出率。

六、煎膏剂（膏滋）

（一）概述

煎膏剂系指饮片用水煎煮，取煎煮液浓缩，加炼蜜或糖（或转化糖）制成的半流体制剂。也称膏滋。

煎膏剂主要用于滋补为主，同时具有缓和的治疗作用，多用于慢性疾病。由于煎膏剂经浓缩并含较多的炼蜜或糖，故药物浓度高、体积小，味美可口，服用方便，尤其适用于小儿、老人和需长期服药患者。但煎膏剂制备时需较长时间的加热浓缩，因此凡受热易变质及含挥发性有效成分的饮片不宜制成煎膏剂。

（二）制备方法

煎膏剂的制法一般按煎煮法进行。制备工艺流程如下：

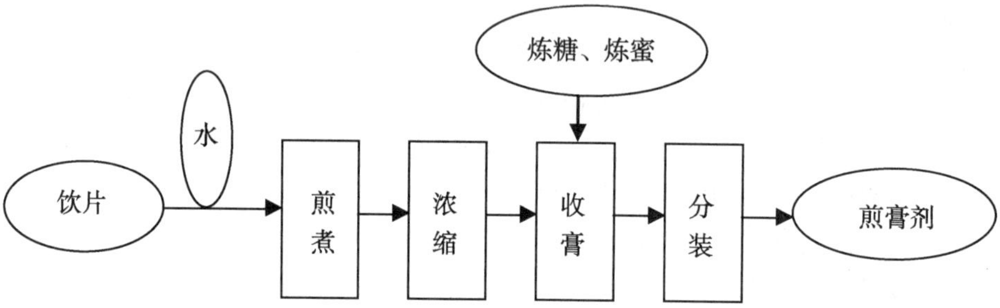

制备注意事项：

（1）浓缩：煎液过滤后，采用适当的方法与设备浓缩至各品种规定的相对密度，或者趁热将浓缩液滴于吸水纸上，以液滴的周围无渗出水迹为度，即得“清膏”。

（2）糖及蜜的炼制：用糖、蜂蜜等制备煎膏剂时，必须经炼制处理。制备煎膏时选用优质蜂蜜（蜂蜜炼制见第十章）。炼糖的原料常用蔗糖、冰糖、红糖、饴糖等，采用传统炒糖法或转化糖法来炼制。炼糖的目的是去除水分，净化杂质和杀死微生物；同时炼糖时使糖部分转化生成味甜可口的转化糖并具有还原性，可延缓易氧化的药物变质。控制糖的转化率（一般40%～50%），可防止煎膏剂产生“返砂”（煎膏剂贮藏一定时间后析出糖的结晶的现象）。

知识链接

糖的炼制

（1）传统炒糖法：将蔗糖置锅内，加适量水，直火加热熬炼，并不断炒拌至糖液显金黄色，泡发亮光及微有青烟发生时，停止加热。

（2）转化糖法：夹层锅内，将蔗糖加水50%左右，用蒸气加热煮沸30分钟，加入糖量0.1%的酒石酸。炼糖方法：取蔗糖加入糖量一半的水，加入0.1%酒石酸，加热溶解，保持微沸（110～115℃）2小时，至糖液金黄色、透明清亮，冷却至70℃，加入碳酸氢钠中和后备用。

(3) 收膏：取清膏，加入规定量的炼蜜或糖（或转化糖），若需加饮片细粉，待冷却后加入，搅拌混匀。除另有规定外，炼蜜或糖（或转化糖）加的量，一般不超过清膏量的3倍。收膏时随着稠度的增加，加热温度要相应降低，并需不断搅拌。待膏汁用棒挑起呈薄片状流下时（一般相对密度在1.4左右），即可出锅。

(4) 分装：将煎膏分装于洁净、干燥、灭菌的大口容器中，充分冷却后加盖密闭；或分装后灭菌。

（三）质量要求

煎膏剂要求质地细腻、稠度适宜，无焦臭味、异味，无糖结晶析出；加40倍水稀释，3分钟后观察，不得有焦屑等异物。

按《中国药典》一部检查装量和微生物限度，相对密度应符合规定。除另有规定外，煎膏剂应密封，置阴凉处贮存。

（四）举例

举例5－8

益母草膏

【处方】益母草1000g　　红糖　适量

【制法】取益母草，切碎，加水煎煮二次，每次2小时，合并煎液，滤过，滤液浓缩至相对密度为1.21～1.25（80～85℃）的清膏。按每100g清膏加红糖200g，加热溶化，混匀，浓缩至规定的相对密度，即得。

活血调经。用于血瘀所致的月经不调、产后恶露不绝。口服，一次10g，一日1～2次。

【分析】

(1) 本品为棕黑色稠厚的半流体；气微，味苦、甜。

(2) 收膏注意用文火，以免焦化。

(3) 孕妇禁用。

第四节　浸出制剂的质量控制

浸出药剂的质量如何，不仅关系到浸出药剂本身的疗效的发挥，同时，还影响到以浸出药剂为原料制备的片剂、胶囊剂等剂型的质量。但由于药材含有的成分复杂，故控制浸出药剂的质量是一个极其复杂问题。主要从以下几个方面对浸出药剂质量进行控制。

一、药材的来源、品种与规格

药材的来源、品种与规格是浸出药剂质量的基础。中国地域辽阔，药材品种繁多，加之产地、土壤与生态环境、采集季节的不同亦造成有效成分含量不同。因此，制备浸出药剂必须控制药材质量。《中国药典》首次明确了中医临床配方和中成药投料所用的药味均为饮片，并规定制剂中使用的饮片，均应符合药典的规定；药典未收载的药材和饮片，应符合国务院药品监督管理部门或省市的有关规定。所以，要按药典及地方标准收载的品种及规格要求选用饮片，对饮片的外形、质地、色、臭、味等外观特征及显微特征要加以鉴别，加强专属性鉴别，确保浸出药剂投料的真实性和有效性。

二、制法规范

制备方法与制品的质量密切相关。在药材品种确定后，要根据浸出药剂的种类，选择适宜的提取方法，使有效成分充分浸出。如解表药方剂采用传统的煎煮法提取有效成分时，则易造成有效成分挥发损失，若先用蒸馏法提取挥发性成分，再采用煎煮法则能提高疗效；因此，浸出药剂的制备方法须规范化。《中国药典》收载了主要剂型的制剂通则，凡属药典收载的浸出药剂，都应按照药典的规定制备。

有效成分为已知的药材，在提取过程中应控制其有效成分的含量，使浸出药剂达到质量标准的要求。对有效成分未知的药材，必须严格控制提取工艺条件的一致性，如溶剂的种类和用量、提取的时间、蒸发浓缩的温度，精制时所用乙醇的浓度等，以保证每一批提取物具有相同的质量和药效。

三、理化标准

（一）鉴别

浸出药剂可用无干扰、专属性强、灵敏、快速、简捷的特殊反应进行鉴别，从而证实选用饮片的正确性，以及控制浸出药剂的质量，包括显微、理化、色谱、光谱等，目前多采用薄层色谱法鉴别，《中国药典》一部收载的品种中用薄层色谱法鉴别的已达 4001 项。

（二）含量控制

1. 化学测定法　本法用于有效成分明确，且能通过化学方法加以定量测定的药材。如含生物的颠茄、阿片等浸出制剂都用此法。

2. 仪器分析法　随着科技的发展和进步，现代分析技术已广泛用于浸出药剂的含量测定。《中国药典》大量使用了高效液相色谱法等技术，用于控制中药制剂的质量，并由单一指标成分定性、定量转向活性有效成分、多指标成分质量控制；此外首次将指纹图谱纳入质量标准，共有 13 个品种要求用指纹图谱进行检测，保证药品质量稳定均一。

3. 生物测定法　是利用药材浸出成分对动物机体或离体组织所发生的反应，来确定浸出药剂含量的方法。此法适用于含有尚无适当化学测定法和仪器测定方法的毒剧药材的药剂，如洋地黄生物检定法系比较洋地黄标准品与供试品对鸽的最小致死量，以测定供试品的效价。

4. 药材比量法　指浸出药剂若干容量或重量相当于饮片多少重量的测定方法。在药材成分还不明确，且无其他适宜方法测定时，可以作为参考指标。《中国药典》2010 版附录对酊剂、流浸膏剂、酒剂等仍采用此法控制质量。

（三）乙醇含量测定

多数浸出药剂是用乙醇制备的，而乙醇含量的高低影响有效成分的溶解度，故此，《中国药典》对这类浸出药剂规定了含醇量的检查。

酒剂、酊剂、流浸膏需进行含醇量测定，测定方法按《中国药典》一部乙醇量测定法（附录Ⅸ M）。

（四）检查

为了有效地控制浸出药剂质量，应对浸出药剂作必要的检查，如制剂的检查、澄清度检查、水分检查、灰分检查、固体物检查、pH检查及相对密度检查等，其中制剂通则中的主要检查项目如下：

1. 甲醇量检查　酊剂、酒剂要进行甲醇量检查，按《中国药典》一部甲醇量检查法（附录Ⅸ T）检查，应符合规定。

2. 相对密度检查　合剂、口服液及煎膏剂应做相对密度检查，按《中国药典》一部相对密度测定法（附录Ⅶ A）测定，应符合各品种项下规定。

3. 最低装量检查　按中国药典一部最低装量检查法（附录Ⅻ C）检查，应符合规定。

四、卫生学标准

卫生学标准是指微生物限度标准，检查微生物限度也是控制浸出药剂质量的手段之一，检查项目包括细菌总数、真菌数、酵母菌数及控制菌检查。微生物限度检查应在环境洁净度10000级下的局部洁净度100级的单向流空气区域内进行。检验全过程必须严格遵守无菌操作，防止再污染。具体依据《中国药典》一部微生物限度检查法（附录ⅩⅢ C）检查，应符合规定。

小　结

浸出药剂系指用适当的浸出溶剂和方法，从药材中浸出有效成分，经适当精制与浓缩得到的供内服或外用的一类制剂，浸出药剂的特点是多效性、药效缓和、持久、毒性低、浓度高，易沉淀变质；浸出药剂的分类；原药材的处理方法，常用浸出溶剂和浸出辅助剂；影响浸出的因素中，保持最大的浓度差浸出的关键；常用浸出方法有煎煮法、浸渍法、渗漉法，各浸出方法的特点及适用、工艺流程、操作方法及注意事项。蒸发和干燥的作用、影响因素，常用的蒸发和干燥方法与设备。常用浸出药剂包括汤剂、合剂和口服液、酒剂、酊剂、流浸膏剂和浸膏剂、煎膏剂，每种浸出药剂的概念、特点、浓度要求、制备工艺流程、制备要点以及注意、质量要求，还有典型处方举例。浸出制剂的质量控制包括药材的质量控制、制法规范和成品的质量控制（含量测定、含醇量测定、检查等理化标准；卫生学标准）。

（李　坚）

自 测 题

一、名词解释

浸出药剂　　流浸膏剂
浸渍法　　浸膏剂
渗漉法　　煎膏剂

二、单项选择题

1. 浸出药剂是一类比较复杂的药剂，其主要特点体现在
   A. 组成单纯
   B. 具有原药材各浸出成份的综合疗效
   C. 不易发生沉淀和变质
   D. 药理作用强烈
   E. 制剂贮藏期较稳定

2. 下列属于醇性浸出药剂的是
   A. 中药合剂
   B. 颗粒剂
   C. 口服液
   D. 汤剂
   E. 流浸膏剂

3. 为提高浸出效率，常采取一些措施，下列哪一项措施是错误的
   A. 选择适宜的溶剂
   B. 恰当地升高温度
   C. 加大浓度差
   D. 将药材粉碎得越细越好
   E. 加表面活性剂

4. 下列有关浸出方法的叙述，哪条是错误的
   A. 渗漉法适用于新鲜及无组织性药材的浸出
   B. 浸渍法适用于黏性及易于膨胀的药材的浸出
   C. 浸渍法不适于需制成较高浓度制剂的药材浸出
   D. 渗漉法适用于有效成分含量低的药材浸出
   E. 欲制制剂浓度高低是确定渗漉速度的依据之一

5. 浸出的关键在于保持下列哪项目标，以使浸出顺利进行并达到完全
   A. 最高的 pH 值
   B. 最大的浓度差
   C. 较长的时间
   D. 较高的温度
   E. 较大压力

6. 下列关于渗漉法优点的叙述中，错误的是
   A. 有良好的浓度差
   B. 溶媒的用量较浸渍法少
   C. 浸出效果较浸渍法好
   D. 操作比浸渍法简单易行
   E. 对药材的粗细要求较高

7. 下列不属于常用浸出方法的是
   A. 煎煮法
   B. 渗滤法
   C. 浸渍法
   D. 回流法
   E. 醇提水沉淀法

8. 对于含易挥发性成分的药材或有效成分对热不稳定的药材在煎煮时应
   A. 先煎
   B. 包煎
   C. 后下
   D. 另煎
   E. 烊化

9. 下列浸渍法的叙述，错误的是
   A. 设备简单
   B. 适用于黏性和无组织结构药材的浸出
   C. 溶剂用量较多
   D. 适用于贵重药材的浸出
   E. 要进行液渣分离操作

10. 渗漉法的正确操作为
A. 粉碎→润湿→装筒→浸渍→排气→渗漉
B. 粉碎→润湿→装筒→浸渍→渗漉→排气
C. 粉碎→装筒→润湿→浸渍→排气→渗漉
D. 粉碎→润湿→装筒→排气→浸渍→渗漉
E. 粉碎→润湿→浸渍→装筒→排气→渗漉

11. 渗漉法操作错误的项是
A. 浸渍前要排气
B. 药材适当粉碎
C. 药粉装筒后要润湿
D. 渗漉前要浸渍
E. 药粉装入筒中要均匀

12. 蒸发的目的是
A. 浓缩制品
B. 杀灭微生物
C. 回收溶剂
D. 提高药剂稳定性
E. 获得干燥制品

13. 加快蒸发速度的正确方法是
A. 增大液体的表面积
B. 降低液面外蒸气温度
C. 增大液面外蒸气浓度
D. 增加液体表面的压力
E. 以上都不是

14. 关于喷雾干燥的特点叙述中正确的是
A. 水分蒸发较慢
B. 耗能较多
C. 对热敏感药物易变质
D. 含糖较多的提取液适宜用此法干燥
E. 干燥室雾滴温度在100℃以下

15. 酊剂在贮存过程中出现沉淀应如何处理
A. 过滤除去即可
B. 应在乙醇含量符合要求的情况下才能过滤除去
C. 应在有效成分含量符合要求的情况下才能过滤除去
D. 应在乙醇、有效成分含量均符合要求的情况下才能过滤除去
E. 不宜除去

16. 下列不属于酊剂的制备方法的是
A. 浸渍法
B. 煎煮法
C. 溶解法
D. 稀释法
E. 渗漉法

17. 下列关于碘酊的叙述错误的是
A. 碘、碘化钾均有消毒杀菌作用
B. 碘化钾为助溶剂
C. 碘化钾增加制剂的稳定性
D. 碘不能放在称量纸上称取
E. 需将碘先溶于碘化钾的浓溶液中

18. 酒剂与酊剂的不同点是
A. 含醇制剂
B. 具防腐作用
C. 吸收迅速
D. 浸出溶剂
E. 有效成分含量较高

19. 流浸膏剂与酊剂的相同点是
A. 制剂形态
B. 药液浓度
C. 服用剂量
D. 所含乙醇的量

E. 有效成分受热程度

20. 下列浸出制剂中，哪一种主要作为原料而很少直接用于临床
A. 口服液
B. 合剂
C. 酒剂
D. 酊剂
E. 浸膏剂

三、简答题

1. 影响浸出的主要因素是什么？保持最大浓度差的方法有哪些？
2. 渗漉法的操作方法和注意事项？
3. 酊剂与酒剂的异同点是什么？
4. 浸出药剂的质量控制要注意哪些方面？

第六章　液体药剂

学习目标

1. 掌握液体药剂的含义、分类以及常用液体药剂的制备方法。
2. 熟悉各种类型液体药剂的定义、特点、稳定性、质量要求。
3. 了解液体药剂的质量评价；不同给药途径用液体制剂；包装与贮藏。

第一节　概　述

一、液体药剂的概念和特点

（一）液体药剂的概念

液体药剂系指药物分散在适宜分散介质中制成液体形态的药剂，可供内服或外用。对于浸出法和灭菌法及无菌操作法制备的液体药剂，如浸出制剂、注射剂、滴眼剂等，由于制法和要求特殊，将分别在浸出制剂和注射剂专章叙述。

（二）液体药剂的特点

液体药剂的临床应用十分广泛，其优点是：①药物的分散度大，吸收快，能迅速发挥药效；②给药途径广泛，可用于内服，也可用于皮肤和黏膜等；③易于分取剂量，服用方便，特别适用于婴幼儿和老年患者；④可减少某些药物的刺激性（如溴化钠、碘化钾、硫酸镁、水杨酸钠、水合氯醛等），若制成液体制剂可控制浓度而减少刺激性。

液体药剂的不足之处：①药物易受分散介质的影响，易引起药物的化学降解，使药效降低甚至失效；②水性液体药剂易霉败，需加入防腐剂；③易产生物理稳定性问题；④液体药剂体积较大，携带、运输、贮存都不方便。

二、液体药剂的质量要求

液体药剂的质量要求包括：①液体药剂的有效成分含量应准确、稳定、符合药典要求；②均相液体药剂应为澄明溶液，非均相液体药剂中的药物粒子应细小而均匀分散；③口服液体药剂应外观良好，口感适宜，外用液体药剂应无刺激性；④有一定防腐能力，贮存与使用过程中不得发生霉变现象；⑤包装容器应符合有关规定，方便患者携带和使用。

三、液体药剂的分类

（一）按分散系统分类

- 液体药剂
  - 均相液体药剂（分子或离子分散）
    - 低分子（或离子）溶液剂 —— 溶液型液体药剂
    - 高分子溶液剂 —— 胶体溶液型液体药剂
  - 非均相液体药剂（微粒分散）
    - 溶胶分散体系 —— 胶体溶液型液体药剂
    - 粗分散体系
      - 乳剂
      - 混悬剂

液体药剂按分散体系分类，其分散相粒子的大小决定了分散体系的特征，见表6-1。

表6-1　分散体系中粒子大小与特征

液体类型	粒子大小（nm）	特征
溶液型液体药剂	＜1	以小分子或离子分散，体系稳定
高分子溶液剂	1～100	高分子化合物以分子分散，体系稳定
溶胶剂	1～100	以胶体微粒分散，有聚结不稳定性
混悬液	＞100	以固体微粒分散，有聚结和重力不稳定性
乳剂	＞100	以液滴分散，有聚结力和重力不稳定性

（二）按给药途径分类

1. 内服液体药剂　如合剂、糖浆剂、溶液剂、混悬剂、乳剂、滴剂等。

2. 外用液体药剂

（1）皮肤科：如洗剂、搽剂等。

（2）五官科：如滴耳剂、滴鼻剂、洗耳剂等。

（3）口腔科：如含漱剂、滴牙剂等。

（4）直肠、阴道用：灌肠剂、灌洗剂等。

第二节　液体药剂的溶剂和附加剂

液体药剂的溶剂（也称为分散介质），对液体药剂的性质和质量均有影响，同一药物选用的溶剂不同，其作用与用途也不同，如碘的水溶液可内服用于治疗地方性甲状腺肿，而乙醇溶液外用于消毒，甘油溶液则用于黏膜。因此制备液体药剂时应根据药物的性质及医疗用途，选择适宜的溶剂。溶剂选择的条件是：①毒副作用小；②化学性质稳定；③不影响药效发挥；④不影响含量测定；⑤价廉易得。

此外，为确保液体药剂的稳定性及满足临床应用需要，除溶剂外，还需加入一些附加剂，如增溶剂、助溶剂、助悬剂、乳化剂、矫味剂、防腐剂等。

一、液体药剂常用溶剂

液体药剂的常用溶剂按其极性大小分为极性溶剂、半极性溶剂和非极性溶剂三类。

（一）极性溶剂

1. 纯化水 水是最常用溶剂。本身无药理作用，能与乙醇、丙二醇、甘油等以任意比例混溶，能溶解大多数无机盐和极性大的天然或合成的有机物质，如糖类、苷类、生物碱盐、树胶、黏液质、蛋白质、鞣质、酸类及色素等。但水无防腐作用，因此水性液体药剂易霉变，不宜久贮。

2. 甘油 甘油能与水、乙醇、丙二醇等溶剂以任意比例混溶，黏度大，对苯酚、硼酸、鞣质的溶解度比水大。无水甘油有吸水性，对皮肤、黏膜有刺激性，但含水10%的甘油无刺激性，且对某些药物的刺激性有缓和作用。外用液体药剂中，甘油还具有保湿、滋润皮肤、延长药效等作用。含甘油30%以上时还有防腐作用。

3. 二甲基亚砜（DMSO） 为无色澄明液体，溶解范围广，有“万能溶剂”之称。其60%的水溶液冰点为−80℃，故有良好的防冻作用。本品对皮肤和黏膜的穿透力很强，但对皮肤略有刺激性。

（二）半极性溶剂

1. 乙醇 为常用溶剂，能与水、甘油、氯仿、乙醚等以任意比例混溶，能溶解大多数有机药物和天然药材中的有效成分，如苷类、生物碱及其盐、挥发油、树脂、鞣质、某些有机酸及色素等。含乙醇20%以上具有防腐作用。但乙醇具较强的药理作用，并对黏膜有刺激性，且有易挥发、易燃烧等缺点。

2. 丙二醇 药用丙二醇为1，2-丙二醇，为无色澄明黏稠液体，其黏度较甘油小，味微甜。本品毒性小，无刺激性，能与水、乙醇、甘油任意比例混溶，可溶解磺胺类药物、局麻药、维生素A、维生素D及性激素等。一定比例的丙二醇与水的混合溶剂能延缓许多药物的水解，增强制剂稳定性。

3. 聚乙二醇（PEG） 液体药剂中常用PEG300～PEG600，为无色、澄明、略黏稠的液体，理化性质稳定，能与水、乙醇、甘油、丙二醇任意比例混溶。聚乙二醇与水组成的混合溶剂是一种良好溶剂，且可抑制某些药物的水解作用，在外用药剂中还具有与甘油类似的保湿作用。

（三）非极性溶剂

1. 液状石蜡 系自石油中制得的多种液状烃的混合物。为无色、无臭、澄明油状液体，在水或乙醇中均不溶，能与氯仿、乙醚或挥发油混溶，能溶解非极性药物。液状石蜡在肠道中不分解也不吸收，有润肠通便作用。可作口服药剂和搽剂的溶剂。

2. 脂肪油 常用豆油、花生油、芝麻油等，能溶解油溶性药物，如挥发油、激素、游离生物碱和芳香族化合物。脂肪油易酸败，易与碱性药物发生皂化反应。一般用于外用液体药剂中，如洗剂、搽剂、滴鼻剂等。

二、液体药剂的防腐

液体药剂易被微生物污染而变质，特别是含有糖类、蛋白质等的水性液体药剂，更易引起微生物的滋长和繁殖。被微生物污染的液体药剂严重影响药剂质量，危害人体健康，不能再供临床应用。

（一）防腐措施

1. 防止污染 防止微生物污染是防腐的首要措施。生产时制剂车间的洁净度、工作人员的卫生要求及工艺操作必须严格按GMP进行管理，尽量减少或防止微生物污染。

2. 添加防腐剂　在液体药剂的制备过程中要完全避免微生物污染是很困难的，除此以外，用药时多次开启瓶盖也可能引起微生物污染。因此在液体药剂中添加适宜的防腐剂，抑制微生物的增殖，也是防腐的重要措施。

（二）常用的防腐剂

防腐剂亦称抑菌剂，系指抑制微生物生长、繁殖的化学物质。使用时，若低于抑菌浓度则达不到抑菌目的；若浓度过大，有时也有杀灭微生物的作用。因大多数防腐剂都有一定的毒性，故应尽量少用或不用。液体药剂中常用的防腐剂见表 6-2。

表 6-2　常用的防腐剂

名称	主要特点	应用
苯甲酸与苯甲酸钠	防腐作用是靠分子状态存在的苯甲酸，故在酸性溶液（pH＜4）中抑菌效果较好	苯甲酸常用浓度为 0.1%～0.3%，一般配成 20%的乙醇溶液备用；苯甲酸钠常用浓度为 0.2%～0.5%
对羟基苯甲酸酯类（尼泊金类）	羟苯甲酯、乙酯、丙酯、丁酯，抑菌作用随烷基碳原子数的增加而增强。在酸性溶液中作用较强，在弱碱性溶液中作用减弱	本类防腐剂混合使用抑菌效果更好，如乙酯与丙酯（1∶1）合用或乙酯与丁酯（4∶1）合用，浓度均为 0.01%～0.25%
山梨酸	本品的防腐作用是未解离的分子，在酸性溶液中抑菌效果较好	常用浓度为 0.05%～0.2%
季铵盐类	常用的有苯扎溴铵（新洁尔灭）、苯扎氯铵（洁尔灭）和度米芬等。本类防腐剂具有一定的杀菌、防腐作用	供外用。常用浓度为 0.02%～0.2%
其他防腐剂	醋酸氯己定（醋酸洗必泰） 三氯叔丁醇、苯甲醇 邻苯基苯酚 桉叶油 桂皮油 0.01%、薄荷油 0.05%	常用浓度为 0.02%～0.05% 常用浓度为 0.5% 常用浓度为 0.005%～0.2% 常用浓度为 0.01%～0.05%

知识链接

优良防腐剂的条件

在抑菌浓度范围内对人体无毒、无刺激性；用于内服者无异臭味；在水中溶解度较大，能达防腐所需浓度；性质稳定，不影响药剂中药物的理化性质和药效发挥，也不受药物及附加剂的影响；对大多数微生物有较强的抑制作用；长期贮存应稳定，不与包装材料起作用。

三、液体药剂的矫味和着色

许多药物有不良嗅味，如碘化钾、溴化钾等盐类有咸味，氯霉素、生物碱类等有苦味，鱼肝油有腥味，这些药物由于口感差让人难以接受，尤其是儿童患者往往拒绝服用，勉强服下又常常引起恶心、呕吐，既影响治疗又浪费药物。因此，添加适宜的矫味剂，掩盖或矫正药物的不良嗅味，可以减少或消除患者服药时的厌恶心理，使患者易于接受和服用。此外，在液体药剂的制备中，有时为了满足病人心理需求或强调某种用药方法，也加入着色剂进行调色。这样，通过改善液体药剂的色、香、味，既能保证药剂质量，又提高了患者服药的依从性，是保障医疗效果的重要措施。

（一）矫味剂

1. 甜味剂　主要用于掩盖药物的苦、涩、咸味。包括天然的和合成的两类。

（1）天然甜味剂：以蔗糖和单糖浆应用最广泛，具有芳香味的果汁糖浆如橙皮糖浆、枸橼糖浆等既能矫味，也能矫臭。甜菜菊的甜度约是蔗糖的300倍，甜味持久且不被吸收，常与蔗糖或糖精钠合用，常用量为0.025%～0.05%。

（2）合成甜味剂：常用的是糖精钠，味浓甜带苦，甜度为蔗糖的200～700倍，易溶于水，常用量为0.03%。阿司帕坦亦称蛋白糖，甜度为蔗糖的150～200倍，可用于肥胖、糖尿病患者。

2. 芳香剂　用于掩盖药物的不良臭味。分为天然香料和合成香料两类。

（1）天然香料：如薄荷油、桂皮油、橙皮油、橙皮酊等。

（2）合成香料：为各种香精，如苹果香精、柠檬香精、橘子香精、茉莉香精等。

3. 胶浆剂　系通过干扰味觉而掩盖药物的辛辣味，降低刺激性。常用的有淀粉浆、羧甲基纤维素钠、阿拉伯胶、海藻酸钠、琼脂胶浆等。使用时与甜味剂合用效果更好。

4. 泡腾剂　系用碳酸氢钠与有机酸（如酒石酸、枸橼酸等）反应，生成二氧化碳气体，二氧化碳溶于水呈酸性，能麻痹味蕾而起矫味作用。

（二）着色剂

着色剂亦称色素或染料，有天然色素和合成色素两类。使用着色剂可以改善药剂的外观颜色，并有识别药剂的浓度、区分应用方法、减少患者对服药厌恶感等作用。尤其当选用的颜色与所加矫味剂配合协调，更容易被患者所接受，如薄荷味用绿色、橙皮味用橙黄色。

1. 天然色素　常作食品和内服制剂的着色剂，如甜菜红、叶绿素、胡萝卜素、焦糖色素、氧化铁等。

2. 合成色素　人工合成色素色泽鲜艳、价格低廉，但大多数毒性较大，用量不宜过多。我国准许使用的食用色素主要有胭脂红、苋菜红、柠檬黄和靛蓝，一般用量为0.0005%～0.001%。国外广泛应用的是赤鲜红、橘黄、亮蓝和坚牢绿，这4种色素稳定性较好，是世界卫生组织批准使用的。

外用色素有伊红、品红、亚甲蓝（美蓝）、苏丹红等。

第三节 溶液型液体药剂

一、概述

溶液型液体药剂指药物以分子或离子（直径＜1nm）状态分散在溶剂中制成的液体药剂，可供内服或外用。包括溶液剂、芳香水剂、糖浆剂、酊剂、甘油剂等。多采用溶解法制得。

（一）影响药物溶解速度的因素

1. 温度　一般药物溶解时，温度愈高，溶解愈快。但某些对热不稳定的药物如胃蛋白酶、蛋白银等，溶解时不宜加热。

2. 粒度　药物的粒度指固体药物粒子的大小，通常用粒径表示。药物粒度愈小，溶解愈快。故溶解前应根据药物溶解度大小，将药物粉碎至一定程度，以加快溶解速度。

3. 搅拌　搅拌能加速溶质饱和层的扩散，故使溶解速度加快。

（二）增加药物溶解度的方法

1. 制成盐类　一些难溶性的弱酸性或弱碱性药物，制成盐类可增加其溶解度。弱酸性药物如水杨酸、磺胺类、巴比妥类等，可与碱（如氢氧化钠、碳酸钠、氢氧化钾等）成盐；弱碱性药物如生物碱、普鲁卡因、可卡因等，可与酸（如盐酸、硫酸、磷酸、硝酸、枸橼酸等）成盐。

2. 更换溶剂或应用潜溶剂　某些在水中溶解度小的药物，如果改用半极性或非极性溶剂，会使其溶解度增加。如樟脑不溶于水，而溶于乙醇、脂肪油，故制成樟脑酊或樟脑搽剂。

某些难溶性药物在混合溶剂中有较大的溶解度，如硝酸纤维素在乙醇或乙醚中的溶解度都很小，但易溶于乙醇和乙醚的混合溶剂中。当两种溶剂按一定比例制成混合溶剂，且药物在此混合溶剂中比在单一溶剂中的溶解度增大的现象称为潜溶，此混合溶剂为潜溶剂。与水形成潜溶剂的有：乙醇、丙二醇、甘油、聚乙二醇等。如丙二醇与水混合作氯霉素的潜溶剂，可使氯霉素达到临床治疗所需的浓度。

3. 加增溶剂　很多难溶性药物如挥发油、脂溶性维生素、甾体激素等，可通过加入适宜的表面活性剂作增溶剂而增大其在水中的溶解度。如吐温80可增加维生素A、维生素E在水中的溶解度，肥皂可增加甲酚在水中的溶解度。

4. 加助溶剂　助溶系指由于加入第三种物质，使得难溶性药物在溶剂中的溶解度增大的过程。所加入的第三种物质称为助溶剂。常用助溶剂可分为三类：

（1）无机化合物，如碘化钾、氯化钠等。

（2）某些有机酸及其钠盐，如苯甲酸钠、水杨酸钠、枸橼酸钠、对氨基苯甲酸钠等。

（3）酰胺类化合物，如尿素、烟酰胺、乙酰胺、乙二胺、乌拉坦等。

助溶的机理比较复杂，但多数是难溶性溶质与加入的助溶剂形成了溶解度较大的络合物或复盐。例如碘与碘化钾形成$KI \cdot I_2$，使碘溶解度由1∶2950增大到1∶20；咖啡因与苯甲酸钠形成苯甲酸钠咖啡因，使咖啡因的溶解度由1∶50增大到1∶1.2；茶碱与乙二胺形成氨茶碱，溶解度由1∶120增大到1∶5。助溶剂的用量较大，选用时应考虑其生理活性。

知识链接

药物近似溶解度的表示方法

溶解度是指在一定温度（25℃±2℃）下，溶质在溶剂中溶解的最大量。一般以一份溶质（1g 或 1ml）溶于若干毫升溶剂中表示。

极易溶解：指溶质 1g（ml）能在不到 1ml 溶剂中溶解。

易溶：指溶质 1g（ml）能在 1～10ml 溶剂中溶解。

溶解：指溶质 1g（ml）能在 10～30ml 溶剂中溶解。

略溶：指溶质 1g（ml）能在 30～100ml 溶剂中溶解。

微溶：指溶质 1g（ml）能在 100～1000ml 溶剂中溶解。

极微溶解：指溶质 1g（ml）能在 1000～10000ml 溶剂中溶解。

几乎不溶或不溶：指溶质 1g（ml）在溶剂 10000ml 中不能完全溶解。

二、溶液剂

（一）概述

溶液剂系指药物溶解于适宜溶剂中所形成的澄明液体药剂，可供内服和外用。其溶剂多为水，也可用乙醇或脂肪油为溶剂，如硝酸甘油的乙醇溶液、维生素 E 的油溶液。配制溶液剂时，根据需要可加入助溶剂、抗氧剂、防腐剂、矫味剂及着色剂等附加剂。

溶液剂应澄清，不得有沉淀、浑浊、异物等。溶液剂吸收快，疗效显著，为保证用药安全，其浓度与剂量均需严格规定。药物制成溶液剂后，分剂量容易，服用方便，特别是对小剂量药物或毒性较大的药物更适宜。有些药物制成溶液形式贮存可提高其安全性，如氨溶液、过氧化氢溶液等。性质稳定的常用药物，可制成高浓度的贮备液（又称倍液），供临时处方调配用。

（二）溶液剂的制备

溶液剂的制备主要有两种方法：溶解法和稀释法。

1. 溶解法

（1）制备流程：

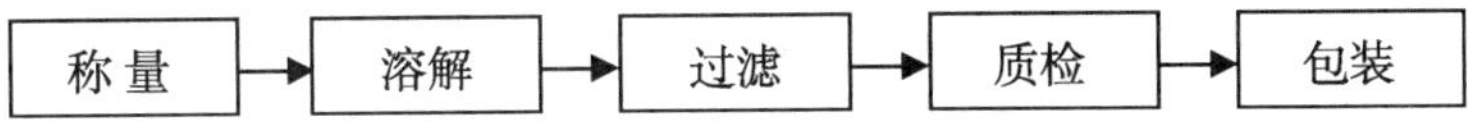

（2）制备方法：①称量：按处方准确称量药物；②溶解：取处方量 1/2～3/4 的溶剂，加入处方中的固体药物搅拌使其溶解；③过滤：选用适宜的滤器及滤材，将药液过滤，并自滤器上添加溶剂至全量；④质检：按药品标准规定的要求测定澄明度、pH、主药含量等；⑤包装：将质检合格的药液及时分装于洁净的容器中，密封，贴标签，即得。

知识链接

药物溶解时应注意的问题

必要时可采用粉碎、搅拌、加热等措施促进药物溶解；对溶解度小的药物先溶解后再加入其他药物；难溶性药物可加入适宜助溶剂或增溶剂使其溶解；易氧化的药物溶解时，宜将溶剂加热放冷后再溶解药物，同时加入适量的抗氧剂以减少药物氧化损失；挥发性药物应最后加入。

（3）举例：

举例 6－1

复方碘口服溶液（卢戈液）

【处方】碘　　50g

碘化钾　　100g

纯化水　　适量

共制　　1000ml

【制法】取碘化钾，加纯化水 100ml 溶解后，加碘搅拌使其溶解，再加适量纯化水使成 1000ml，搅匀，即得。

本品能调节甲状腺功能，临床上主要用于甲亢的辅助治疗，外用作黏膜消毒药。内服时可用水稀释 5～10 倍，以减少其对黏膜的刺激性。

【分析】处方中碘化钾有什么作用？

碘难溶于水（1：2950）又具挥发性，加入的碘化钾可与碘反应，生成的碘·碘化钾络合物易溶于水中，并能使溶液稳定。

2. 稀释法　系将药物先制成高浓度溶液或将易溶性药物制成贮备液，再用溶剂稀释至所需浓度。

（1）制备流程：

量取 → 稀释 → 质检 → 分装、贴签

（2）注意事项：①用稀释法制备溶液剂时应注意浓度换算；②挥发性药物浓溶液稀释过程中应注意避免挥发损失，以免影响浓度的准确性。

（3）举例：

举例 6－2

10％稀盐酸溶液

【处方】盐酸　　234ml

纯化水　　适量

共制　　1000ml

【制法】取盐酸缓缓加入适量纯化水中，不断搅拌，加纯化水至全量，搅匀，即得。

【分析】盐酸呈强酸性，有强烈刺激气味，吸入对呼吸道黏膜有强刺激性，能灼伤皮肤。配制时宜在通风橱中进行，注意戴口罩和橡胶手套。

三、芳香水剂

（一）概述

芳香水剂系指芳香挥发性药物的饱和或近饱和的水溶液。制备芳香水剂的药物多为挥发油，用乙醇和水为混合溶剂制成的含大量挥发油的溶液，称为浓芳香水剂。用植物性药材蒸馏所制成的芳香水剂，称为药露或露剂。芳香水剂的浓度一般较低，主要作芳香性溶剂用于配制液体药剂。少数有医疗作用，如金银花露。因含挥发性成分，不宜大量配制久贮。

（二）芳香水剂的制备

纯挥发油或化学药物多用溶解法和稀释法制备。含挥发性成分的植物药材多采用水蒸气蒸馏法制备。

举例 6－3

薄荷水

【处方】薄荷油　　2ml

纯化水　　适量

共制　　1000ml

【制法】取薄荷油加 15g 精制滑石粉，在乳钵中研匀，加少量纯化水移至细口玻璃瓶中，加水至 1000ml，盖上盖子，用力振摇 10 分钟，静置，用润湿的滤纸过滤，再自滤器上加水至 1000ml，即得。

本品具散风作用，也可作矫味剂。

【分析】为何要将薄荷油与滑石粉研匀后再加水？

滑石粉作薄荷油的分散剂，使其与薄荷油共研时，薄荷油被吸附在滑石粉颗粒周围，增加薄荷油与水的接触面积，加水振摇时，易使挥发油均匀分布于水中以增加溶解速度，更易形成饱和溶液。同时，滑石粉还具有吸附作用，过量的挥发油在过滤时因吸附在滑石粉表面而被滤除，起到助率和澄清剂的作用。

四、糖浆剂

（一）概述

糖浆剂系指含有药物的浓蔗糖水溶液。供口服用。纯蔗糖的近饱和水溶液称为单糖浆，其浓度为 85%（g/ml）或 64.7%（g/g），可供配制药用糖浆，也可作矫味剂或助悬剂。

（二）糖浆剂的制备

糖浆剂的制备方法有热溶法、冷溶法和混合法三种。

1. 热溶法　热溶法系指将蔗糖溶于沸纯化水中，加热搅拌使其溶解，待温度降至适宜时加入药物，搅拌溶解，过滤，再自滤器上加水至全量，即得。不加药物可制成单糖浆。本法适用于对热稳定的药物。其优点是：蔗糖中所含的蛋白质等杂质被加热凝固而滤除，制得的糖浆剂易于滤清；微生物在加热过程中可被杀灭，使糖浆剂易于保存。

举例 6－4

单糖浆

【处方】	蔗糖	850g
	纯化水	适量
	共制	1000ml

【制法】取纯化水 450ml 煮沸，加蔗糖搅拌溶解，继续加热至 100℃，趁热过滤，自滤器上添加煮沸过的纯化水，使其冷至室温时为 1000ml，搅匀，即得。

举例 6－5

葡萄糖酸亚铁糖浆

【处方】	葡萄糖酸亚铁	25g
	蔗糖	650g
	羟苯乙酯	0.5g
	柠檬香精	适量
	纯化水	适量
	共制	1000ml

【制法】取纯化水 350ml 煮沸，加蔗糖搅拌溶解，继续加热至 100℃，趁热过滤得单糖浆。将葡萄糖酸亚铁溶于 200ml 热水中，必要时过滤，加入羟苯乙酯（可用 5ml 乙醇溶解）。将以上两液混合均匀，混合液放冷后加入柠檬香精，再加适量水至 1000ml，即得。

2. 冷溶法　冷溶法系指将蔗糖溶于冷纯化水或含药的溶液中制成糖浆剂。适用于制备对热不稳定或挥发性药物的糖浆剂。本法制得的糖浆剂色泽较浅，但所需时间较长，且易污染微生物。

3. 混合法　混合法系指将药物与单糖浆均匀混合而制成糖浆剂。本法操作简易，质量稳定，适用于制备含药糖浆。因含药糖浆的含糖量一般较低，故应注意防腐。

举例 6－6

磷酸可待因糖浆

【处方】磷酸可待因　　5g

单糖浆　　适量

共制　　1000ml

【制法】取磷酸可待因溶于纯化水中，加单糖浆至1000ml，搅匀，即得。

本品为镇咳药，用于剧烈咳嗽。

糖浆剂制备时应注意的问题：①处方中选用的蔗糖应为药用蔗糖；②生产中要严格控制加热的温度和时间，并注意调节pH；蔗糖应在纯化水煮沸后再加入，以防止蔗糖水解生成转化糖；③应在避菌环境中制备，所用器具应经过洁净或灭菌处理，并及时灌装。

（三）糖浆剂的质量要求

（1）糖浆剂应澄清。含蔗糖量应不低于45%（g/ml）。

（2）除另有规定外，一般将药物用新煮沸过的水溶解，加入单糖浆；如直接加入蔗糖配制，则需煮沸，必要时滤过，并自滤器上添加适量新煮沸过的水至处方规定量。

（3）根据需要可加入附加剂。如需加入防腐剂，山梨酸和苯甲酸的用量不得超过0.3%（其钾盐、钠盐的用量分别按酸计），羟苯甲酸酯类的用量不得超过0.05%；如需加入其他附加剂，其品种与用量应符合国家标准的有关规定，不影响产品的稳定性，并应避免对检验产生干扰。必要时可加入适量的乙醇、甘油或其他多元醇。

（4）糖浆剂应在30℃以下密封贮存。贮存期间不得有发霉、酸败、产生气体或其他变质现象。

糖浆剂一般应检查相对密度、pH等。除另有规定外，还应进行装量、微生物限度检查。

五、酯剂

（一）概述

酯剂系指挥发性药物的乙醇溶液。可供内服或外用，可用于治疗，也可用作芳香矫味剂。

凡制备芳香水剂的药物一般都可制成酯剂。酯剂中药物浓度多为5%～10%，乙醇浓度一般为60%～90%；酯剂应澄清，并具原药气味；酯剂易挥发或氧化，应贮于密闭容器中，但不宜长期储存。

（二）酯剂的制备

酯剂的制备方法常用溶解法或蒸馏法。

举例 6－7

樟脑醑

【处方】樟脑　　100g

乙醇　　适量

共制　　1000ml

【制法】取乙醇 800ml，加樟脑搅拌溶解，滤过，自滤器上加乙醇至 1000ml，搅匀，即得。

本品为局部刺激药。适用于神经痛、关节痛、肌肉痛及未破冻疮等。

【分析】

(1) 本品为无色澄明液体，芳香特异，味苦而辛，有清凉感。含醇量应为 80%～87%。

(2) 本品遇水易析出结晶，所用器材及包装材料均应干燥。

(3) 过滤所用滤纸和滤器宜先用乙醇润湿，以防滤液浑浊。

六、甘油剂

（一）概述

甘油剂系指将药物溶于甘油中所制成的专供外用的液体制剂。甘油对皮肤、黏膜有滋润作用，其黏稠性能使药物滞留于患处而延长药效时间，还可以减少苯酚、碘等药物对黏膜的刺激性，故常用于口腔、耳鼻喉科疾患。但甘油剂吸湿性较强，应密闭贮存。

（二）甘油剂的制备

1. 溶解法　系药物溶解于甘油而制成的甘油剂，如苯酚甘油、碘甘油等。

举例 6－8

碘甘油

【处方】碘　　10g

碘化钾　　10g

纯化水　　10ml

甘油　　适量

共制　　1000ml

【制法】将碘化钾加水溶解后，加碘，搅拌溶解，再加适量甘油至 1000ml，搅匀，即得。

本品为消毒防腐药，用于牙龈感染、咽炎等。本品为红棕色黏稠液体，具碘的特臭味。

2. 化学反应法　系指药物与甘油发生化学反应而制成的甘油剂，如硼酸甘油。

举例 6-9

硼酸甘油

【处方】硼酸　　31g

　　　　甘油　　适量

　　　　共制　　100g

【制法】取甘油 46g 置称定重量的蒸发皿中，在砂浴中（或直火）加热至 140～150℃，分次加入硼酸粉，随加随搅拌，硼酸溶解后，继续用同温加热，并时时搅拌，破开液面上结成的薄膜，待重量减至 52g，缓缓加入适量甘油，随加随搅拌，使全量成 100g，即时倾入适宜的干燥瓶中，密闭，即得。

本品为缓和消毒剂。常用于黏膜如耳、鼻、喉等部位。

【分析】

(1) 本品为硼酸与部分甘油在加热情况下发生化学反应生成硼酸甘油酯，再溶于甘油中所制成的溶液。其反应原理如下：

$$C_3H_5(OH)_3 + H_3BO_3 \rightleftharpoons C_3H_5BO_3 + 3H_2O$$

(2) 加热能除去反应生成的水分，有利于反应顺利进行。但温度不宜超过 150℃，以免甘油分解成丙烯醛，使制品呈淡黄色，并增加刺激性。

(3) 硼酸甘油酯易水解析出硼酸，故包装容器必须干燥。

第四节　高分子溶液剂

一、概述

高分子溶液剂系指高分子化合物溶于溶剂中制成的均匀分散的液体药剂，属于热力学稳定系统。分散相质点大小在 1～100nm 之间。以水为溶剂制备的高分子溶液剂称为亲水性高分子溶液剂，又称亲水胶体溶液或称胶浆剂。以非水溶剂制备的高分子溶液剂称为非水性高分子溶液剂。亲水性高分子溶液剂在药剂中应用较多，常用作黏合剂、助悬剂、乳化剂等。本节主要介绍亲水性高分子溶液剂的性质及制备。

二、高分子溶液剂的性质

（一）带电性

高分子溶液中的高分子化合物因某些基团发生解离而带电。高分子化合物的种类不同，溶液中所带的电荷不同。带正电荷的高分子水溶液有：琼脂、血红素、亚甲蓝、甲紫等；带负电荷的高分子水溶液有：淀粉、阿拉伯胶、西黄芪胶、树脂、苋菜红、靛蓝、海藻酸钠、羧甲基纤维素钠等。有些高分子化合物所带电荷受溶液 pH 的变化而带不同电荷，如蛋白质分子中含有羧基（$—COO^-$）和氨基（$—NH_3^+$），当溶液 pH 大于等电点时，分子中含—

COO^-的数量多而带负电荷；当溶液 pH 小于等电点时，分子中含$—NH_3^+$的数量多而带正电荷；当溶液 pH 等于等电点时，蛋白质分子不带电，此时溶液的黏度、渗透压、导电性、溶解度等都变为最小值。高分子化合物的带电性使其在溶液中具有电泳现象，通过电泳法可测定其所带电荷的种类。生产上可以利用这一特性，用于分离纯化或制备微囊。

（二）渗透压

高分子溶液具有一定的渗透压，这一性质常用于血浆代用液的生产中。

（三）稳定性

高分子溶液的稳定性，主要靠高分子化合物结构中大量的亲水基团与水形成牢固的水化膜，水化膜能阻止高分子化合物分子间的相互凝聚，是保证其稳定的主要原因。水化膜愈厚，稳定性愈大。其次是高分子化合物带电荷，由于同电相斥，阻止聚集，可增加其稳定性。任何能破坏高分子化合物的水化膜及中和电荷的因素，均能使高分子溶液不稳定，出现聚结沉淀现象。主要有：

1. 盐析作用　向高分子溶液中加入大量电解质，由于电解质具有强烈的水化作用，与水化膜中的水分子结合而破坏其水化膜，使高分子化合物聚结而沉淀，这一现象称为盐析。单凝聚法制备微囊就是利用这一原理。

2. 脱水作用　向高分子溶液中加入大量脱水剂（如乙醇、丙酮等），也能破坏高分子化合物的水化膜而聚结沉淀。利用这一性质，通过控制所加入脱水剂的浓度，可以分离出不同分子量的高分子化合物，如羧甲基淀粉钠、右旋糖酐代血浆等的制备。

3. 凝聚作用　将两种带相反电荷的高分子溶液混合时，由于电荷中和而凝聚沉淀。如复凝聚法制备微囊，就是利用在等电点以下明胶带正电，而阿拉伯胶带负电，二者产生凝聚作用而形成囊膜。

此外，由于其他因素如絮凝剂、光、热、pH、射线等的影响，使高分子化合物聚集成大粒子而沉淀的现象称为絮凝；高分子溶液长时间放置也会出现凝集沉淀的现象称为陈化。

（四）胶凝性

某些亲水性高分子溶液（如明胶水溶液、琼脂水溶液），在温热条件下为黏稠性流动液体，当温度降低时，高分子形成网状结构，水全部进入网状结构中，形成了不流动的半固体状称为凝胶，形成凝胶的过程称为胶凝。如软胶囊的囊壳即是这种凝胶。凝胶失去网状结构中的水分，则体积缩小的干胶。如阿胶、龟板胶及硬胶囊等均是干胶的存在形式。

三、高分子溶液剂的制备

（一）制备方法

亲水性高分子化合物的溶解，突出的特点是要经过溶胀，包括有限溶胀和无限溶胀两个过程。有限溶胀是指水分子不断渗入到高分子化合物分子间的空隙中，与亲水基团发生水化作用而使体积膨胀的过程。无限溶胀是指由于水分子的渗入，高分子化合物分子间隙中水的含量越来越多，降低了分子间的作用力，溶胀过程继续进行，最后高分子化合物完全分散在水中形成高分子溶液。无限溶胀过程通常需搅拌或加热才能完成。不同原料状态的高分子化合物，制备也有所差别。

1. 粉末状原料

（1）取适量水置于广口容器中，将粉末状原料撒在水面上，待其充分吸水膨胀后，略加振摇或搅拌即可溶解。不可直接加水到粉末中，或将原料撒在水面上后立即搅拌，否则会形成黏团，阻碍水分子渗入，不易制成均匀的溶液。如胃蛋白酶合剂的制备。

（2）也可取少量的乙醇或甘油置干燥容器，加入粉末状原料，使其均匀湿润和分散，再加足量水搅拌溶解而成。如羧甲基纤维素钠胶浆的制备。

2. 块状或片状原料　将块（片）状原料先加少量水浸泡，使其充分吸水膨胀后，再加足量热水，并加热使其溶解。如明胶、琼脂溶液的制备。

（二）处方举例

举例 6－10

胃蛋白酶合剂

【处方】	含糖胃蛋白酶（1∶1200）	20g
	稀盐酸	20ml
	单糖浆	100ml
	橙皮酊	20ml
	5%羟苯乙酯溶液	10ml
	纯化水	适量
	共制	1000ml

【制法】量取800ml纯化水置于量杯中，加稀盐酸、单糖浆搅匀，将含糖胃蛋白酶分次撒在液面上，静置，使其自然膨胀、溶解。缓缓加入橙皮酊、5%羟苯乙酯溶液，并随加随搅拌。再加纯化水使成1000ml，搅拌均匀，即得。

本品为助消化药。用于缺乏胃蛋白酶或病后消化功能减退引起的消化不良症。

【分析】

（1）胃蛋白酶在pH1.5～2.5时活性最大，因此要用稀盐酸调节pH。因稀盐酸含量超过0.5%时会破坏胃蛋白酶活性，故胃蛋白酶不能与稀盐酸直接混合，需加纯化水稀释后配制。

（2）胃蛋白酶极易吸潮，称取后不宜长时间露置空气中，应立即分次撒在含稀盐酸的水面上，静置使其自然膨胀后缓缓摇匀即得。不得用热水溶解或剧烈搅拌，以防失去活性。

（3）本品配制后不宜过滤，因胃蛋白酶在pH1.5～2.5时带正电荷，脱脂棉、滤纸等纤维在湿润后带负电荷，过滤时，胃蛋白酶会吸附在滤纸或脱脂棉上，降低制品的效价。

（4）处方中单糖浆为矫味剂，橙皮酊为芳香苦味健胃剂，5%羟苯乙酯溶液为防腐剂。

举例 6-11

羧甲基纤维素钠胶浆

【处方】	羧甲基纤维素钠	25g
	甘油	300ml
	5%羟苯乙酯溶液	20ml
	香精	适量
	纯化水	适量
	共制	1000ml

【制法】量取500ml纯化水于烧杯中，加热至70～80℃后移至量杯中，分次加入羧甲基纤维素钠，轻加搅拌使其溶解。然后加入甘油、羟苯乙酯溶液、食用香精，最后加纯化水至1000ml，搅匀，即得。

本品为润滑剂。主要用于腔道、器械检查或查肛时起润滑作用。

【分析】

（1）羧甲基纤维素钠在冷、热水中均能溶解，但在冷水中溶解缓慢，故宜用热水溶解。但超过80℃长时间加热，会导致黏度降低。配制时如先用少量乙醇润湿，再按上法溶解则更佳。

（2）羧甲基纤维素钠遇阳离子型药物以及碱土金属、重金属盐能产生沉淀，故不能使用季铵盐类和汞类防腐剂。

举例 6-12

心电图导电胶

【处方】	氯化钠	180g
	淀粉	100g
	甘油	200g
	5%羟苯乙酯溶液	6ml
	纯化水	适量
	共制	1000ml

【制法】取氯化钠溶于适量纯化水中，加入5%羟苯乙酯溶液，加热至沸。另取淀粉用少量纯化水调匀，将上述氯化钠溶液趁热缓缓加入制成糊状。加入甘油，再加纯化水使成1000ml，搅匀，分装，即得。

本品主要供心电图及脑电图检查时电极导电用。

【分析】

（1）本品为流动性的无色黏稠液体。应密闭保存。

（2）淀粉为多糖类高分子物质，用水调匀后，在60℃糊化成黏稠状胶浆。

第五节　溶胶剂

溶胶剂系指固体药物微粒分散在液体分散介质中制成的非均相液体药剂，又称为疏水胶体溶液。溶胶剂的分散相为多分子聚集体，亦称胶粒，其质点大小一般在1～100nm之间，有极大的分散度，属热力学不稳定系统。目前溶胶剂应用很少，但其性质对药剂学却有着重要意义。

一、溶胶剂的性质

溶胶剂外观与溶液剂相似，澄明，能透过滤纸，但不能透过半透膜。由于分散相是胶粒，因此具有与一般溶液剂不同的性质。

（一）丁铎尔效应

由于胶粒直径比光的波长小，对光有散射作用。当一束光透过溶胶剂时，从侧面可见到一圆锥形的光柱，此现象称为丁铎尔效应（图6-1）。利用这一性质可鉴别是否属于溶胶剂。

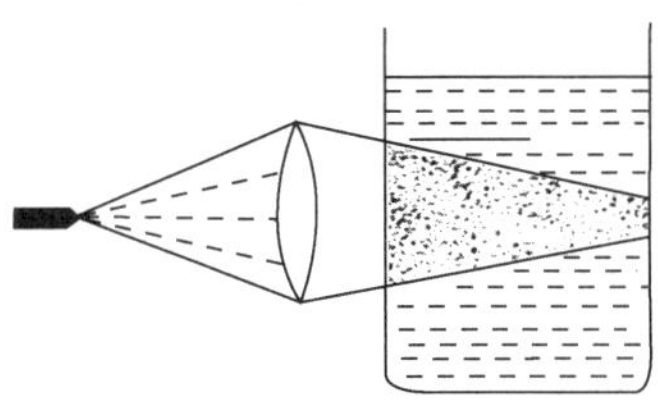

图6-1　丁铎尔效应

（二）布朗运动

由于胶粒受分散介质分子的撞击，因而使胶粒在分散介质中处于不断地无规则运动状态，称为布朗运动。布朗运动能克服重力作用而不致使胶粒沉降，是溶胶剂保持稳定的重要原因。

（三）胶粒带电（双电层与ξ—电位）

溶胶剂中的胶粒可因自身解离或吸附溶液中某种离子而带电。根据异性相吸原理，在胶粒表面会吸附部分带相反电荷的离子（反离子）。胶粒具双电层结构，即胶粒自身带有的电荷或吸附的电荷与反离子形成吸附层。另一部分反离子散布在胶粒的周围，形成扩散层。吸附层与扩散层构成双电层，双电层之间存在的电位差，称为ξ—电位。胶粒带电有利于溶胶剂的稳定，但当ξ—电位降低至25mV以下时，胶粒易聚集而使溶胶剂不稳定。

（四）稳定性

溶胶粒子表面所带相同电荷的排斥作用阻碍了胶粒的聚集，这是溶胶剂稳定的主要因素。此外，由于胶粒周围电荷形成的水化膜，也阻碍了胶粒的合并，胶粒的布朗运动使其不易沉降，也增加了溶胶剂的稳定性。

溶胶剂对电解质以及带相反电荷的溶胶极其敏感。若向溶胶剂中加入电解质或带相反电荷的溶胶，均会破坏溶胶剂的稳定性。因此时胶粒的电荷部分或全部被中和而使胶粒电荷减少，ξ—电位降低，水化膜变薄，胶粒易合并凝聚而沉淀。

为了制备稳定溶胶剂，可以向溶胶剂中加入亲水性高分子溶液，这样溶胶剂具有亲水胶体的性质，稳定性增加，加入的亲水胶体称为保护胶体。如杀菌剂——蛋白银即是蛋白质（明胶）作保护胶体的银溶胶。

知识链接

药物制成溶胶剂对药效的影响

药物制成溶胶分散体系，可改善药物吸收，使药效出现变化，对药物的刺激性也会产生影响。如粉末状硫磺不被肠道吸收，但制成溶胶则极易吸收，可产生毒性反应甚至中毒死亡。具有特殊刺激性的银盐制成具有杀菌作用的胶体蛋白银则刺激性降低。

二、溶胶剂的制备

（一）分散法

系将药物的粗粒子分散达到溶胶粒子范围（1～100nm）之间的制备过程。

1. 机械分散法　生产上常利用胶体磨或乳匀机进行制备，转速调到 10000r/min，将药物、分散介质及稳定剂放入机械中一起研磨，不要干粉研磨。

2. 超声波分散法　采用 20000Hz 以上超声波所产生的高频振荡，使粗粒子分散成溶胶粒子，再分散于分散介质中的方法。

（二）凝聚法

系利用化学反应或改变物理条件，使均相分散的物质（分子或离子）聚集成胶粒的方法。

1. 化学凝聚法　系利用氧化、还原、水解、复分解等化学反应制备溶胶剂的方法。如硫代硫酸钠溶液与稀盐酸作用，产生新生态硫磺分散于水中，形成溶胶。反应要在稀溶液中缓慢进行，并急速搅拌，以控制微粒的大小。

2. 物理凝聚法　系通过改变溶剂或溶解温度，使原均相分散的物质析出细小胶体而制备溶胶剂的方法。如将硫磺溶于乙醇中制成饱和溶液，滤过，将滤液以细流加入水中，边加边搅拌，即成硫磺溶胶剂。因硫磺在水中溶解度小，迅速析出硫磺，凝聚形成胶粒而分散于水中。

知识链接

触变性与触变胶

有些溶胶如硬脂酸铝分散于植物油中，在一定温度下静置时，逐渐变为凝胶，当搅拌或振摇时，又复变为溶胶，这种可逆的变化性质称为触变性，具有触变性的胶体称为触变胶。触变胶常用作混悬剂中的稳定剂，可使微粒稳定地分散于介质中而不易聚集沉降。

第六节　混悬剂

一、概述

混悬剂系指难溶性药物以固体微粒分散于分散介质中形成的非均相分散体系。供口服或外用。也包括口服干混悬剂，即用难溶性固体药物与适宜辅料制成的粉末状或颗粒状物质，临用时加水振摇即可分散成混悬液供口服用。干混悬剂提高了稳定性并便于包装、贮藏和携带。

混悬微粒分散相质点一般在0.5～10μm之间，小者可为0.1μm，大者可达50μm或更大。混悬剂属于热力学不稳定的粗分散体系，所用分散介质大多数为水，也可用植物油。

举例 6－13

炉甘石洗剂

本品为皮肤科用药类非处方药药品。外观呈淡粉色的混悬液，放置后能沉淀，但经振摇后，应成为均匀的混悬液。本品所含炉甘石和氧化锌具有收敛、保护作用，也有较弱的防腐作用。临床上用于急性瘙痒性皮肤病，如荨麻疹和痱子。

（一）混悬剂的质量要求

混悬剂在临床上应用很多。既可直接用于临床，也可在其他剂型中体现，如合剂、洗剂、搽剂、注射剂、滴眼剂、软膏剂、气雾剂和栓剂等都有应用。一般应符合以下质量要求：①药物本身的化学性质应稳定，在使用或贮存期间含量应符合要求；②混悬剂中微粒大小应根据用途不同而有不同要求；③微粒的沉降速度应缓慢，沉降后不应有结块现象，轻摇后能迅速均匀分散；④混悬剂应有一定的黏度要求；⑤外用混悬剂应易涂布；⑥混悬剂一般在包装瓶标签上应注明“服前摇匀”或“用前摇匀”。

（二）制备混悬剂的条件

下列情况下一般可制成混悬剂：①凡难溶性药物需制成液体药剂使用者；②药物剂量超过了其溶解度而不能以溶液剂形式使用者；③处方中两种溶液混合时药物的溶解度降低析出固体物质者；④为使药物达长效作用。但毒性药物或剂量小的药物不宜制成混悬剂应用，以防止因药物分布不均而产生用药不安全性。

二、混悬剂的稳定性

混悬剂的稳定性与很多因素相关，主要有混悬微粒的沉降速度；微粒的带电与水化；混悬微粒的润湿及混悬微粒的絮凝与反絮凝等。

（一）混悬微粒的沉降速度

混悬剂中的固体微粒因重力作用，静置时会自然沉降，其沉降速度服从Stokes定律：

$$V=\frac{2r^2(\rho_1-\rho_2)g}{9\eta} \qquad (6-1)$$

式中：V 为沉降速度（cm/s），r 为微粒半径（cm），ρ_1 和 ρ_2 分别为微粒和分散介质的密度（g/ml），g 为重力加速度（cm/s），η 为分散介质的黏度（Pa·s）。

由 Stokes 定律可见，混悬微粒的沉降速度与微粒半径平方、微粒与分散介质密度差成正比，而与分散介质的黏度成反比。混悬微粒的沉降速度愈快，动力稳定性就愈小。生产中为了增加混悬液的稳定性，应减少微粒沉降速度，可采取以下措施：①减少微粒半径。尽量将药物粉碎得细些，当微粒直径＜5μm 时，在适宜的黏度下，沉降速度很慢；②减小微粒与分散介质之间的密度差。当微粒密度大于分散介质时，可采取增加分散介质密度的方法，如向水中加入甘油、蔗糖等。也可采用降低微粒密度的方法，如将药物与密度小的固体分散介质制成固体分散体；③增大分散介质的黏度，如向混悬液中加入胶浆剂等黏稠液体。

（二）混悬微粒的电荷与水化

混悬剂中的微粒可因本身解离或吸附分散介质中的离子而带电荷，与胶体微粒相似，也具有双电层结构，产生 ξ-电位。由于微粒带电，水分子可在其周围形成水化膜，既水化作用。ξ-电位愈高，水化作用愈强。微粒之间因带相同电荷而产生排斥作用，加上有水化膜存在，阻止了微粒间的聚结，使混悬剂稳定。影响混悬微粒电荷与水化作用的物质有电解质和脱水剂等。亲水性药物易被水润湿，水化作用较强，受电解质的影响较小。若为疏水性药物，由于难被水润湿，水化作用较弱，对电解质更敏感，可通过加入润湿剂解决。

（三）絮凝与反絮凝

向混悬剂中加入适量电解质，使 ξ-电位降低，微粒间电荷的排斥力减少，当 ξ-电位降低到一定程度，混悬微粒即在分散介质中形成疏松的絮状聚集体，这个过程称为絮凝，加入的电解质称为絮凝剂。呈絮凝状态的微粒沉降后，沉降物疏松，经振摇后易恢复均匀的混悬状态。为制得稳定的混悬剂，一般应控制 ξ-电位在 20～25mV 范围内，使其恰好能产生絮凝作用。

若向絮凝状态的混悬剂中加入电解质，使絮凝状态转变为非絮凝状态的过程称为反絮凝，所加电解质叫反絮凝剂（图 6-2）。呈反絮凝状态的混悬液流动性好，便于倾倒。

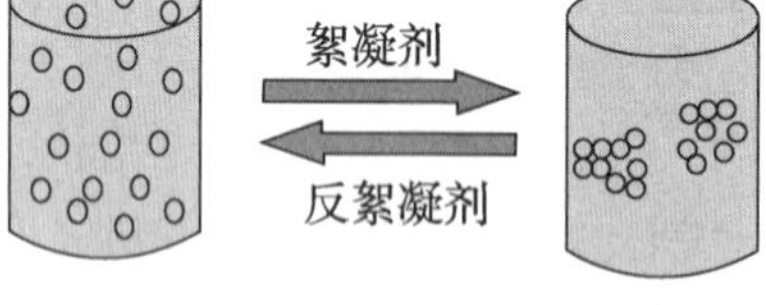

图 6-2　絮凝与反絮凝

（四）微粒的生长与晶型的转变

在混悬液中，药物的微粒往往大小不一致，不同粒径的微粒其沉降速度和溶解度不同会影响混悬剂的稳定性。小粒子溶解度较大，在放置过程中会逐渐溶解变小直至消失，数目不断减少，而大粒子则不断生长变得越来越大，数目不断增加，沉降速度加大，致使混悬剂稳定性降低。因此制备混悬剂时要尽量使混悬微粒大小均匀。

此外，许多药物为同质多晶性，即有稳定型和亚稳定型等晶型。稳定型药物的溶解度小，化学稳定性好，药物微粒会逐渐聚结增大而加快沉降速度，而亚稳定型药物溶解度较大，药物溶出和吸收较快。一般亚稳定晶型会逐渐转变为稳定晶型，从此改变了混悬微粒的沉降速度和混悬剂的生物利用度。

（五）分散相的浓度和温度

分散相的浓度和温度等对混悬剂的稳定性也有影响。一般分散相浓度升高，会增加分散相粒子间的聚结，混悬剂稳定性下降。

若混悬液温度升高，药物的溶解度增大，会促使一些混悬微粒溶解。同时分散介质的黏度降低，促进微粒沉降。若温度下降，则会重新析出结晶。因此，温度变化会影响混悬剂的稳定性，特别是溶解度受温度影响大的药物，在贮存和运输过程中，必须考虑温度问题。

三、混悬剂的稳定剂

为了增加混悬剂的稳定性，制备过程中常需加入一些附加剂起稳定作用。常见的有助悬剂、润湿剂、絮凝剂和反絮凝剂。

（一）助悬剂

多是一些亲水胶体及低分子黏稠性物质。其主要作用是：增加分散介质的黏度，从而降低混悬微粒沉降速度；能被微粒表面吸附形成保护膜；防止微粒聚集、生长或结晶转型；有些能使混悬液具有触变性，阻止了微粒下沉。这些均可增加混悬剂的稳定性。

常用的助悬剂类型包括：①低分子助悬剂，如甘油、糖浆剂等；②天然高分子助悬剂，如阿拉伯胶（用量为5%～15%）、西黄芪胶（用量为0.5%～1%）、琼脂（用量为0.35%～0.5%）、海藻酸钠（用量为0.5%）等；③合成或半合成高分子助悬剂，如甲基纤维素、羧甲基纤维素钠、羟丙基纤维素、卡波普、聚维酮等，用量一般为0.1%～1%；④硅皂土，为胶体水合硅酸铝，能吸收大量的水形成高黏度糊状物，多外用，常用量为2%，含量5%以上有触变性；⑤触变胶，如2%硬脂酸铝在植物油中形成触变胶，可以作滴眼剂、混悬型注射剂的助悬剂。

（二）润湿剂

系指能增加疏水性药物微粒被水润湿的附加剂。常用润湿剂一般为HLB值在7～9之间的表面活性剂，如聚山梨酯类、聚氧乙烯蓖麻油类、泊洛沙姆等。此外，甘油，乙醇等也有一定的润湿作用。许多疏水性药物如硫磺、甾醇类等不易被水润湿，在制备混悬剂时加入润湿剂可加快其润湿，增加其亲水性，从而产生较好的分散效果。

（三）絮凝剂与反絮凝剂

絮凝剂与反絮凝剂均为电解质。同一电解质可因用量不同，而分别起絮凝作用或反絮凝作用。常用的絮凝剂和反絮凝剂有：枸橼酸盐、酒石酸盐、磷酸盐及氯化物（如氯化铝）等。如炉甘石洗剂中可加入适量的酸式酒石酸盐或酸式枸橼酸盐作反絮凝剂。

四、混悬剂的制备

（一）分散法

分散法系指将固体药物粉碎成符合混悬剂要求的粒径后，再混悬于分散介质中而制成混悬剂的方法。小量制备可用乳钵，大生产常用胶体磨、乳匀机、球磨机等机械。

1. 制备流程与方法

药物称量 → 粉碎与过筛 → 润湿与分散 → 混悬剂

(1) 药物称量：根据处方中药物量的大小正确选择衡器，准确称出药物。

(2) 粉碎与过筛：固体药物一般要粉碎、过筛。对于质重、硬度大的药物可用“水飞法”粉碎。

(3) 润湿与分散：①亲水性药物如氧化锌、炉甘石等，采用加液研磨法。即将已粉碎至一定细度的药物加处方中的液体适量，通常 1 份药物加 0.4～0.6 份液体，研磨至一定的分散度，再加入处方中的剩余液体至全量研磨混匀；②疏水性药物如硫磺等，不易被水润湿，制备时必须先加一定量润湿剂与药物研匀后，再加处方中适量分散介质研磨分散，最后加分散介质至全量研匀。

2. 注意事项　制备混悬剂时要注意处方中的药物和稳定剂的加入方式：①盐类药物（如硫酸锌）应先配成稀溶液后加入，以防发生脱水和盐析作用；②共熔性药物宜先共熔后加入；③与分散介质不同极性的液体药物应缓慢研磨加入；④助悬剂应先配成一定浓度的胶浆再加入混合。润湿剂一般要先与固体药物混合。絮凝剂和反絮凝剂应配成稀溶液后加入混合。

3. 处方举例

举例 6－14

复方硫磺洗剂

【处方】	沉降硫	30g
	硫酸锌	30g
	樟脑醑	250ml
	甘油	100ml
	甲基纤维素	5g
	纯化水	适量
	共制	1000ml

【制法】取甲基纤维素置烧杯中，加适量纯化水制成胶浆备用。将沉降硫置乳钵中，加甘油调配研磨成细腻糊状后与上述胶浆混合。另取硫酸锌溶于适量水中并过滤，将滤液缓缓加入上述混合液中研磨均匀。再将樟脑醑以细流缓缓加入，并急速研磨至混悬状。最后加纯化水至 1000ml，搅匀，即得。

本品具有抑制皮脂分泌、杀菌与收敛作用。可用于皮脂溢症、痤疮、疥疮等症。

【分析】

(1) 为何樟脑醑加入时要以细流缓缓加入并急速研磨？

樟脑醑加入时因溶剂的改变会析出樟脑沉淀，故应以细流缓缓加入并急速研磨，以防止析出较大颗粒，影响混悬液的稳定性。

(2) 处方中的甲基纤维素可用羧甲基纤维素钠或西黄芪胶代用。处方中也可加絮凝剂或反絮凝剂以增加稳定性。

(二) 凝聚法

凝聚法系指利用化学反应或改变物理条件将溶解状态（分子或离子状态）的药物在分散

介质中聚集制成混悬剂的方法。因此可分为化学凝聚法和物理凝聚法二种。

1. 化学凝聚法　化学凝聚法是用化学反应法使两种药物生成难溶性药物微粒，再将微粒分散于适宜介质中制成混悬剂的方法。为使混悬微粒细小均匀，必须先将两种药物分别制成稀溶液，反应时应以细流慢慢倒入并急速搅拌，如氢氧化铝凝胶的制备。

2. 物理凝聚法　物理凝聚法是将药物制成饱和溶液，在搅拌下加至另一种不同性质的液体中，使药物快速析出结晶的方法。析出的结晶粒径在10μm以下（占80%～90%），再将结晶混悬于分散介质中制成混悬液。

举例 6－15

氢氧化铝凝胶

【处方】明矾　400g

碳酸钠　180g

薄荷油　适量

糖精钠　0.3g

羟苯乙酯　1.5g

纯化水　加至1000ml

【制法】取热水将明矾和碳酸钠分别溶解，配成浓度为10%和12%的水溶液，分别滤过。在50℃时将明矾溶液缓缓加到碳酸钠溶液中，并急速搅拌，待反应停止后，混合液pH为7.0～8.5，用布袋过滤，用水反复洗涤所得沉淀物至无硫酸根离子。再将沉淀物分散于约500ml水中，加入糖精钠、薄荷油、羟苯乙酯（薄荷油和羟苯乙酯先用少量乙醇溶解）搅拌溶解，加水至1000ml，搅匀，即得。

本品为抗酸药，用于胃酸过多症。标签上应注明“服前摇匀”，密封、防冻贮存。

【分析】

(1) 此处方碳酸钠是过量的，因反应生成的氢氧化铝能吸附溶液中的硫酸根离子，还可以形成含硫酸根的复盐，必须有过量的碱才能将硫酸根离子置换出来，并洗涤干净。400g明矾可生成65.8g氢氧化铝，符合《中国药典》规定的含量范围。

(2) 反应时，必须将明矾溶液加到碳酸钠溶液中，不可颠倒，因为此反应要保证有过量的氢氧根离子存在。反应温度不宜过高，温度过高反应速度快，所得沉淀颗粒粗大，且易吸收硫酸根离子，一般不宜超过70℃。

(3) 按《中国药典》规定，本品含氢氧化铝［$Al(OH)_3$］应为5.50%～6.75%(g/g)。

五、混悬剂的质量评价

混悬剂的质量要求，除含量测定、装量、微生物限度等需符合《中国药典》要求外，因其属于热力学不稳定体系，所以还要从物理稳定性方面进行评价。评价方法如下。

（一）沉降体积比的测定

沉降体积比（F）是指混悬剂经静置一定时间后沉降物的体积（H）与沉降前的体积

(H_0) 之比。用下式计算：

$$F=\frac{H}{H_0} \tag{6-2}$$

《中国药典》规定口服混悬剂（包括干混悬剂）沉降体积比不得低于0.9。检查方法为：用具塞量筒量取供试品50ml，密塞，用力振摇1分钟，记下混悬物开始高度（H_0），静置3小时，记下混悬物的最终高度（H）后按上式计算。

（二）微粒大小

混悬微粒的大小影响混悬剂的稳定性，影响药效的发挥。其测定方法有显微镜法、筛分法、光散射法等。可测定微粒大小及其分布情况，并观察贮藏过程中微粒的变化情况。

（三）絮凝度的测定

絮凝度是比较混悬剂絮凝程度的重要参数，用下式表示：

$$\beta=\frac{F}{F_\infty} \tag{6-3}$$

式中β为絮凝度，F为絮凝混悬剂的沉降体积比。F_∞为无絮凝混悬剂的沉降体积比，絮凝度可以反映絮凝剂的絮凝效果，其数值愈大，絮凝效果愈好。

（四）重新分散实验

重新分散实验用于评估混悬剂经静置一定时间后再分散性的优劣。要求混悬剂应易重新分散。实验方法是将混悬剂置于100ml具塞量筒内，放置沉降，然后以20r/min的速度转动一定时间，直至量筒中沉降物重新分散均匀。所需转动次数愈少，说明混悬剂再分散性愈好。

第七节　乳　剂

一、概述

乳剂也称乳浊液，系指两种互不相溶的液体混合，其中一种液体以小液滴状态分散于另一种液体中形成的非均相液体制剂。分散成液滴的液体称为分散相、内相或非连续相，另一液体则称为分散介质、外相或连续相。乳剂属热力学不稳定体系。

（一）乳剂的组成

乳剂的基本组成有三种成分：水相（用W表示）、油相（用O表示）与乳化剂。其中，水相是水或水溶液，油相是与水不相混溶的有机液体。乳化剂是为了使乳剂易于形成并保持稳定而加入的物质。另外，为了保证乳剂的稳定性及改善药物的不良气味，还需适当加入一些防腐剂及矫味剂等。

（二）乳剂的类型

1. 按乳化剂及相体积比分类

（1）水包油型（O/W型）：乳剂的内相为油相，外相为水相。

（2）油包水型（W/O型）：乳剂的内相为水相，外相为油相。

此外，以O/W型或W/O型乳剂为分散相还可以进一步制备复乳，亦称二级乳。如以

O/W 型乳剂为分散相进一步乳化制成以油为连续相的 O/W/O 型复乳；反之以 W/O 型乳剂为分散相乳化制成 W/O/W 型复乳。O/W 型和 W/O 型乳剂的主要区别方法见表 6-3。

表 6-3 O/W 型和 W/O 型乳剂的区别

	O/W 型乳剂	W/O 型乳剂
外观	一般为乳白色	近似油的颜色
稀释	能被水稀释	能被油稀释
导电性	导电	不导电或几乎不导电
外相染色	水溶性染料（如亚甲蓝）	油溶性染料（如苏丹红）

2. 按乳滴大小分类

（1）普通乳：乳剂液滴大小一般在 1～100μm 之间，这时乳剂呈乳白色不透明液体。

（2）亚微乳：乳滴粒径大小一般在 0.1～0.5μm 之间，静脉注射用的亚微乳，粒径可控制在 0.25～0.4μm 之间。

（3）纳米乳：乳滴粒径在 0.1μm 以下的乳剂称纳米乳（或称微乳、胶团乳），一般为透明液体。

（三）乳剂的特点

乳剂应用时具有以下特点：①乳滴分散度大，药物吸收快，生物利用度高；②可掩盖药物的不良气味；③水溶性药物制成乳剂后有延长药效的作用；④油性药物制成乳剂后分剂量更准确，而且便于使用；⑤外用乳剂可改善药物对皮肤、黏膜的渗透性，减少刺激性；⑥静脉注射用乳剂注射后分布较快，药效高，有靶向性。

二、乳化剂

（一）乳化剂的分类

1. 天然乳化剂　一般为亲水性高分子化合物，常用于制备 O/W 型乳剂，溶于水后有较大黏度，所得乳剂稳定性强。但天然乳化剂容易霉败，使用时应注意防污染，并加适量的防腐剂。常用的有：阿拉伯胶、西黄芪胶、磷脂、明胶、卵黄、海藻酸钠等。

2. 合成的表面活性剂类乳化剂　本类乳化剂乳化能力强，性质稳定，用量少，但有些毒性。常用的有：

（1）阴离子型乳化剂：如硬脂酸钠、硬脂酸钾、油酸钠、十二烷基硫酸钠、十六烷基硫酸化蓖麻油等。一般用于制备 O/W 型或 W/O 型外用乳剂。

（2）非离子型乳化剂：本类乳化剂毒性和刺激性小，可口服或外用，个别品种还可作注射用。常用品种如聚山梨酯、脂肪酸山梨坦、卖泽、苄泽、泊洛沙姆、甘油脂肪酸酯等。

3. 固体粉末乳化剂　这类乳化剂可被油、水两相润湿，在两相间形成乳化膜，防止分散相液滴合并而起乳化作用，且不受电解质影响。若与非离子型表面活性剂合用效果更好。

（1）O/W 型乳化剂：如氢氧化镁、氢氧化铝、二氧化硅和皂土等。

（2）W/O 型乳化剂有：如氢氧化钙、氢氧化锌、硬脂酸镁等。

4. 辅助乳化剂　辅助乳化剂的乳化能力通常很弱，但能提高乳剂的黏度，并强化乳化膜的稳定性，防止乳滴合并。常用的有甲基纤维素、羧甲基纤维钠等。此类乳化剂一般不单独使用，而是与其他乳化剂合用以增加乳剂的稳定性。

（二）乳化剂的选择

乳化剂类型较多，选用时需考虑以下几个方面：①乳剂的类型：如 O/W 型乳剂应选用 O/W 型乳化剂，W/O 型乳剂应选用 W/O 型乳化剂；②乳剂的给药途径：如口服乳剂应选用无毒的天然乳化剂，外用乳剂应选用无局部刺激性、长期使用无毒性的乳化剂，注射用乳剂应选用磷脂、泊洛沙姆等乳化剂；③乳化剂的性能：乳化剂种类多，其性能各不相同，要尽量选用毒性小、乳化力强、稳定性高乳化剂；④混合乳化剂的选择：非离子型乳化剂可以和非离子型、离子型乳化剂混合使用，但阴离子型乳化剂不能与阳离子型乳化剂混合使用。

三、乳剂形成的条件

（一）乳化机械做功

乳化过程包括了分散和稳定两个过程，分散过程是指内相液体形成液滴均匀地分散于外相中，此过程必须借助机械做功（如振摇、研磨等），才有可能形成稳定的乳剂。形成的乳滴愈细，制备量愈大，需要乳化机械做功就愈强。

（二）加入适宜乳化剂

乳化剂是乳剂形成与稳定的必要条件。乳化剂在乳化过程中的作用是：

1. 降低界面张力　在乳化分散的过程中，产生的小液滴使表面积和界面自由能均增大，为了降低界面自由能，液滴会出现凝聚合并的倾向，从而破坏乳剂的分散状态。加入适宜的乳化剂如表面活性剂后，能有效降低油、水两相的界面张力和界面自由能，使乳剂易于形成并保持其分散和稳定状态。

2. 形成牢固的乳化膜　当在油、水两相中加入乳化剂后，乳化剂能被吸附在分散相液滴的周围，并有规律地定向排列（即亲水基团伸向水、亲油基团伸向油）形成乳化膜，阻碍分散相液滴的合并。乳化膜愈牢固，乳剂愈稳定。

形成的乳化膜主要有三种：①单分子膜：由表面活性剂类乳化剂形成；②多分子膜：由亲水性高分子类乳化剂形成；③固体粉末膜：由固体粉末类乳化剂形成。

3. 决定乳剂的类型　乳化剂的性质和乳化剂的 HLB 值是决定乳剂类型的主要因素。亲水性较大的乳化剂吸附于油、水界面时使水的界面张力降低较大可形成 O/W 型乳剂，其 HLB 值一般在 8～18 范围内；亲油性较大的乳化剂使油的界面张力降低较大则形成 W/O 乳剂，其 HLB 值一般在 3～8 之间。其规律是：与乳化剂亲和力较大，即界面张力较小的相构成外相。

（三）具有适宜的相比

乳剂中油、水两相的容积比称为相比。相比在 25%～50%时乳剂稳定性较好。制备乳剂时，如果分散相浓度太低，易分层；分散相浓度太高，易转型。因此制备乳剂时要有适宜的相比。

四、乳剂的制备

（一）研和法

研和法是以阿拉伯胶（简称为胶）为乳化剂（也可用阿拉伯胶与西黄芪胶的混合物），利用研磨方法制备小剂量 O/W 型乳剂的方法，又称胶溶法。该法先制成初乳，然后再逐渐加水稀释至需要量，研匀即得。初乳的制备分干胶法和湿胶法两种。

1. 制备流程及方法

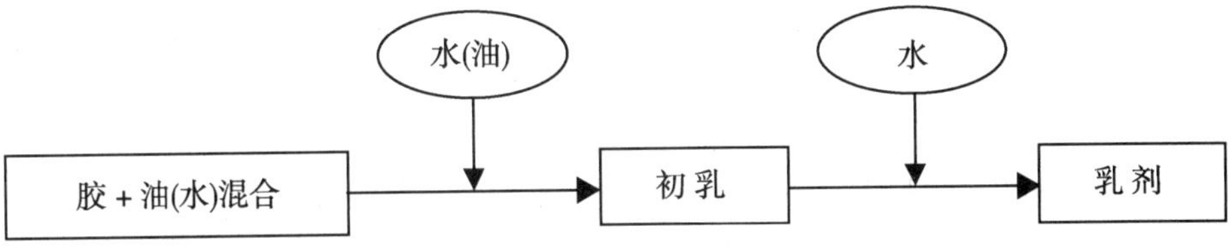

（1）初乳的制备：①干胶法：将胶与油相置干燥乳钵中混合研匀后，再一次性加入水（为胶用量的 2 倍）快速沿同一方向研磨制成初乳；②湿胶法：将胶与水（1∶2）混合先配成胶浆后，再缓缓加入油相，用力研磨使成初乳。

（2）初乳形成后，加水稀释至全量，研匀，即得乳剂。

2. 注意事项

（1）制备初乳时，所用油相不同，则油、水、胶三者的比例一般是：植物油为 4∶2∶1，挥发油为 2∶2∶1，液状石蜡为 3∶2∶1。三者取量要准确，否则不易形成初乳。

（2）干胶法制备乳剂时，乳钵等器具必须干燥。

（3）制备初乳时，要用力、沿同一方向快速研磨至初乳生成。初乳生成后方可加水稀释。

（4）初乳生成的判断标准是：稠厚的白包乳状液并会发出噼啪声。

（5）干胶法制初乳时，水要一次性加入，若加入水量不足或过慢则易形成 W/O 初乳，较难再转化成 O/W 型，且极易破裂。

3. 处方举例

举例 6－16

液状石蜡乳

【处方】	液状石蜡	200ml
	阿拉伯胶	67g
	纯化水	适量
	共制	500ml

【制法】

（1）干胶法：将液状石蜡置干燥乳钵中，分次加入阿拉伯胶粉轻轻搅拌均匀，加入纯化水 135ml 快速沿同一方向研至发出噼啪声即得初乳。再加纯化水至全量，搅匀，即得。

（2）湿胶法：取纯化水 135ml 与胶粉在乳钵中制成胶浆，分次加入液状石蜡，边加边研至初乳生成，再加纯化水至全量，搅匀，即得。

本法制备的乳剂为乳白色，镜检分散相油滴应细小均匀。

（二）新生皂法

新生皂法系指将油、水两相混合时反应生成的肥皂作乳化剂，经振摇或搅拌制成乳剂的方法。植物油中含有硬脂酸、油酸等多种有机酸，在适当温度下（70℃左右）和碱液（如氢氧化钠、氢氧化钙、三乙醇胺溶液等）混合会发生皂化反应，生成的新生皂同时被吸附在油、水界面上而形成乳化剂。通常生成的一价皂和有机胺皂为O/W型乳化剂，生成的二价皂为W/O型乳化剂。本法制得的乳剂比直接用肥皂乳化的效果好，常用于乳膏剂的制备中。

1. 制备流程

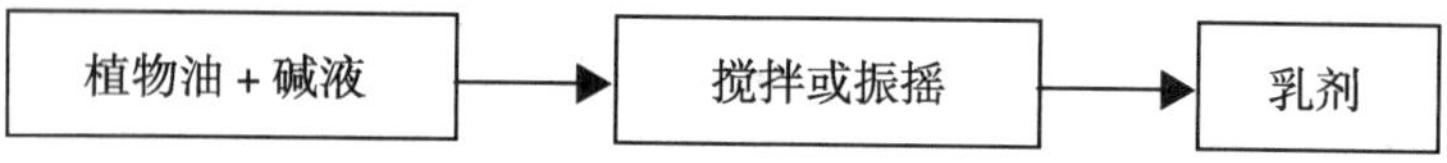

2. 处方举例

举例 6－17

石灰搽剂

【处方】氢氧化钙溶液　　50ml

　　　　花生油　　50ml

【制法】将花生油和氢氧化钙溶液混合，用力振摇使成乳剂，即得。

本品为乳黄色稠厚液体，外用于烫伤。

【分析】

（1）处方中氢氧化钙溶液为水相，花生油为油相。

（2）花生油中含有的脂肪酸和氢氧化钙溶液反应后生成的钙皂作为乳化剂，钙皂属W/O型乳化剂，故生成的是W/O型乳剂。

知识链接

制备乳剂时药物加入的方法

（1）水溶性药物，先制成水溶液，待初乳形成后加入。

（2）油溶性药物，先溶于油中，待初乳形成后加入，乳化时尚需补充乳化剂。

（3）油、水相中均不溶的药物，可先研成细粉后再将其混悬于乳剂中。

（三）机械法

机械法系指将油相、水相、乳化剂混合后，用乳化器械制备乳剂的方法。此法常用于大量制备乳剂。其制备流程：

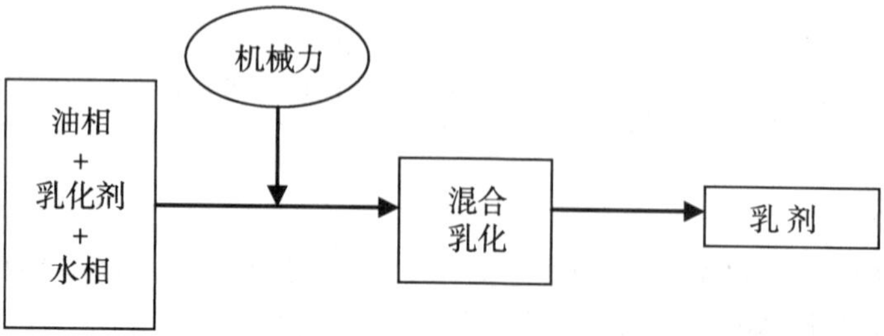

举例 6－18

鱼肝油乳

【处方】	鱼肝油	368ml
	聚山梨酯 80	12.5g
	西黄芪胶	9g
	甘油	19g
	苯甲酸钠	1.5g
	糖精钠	0.3g
	杏仁油香精	2.8g
	香蕉油香精	0.9g
	纯化水	共制 1000ml

【制法】将甘油、水、糖精钠混匀，与用少量鱼肝油混匀的苯甲酸钠、西黄芪胶在粗乳机中一起搅拌 5 分钟，再加入聚山梨酯 80，搅拌约 20 分钟。缓慢加入鱼肝油，搅拌 80～90 分钟，再加入杏仁油香精、香蕉香精搅拌 10 分钟后即成粗乳。将上述粗乳液缓慢均匀地加入胶体磨中研磨，重复研磨 2～3 次，最后用纱布过滤，静置脱泡后即得。

本品用于维生素 A、D 缺乏症的辅助治疗。

【分析】

（1）分析处方中各成分的作用？乳剂的类型是什么？

本处方用聚山梨酯 80 为乳化剂，西黄芪胶为辅助乳化剂，苯甲酸钠为防腐剂，糖精钠为矫味剂，杏仁油香精和香蕉香精为矫臭剂，甘油为稳定剂。鱼肝油和纯化水分别为油相和水相。

（2）该处方也可用研和法制备，改用阿拉伯胶为乳化剂。

（3）本品用机械法制备液粒细小而均匀，稳定性好。

知识链接

乳剂的制备器械

实验室少量制备乳剂可用乳钵。工业生产中制备乳剂的设备常用的有：胶体磨（图 6－3、图 6－4）、电动搅拌器、超声波乳化器、高速搅拌器、高压乳匀机（图 6－5），近年来还有用纳米机来制备乳剂的。

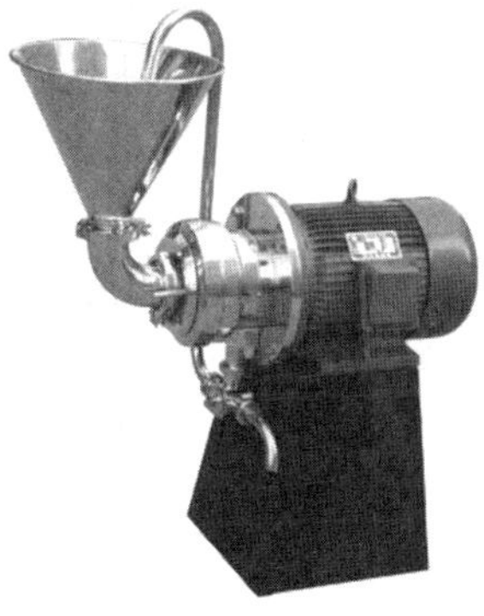

图 6－3　卧式胶体磨

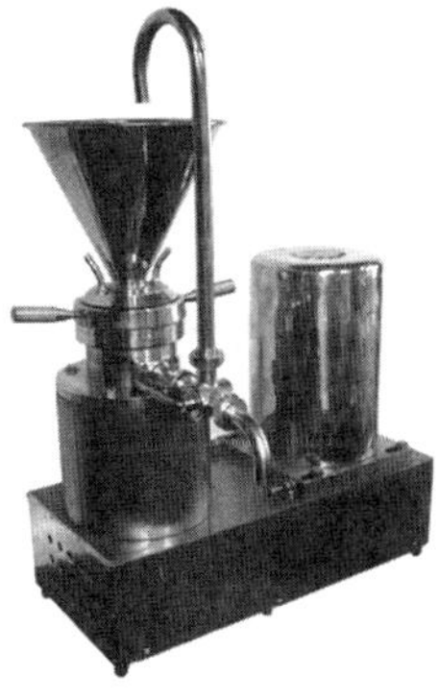

图 6－4　立式胶体磨

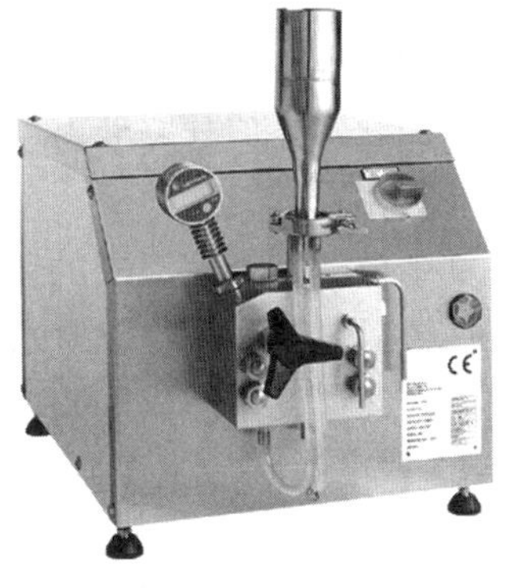

图 6－5　高压乳匀机

（四）油水交替加入法

油水（两相）交替加入法系指向乳化剂中多次、少量、交替地加入水或油，同时边加边搅拌或研磨制备乳剂的方法。常用于天然胶类、固体粉末类乳化剂制备乳剂。

知识链接

影响乳剂制备的因素

（1）乳化剂的性质和用量：乳化剂的种类和性质决定了乳剂形成的难易、乳滴的大小、黏度及其稳定性等。乳化剂用量一般为乳剂量的0.5％～10％。

（2）温度：乳化时适当的升高温度能降低液体黏度，减少乳化功，利于乳剂的形成，但温度升高会促使乳滴合并或破裂，不利于稳定，因此乳化温度应适宜，70℃左右即可。

（3）时间、振摇或搅拌的强度：应根据乳化剂的乳化能力、乳化设备的功率及制备量来确定。

五、乳剂的稳定性

乳剂属于不稳定的非均相分散体系，其稳定性受自身性质和外界条件的影响。如分散相的容积比、乳化剂的HLB值、附加剂及贮存温度等对其稳定性均会产生影响。乳剂的不稳定现象主要有以下几方面。

（一）分层

乳剂的分层又称乳析，系指乳剂在贮存过程中出现分散相液滴上浮或下沉的现象。乳剂分层的主要原因是由于分散相与分散介质之间的密度差较大所致。此外，相容积比对分层也有影响，当分散相容积低于25％时，分层速度加快。分层现象是可逆的，因此时乳化膜还没被破坏，经振摇后乳剂可恢复均匀状态。但如果分层时间太长，容易引起絮凝甚至乳裂。在生产中，常用减少分散相与分散介质之间的密度差、增加分散介质的黏度等措施来预防乳剂分层。

（二）絮凝

乳剂中分散相液滴发生可逆的聚集现象称为絮凝。乳剂中存在电解质或离子型乳化剂是乳剂产生絮凝的原因，同时也与相容积比、黏度等因素有关。絮凝后经振摇乳剂仍然可恢复原来的均匀状态，但絮凝的出现表明乳剂稳定性下降，是乳剂合并和破裂的前奏。

（三）合并与破裂

乳剂中分散相液滴周围的乳化膜被破坏，液滴逐步合并变大，再进一步分为油、水两层，经振摇后也不能恢复成原来状态的过程。导致乳剂合并与破裂的原因有：①分散相液滴大小不一；②温度过高或过低；③加入相反类型的乳化剂；④添加油水两相均可溶解的溶剂（如丙酮）或电解质；⑤离心力作用；⑥微生物的污染、油的酸败等均可引起乳剂的合并和破裂。

（四）转型

亦称转相。系指乳剂类型的改变，即乳剂由O/W型转为W/O型或由W/O型转为O/W型。转型的主要原因是乳化剂的性质发生改变所致，如一价皂（钠、钾皂）作乳化剂时，若加入二价金属离子（钙、镁、锌离子）的盐，会发生化学反应转变为二价皂，则 O/W 型的乳化剂转为 W/O 型乳化剂，乳剂类型也随着改变成 W/O 型。此外，乳剂的相比发生很大变化时也会发生转型，如分散相的容积超过 60%，发生转型的可能性较大。

（五）酸败

系指乳剂受外界因素及微生物等的影响，发生水解、氧化等导致乳剂发霉、变质的现象。可通过加入抗氧剂、防腐剂等，以及采用适当的包装及贮存方法防止。

六、乳剂的质量检查

乳剂属热力学不稳定体系，对乳剂的质量进行检查与评定，可做下面几项测试：①乳滴大小的测定；②分层现象的观察；③乳滴合并速度的测定；④稳定常数的测定等。

知识链接

《中国药典》对乳剂有以下规定

口服型乳剂是均匀白色的、稳定的水包油型乳液制剂；在以半径为 10cm 的离心机 4000r/min 的转速离心 10 分钟不应有分层现象；单剂量包装者含量均匀度要符合规定，并作装量检查等。

第八节　不同给药途径用液体制剂

前面对液体药剂的叙述是按分散系统分类的。在临床上，由于用药目的不同，往往同一给药途径的液体药剂又包括不同的分散系统，因此，通常也将液体药剂按给药途径分类。本节简要介绍几种常见的剂型。

一、合剂

合剂系指主要以水为溶剂，含有一种或一种以上药物成分的内服液体制剂。合剂可以是溶液型、混悬型或乳剂型。处方中的药物可以是化学药物，也可以是中药材提取物。单剂量包装的合剂也称口服液。合剂的溶剂一般为水，有时根据需要也可加少量的乙醇。加入的附加剂通常有矫味剂、防腐剂、食用色素、助悬剂等。合剂在临床上应用广泛，如胃蛋白酶合剂、氯化钠枸橼酸合剂、小儿止咳合剂、双黄连口服液、棕榈氯霉素混悬液等。

二、洗剂

洗剂系指药材经适宜的方法提取制成的供皮肤或腔道涂抹或清洗用的液体制剂，可以是溶液型、混悬型或乳剂型，临床上多以混悬型居多。洗剂以水和乙醇为分散介质，涂敷用洗剂中常加入甘油和助悬剂，用在皮肤时有利于滋润皮肤和形成一层保护膜，减少刺激性。易变质的洗剂应临用前配制，装洗剂用的容器应清洗干净并无毒。洗剂一般有消毒、止痒、消炎、收敛、保护等局部作用，常用者如炉甘石洗剂、复方硫磺洗剂等。

《中国药典》规定：除另有规定外，洗剂应密闭贮存；药材应按品种项下规定的方法提取或用适宜的方法粉碎成细粉；洗剂应进行装量、无菌、微生物限度等相应项目检查。

三、搽剂

搽剂系指药材用乙醇、油或其他适宜溶剂制成的供无破损患处揉擦用的液体制剂。其中以油为溶剂的又称油剂。搽剂常用的溶剂有水、乙醇、液状石蜡、植物油等。起镇痛作用的搽剂多用乙醇为溶剂，使用时可增加药物的渗透性；起保护作用的多用油、液状石蜡为溶剂，使用时有润滑作用，无刺激性。搽剂有镇痛、收敛、保护、消炎、抗刺激等作用，常用者如石灰搽剂、氧化锌搽剂、硝酸咪康唑搽剂、酮洛芬搽剂等。搽剂的质量检查项目和要求与洗剂相同。

四、滴鼻剂

滴鼻剂系指由药物与适宜溶剂制成的供滴入鼻腔使用的液体药剂。多制成溶液剂，也有制成混悬剂或乳剂使用的，也可将药物以固态形式（如粉末、颗粒、块状或片状等）包装，另备溶剂，临用前再配成溶液或混悬液。滴鼻剂能产生局部或全身作用，局部作用主要起收缩血管、消炎等作用，如盐酸麻黄碱滴鼻剂、复方薄荷脑滴鼻剂、利巴韦林滴鼻剂等；用于全身作用的，如富马酸酮替芬滴鼻剂为抗组胺、平喘药。滴鼻剂常用溶剂有水、丙二醇、液状石蜡或植物油。正常人鼻腔液 pH 一般为 5.5～6.5，鼻腔有炎症时则呈碱性，有时 pH 可高达 9，易于细菌繁殖，影响鼻腔内分泌物的溶菌作用以及纤毛的正常运动。因此，滴鼻剂的 pH 应为 5.5～7.5，并应与鼻黏液等渗，不影响鼻腔纤毛运动和分泌液的离子组成。

滴鼻剂一般应在无菌条件下配制，剂量包装的量除另有规定外不应超过 10ml。滴鼻剂一般要进行最低装量和微生物限度检查，用于手术、创伤的滴鼻剂应作无菌检查。

五、滴耳剂

滴耳剂系指供滴入耳道内使用的外用液体制剂。常用溶剂为水、乙醇、甘油、脂肪油，也可用丙二醇、聚乙二醇等。以水为溶剂作用缓和，但渗透性差；以乙醇为溶剂虽有渗透性和杀菌作用，但刺激性较大；以甘油为溶剂作用缓和、药效持久，有吸湿性，但渗透性较差。因此配制滴耳剂常用混合溶剂。制备滴耳剂时加入溶菌酶、透明质酸酶等，能淡化分泌物、促进药物分散，加速肉芽组织再生。外伤用滴耳剂应灭菌并不得加抑菌剂。外耳道有炎症时显弱碱性，因此用于外耳道的滴耳剂常配成弱酸性。滴耳剂一般有润滑、消毒、止痒、收敛、消炎等作用，常用者如氯霉素滴耳剂、碳酸氢钠滴耳剂、卡那霉素滴耳剂等。

六、含漱剂

含漱剂系指用于咽喉、口腔清洗用的液体药剂。一般用药物的水溶液，也可含少量甘油和乙醇。含漱剂要求微碱性，这样有利于除去口腔的微酸性分泌物和溶解黏液蛋白。配制时常加入适量着色剂以示外用。有时为临床需要，可制成浓溶液，用时稀释；或制成固体粉末，用时溶解。含漱剂一般用于口腔的清洗、去臭、收敛、消炎，常用者如 1%碳酸氢钠溶液、甲硝唑漱口液、葡萄糖酸氯己定含漱剂等。

七、滴牙剂

滴牙剂系指用于局部牙孔的液体药剂。其特点是药物浓度大、刺激性大、毒性大，应用时往往不能直接接触黏膜。因此，滴牙剂使用时一般由医务人员施于患者。

第九节　液体药剂的包装与贮藏

一、液体药剂的包装

包装材料直接影响到药剂成品的质量、药效、贮藏和运输。因此，选用的液体药剂包装材料必须符合药用要求和保障人体健康、安全的标准。理想的包装材料要求是：①对人体无毒、无害；②不与药物反应，不改变药物的性质，不影响药物疗效及其质量控制；③密封性能好；④坚固耐用、质轻，便于携带、易得价廉等。

液体药剂的包装材料包括：容器（如玻璃瓶、塑料瓶等）、瓶塞或瓶盖、标签、说明书、纸盒以及纸箱等。外用液体药剂在药品包装上应有红色标识。

二、液体药剂的贮藏

液体药剂的稳定性比固体药剂差，在贮存期间易发生化学反应和受微生物污染而变质。故应密闭，并于阴凉、干燥处贮藏，且贮藏期不宜过长。

小　结

本章共分九节。第一节介绍了液体药剂的概念、特点、质量要求及分类。第二节介绍了液体药剂的常用溶剂、防腐剂、矫味剂及着色剂。第三节～第七节为本章的重点内容，主要介绍了按分散系统分类的液体药剂：溶液型液体药剂的定义、增加药物溶解的方法，溶液剂、芳香水剂、糖浆剂、酯剂、甘油剂的含义和制备方法；高分子溶液剂与溶胶剂的定义、性质和制备方法；混悬剂的定义、稳定性、制备方法及其质量检查；乳剂的定义、类型与组成、形成条件、制备方法、稳定性等内容。第八节简单介绍了几种不同给药途径用的液体药剂，包括合剂、洗剂、搽剂、滴鼻剂、滴耳剂、含漱剂、滴牙剂等；第九节介绍了液体药剂的包装与贮藏。

（邓荣玉）

自 测 题

一、名词解释

1. 液体药剂
2. 助溶与助溶剂
3. 混悬剂
4. 絮凝与反絮凝
5. 乳剂

二、选择题

（一）A 型题（单项选择题）

1. 关于液体药剂的叙述，错误的是
   A. 吸收快，奏效迅速
   B. 给药途径广泛
   C. 不易分取剂量
   D. 稳定性差
   E. 溶液剂分散相粒径一般小于 1nm

2. 下列属于非均相分散体系的是
   A. 甘油剂
   B. 芳香水剂
   C. 酯剂
   D. 糖浆剂
   E. 乳剂

3. 下述哪种方法不能增加药物的溶解度
   A. 加入助溶剂
   B. 加入增溶剂
   C. 加入助悬剂
   D. 应用潜溶剂
   E. 制成盐类

4. 复方碘口服溶液中，碘化钾的作用是
   A. 抗氧作用
   B. 增溶作用
   C. 补钾作用
   D. 助溶作用
   E. 矫味作用

5. 胃蛋白酶合剂中加稀盐酸的目的是
   A. 防腐
   B. 增加胃蛋白酶的活性
   C. 提高澄明度
   D. 矫味
   E. 加速溶解

6. 下列物质不可以用做防腐剂的是
   A. 苯甲酸钠
   B. 山梨酸
   C. 羟苯乙酯
   D. 吐温 80
   E. 苯扎溴铵

7. 单糖浆的浓度为（　）g/ml。
   A. 65%
   B. 70%
   C. 75%
   D. 80%
   E. 85%

8. 制备硼酸甘油时，第一次加入的甘油作用是
   A. 溶剂
   B. 保湿剂
   C. 与硼酸反应生成硼酸甘油酯
   D. 助悬剂
   E. 防腐剂

9. 关于高分子溶液的制备叙述错误的是
   A. 制备高分子溶液首先要经过有限溶胀过程
   B. 无限溶胀常借助搅拌或加热来完成
   C. 胃蛋白酶需撒于水面后，立即搅拌利于溶解
   D. 亲水性高分子溶液剂的制备因原料状态不同而有所区别
   E. 胃蛋白酶合剂制备时如必须过滤时，滤材需先用相同浓度的稀盐酸润湿

10. 向高分子溶液中加入大量丙酮，使

高分子化合物聚结而沉淀，这种现象称为
A. 脱水
B. 絮凝
C. 沉淀
D. 陈化
E. 分层

11. 下列不属于溶胶剂特性的是
A. 能透过滤纸和半透膜
B. 具有布朗运动
C. 具有丁铎尔效应
D. 胶粒带电
E. 有的具有触变性

12. 下列剂型中吸收最快的是
A. 散剂
B. 混悬剂
C. 溶液剂
D. 胶囊剂
E. 乳剂

13. 减小混悬微粒沉降速度最有效的办法是
A. 加入助悬剂
B. 加入润湿剂
C. 减少微粒半径
D. 增大分散介质黏度
E. 增大分散介质密度

14. 混悬剂的质量评价不包括
A. 沉降体积比测定
B. 密度测定
C. 絮凝度测定
D. 微粒大小测定
E. 重新分散试验

15. 制备初乳时，一般油、水、胶的比例是
A. 1∶1∶1
B. 1∶2∶1
C. 4∶2∶1
D. 2∶4∶1
E. 3∶2∶1

16. 下列乳剂的叙述不正确的是
A. 由水相、油相、乳化剂组成
B. 微乳的粒径在0.01～0.10nm
C. 乳剂可供口服、外用、静脉注射
D. 乳剂为热力学不稳定体系
E. 油性药物制成O/W型乳剂能掩盖药物的不良臭味

17. 乳剂产生分层的原因是
A. 温度过高
B. 分散相与分散媒的相对密度相差较大
C. 添加电解质
D. 分散媒浓度不当
E. 受微生物污染

18. 决定乳剂类型的主要因素是
A. 乳化温度
B. 乳化器械
C. 乳化时间
D. 乳化剂的性质
E. 乳化方法

19. pH一般为5.5～7.5，并要调节等渗的是
A. 洗剂
B. 含漱剂
C. 滴鼻剂
D. 滴牙剂
E. 滴耳剂

20. 外耳道有炎症时所用滴耳剂最好为
A. 中性
B. 强酸性

C. 弱碱性

D. 强碱性

E. 弱酸性

（二）B型题（配伍选择题）

（21～25 题共用备选答案）

A. 溶液剂

B. 高分子溶液剂

C. 乳剂

D. 混悬剂

E. 胶浆剂

根据分散状态，判断下列分别属何种液体制剂

21. 药物以分子或离子状态分散于液体分散媒中

22. 难溶性固体药物的微粒分散在液体分散介质中形成的制剂属于

23. 液体药物以液滴状态分散在不相混溶的液体分散介质中形成的制剂属于

24. 高分子化合物分散于液体分散媒中

25. 纤维素的衍生物溶于水中形成的黏稠液体

（26～30 题共用备选答案）

A. 芳香水剂

B. 溶液剂

C. 高分子溶液剂

D. 乳剂

E. 混悬剂

26. 炉甘石洗剂属于

27. 胃蛋白酶合剂属于

28. 薄荷水属于

29. 石灰搽剂属于

30. 复方碘口服溶液属于

（31～35 题共用备选答案）

A. 分层

B. 絮凝

C. 转相

D. 破裂

E. 盐析

31. 因 ξ-电位降低而使微粒发生聚集的现象称为

32. 乳剂类型的改变称为

33. 乳剂在贮存过程中出现分散相液滴上浮或下沉的现象称为

34. 乳剂中分散相液滴周围的乳化膜被破坏，液滴逐步合并变大，再进一步分为油、水两层的现象称为

35. 向高分子溶液中加入大量电解质，使高分子化合物聚结而沉淀的现象称为

（36～40 题共用备选答案）

A. 溶解法

B. 凝聚法

C. 新生皂法

D. 分散法

E. 化学反应法

36. 复方硫磺洗剂的制备方法

37. 复方碘口服溶液的制备方法

38. 硼酸甘油的制备方法

39. 石灰搽剂的制备方法

40. 氢氧化铝凝胶的制备方法

三、简答题

1. 增加药物溶解度的方法有哪些？举例说明。
2. 哪些情况下考虑配制混悬液型药剂？
3. 分析影响混悬剂稳定的各种因素？可采取哪些措施？
4. 乳剂形成的条件是什么？
5. 液状石蜡乳

【处方】	液状石蜡	12ml
	阿拉伯胶	4g
	纯化水	共制　30ml

（1）分析处方中阿拉伯胶的作用?

（2）干胶法制备本品时，应注意哪些问题?

第七章 注射剂与滴眼剂

学习目标

1. 掌握注射剂的相关概念、分类、溶剂、附加剂、制备工艺；热原；灭菌方法；灭菌与无菌制剂；输液的概念、分类。
2. 熟悉无菌操作法；注射剂的质量要求、质量检查；注射用无菌粉末的概念。
3. 了解注射剂的给药途径；输液的制备工艺和质量检查等；注射用无菌粉末的制备和质量要求；滴眼剂的概念、制备工艺和质量检查。

第一节 概 述

一、注射剂的含义与特点

（一）注射剂的含义

注射剂（injection）系指将药物与适宜的溶剂或分散介质制成的供注入体内的无菌制剂，有溶液、乳状液、混悬液及供临用前配制成溶液或混悬液的粉末。注射剂可分为注射液、注射用无菌粉末、注射用浓溶液。

举例 7－1

硫酸阿托品注射液

硫酸阿托品注射液为M胆碱受体阻滞剂。其抗M胆碱作用表现为解除胃肠平滑肌痉挛、抑制腺体分泌、扩大瞳孔、升高眼压、视力调节麻痹、心率加快、支气管扩张等。此外本品还能能兴奋或抑制中枢神经系统，具有一定的剂量依赖性。适应证有各种内脏绞痛、全身麻醉前给药、严重盗汗和流涎症、抗休克、解救有机磷酸酯类中毒等。

（二）注射剂的特点

1. 药效迅速可靠　注射剂直接注入组织、血管或器官内，所以吸收快，作用迅速。特别是静脉注射，药液可直接进入血液循环，更适于抢救危重病患者。注射剂不经胃肠道，不受消化液及食物的影响及肝的首过效应破坏，作用可靠。

2. 适用于不宜口服给药的患者　适用于昏迷、不能吞咽、术后禁食等不能口服给药的患者，经注射给药或提供营养，以治疗和维持患者生命。

3. 适用于不宜口服的药物　某些药物易被消化液破坏，如青霉素、胰岛素、酶等；有些药物较难吸收，如庆大霉素，制成注射剂可解决。

4. 局部定位作用　局部注射可产生局部定位作用，如局部麻醉药、注射封闭疗法等。

注射剂也存在缺点：不安全，注入人体后作用快，不良反应发生快且严重；注射时疼痛；用药不方便，需专业护理技术人员给药。生产制造过程复杂，质量控制严格，成本费用较大。

二、注射剂的分类

1. 注射液　注射液包括溶液型如葡萄糖注射液、黄体酮注射液等，乳状液型注射液如静脉营养脂肪乳注射液等，混悬型注射液如醋酸可的松注射液、鱼精蛋白胰岛素注射液等，可用于肌内注射、静脉注射、静脉滴注等。混悬液注射剂不得用于静脉注射与椎管注射。其中，供静脉滴注用的大体积（不小于100ml）注射液也称为静脉输液。

2. 注射用无菌粉末　亦称粉针，属于无菌粉末或无菌块状物，如青霉素、链霉素、酶类粉针剂等。可用适宜的注射用溶剂配制后注射，也可用静脉输液配制后静脉滴注。

3. 注射用浓溶液　系指药物制成供临用前稀释后静脉滴注的无菌浓溶液。

三、注射剂的给药途径

1. 皮内注射（i. d.）　注射于表皮与真皮之间，一次剂量在0.2ml以下，常用于过敏性试验或疾病诊断，如青霉素皮试。

2. 皮下注射（i. h.）　注射于真皮与肌肉之间的松软组织内，一般用量为1～2ml。皮下注射剂主要是水溶液，药物吸收速度稍慢。

3. 肌内注射（i. m.）　注射于肌肉组织中，一次剂量为1～5ml。水溶液、油溶液、混悬液及乳浊液均可作肌内注射。

4. 静脉注射（i. v.）　分静脉推注和静脉滴注（i. v. gtt 或 i. v. drip），前者一般用量5～50ml，后者50ml至数千ml。常用水溶液，乳浊液也可用，但油溶液和混悬液易引起毛细血管栓塞，不宜静脉注射。凡能导致红细胞溶解或使蛋白质沉淀的药物，均不宜静脉给药。

5. 椎管注射　每次用量不得超过10ml，且由于椎管神经比较敏感，脊椎液循环慢，故此类注射剂必须与脊椎液等渗，pH值与脊椎液相当，高质量，高纯度，注入时应缓慢。不得添加抑菌剂。

此外，还有心内注射、关节内注射、穴位注射、硬膜外注射等。

第二节　热　原

一、概述

（一）热原的定义和特点

热原（pyrogen）系指注射后能引起人体和恒温动物体温异常升高的致热性物质。热原是微生物的代谢产物，是微生物的一种内毒素，由磷脂、脂多糖和蛋白质组成的复合物。存在于细菌的细胞膜和固体膜之间，其中脂多糖是内毒素的主要成分，因而大致可认为热原＝

内毒素=脂多糖，脂多糖组成因菌种不同而不同。热原的分子量一般为1×10^6左右。

大多数细菌都能产生热原，致热能力最强的是革兰阴性杆菌，霉菌和病毒也能产生热原。热原注入人体内，大约半小时后就能产生发冷、寒战、体温升高、恶心、呕吐等症状，有时体温达40℃以上，严重者出现昏迷、虚脱，甚至有生命危险。临床上将这种现象称为“热原反应”。

（二）热原的性质

1. 水溶性　热原溶于水。由于其化学结构上连接有多糖。

2. 不挥发性　热原本身不挥发，但在蒸馏时，可随水蒸气的雾滴夹带入蒸馏水，故蒸馏器需要设有除沫装置，且防止暴沸。

3. 过滤性　热原体积小，约为1～5nm，一般的滤器均可通过，不能截留。

4. 耐热性　热原在60℃加热1小时不受影响，100℃加热也不降解，但在180℃，3～4小时；200℃，60分钟；250℃，30～45分钟可使热原彻底破坏。在通常注射剂的热压灭菌法中热原不能被破坏。

5. 可吸附性　热原能被药用炭、硅藻土、白陶土等吸附，也可被离子交换树脂交换吸附除去。

6. 其他　热原能被强酸、强碱、强氧化剂破坏，如高锰酸钾或过氧化氢等破坏，超声波也能使之失活。

二、热原污染的途径

1. 注射用水　是热原污染的主要来源。由于蒸馏器结构不合理、操作不当、容器不洁、放置时间过长等都会引入热原污染。配制注射剂必须使用新鲜注射用水。

2. 原辅料　药物和辅料由于原制备不洁、包装不当、储存过久，易滋生微生物，特别是含有糖、蛋白质、脂肪和水分等的原辅料。

3. 容器、用具、管道和设备　若未彻底认真清洗处理，常会带来热原污染，故要严格按操作规程处理。

4. 生产过程　生产过程中洁净度差、时间过长、产品未及时灭菌，均会污染热原。故应严格净化程序，如空气净化、环境净化、人员净化、物料净化等。

5. 输液器具　有时注射液本身不含热原，可能由于给药时输液器具、配药器具污染而引起热原反应。

三、热原的除去方法

1. 吸附法　常用的吸附剂为药用炭，药用炭对热原有较强的吸附作用，同时有助滤和脱色作用，广泛应用于注射剂生产中，常用量0.05%～0.5%（W/V）。

2. 酸碱法　玻璃容器、用具可用重铬酸钾硫酸清洗液或稀氢氧化钠液处理，可将热原破坏。

3. 离子交换法　离子交换树脂具有较大表面积和表面电荷，因而具有吸附和交换作用。常用弱碱性阴离子交换树脂、弱酸性阳离子交换树脂，均可除去丙种胎盘球蛋白注射液中的热原。

4. 超滤法　用3.0～15nm超滤膜可除去热原，如10%～15%葡萄糖注射液可用此法除去热原。

5. 高温法 能经受高温加热的容器具，如针头、针筒或其他玻璃器皿，洗净后，于250℃加热30min以上，可破坏热原。

6. 凝胶过滤法 热原是大分子复合物，可用凝胶（分子筛）过滤除去，如用二乙氨基乙基葡聚糖凝胶（分子筛）制备无热原去离子水。

7. 其他方法 用反渗透法通过三醋酸纤维膜除去热原。微波也可破坏热原。

四、热原的检查方法

（一）热原检查法

热原检查法系将一定剂量的供试品，静脉注入家兔体内，在规定时间内，观察家兔体温升高的情况，以判定供试品中所含热原的限度是否符合规定。

检查结果的准确性和一致性取决于试验动物的状况、试验室条件和操作的规范性。家兔法检测内毒素的灵敏度为0.001μg/ml，试验结果接近人体真实情况，但操作繁琐费时，不能用于注射剂生产过程中的质量监控。目前已采用直肠热电偶代替肛温计，直肠热电偶在整个实验过程中固定在直肠内，可连续记录温度，免除了肛温计多次插直肠的操作。

（二）细菌内毒素检查法

又称鲎试验法，是利用鲎试剂，来检测或量化由革兰阴性菌产生的细菌内毒素，以判断供试品中细菌内毒素的限量是否符合规定的一种方法。细菌内毒素检查有两种方法，即凝胶法和光度测定法，后者包括浊度法和显色基质法。供试品检测时，可使用其中任何一种方法进行试验。当测定结果有争议时，除另有规定外，以凝胶法结果为准。本法见于《中国药典》二部附录。

鲎试验法检查内毒素的灵敏度为0.0001μg/ml，比家兔法灵敏10倍，操作简单易行，试验费用低，结果迅速可靠，适用于注射剂生产过程中的热原控制和某些不能用家兔进行的热原检测的品种（如放射性制剂、肿瘤抑制剂等），因为这些制剂具有细胞毒性，因而具有一定的生物效应，不适宜用家兔法检测。

鲎试验法（limulus lysate test）灵敏度高，操作简单，实验费用少，适用于生产过程中的热原控制，但易出现“假阳性”，因其对革兰阴性菌以外的内毒素不灵敏，故尚不能完全代替家兔法。

第三节 灭菌制剂与无菌制剂

一、灭菌制剂与无菌制剂的定义

依据药品的给药途径及微生物对患者健康的危害程度，药物制剂大体分为：无菌制剂和非无菌制剂（即限菌制剂）。无菌制剂是指不含任何活的微生物的制剂，非无菌制剂是指允许一定限量的微生物存在，但不得有规定的控制菌存在的药物制剂。如口服给药制剂中，细菌数每1g不得过1000cfu，每1ml不得过100cfu；霉菌和酵母菌数每1g或1ml不得过100 cfu；大肠埃希菌不得检出。

按照除去活微生物的制备工艺，将无菌制剂又分为灭菌制剂（最终灭菌制剂）与无菌制剂（非最终灭菌制剂）定义如下：

（1）灭菌制剂：系指采用物理、化学方法杀灭或除去所有活的微生物繁殖体和芽胞的药物制剂。灭菌制剂一般是完成内包装工艺生产全过程，最终采取一个可靠的灭菌措施以保证产品无菌。

（2）无菌制剂：系指采用无菌操作方法或技术制备的不含任何活的微生物繁殖体和芽胞的药物制剂。无菌制剂一般是完成内包装工艺生产全过程，始终未采取单独的灭菌措施，而是通过控制生产条件的无菌以保证产品无菌。

二、灭菌制剂与无菌制剂的分类

药物制剂中的灭菌制剂与无菌制剂包括：

（1）注射剂：如注射液、输液、注射用粉针等。

（2）眼用制剂：如滴眼剂、眼用膜剂、眼用软膏剂和凝胶剂等。

（3）植入型制剂：如植入片等。

（4）创面用制剂：如溃疡、烧伤及外伤用溶液、软膏剂和气雾剂等。

（5）手术用制剂：如止血海绵剂和骨蜡，用于伤口或手术后切口的冲洗液和透析液等。

第四节　灭菌和无菌操作法

一、概述

（一）灭菌的有关概念

1. 灭菌法　系指用适当的物理或化学手段将物品中活的微生物杀灭或除去，从而使物品残存活微生物的概率下降至预期的无菌保证水平的方法。本法适用于制剂、原料、辅料及医疗器械等物品的灭菌。

微生物包括细菌、真菌和病毒，细菌的芽胞具有较强的耐热性，所用灭菌效果以杀灭芽胞为准。药剂生产中的灭菌方法，要求达到灭菌的目的，符合《中国药典》的要求，同时又必须保证药物的稳定。

常用基本术语如下：

（1）灭菌（sterilization）：系指用物理或化学等方法杀灭或除去微生物的繁殖体和芽胞的手段。

（2）无菌（sterility）：系指在任一指定物体、介质或环境中，不得存在任何活的微生物。

（3）防腐（antisepsis）：系指用物理或化学方法抑制微生物的生长与繁殖的手段，亦称抑菌；对微生物的生长与繁殖具有抑制作用的物质称抑菌剂或防腐剂。

（4）消毒（disinfection）：系指用物理或化学方法杀灭或除去病原微生物的手段；对病原微生物具有杀灭或除去作用的物质称消毒剂。

2. 无菌产品　是指不含任何活的微生物的产品。

（二）《中国药典》对灭菌的有关要求

1. 灭菌产品的无菌保证不能依赖于最终产品的无菌检验，而是取决于生产过程中采用合格的灭菌工艺、严格的GMP管理和良好的无菌保证体系。灭菌工艺的确定应综合考虑被灭菌物品的性质、灭菌方法的有效性、灭菌后物品的完整性。

2. 灭菌程序的验证是无菌保证的必要条件。灭菌程序经验证后，方可交付使用。

3. 日常生产中，应对灭菌程序的运行情况进行监控，确认关键参数均在验证确定的范围内。灭菌程序应定期进行再验证。当灭菌程序发生变更（包括灭菌物品的装载方式和数量的改变时），应进行再验证。

4. 物品的无菌保证与灭菌工艺、灭菌前产品被污染的程度及污染菌的特性相关。因此，应根据灭菌工艺的特点制定灭菌物品灭菌前的微生物污染水平及污染菌的耐受程度并进行监控，并在生产的各个环节采用各种措施降低污染，确保微生物污染控制在规定的限度内。

5. 灭菌冷却阶段，应采取措施防止已灭菌物品被再次污染，任何情况下，都应要求容器及其密封系统确保产品在有效期内符合无菌要求。

因此，研究、选择有效的灭菌方法，对保证药物制剂的安全性、稳定性和有效性具有重要意义。药剂学中常见的灭菌法见表 7－1。

表 7－1 药剂学中常见灭菌方法

灭菌方法分类		
物理灭菌法	干热灭菌	火焰、干热空气灭菌法
	湿热灭菌	热压、流通、煮沸、低温间歇灭菌法
	射线灭菌	辐射、紫外线、微波灭菌法
	过滤除菌	微孔滤膜滤器（0.22μm）、垂熔玻璃滤器（G6）
化学灭菌法	气体灭菌	环氧乙烷、甲醛蒸气
	药液消毒	苯扎溴铵、75％乙醇

可根据被灭菌物品的特性采用一种或多种方法组合灭菌，只要物品允许，应尽可能选用最终灭菌法灭菌。若物品不适合采用最终灭菌法，可选用过滤除菌法或无菌生产工艺达到无菌保证要求，只要可能，应对非最终灭菌产品作补充性灭菌处理（如流通蒸汽灭菌）。

知识链接

安徽的“欣弗”染菌事例

2006 年，安徽省华源制药厂生产的“欣弗”克林霉素注射液，导致 3 例患者死亡，81 例严重不良反应。SFDA 对该药厂进行现场检查，发现该公司未按批准的工艺参数灭菌（要求 105℃、30 分钟），擅自降低灭菌温度（100～104℃），缩短灭菌时间（缩短到 1～4 分钟），增加灭菌柜装载量，违反规定致染菌，导致无菌检查不符合规定。

二、物理灭菌法

常用的物理灭菌法有湿热灭菌法、干热灭菌法、辐射灭菌法和过滤除菌法。

（一）湿热灭菌法

湿热灭菌法系将物品置于灭菌柜内利用高压饱和蒸汽、流通蒸汽或过热水喷淋等手段使微生物菌体中的蛋白质、核酸发生变性而杀灭微生物的方法。该法灭菌能力强，为热力灭菌中最有效、应用最广泛的灭菌方法。

1. 湿热灭菌的条件　通常采用的灭菌条件为：121℃×15分钟、121℃×30分钟、116℃×40分钟。在特殊情况下，可通过实验确认合适的灭菌温度和时间。热不稳定性物品的 F_0 值一般不低于8分钟。

2. 湿热灭菌的方法

(1) 热压灭菌法：系指用高压饱和蒸汽加热杀灭微生物的方法。该法能杀灭所有细菌繁殖体和芽胞，具有很强的灭菌效果，灭菌可靠，适用于耐高温和耐高压蒸汽的药物制剂、无菌衣服、敷料、玻璃容器、金属容器、瓷器、橡胶塞、滤膜过滤器等。

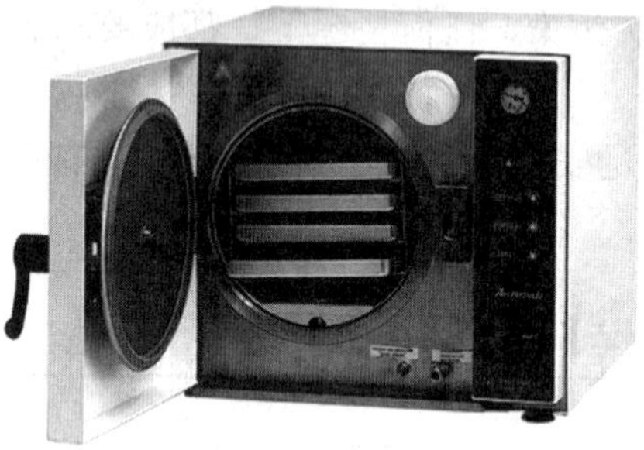

图7-1　热压灭菌柜

1) 灭菌设备：最常用的是卧式热压灭菌柜，是一种大型的灭菌器（图7-1），该设备全部采用双层坚固的合金制成，具有耐高压性能，中间有夹层，柜内备有带轨道的格车，柜外附有压力表、温度表、排气阀和安全阀。

2) 灭菌操作：①先将蒸汽通入夹层中加热10分钟，当夹层压力上升至所需压力时，将待灭菌物品置于金属篮中，排列于格车架上，推入柜室，关闭柜门，并将门闸旋紧。②待夹层加热完成后，将加热蒸汽通入柜内，同时打开排气阀排净空气。③当温度上升至规定温度时，开始计时（此时即为灭菌开始时间），柜内压力表应固定在规定压力。④灭菌完成后，先关闭蒸汽阀，打开放气阀和安全阀，排气至压力表降至“0”点，缓缓开启柜门，取出灭菌物品。

3) 操作注意事项：①必须使用饱和蒸汽。②必须排尽灭菌柜内空气，若有空气存在，压力表的指示压力并非纯蒸汽压，而是蒸汽和空气二者的总压，灭菌温度难以达到规定值。③灭菌时间应以全部药液温度达到所要求的温度时开始计时。由于温度表指示的温度是指灭菌柜内温度，而不是灭菌物品内部的温度，最好先预热至灭菌物品所需的温度。④灭菌完毕后必须先停止加热，逐渐减压至压力表指针为“0”后，放出柜内蒸汽，待柜内压力与大气压相等，稍稍打开灭菌柜门，10～15分钟后全部打开柜门，以免柜内外压力差和温度差太大，造成被灭菌物品冲出、玻璃炸裂而酿成伤害事故。

(2) 流通蒸汽灭菌法：系指在常压下，采用100℃流通蒸汽杀灭微生物的方法。灭菌时间通常为30～60分钟。该法不能有效杀灭细菌孢子，适用于消毒及不耐高温制剂的灭菌。

(3) 煮沸灭菌法：系指将待灭菌物品置沸水中加热灭菌的方法。煮沸时间通常为30～60分钟。沸水热能值较水蒸气低，故该法灭菌效果不如流通蒸汽灭菌法，必要时需加抑菌剂。适用于注射器、注射针头及不耐高温的制剂品种。

(4) 低温间歇灭菌法：是将待灭菌物品置60～80℃温度下1小时，将微生物繁殖体杀灭后，置室温下24小时，使待灭菌物品中的芽胞发育成繁殖体，再置60～80℃温度下1小时灭菌，室温放置，如此反复操作3次以上的灭菌方法。该法费时且灭菌效果差，制剂中需加抑菌剂。适用于必须用加热法灭菌又不耐较高温度的制剂或药品。

3. 影响湿热灭菌的主要因素

(1) 微生物的种类与数量：微生物的种类不同，耐热、耐压性能存在很大差异，不同发育阶段对温度、压力的抵抗力不同。其耐热、耐受压力的次序为：芽胞＞繁殖体＞衰老体。微生物数量愈少，所需灭菌时间愈短。

（2）蒸汽性质：饱和蒸汽热含量较高，热穿透力强，灭菌效率高；湿饱和蒸汽因含有微细水滴，热含量较低，热穿透力较差，灭菌效率较低；过热蒸汽温度高于饱和蒸汽，但穿透力差，灭菌效率低，且易引起药品的不稳定性。因此，热压灭菌应采用饱和蒸汽。

（3）药品性质和灭菌时间：一般而言，灭菌温度愈高，灭菌时间愈长，药品被破坏的可能性愈大。因此，在设计灭菌温度和灭菌时间时必须考虑药品的稳定性，即在达到有效灭菌的前提下，尽可能降低灭菌温度和缩短灭菌时间。

（4）物品的体积及排布：采用湿热灭菌时，被灭菌物品应有适当的装载方式，不能排列过密，以保证灭菌的有效性和均一性。

（5）湿热灭菌法应确认灭菌柜内在不同装载时可能存在的冷点：当用生物指示剂进一步确认灭菌效果时，应将其置于冷点处。本法常用的生物指示剂为嗜热脂肪芽胞杆菌孢子。

（6）其他：如介质的 pH 对微生物的生长和活力具有较大影响。一般情况下，在中性环境中微生物的耐热性最强，碱性环境次之，酸性环境则不利于微生物的生长和发育。介质中的营养成分愈丰富（如含糖类、蛋白质等），微生物的抗热性愈强，应适当提高灭菌温度和延长灭菌时间。

（二）干热灭菌法

干热灭菌法是将物品置于干热灭菌柜、隧道灭菌器等设备中，利用干热空气达到杀灭微生物或消除热原物质的方法。

适用于耐高温但不宜用湿热灭菌法灭菌的物品灭菌，如玻璃器具、金属容器、纤维制品、固态试药、液体石蜡等均采用本法灭菌。

在干燥状态下，由于热穿透力较差，微生物的耐热性较强，必须长时间受高热作用才能达到灭菌的目的。因此，干热空气灭菌法采用的温度一般比湿热灭菌法高。一般规定为：160～170℃×120 分钟以上、170～180℃×60 分钟以上或 250℃×45 分钟以上。

（三）过滤除菌法

过滤除菌法系利用细菌不能通过致密具孔滤材的原理以除去气体或液体中微生物的方法。所用的器械称为无菌过滤器。常用于气体、对热不稳定的药物溶液或原料的灭菌。

1. 过滤材料　除菌过滤器采用孔径分布均匀的微孔滤膜作过滤材料，微孔滤膜分亲水性和疏水性两种。药品生产中除菌采用微孔滤膜孔径一般不超过 0.22μm，因为繁殖期微生物很少有小于 1μm 者，而芽胞大小为 0.5μm 左右。

深层截留的滤器，孔径可稍大于所要滤除的颗粒，如垂熔玻璃滤器，可选用 6 号（孔径＜1μm）。

2. 滤器和滤膜的处理　滤器和滤膜在使用前应进行清洁处理，并用高压蒸汽进行灭菌或做在线灭菌。更换品种和批次应先清洗滤器，再更换滤芯或滤膜，或直接更换滤器。

3. 过滤操作　通过过滤除菌法达到无菌的产品应严密监控生产环境的洁净度，应在无菌环境下进行过滤操作。相关的设备、包装容器、塞子及其他物品应采用适当的方法进行灭菌，并防止再污染。

（四）射线灭菌法

1. 紫外线灭菌法　系指用紫外线（能量）照射杀灭微生物的方法。用于灭菌的紫外线波长一般为 200～300nm，灭菌力最强的波长为 254nm。灭菌原理是：由于紫外线使核酸蛋白变性，而且能使空气中氧气产生微量臭氧，达到共同杀菌作用。

该法适合于表面灭菌、空气灭菌；不适合于药液灭菌及固体物料深部的灭菌。

由于紫外线是以直线传播，可被不同的表面反射或吸收，穿透力微弱，普通玻璃即可吸收紫外线，因此装于容器中的药物不能用紫外线灭菌。紫外线对人体有害，照射过久易发生结膜炎、红斑及皮肤烧灼等伤害，故一般在生产操作前开启1～2小时，生产操作时关闭；如必须在生产操作过程中照射时，对操作者的皮肤和眼睛应采用适当的防护措施。

2. 辐射灭菌法　是将物品置于适宜放射源辐射的γ射线或适宜的电子加速器发生的电子束中进行电离辐射而达到杀灭微生物的方法。本法最常用的为$^{60}Co-\gamma$射线辐射灭菌。$^{60}Co-\gamma$射线辐射灭菌法常用的生物指示剂为短小芽胞杆菌孢子。

适合于医疗器械、容器、生产辅助用品、不受辐射破坏的原料药及成品等的灭菌。

本法的特点是不升高物品的温度，穿透力强，灭菌效率高。但设备费用较高，对操作人员存在潜在的危险性，对某些药物可能产生药效降低或产生毒性物质和发热物质等。

3. 微波灭菌法　是采用微波（频率为300MHz～300kMHz）照射产生的热能杀灭微生物的方法。该法适合液态和固体物料的灭菌，且对固体物料具有干燥作用。特点是微波能穿透到介质和物料的深部，可使表里一致地加热；且具有低温、常压、高效、快速（一般为2～3min）、无污染、易操作等特点。

微波灭菌机是利用微波的热效应和非热效应（生物效应）相结合实现灭菌目的的设备，热效应使微生物体内蛋白质变性而失活，非热效应干扰了微生物正常的新陈代谢，破坏微生物的生长条件。微波的生物效应使得该技术在低温（70～80℃）时即可杀灭微生物，而不影响药物的稳定性，对热压灭菌不稳定的药物制剂，采用微波灭菌则较稳定，降解产物减少。

三、化学灭菌法

系指用化学药品直接作用于微生物而将其杀灭的方法。包括气体灭菌法和药液消毒法。

（一）气体灭菌法

系指用化学消毒剂形成的气体杀灭微生物的方法。常用的化学消毒剂有环氧乙烷、气体过氧化氢、甲醛、臭氧（O_3）等。

本法适用于在气体中稳定的物品的灭菌，采用气体灭菌法时，应注意灭菌气体的可燃性、可爆性、致畸性和残留毒性。

1. 环氧乙烷气体灭菌　环氧乙烷在常温、常压下为无色气体，具有芳香的醚味，沸点为10.8℃，在水中溶解度很大，对大多数固态呈惰性。环氧乙烷是一种烷化剂，可使固体蛋白质的化学结构发生变化而杀菌。其穿透力强，易穿透塑胶、纸质、粉体等，可达到物品深部，可以杀灭大多数病原微生物，包括细菌、病毒、真菌等。适用于塑料袋（瓶）、注射器等医用器材及对热不稳定的药品的灭菌。其不腐蚀塑料、金属和橡胶，不会使物品发生变黄变脆。

环氧乙烷具有易燃性，故使用时，应通入惰性气体如二氧化碳稀释。环氧乙烷有一定的吸入毒性，容易损坏皮肤及眼黏膜，使用时应注意安全。消毒时必须在密闭容器内进行，保证灭菌的可靠性和可重复性，常用的消毒剂相对浓度为40%～60%，常用温度约55℃，消毒时间6～24小时。灭菌完毕，需充分通风，操作人员需更衣淋浴。

2. 蒸气熏蒸灭菌　本法常用杀菌剂有过氧乙酸、乳酸、甲醛和丙二醇等，在常温常压下均为液体，加热后易挥发为蒸气。适用于无菌室内的空气灭菌。将上述杀菌剂或配成溶液，置瓷盆中，用电炉加热产生蒸气熏蒸。一般用量：40％甲醛溶液 20～30ml/ m^3，乳酸 2ml/ m^3，丙二醇 1ml/ m^3，20％过氧乙酸 10ml/ m^3。

（二）药液消毒法

系指采用杀菌溶液进行灭菌的方法。适合于物体表面，包括皮肤、器具、设备、墙壁、地面等的消毒杀菌。应注意浓度，防止化学腐蚀。常用消毒液有：75％乙醇、1％聚维酮碘溶液、0.1％～0.2％苯扎溴铵（新洁尔灭）溶液、3％酚溶液或 2％煤酚皂溶液等。

四、无菌操作法

系指在无菌控制条件下生产无菌制剂的方法，无菌分装及无菌冻干是最常见的无菌生产工艺。无菌生产在工艺过程中必须采用过滤除菌法。

适用于一些不耐热药物的注射剂、眼用制剂和创伤制剂的制备。按无菌操作法制备的产品，一般最终不再灭菌，可直接使用。但某些耐热品种亦可进行再灭菌（如青霉素 G 等）。

在生产工艺过程中，应严密监控生产环境的洁净度，并应在控制无菌的环境下进行过滤操作。监控生产环境的无菌空气质量、操作人员的素质、各物品的无菌性。无菌操作的场所、设备、容器、塞子及其他物品，均需采用适当的方法进行灭菌。大部分采用最终灭菌的产品，其生产过程一般可采用避菌操作（尽量避免微生物污染），如大部分注射剂的制备不需采用无菌操作法。

（一）无菌室的灭菌

常采用紫外线、蒸气熏蒸和气体灭菌法对无菌操作室环境空间进行灭菌。

（二）无菌操作

操作人员进入无菌操作室前应淋浴，并更换已灭菌的工作服和鞋帽，不得外露头发和内衣，不得化妆和佩戴饰物，不得裸手接触药品，严格遵守无菌操作规程，以免污染药品。

（三）洁净室的划分

洁净室系指采用空气净化过滤技术，使室内空气的洁净度达到符合标准的级别，供不同目的使用的操作室。空气中悬浮有大量的微粒和微生物，因而需要对空气进行净化过滤，再送入洁净室。

1. 按 GMP 将洁净室内的空气洁净度划分四个级别（见表 7－2）。

表 7－2　洁净室（区）空气洁净度级别表

洁净度级别	尘粒最大允许数/m^3		微生物最大允许数	
	≥0.5μm	≥5μm	浮游菌/m^3	沉降菌/皿
100 级	3500	0	5	1
10000 级	350000	2000	100	3
100000 级	3500000	20000	500	10
300000 级	10500000	60000	1000	15

2. 无菌药品的空气洁净度级别要求

在药品制剂类别中，无菌药品也可称为无菌制剂。无菌药品又可分为最终灭菌药品和非最终灭菌药品。最终灭菌和非最终灭菌药品的根本区别是无菌性的过程或内容不同。最终灭菌药品一般是在完成内包装工艺生产过程最终采取一个可靠的灭菌措施；非最终灭菌药品一般是在完成内包装工艺生产全过程始终未采取单独的灭菌措施（见表 7－3）。

表 7－3 无菌药品生产环境的空气洁净度级别

药品种类	洁净级别	
最终灭菌小容量注射液	浓配、滤过	100 000 级
	稀配、灌封	10 000 级
最终灭菌大容量注射液（≥50ml）	浓配	100 000 级
	稀配、滤过采用密闭系统的稀配	10 000 级
	灌封	局部 100 级
非最终灭菌药品	药液配制	灌装前不需除菌滤过：局部 100 级 灌装前需除菌滤过的：10 000 级
	灌封	局部 100 级
	轧盖	100 000 级
供角膜创伤或手术用滴眼剂	配液和灌装	10000 级

（四）生产区的划分

生产区按生产工艺和质量要求可划分为一般生产区、控制区、洁净区、无菌区（见表 7－4）。

表 7－4 生产区的空气洁净度要求

生产区	空气洁净度要求
一般生产区	无要求
控制区	100000 级
洁净区	10000 级
无菌区	100 级

知识链接

甲醛溶液加热熏蒸法

甲醛溶液加热熏蒸法是常用较彻底的灭菌方法之一。气体发生装置是采用蒸汽加热夹层锅，使甲醛汽化成蒸气，送入总进风道，由鼓风机吹入无菌室，连续 3 小时后，保持室内湿度>60%，温度>25℃，关闭密熏 12～24 小时，以免低温导致甲醛蒸气聚合而附着于冷表面，从而降低空气中甲醛浓度，影响灭菌效率。密熏完毕后，将 25%氨水经加热，按一定流量送入无菌室内，以清除甲醛蒸气，然后开启排风设备，并通入无菌空气直至室内甲醛排尽。

五、常用灭菌参数

灭菌后的产品还可能有极微量的微生物存在，而现行的无菌检验方法往往难以检出被检品中的极微量微生物。为了保证产品的无菌，有必要对灭菌方法的可靠性进行验证，F_0值即可作为验证灭菌可靠性的参数。

1. D值（微生物的耐热参数）　系指在一定温度下，杀灭90%微生物所需的灭菌时间，以分钟表示。D值越大，说明微生物的耐热性越强。不同的微生物在不同环境条件具有不相同的D值。

2. Z值（灭菌温度系数）　指灭菌时间减少到原来的1/10所需升高的温度，才产生相同的灭菌效果。

3. F_0值（标准的灭菌时间）　指灭菌过程赋予待灭菌物品在121℃下的等效灭菌时间。F_0值适用于热压灭菌。由于F_0值是将不同灭菌温度计算到相当于121℃热压灭菌时的灭菌效力，故F_0值可作为灭菌过程的比较参数，可验证灭菌效果。湿热灭菌的F_0值应不低于8。在生产上应定期对灭菌设备检测。湿热灭菌的设备，可采用特别耐热的嗜热脂肪芽胞杆菌孢子为生物指示剂，将一定量耐热孢子接种入待灭菌物品中，在设定的灭菌条件下进行灭菌，当$F_0 \geq 8$，微生物残存率10^{-6}，可认为灭菌效果可靠。

第五节　注射剂的溶剂、附加剂与容器

一、注射剂的溶剂

注射剂所用溶剂必须安全无害，并不得影响疗效和质量。一般分为水性溶剂（主要为注射用水）和非水性溶剂（注射用油、乙醇、丙二醇及聚乙二醇等）。

水是药物生产中用量最大、使用最广的一种辅料，用于生产过程及药物制剂的制备。制药用水因其使用范围不同而分为饮用水、纯化水、注射用水及灭菌注射用水（见表7-5）。一般应根据各生产工序或使用目的与要求选用适宜的制药用水，药品生产要确保制药用水的质量符合预期用途的要求。

表7-5　制药用水

类别	制备	用途
饮用水	制药用水的原水，天然水经过净化处理所得的水	可作为药材净制时的漂洗、制药用具的粗洗用水
纯化水	由饮用水经蒸馏法、离子交换法、反渗透法等方法制备所得纯化水，不含任何附加剂	可作为试验用水；口服、外用制剂配制用溶剂或稀释剂；非灭菌制剂用器具的精洗
注射用水	为纯化水经蒸馏所得的水，应符合细菌内毒素试验要求	用于配制注射剂、滴眼剂的溶剂或容器精洗
灭菌注射用水	按注射剂生产工艺制备，不含任何添加剂，是经过灭菌的注射用水	主要用于注射用灭菌粉末的溶剂或注射剂的稀释剂

（一）注射用水

1. 注射用水的质量要求　注射用水的 pH 在 5.0～7.0，氨、硝酸盐、亚硝酸盐、细菌内毒素、微生物限度、不挥发物、重金属、电导率和总有机碳等应符合《中国药典》的规定。

2. 注射用水的制备　注射用水的工艺流程：

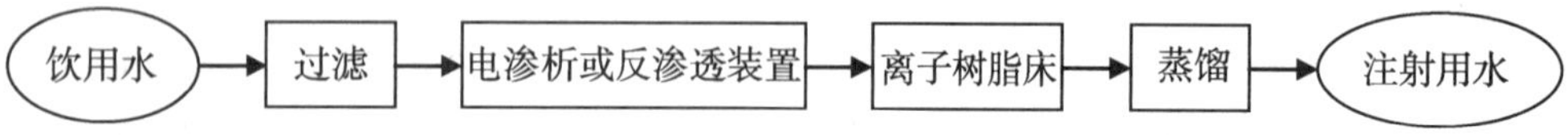

（1）电渗析法：水在外加电场的作用下，利用离子定向迁移和交换膜的选择透过性而除去离子。由于阳膜荷负电，排斥阴离子，允许溶液中的阳离子通过，并使其向阴极移动；而阴膜荷正电，排斥阳离子，允许溶液中的阴离子通过，并使其向阳极移动，这样阴阳离子膜使隔室内水中的离子逐渐减少而达到去离子的目的。电渗析法节约酸碱，较离子交换法经济，但制得的水纯度较低。

（2）反渗透法：反渗透是渗透的逆过程。U 形管内的盐溶液和纯水用半透膜隔开，由于存在渗透压差，纯水一侧的水分子通过半透膜向盐溶液一侧转移，此为渗透过程。若在盐溶液上施加一个大于该盐溶液渗透压的压力，则盐溶液中的水分子向纯水一侧渗透，达到盐、水分离，此为反渗透。

（3）离子交换法：离子交换法是通过离子交换树脂除去饮用水的无机离子进行的，也可除去部分细菌和热原。离子交换法工艺流程：

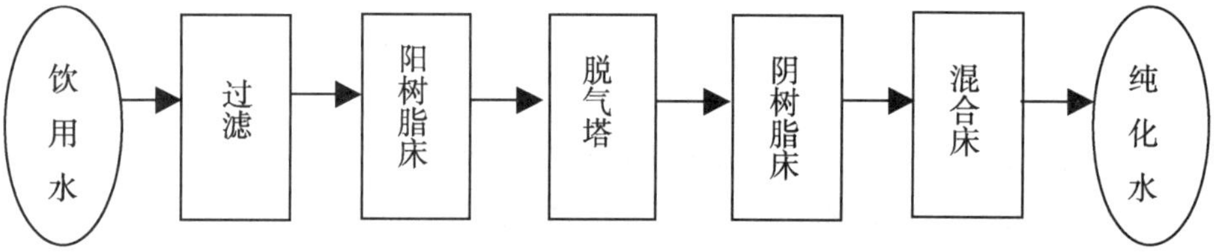

此法所得纯化水纯度高，设备简单，节约燃料和冷却水，成本低，较常用。

（4）蒸馏法：蒸馏法是《中国药典》收载的制备注射用水的方法。

蒸馏法制备得到注射用水，先弃去初馏液，检查合格后，收集贮存于带有无菌过滤装置的密闭收集器，在 80℃以上保温、70℃以上保温循环或 4℃以下无菌状态下贮存，并于制备 12h 内使用。纯化水的生产设备（图 7－2）和纯化水贮罐（图 7－3）。

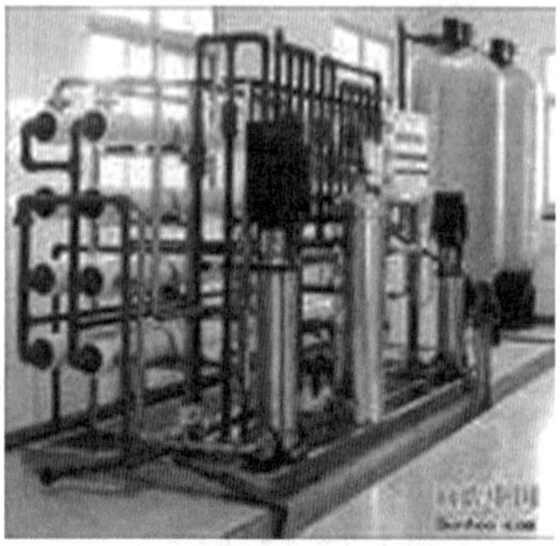

图 7－2　纯化水的生产设备

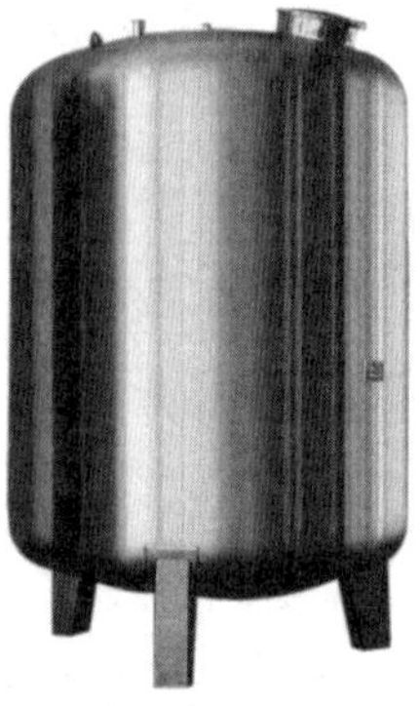

图 7－3　纯化水贮罐

（二）注射用非水性溶剂

注射用非水性溶剂常用的为植物油，主要有供注射用大豆油，其他还有乙醇、丙二醇和聚乙二醇等溶剂。供注射用的非水性溶剂，应严格限制其用量，并应在品种项下进行相应检查。

1. 注射用油　注射用油的质量要求为：无异臭，无酸败味；色泽不得深于黄色 6 号标准比色液；在 10℃时应保持澄明；碘值为 79～128；皂化值为 185～200；酸值不得大于 0.56。还应检查过氧化物、重金属、微生物限度等。

碘值、皂化值、酸值是评价注射用油质量的重要指标，见表 7－6。

表 7－6　注射用油质量的重要指标

指标	含义	意义
碘值	反映油脂中不饱和键的多少	碘值过高，则含不饱和键多，油易氧化酸败
皂化值	表示游离脂肪酸和结合成酯的脂肪酸总量	皂化值低表明油脂中脂肪酸分子量较大或含不皂化物（如胆固醇）杂质较多；过高则脂肪酸分子量较小，亲水性较强，失去油脂的性质
酸值	表明油脂酸败严重程度	酸值高表明油脂酸败严重，不仅影响药物稳定性，且有刺激作用

植物油是由各种脂肪酸的甘油脂组成，若与空气、阳光、水分、微生物接触，发生复杂化学反应，产生酸败臭味，因而可适当加入没食子酸丙酯、维生素 E 等抗氧剂以防止。应避光、密闭保存。矿物油不能被机体代谢吸收，故不能供注射用。油性注射剂只能供肌内注射。

2. 乙醇　本品与水、甘油、挥发油等可任意混溶，可供静脉或肌内注射。采用乙醇为注射溶剂浓度可达 50%。但乙醇浓度超过 10%时可能会有溶血作用或疼痛感。例如：氢化可的松注射液。

3. 丙二醇（1，2-丙二醇）　本品与水、乙醇、甘油可混溶，能溶解多种挥发油。用做皮下或肌内注射时有局部刺激性。供静注或肌注。例如：苯妥英钠注射液。与其溶解能力性质相似的二甘醇不能作药用溶剂，因二甘醇有较强的肾毒性。

知识链接

“齐药二厂”的二甘醇事件

2006 年 4 月 30 日，广州某医院发现多位患者应用齐齐哈尔第二制药厂生产的亮菌甲素注射液后，发生肾衰竭，尿少，甚至死亡。国家食品药品监督管理局调查得知其所用辅料是假丙二醇，“用二甘醇代替了丙二醇”，二甘醇有肾毒性，导致患者急性肾衰竭死亡。假丙二醇是由药贩子——江苏省泰兴市失河镇的王桂平供货，他承认销售假冒丙二醇给齐齐哈尔第二制药厂的事实。受到法律和道德的严厉惩罚。

4. 聚乙二醇（PEG）　本品与水、乙醇相混合，无色液体，PEG 400 用作注射用溶剂。

二、注射剂的附加剂

配制注射剂时，可根据药物的性质加入适宜的附加剂，常用的附加剂有：pH 调节剂、渗透压调节剂、抑菌剂、抗氧剂、增溶剂、助溶剂、局部止痛剂、乳化剂、助悬剂等。所用附加剂应不影响药物疗效，避免对检验产生干扰，使用浓度不得引起毒性或过度刺激性。加入附加剂的主要目的是：①增加药物的溶解度；②增加药物的物理和化学稳定性；③提高使用的安全性，减轻注射时的疼痛；④抑制微生物生长。

（一）pH 调节剂

通过调节注射剂的 pH 在适宜范围，可增加药物溶解度，提高药物的稳定性，减少对机体的刺激性。人体血液 pH 约为 7.4，只要不超过血液的缓冲极限，人体可自行调节 pH，所以，一般注射剂溶液的 pH 控制为 4～9。椎管用的注射剂及大剂量静脉注射剂应尽量接近人体血液的 pH。

常用 pH 调节剂有：盐酸、枸橼酸及盐、氢氧化钠、碳酸氢钠、磷酸氢二钠、磷酸二氢钠等。

（二）渗透压调节剂

1. 等渗溶液与等张溶液的含义　等渗溶液系指与血浆具有相等渗透压的溶液。注入机体内的注射液一般要求等渗，如 0.9%氯化钠溶液（生理盐水）、5%葡萄糖溶液与血浆具有相同的渗透压，属于等渗溶液。

若大量静脉注射低渗溶液，水分子通过细胞膜进入红细胞内，使之膨胀破裂，造成溶血现象，甚至危用生命。反之，若静脉注射大量高渗溶液时，红细胞内水分渗出，使红细胞萎缩。一般来说，人的机体对渗透压有一定的调节功能。

2. 等渗调节的计算方法　常用等渗调节剂有氯化钠、葡萄糖等。常用渗透压调整的方法有：氯化钠等渗当量法和冰点降低法。

（1）氯化钠等渗当量法：药物的氯化钠等渗当量法是指与 1g 药物呈等渗的氯化钠克数。计算公式如下：

$$X=0.009V-EW \tag{7-1}$$

式中，X——配成体积 Vml 的等渗溶液需加的氯化钠克数；V——欲配制溶液的体积（ml）；E——药物的氯化钠等渗当量（可由表查得或测定）；W——药物的重量（g）；0.009 为每 1ml 等渗氯化钠溶液中所含氯化钠的克数。

举例 7-2

配制 2%盐酸麻黄碱溶液 200ml，需加入多少克氯化钠，使成为等渗溶液？

答：查表 7-7，得 E=0.28，W=2%×200，代入公式（7-1）。

$$X=0.009V-EW=0.009\times200-0.28\times2\%\times200=0.68\ g$$

即，配制 2%盐酸麻黄碱溶液 200ml，需加入氯化钠 0.68 g

(2) 冰点降低法：人血浆的冰点为－0.52℃，依据研究得出，冰点相同的稀溶液具有相等的渗透压。任何溶液其冰点降低到－0.52℃，即与血浆等渗。根据公式可以计算所需要加入渗透压调节剂的量，计算公式如下：

$$W=\frac{0.52-a}{b} \quad (7-2)$$

式中，W—配制 100ml 等渗溶液需加入的等渗调节剂的克数；a—药物溶液的冰点的总降低值；b—1%（g/ml）等渗调节剂的冰点降低值。

举例 7－3

配制 2%盐酸普鲁卡因溶液 300ml。需加入多少克氯化钠，使成等渗溶液？

答：查表 7－7，得 $b=0.578$℃（1%氯化钠溶液的冰点降低值），$a=0.122\times2$（1%盐酸普鲁卡因溶液的冰点降低值为 0.122），代入公式（7－2）。

$$W=\frac{0.52-0.122\times2}{0.578}$$

$$总量=0.48\times3=1.44\text{g}$$

即，配制 2%盐酸普鲁卡因溶液 300ml 需加入氯化钠 1.44g

表 7－7　一些药物水溶液的冰点降低值与氯化钠等渗当量

药物名称	1%（g/ml）水溶液的冰点降低值（℃）	1g 药物的氯化钠等渗当量（E）
硼酸	0.28	0.47
硫酸阿托品	0.08	0.10
盐酸可卡因	0.09	0.14
甘露醇	0.10	0.18
盐酸麻黄碱	0.16	0.28
无水葡萄糖	0.10	0.18
葡萄糖（H_2O）	0.091	0.16
盐酸吗啡	0.086	0.15
维生素 C	0.105	0.18
盐酸丁卡因	0.109	0.18
盐酸普鲁卡因	0.122	0.18
盐酸肾上腺素	0.165	0.26
碳酸氢钠	0.381	0.65
氯化钾	0.439	0.76
氯化钠	0.578	

（三）抑菌剂

凡采用低温灭菌、滤过除菌或无菌操作法制备的注射剂和多剂量装的注射剂，均应加入适宜的抑菌剂以确保使用安全。加有抑菌剂的注射剂，仍应采用适宜的方法灭菌，并应在标签或说明书上注明抑菌剂的名称和用量。常用的抑菌剂见表 7－8。

但静脉输液与脑池内、硬膜外、椎管内用的注射液均不得加抑菌剂，除另有规定外，一次注射量超过 15ml 的注射液，不得添加抑菌剂。

表 7－8　常用抑菌剂

抑菌剂	使用浓度（g/ml）	适用范围
苯酚	0.5％	适用于偏酸性药液
甲酚	0.3％	适用于偏酸性药液
三氯叔丁醇	0.5％	适用于偏酸性药液
苯甲醇	1％～3％	适用于偏碱性药液
羟苯酯类	0.05％～1％	在酸性药液中作用强，在碱性药液中作用弱

（四）其他附加剂

1. 抗氧剂、金属络合剂与惰性气体

（1）常用的抗氧剂：见表 7－9。

表 7－9　常用抗氧剂

抗氧剂名称	应用范围
焦亚硫酸钠	水溶液呈酸性，适用于偏酸性药液
亚硫酸氢钠	水溶液呈酸性，适用于偏酸性药液
亚硫酸钠	水溶液呈弱碱性，适用于偏碱性药液
硫代硫酸钠	水溶液呈中性或弱碱性，用于偏弱碱性药液
维生素 C	水溶液呈酸性，适用于偏酸性药液
焦性没食子酸	适用于油溶性药物的注射剂

（2）金属络合剂：可与微量金属离子形成稳定的络合物，从而消除金属离子对药物氧化的催化作用。常用的金属络合剂有依地酸钙钠、依地酸二钠，其浓度为 0.01％～0.05％。

（3）惰性气体：通入注射剂中可驱除溶解在溶液中氧和容器空间的氧，防止药物氧化。常用惰性氧体有 N_2 和 CO_2，使用 CO_2 时应注意使药液 pH 降低。

2. 增溶剂和助溶剂　注射剂中常用的增溶剂有聚山梨酯 80，主要用于小剂量注射剂和中药注射剂，用于静脉注射剂的增溶剂有卵磷脂、泊洛沙姆等。助溶剂可与溶解度小的药物形成可溶性复合物，例如：苯甲酸钠咖啡因注射液，其中苯甲酸钠为助溶剂。

3. 局部止痛剂　有些注射剂在皮下和肌肉注射时，对组织产生刺激而引起剧痛，可考虑加入适量的局部止痛剂。常用的局部止痛剂有三氯叔丁醇、苯甲醇、盐酸普鲁卡因和利多卡因等。

4. 乳化剂与助悬剂　注射剂中常用的乳化剂有卵磷脂、豆磷脂和泊洛沙姆等。常用混悬剂有羟丙甲基纤维素。

三、注射剂的容器和处理方法

（一）注射容器的种类和式样

注射剂常用的容器有玻璃安瓿、玻璃瓶、塑料安瓿、塑料瓶（袋）等，可由玻璃或塑料制成。

（1）玻璃安瓿：安瓿的容积通常有 1ml、2ml、5ml、10ml、20ml 等几种规格，国家规定标准水针剂使用的安瓿一律为曲颈易折安瓿。安瓿的颜色有无色透明和琥珀色两种，无色安瓿有利于药液澄明度检查，琥珀色安瓿可滤除紫外线，适合于盛装光敏性药物，但由于含有氧化铁，有可能污染药液。

为了保证注射剂的质量，安瓿必需进行一系列的检查，包括物理和化学检查。物理检查内容主要包括：安瓿外观、尺寸、应力、清洁度、热稳定性等；化学检查内容主要有容器的耐酸、碱性和中性检查等。装药试验主要是检查安瓿与药液的相容性，证明无影响方能使用。

（2）抗生素瓶（又称西林瓶）：常用容积为 10ml、20ml 两种，配有胶塞，外加铝塑盖压紧。

（3）输液瓶：输液瓶常用的有塑料输液瓶、塑料输液袋、玻璃输液瓶等，输液瓶的容积有 50ml、100ml、250ml、500ml 等。

（二）安瓿的洗涤

安瓿要求保证清洁无菌，直接关系到注射剂的质量和安全，安瓿洗涤的步骤分蒸瓶和洗瓶。安瓿洗涤的工艺流程：

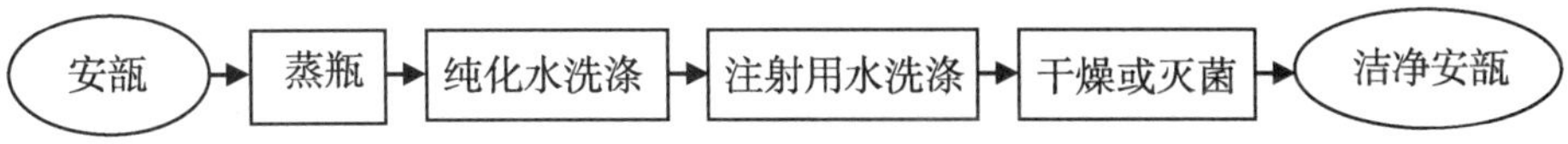
安瓿
蒸瓶
纯化水洗涤
注射用水洗涤
干燥或灭菌
洁净安瓿

1. 蒸瓶　蒸瓶一般使用离子交换水，质量较差的安瓿须用 0.5%醋酸水溶液，灌瓶蒸煮（100℃、30min）热处理。蒸瓶的目的是使得瓶内的灰尘、沙砾等杂质经加热浸泡后落入水中，容易洗净，也让玻璃表面的硅酸盐水解，游离碱和金属离子溶解，使安瓿的化学稳定性提高。

2. 安瓿的洗涤方法　安瓿的洗涤方法有甩水洗涤法、加压气水喷射法、超声波洗涤法等。

（1）甩水洗涤法：此法将安瓿经洒水机灌满水，再用甩水机将水甩出，如此反复 3 次，以达清洗目的。这种生产方式的生产效率高，设备简单。但存在占地面积大、耗水量多，而且洗涤效果欠佳等缺点。

（2）加压气水喷射法：此法利用经滤过的纯化水与滤过灭菌的压缩空气通过针头喷入安瓿内洗涤，由气→水→气→水→气→水→气交替进行，一般 4～8 次。

（3）超声波洗涤法：此法利用超声技术清洗安瓿，是新发展起来的一项技术。此法是将安瓿浸没在水中，在超声波作用下，安瓿和水处于剧烈振荡状态，将安瓿内外表面的污物冲落。具有洁净度高、速度快等特点。

（三）安瓿的干燥与灭菌

安瓿洗涤后，一般置于烘箱内120～140℃干燥。需无菌操作或低温灭菌的安瓿在180℃干热灭菌1.5h。大生产中多采用隧道式烘箱，主要由红外线发射装置和安瓿传送装置组成，温度为200℃左右，有利于安瓿的烘干、灭菌连续化。

（四）安瓿的存放

灭菌后空安瓿存放于柜内，应有净化空气保护，安瓿存放时间不应超过24h。

四、注射剂的原、辅料

注射剂所用原、辅料应从来源及工艺等生产环节实行严格控制，并应符合注射用质量要求。

第六节　注射剂的制备

一、注射剂的生产工艺

（一）注射剂的制备举例

举例 7－4

维生素C注射剂制备

1. 按《中国药典》规定，本品为维生素C灭菌水溶液，含维生素C（$C_6H_8O_6$）应为标示量的93.0%～107.0%。

2. 制备

维生素C注射液（Vitamin C injection）

【处方】	维生素C	104g
	碳酸氢钠	49g
	依地酸二钠	0.05g
	亚硫酸氢钠	2g
	注射用水	加至　1000ml

【制法】在配制容器中，加处方量80%的注射用水，通二氧化碳至饱和，加维生素C溶解后，分次缓缓加入碳酸氢钠，搅拌使完全溶解，加入预先配制好的依地酸二钠和亚硫酸氢钠溶液，搅拌均匀，调节药液pH 6.0～6.2，添加已用二氧化碳饱和的注射用水至足量，用垂熔玻璃滤器与膜滤器过滤，溶液中通二氧化碳，并在二氧化碳气流下灌封，最后于100℃流通蒸汽15分钟灭菌。

本品为维生素类药，在临床上用于预防及治疗坏血病，并用于出血性疾病，鼻、肺、肾、子宫及其他器官的出血。

（二）注射剂的生产工艺流程

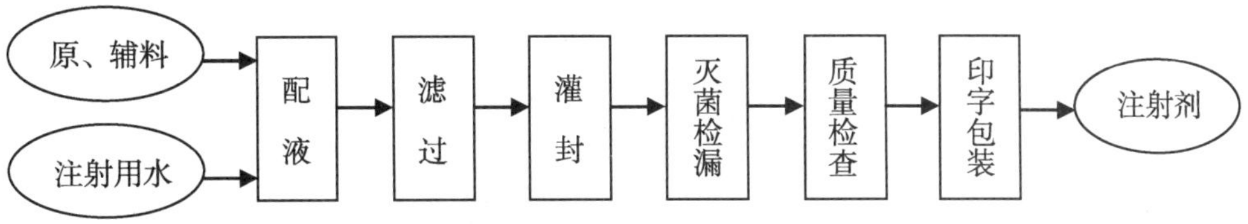

二、注射剂的生产制备过程

（一）注射剂的配制

1. 原、辅料的准备　所用原料药必须达到注射用规格，符合《中国药典》规定的各项杂质检查与含量限度。辅料也应符合《中国药典》规定的药用标准，若有注射用规格，应选用注射用规格。活性炭必须使用针剂用炭。

称量时应细心准确无误，两人核对签名。配制前，应正确按处方计算原辅料的用量，如原料含有结晶水应注意换算，某些产品在生产中因药用炭吸附或灭菌至含量下降，可适当酌情增加投料量。投料量的计算公式如下：

实际配液量＝实际灌注量＋实际灌注时损耗量

原料理论用量＝实际配液量×成品百分含量

原料实际用量＝原料理论用量/原料实测含量

举例 7－5

制备 1000 支 2ml 2%盐酸普鲁卡因注射液，实际应用原料为多少？

已知其中增加装量为 0.15ml；其中配制损耗量为 10%；盐酸普鲁卡因原料实测含量为 98%。

解：实际灌注量为（2＋0.15）ml×1000 ＝ 2150ml

实际配液量＝ 2150ml＋2150ml×10%＝2365ml

原料理论用量＝2365×2% ＝ 47.30g

原料实际用量＝47.30g÷98%＝48.26g

实际应用原料盐酸普鲁卡因为 48.26g。

2. 配制用具的选择与处理　大量生产常用不锈钢夹层配液锅，配有搅拌器以便药物溶解，夹层可通蒸汽加热或也可通冷水冷却。配制前用新鲜注射用水荡洗或灭菌后备用。每次配液完毕后，立即将所有配制用具清洗干净，干燥灭菌供下次使用。

配液用具和容器的材料宜采用不锈钢、玻璃、搪瓷、耐酸耐碱陶瓷和无毒聚氯乙烯、聚乙烯塑料等，不宜采用铝、铁、铜质器具。大量生产时常用不锈钢夹层配液罐。

3. 注射液的配制　注射液的配制方法有浓配法和稀配法。配制注射液时应在洁净的环境进行，以减少污染。

（1）浓配法：系指将全部原料加入部分溶剂中配成浓溶液，过滤后再稀释至所需浓度的方法。此法可滤除溶解度小的杂质。对于不易澄清的药液，可加 0.1%～0.3%药用活性炭处理，有吸附、脱色作用。但要注意活性炭可能对药物有吸附作用至含量下降。活性炭在酸性溶液中吸附作用较强。

（2）稀配法：系将全部原料加入所需溶剂中，一次配成所需浓度的方法。稀配法适用于优质原料或不易带来可见异物的原料。

配制必须使用新鲜注射用水，《中国药典》规定注射用水生产后必须在 12 小时内使用，一般工厂控制更为严格。配制的药液，需经过 pH、含量等项检查，合格后进入下一工序。

配制油性注射液，其器具必须充分干燥，先将注射用油 150～160℃ 干热灭菌 1～2 小时，冷却至适宜温度，趁热配制，温度不宜过低，否则黏度增大，不易下一步过滤。

（二）注射液的过滤

过滤系指借助多孔的过滤介质（滤材）把固体微粒拦截阻留而液体可通过，将固体微粒与液体分离的过程。

1. 过滤机理　过滤机理有机械过筛和深层过滤两种。机械过筛是利用滤材的孔径小于固体微粒，过滤时固体颗粒被截留在滤材表面，所用滤材有滤纸、微孔滤膜和分子筛等。另一种是深层过滤或架桥现象，此类滤材有一定厚度的不规则的多孔性结构，形成弯弯曲曲的孔道，当颗粒随液体流入孔道时，靠惯性碰撞、扩散沉积以及静电效应被沉积在孔道和孔壁上，使小于孔径的颗粒被截留在孔道内。此类滤材有垂熔玻璃滤器、多孔陶瓷等。

2. 常用滤器　常用滤器有板框式压滤器、砂滤棒、垂熔玻璃滤器、微孔滤膜、金属钛过滤器等。

（1）板框式压滤器：板框式压滤器由多个中空滤框和实心滤板交替排列在支架上组成，滤材有纱布等，在加压下间歇操作完成过滤。板框式压滤器的优点在于过滤面积大，截留的固体量多，经济耐用。适用于黏性大、滤饼可压缩的过滤。缺点是装配和清洗麻烦，容易滴漏。在注射剂生产中，可用于预滤和粗滤。

（2）砂滤棒：砂滤棒主要有两种，一种是硅藻土滤棒，另一种是多孔素瓷滤棒。根据自然滤速分为粗号（500ml/min 以上）、中号（500～300ml/min）、细号（300ml/min 以下）。注射剂生产常用中号。砂滤棒价廉易得，滤速快。但砂滤棒易于脱砂，对药液吸附性强，难清洗，且有改变药液 pH 现象，滤器吸留滤液多。砂滤棒用后要进行处理，先用水反冲，用毛刷刷干净，再用沸水冲洗，最后用注射用水抽洗至水液澄清，抽干，高压灭菌备用。在注射剂生产中，适用于大生产中粗滤。

（3）垂熔玻璃滤器：垂熔玻璃滤器是用硬质中性玻璃烧结而成孔隙错综交叉的多孔型滤器，常用有垂熔玻璃漏斗（图 7－4）、垂熔玻璃滤球（图 7－5）及垂熔玻璃滤棒三种，按滤板的孔径分为 1 号～6 号，3 号（15～40μm）多用于常压滤过，4 号（5～15μm）可用于减压或加压滤过，6 号（＜2μm）作无菌滤过。在注射剂生产中，常用作精滤和膜滤器的预滤。

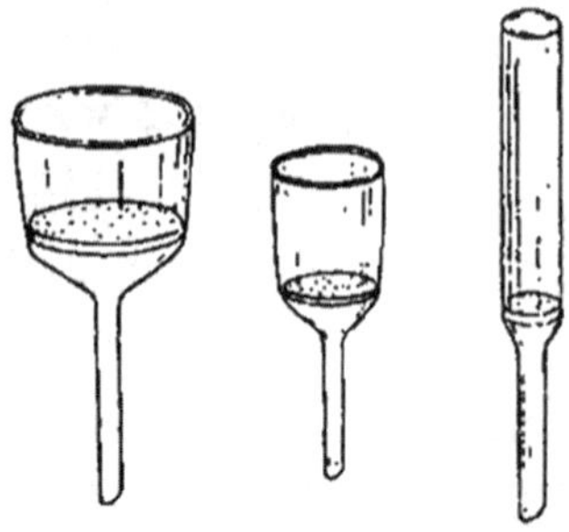

图 7－4　垂熔玻璃漏斗

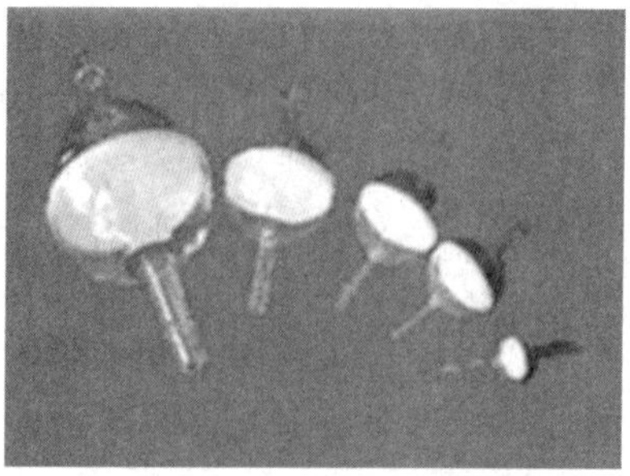

图 7－5　垂熔玻璃滤球

（4）微孔滤膜滤器：微孔滤膜是用高分子材料制成薄膜过滤介质。常用醋酸纤维素膜、硝酸纤维素膜、醋酸纤维和硝酸纤维混合膜、聚碳酸酯膜等。常用孔径有多种规格（0.01～14μm）。0.45～0.8μm 的滤膜用于注射剂的精滤，0.22μm 的滤膜用于注射剂的除菌。

微孔滤膜过滤器常用的有圆盘形和圆筒形两种，圆筒形内有微孔滤膜过滤器若干个，过滤面积大，适用于注射剂的大生产。微孔滤膜过滤器由底盘、底盘垫圈、多孔筛板、微孔滤膜、盖板垫圈及盖板组成。滤膜安放时，反面朝向上被滤液体，有利防止膜的堵塞。滤膜安装前置放注射用水中浸泡 12 小时以上。

知识链接

微孔滤膜过滤器的优缺点

优点：①微孔孔径小，截留能力强，有利于提高注射剂的澄明度；②孔径大小均匀，即使加快速度、加大压力差也不易出现微粒“泄漏”现象；③在过滤面积相同、截留颗粒大小相同的情况下，微孔滤膜的滤速比其他滤器（垂熔玻璃漏斗、砂滤棒）快 40 倍；④滤膜无介质的迁移，不会影响药液的 pH，不滞留药液；⑤滤膜用后弃去，不会造成产品之间的交叉污染。

缺点：易堵塞，有些滤膜化学性质不理想。

（5）金属钛过滤器：系将金属钛粉末烧结成多孔过滤介质的过滤器（图 7-6），主要用于过滤较细的微粒，在注射剂生产中，可用于注射剂的初滤。

3. 助滤剂　若注射液中含有极细微粒时，在过滤介质上形成致密的滤饼而堵塞孔道，使过滤速度减慢；或含有黏性的颗粒时，形成的滤饼对滤液的阻力很大，甚至使过滤无法进行。此时可将某种质地坚硬的，能形成疏松滤渣层的另一种固体颗粒加入滤浆中，或将其制成糊状物铺于过滤介质表面，用以形成较疏松的滤饼，使滤液得以畅流，此固体颗粒称为助滤剂。其作用就是减少过滤的阻力。常用的助滤剂见表 7-10。

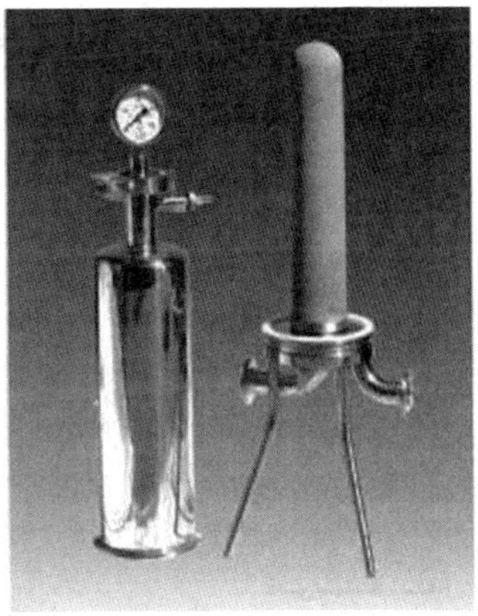

图 7-6　钛滤器

表 7-10　常用的助滤剂

种类	作用特点
硅藻土	主要成分为二氧化硅，有较高的惰性和不溶性，是最常用的助滤剂
活性炭	常用于注射剂的过滤，有较强的吸附热原、微生物的能力，并具有脱色作用
滑石粉	吸附性小，能吸附溶液中过量不溶性的挥发油和色素，适用于含黏液、树胶较多的液体。在制备挥发油芳香水剂时，常用滑石粉作助滤剂。但滑石粉很细，不易滤清
纸浆	有助滤和脱色作用，中药注射剂生产中应用较多，特别用于处理某些难以滤清的药液

知识链接

影响过滤的因素

影响过滤速度的因素有：①操作压力越大，滤速越快；②孔隙越窄，阻力越大，滤速越慢；③过滤速度与滤器的表面积成正比（这是在过滤初期）；④黏度愈大，滤速愈慢；⑤滤速与毛细管长度成反比，因此沉积的滤饼量愈多，滤速愈慢。

根据以上因素，增加滤速的方法有：①加压或减压以提高压力差；②升高滤液温度以降低黏度；③先进行预滤，以减少滤饼厚度；④设法使颗粒变粗以减少滤饼阻力等。

4. 过滤的方法　注射剂生产中的滤过，一般采用先粗滤（预滤）再精滤相结合的方法，如：板框压滤机→垂熔玻璃滤球→微孔膜滤器。常用过滤方法见表7-11。

表7-11　过滤方法

方法	过滤原理	特点
高位静压法	是利用液体高位产生静压力而过滤的方法	压力稳定，滤过质量好，但流速稍慢
加压过滤法	是利用泵对药液加压通过滤器而过滤的方法	滤过速度快，压力稳定，质量好，适于大生产
减压过滤法	是利用真空泵在过滤系统形成负压抽滤的方法	滤过速度快，但压力不够稳定，滤层易松动，影响质量

（三）注射液的灌封

灌封室是灭菌制剂制备的关键区域，其环境要严格控制，洁净度达到100级。灌封系指注射液进行灌注药液和封口两步，灌注后立即封口，可减少污染，灌封常在一台设备内完成。我国使用较多的安瓿自动灌封机见图7-7。灌封操作事项有：

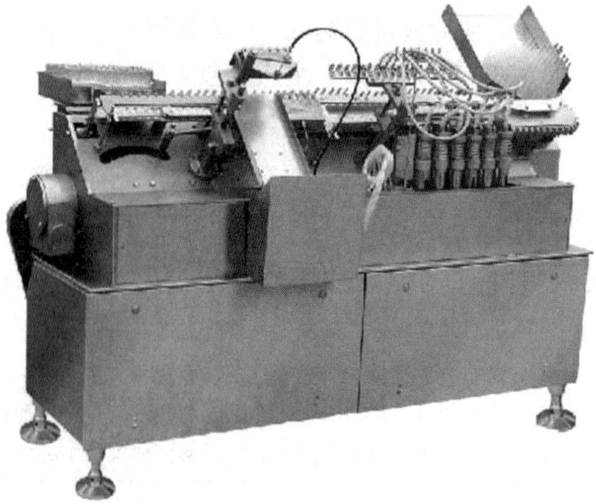

图7-7　安瓿自动灌封机

1. 调整装量　按《中国药典》规定，灌装标示装量为不大于 50ml 的注射剂，应按下表适当增加注射剂装量（表 7－12）。补偿使用时安瓿壁黏附药液和注射器与针头吸留药液所造成的损失，增加装量应能保证每次注射用量。

表 7－12　注射剂装量增加量

标示装量（ml）	增加量（ml）	
	易流动液	黏稠液
0.5	0.10	0.12
1	0.10	0.15
2	0.15	0.25
5	0.30	0.50
10	0.50	0.70
20	0.60	0.90
50	1.00	1.50

为使灌注体积准确，在每次灌注以前，必须用精确的量器校正注射器的吸取量，试装若干支安瓿，经检查合格后再行灌装。

2. 通入惰性气体　对接触空气易氧化变质的药物，在灌装过程中，应排除容器内的空气，可填充氮气和二氧化碳等气体，立即熔封或严封。碱性药液或钙制剂不能使用 CO_2。

3. 安瓿封口　封口必须采用直立（或倾斜）旋转拉丝式封口方法。安瓿封口时要求不漏气、顶端圆整光滑，无尖头、焦头及小泡。粉末安瓿或具有广口的其他类型安瓿，都必须拉封。

在安瓿灌封过程中可能出现的问题见表 7－13。

表 7－13　在安瓿灌封过程中可能出现的问题

出现的问题	原因
剂量不准确	原因可能是剂量调节螺丝松动
大头（鼓泡）	与火焰太强、位置太低或安瓿内空气过度膨胀有关
焦头	因安瓿颈部沾有药液，熔封时炭化而致。当灌药太急、溅起药液在安瓿壁；针头注药后不能立即缩液回药，针端挂有水珠；针头安装不正，针头刚进瓶口就注药或针头临出瓶口时才注完药液，或升降轴不够润滑，针头起落迟缓等都会造成焦头
封口不严	可能是火焰不够强所致

知识链接

安瓿自动灌封机工作过程

灌注药液由几个动作协调进行：移动齿档轨道送空安瓿，灌注针头下降，药液注入安瓿，针头上升后安瓿离开，同时灌注器又吸入药液。这几个动作按顺序进行，而且必须协调，是通过轴上的侧凸轮和灌注凸轮运作实现。药液体积调节由体积调节螺旋上下移动而完成的。还有，自动止灌器的作用是防止在机器运转过程中，遇到缺瓶或安瓿用完的情况，不使药液注出而污损机器。

（四）注射剂的灭菌与检漏

熔封或严封后，一般应根据药物性质选用适宜的方法灭菌，必须保证成品无菌。注射剂在灭菌时或灭菌后，应采用减压法或其他适宜方法进行容器检漏。

1. 灭菌　除采用无菌操作法生产的注射剂外，一般注射剂在灌封后必须尽快灭菌。从配液到灭菌时间不得超过 8 小时。注射液的灭菌要求杀灭所有微生物，以保证用药安全。灭菌温度高、时间长，可保证把微生物杀灭，但可能导致药物分解。因此根据具体药物性质选择不同的灭菌方法、灭菌温度、灭菌时间。凡能耐热的药物，宜用热压灭菌；对于不耐热的药物，一般 1～5ml 安瓿，可采用流通蒸汽 100℃、30 分钟灭菌。要求按灭菌效果 $F_0>8$ 进行验证。不得随意过大缩减灭菌工艺的时间，可试验报批后延长或缩短。

对热不稳定的产品可适当缩短灭菌时间，如维生素 C、地塞米松磷酸钠等，缩短为 15 分钟。对热稳定的品种、输液等均应采用热压灭菌。

以油为溶剂的注射剂，选用干热灭菌，具体温度与时间应根据主药性质确定，必要时以无菌操作法制备。

2. 检漏　灭菌后的安瓿应立即进行漏气检查。若安瓿未严密熔合，有毛细孔或微小裂缝存在，则药液易被微生物与污物污染或药物泄漏，污损包装，应检查剔除。

检漏一般采用灭菌和检漏两用的灭菌器进行。灭菌完毕后，稍降温，抽气减压至真空达 85.3～90.6kPa，停止抽气，将有色液（0.05%曙红或亚甲蓝）放入灭菌锅中，至浸没安瓿，再放入空气，有色液从漏气的毛细孔进入安瓿而检出。也可在灭菌后，趁热立即放入有色液至灭菌锅内，安瓿遇冷内部压力收缩，有色水即从漏气的毛细孔进入安瓿，而被检出。

（五）注射剂的印字与包装

完成灭菌的产品，每支安瓿或每瓶注射液均需及时印字或贴签。印字内容包括注射剂名称、规格及批号等。目前广泛使用的印字包装机，为印字、装盒、贴签及包装等联成一体的印包装联动机，提高了安瓿的印包效率。

三、注射剂的质量要求

据《中国药典》规定，注射剂在生产和贮藏期间应符合下列要求。

（1）溶液型注射液应澄明：除另有规定外，混悬型注射液中药物粒度应控制在 15μm 以下，含 15～20μm（间有个别 20～50μm）者，不应超过 10%，若有可见沉淀，振摇时应容易分散均匀。混悬型注射液不得用于静脉注射或椎管注射；乳状液型注射液应稳定，不得有相分离现象，不得用于椎管注射。静脉用乳状液型注射液中乳滴的粒度 90%应在 1μm 以下，不得有大于 5μm 的乳滴。除另有规定外，静脉输液应尽可能与血液等渗。

（2）注射剂所用的原、辅料应从来源及工艺等生产环节进行严格控制，并应符合注射用的质量要求。注射剂所用溶剂必须安全无害，并不得影响疗效和质量。

（3）配制注射剂时，可根据药物的性质加入适宜的附加剂。所用附加剂应不影响药物疗效，避免对检验产生干扰，使用浓度不得引起毒性或明显的刺激。静脉输液与脑池内、硬膜外、椎管内用的注射液均不得加抑菌剂。除另有规定外，一次注射量超过 15ml 的注射液，不得加抑菌剂。

（4）注射剂常用容器有玻璃安瓿、玻璃瓶、塑料安瓿、塑料瓶（袋）等。容器的密封性，须用适宜的方法确证。除另有规定外，容器应符合有关注射用玻璃容器和塑料容器的国家标准规定。

（5）生产过程中应尽可能缩短注射剂的配制时间，防止微生物与热原的污染及药物变质。注射用无菌粉末应按无菌操作制备。注射剂必要时应进行相应的安全性检查，如异常毒性、过敏反应、溶血与凝聚、降压物质等，均应符合要求。

（6）接触空气易变质的药物，在灌装过程中，应排除容器内空气，可填充二氧化碳或氮气等气体，立即熔封或严封。

（7）熔封或严封后，一般应根据药物性质选用适宜的方法灭菌，必须保证制成品无菌。注射剂在灭菌时或灭菌后，应采用减压法或其他适宜的方法进行容器检漏。

（8）除另有规定外，注射剂应遮光贮存。

（9）注射剂所用辅料，在标签或说明书中应标明其名称，加有抑菌剂的注射剂，应标明所加抑菌剂的浓度；注射用无菌粉末，应标明注射用溶剂。

四、注射剂的质量检查

注射剂的质量检查除主药含量测定外，《中国药典》二部附录还规定检查以下项目：装量、装量差异、可见异物、渗透压摩尔浓度、不溶性微粒、热原检查和无菌检查等。

1. 装量　注射液及注射用浓溶液的检查法，标示装量为不大于 2ml 者取供试品 5 支，2ml 以上至 50ml 者取供试品 3 支；将内容物分别用相应体积的干燥注射器及注射针头抽尽，然后注入经标化的量具内，在室温下检视。应符合规定。

2. 装量差异　注射用无菌粉末的检查法，取供试品 5 瓶（支），除去标签、铝盖，容器外壁用乙醇擦净，干燥，分别迅速精密称定，倾出内容物，容器用水或乙醇洗净，在适宜条件下干燥后，再分别精密称定每一容器的重量，求出每瓶（支）的装量与平均装量。每瓶（支）装量与平均装量相比较，应符合下列规定（见表 7-14），如有 1 瓶（支）不符合规定，应另取 10 瓶（支）复试，应符合规定。

表 7-14　注射用无菌粉末的装量差异限度

平均装量	装量差异限度
0.05g 及 0.05g 以下	±15%
0.05g 以上至 0.15g	±10%
0.15g 以上至 0.50g	±7%
0.50g 以上	±5%

凡规定检查含量均匀度的注射用无菌粉末，一般不再进行装量差异检查。

3. 渗透压摩尔浓度　除另有规定外，静脉输液及椎管注射用注射液按各品种项下的规定，照渗透压摩尔浓度测定法检查，应符合规定。

4. 可见异物　除另有规定外，照可见异物检查法检查，应符合规定。

5. 不溶性微粒　除另有规定外，溶液型静脉用注射液、注射用无菌粉末及注射用浓溶液照不溶性微粒检查法检查，均应符合规定。

6. 无菌　照无菌检查法检查，应符合规定。

7. 细菌内毒素或热原　除另有规定外，静脉用注射剂按各品种项下的规定，照细菌内毒素检查法或热原检查法检查，应符合规定。

举例 7－6

0.5%盐酸普鲁卡因注射液

【处方】盐酸普鲁卡因　5g
　　　　氯化钠　8g
　　　　0.1mol/L 盐酸　适量
　　　　注射用水加至　1000ml

【制法】取处方量 70%的注射用水，加入氯化钠搅拌溶解，再加入盐酸普鲁卡因，以后用 0.1mol/L 盐酸调节 pH 至 4.0～4.5，补足注射用水至全量，搅拌均匀，过滤，灌封于安瓿中，100℃流通蒸汽灭菌 30 分钟，质量检查，合格后，灭菌与检漏，印字和包装，即得。

本品为局部麻醉药。用于浸润麻醉、腰椎麻醉及封闭疗法。

【分析】

(1) 普鲁卡因为酯类结构，易水解，水解产物无效，且形成有色物。主要影响因素是 pH 和温度，一般控制 pH 在 3.5～4.0，灭菌温度不宜过高、时间不宜过长。

(2) 氯化钠作等渗调节剂，并能抑制盐酸普鲁卡因水解，有稳定作用。

五、注射剂的生产环境与生产管理

（一）注射剂的生产环境

1. 环境要求　注射剂车间应选择空气洁净的环境，周围开阔宽敞，远离车站、大公路、医院病房等污染源。光线充足，无泥土外露，有草坪，不种花，以防花粉飞扬。

2. 生产区间划分　注射剂生产车间按生产工艺及产品质量要求可分一般生产区、控制区、洁净区和无菌区。注射剂生产车间区域划分与洁净度要求见表 7－15。布局合理，人流、物流分开。

表 7－15　注射剂生产车间区域的划分与洁净度要求

生产区域	洁净度级别	适用工序
一般生产区	无	容器粗洗、灭菌、灯检、印字、包装等
控制区	100000 级或 300000 级	容器精洗、配液、粗滤等
洁净区	10000 级	水针的精滤、灌装、熔封等
无菌区	100 级	粉针的分装等

3. 内部结构要求　洁净室的内部结构主要针对地面和墙壁所用材料，应具备防湿、防霉，不易破裂、燃烧，耐磨性、导电性好，经济实用等性质，设计应满足不易染尘、便于清洗等条件。

（二）注射剂车间的生产管理

1. 洁净室的管理　洁净室每日要清洁消毒，以消毒清洁剂擦拭门窗、地面、墙面、用具、设备等，每周进行室内空气消毒。洁净室要定期检测菌落数、微粒数、气压、温度、湿度等。物料、用具进入需经灭菌，通过缓冲间。物料、操作人员经过净化后才能进入洁净室。

2. 工艺规程　每种产品必须制定工艺规程，产品的工艺规程应明确处方、工艺操作、质量标准、注意事项等。严格遵守操作规程，保证注射剂的质量。

3. 生产记录　注射剂的生产记录本设有品名、操作程序、操作要点、技术参数、操作者签名等。操作人员在填写记录时，要态度严谨，内容真实可靠、及时完整、签名负责，并保存备查。不得擅改数据或让人代签名。保证注射剂生产的规范性，以确保质量。

第七节　输　液

一、概述

举例 7－7

甘露醇输液

甘露醇输液（Mannitol Injection）本品为无色澄明液体，分子式为 $C_6H_{14}O_6$，分子量为 182.17。甘露醇口服吸收很少，静脉注射进入血液后提高血浆渗透压，导致组织内（包括眼、脑、脑脊液等）水分进入血管内，从而减轻组织水肿，降低眼内压、颅内压和脑脊液容量及其压力，因而制成输液，输入量大，可迅速有效进行组织脱水，防治水肿，一般静脉注射剂难以做到。

（一）输液的定义

输液（infusion solution）系指供静脉滴注用的大体积注射液（除另有规定外，一般不小于 100ml）的注射液，又称静脉输液。通常包装在玻璃或塑料的输液瓶或袋中，不含防腐剂或抑菌剂。使用时通过输液器调整滴速，持续而稳定地进入静脉，以补充体液、电解质或提供营养物质。由于输液用量大而且是直接进入血液，故质量要求高，生产工艺等亦与小针注射剂有一定差异，本节就输液的有关特点进行讨论。

（二）输液的种类

1. 电解质输液　用以补充体内水分、电解质，纠正体内酸碱平衡等，如氯化钠注射液、碳酸氢钠注射液、乳酸钠注射液等。

2. 营养输液　用于不能口服吸收营养的患者，补充人体营养不足。营养输液有糖类输液、氨基酸输液、脂肪乳输液等。糖类输液最常用的为葡萄糖注射液，此外还有果糖、木糖醇等。

3. 胶体输液　用于调节体内渗透压。胶体输液有多糖类、明胶类、高分子聚合物等，如右旋糖酐输液、羟乙基淀粉输液等。

4. 含药输液　含有治疗作用的输液，如甲硝唑输液、环丙沙星输液、阿奇霉素输液等。

二、输液的制备

（一）输液的制备工艺

输液的制备工艺与普通注射剂制备工艺大致相同。

（二）输液容器

输液的容器常用的有塑料输液瓶、塑料输液袋、玻璃输液瓶等，塑料有聚乙烯、聚丙烯或 PVC 复合膜等，瓶质有软硬之分。塑料输液瓶的特点：有体积小、重量轻、破损率低、便于运输保管等优点，而日渐代替玻璃输液瓶。

输液瓶的质量要求和清洁处理：

（1）玻璃输液瓶：由硬质中性玻璃制成，具有透明度高，易于检查，可高温灭菌（可达121℃），水氧透过率低而使药液不易被氧化变质等优点。缺点是制瓶与灌封分开而易造成中间污染；旧瓶重复使用而易形成交叉污染，瓶子重且易碎，运输成本较高。

（2）塑料输液瓶：有无毒塑料 PE（聚乙烯）瓶及 PP（聚丙烯）瓶，具有耐水腐蚀、机械强度高、化学稳定性强、可热压灭菌、重量轻、运输方便等优点。同时，由于制瓶、灌封程序均在洁净区内完成，能够避免中间污染，是一次性包装用品，可避免交叉污染。缺点是透明度差，不利于灯检；强烈震荡，可产生轻微乳光；高温灭菌时瓶子会变形，只能用中低温灭菌；水氧透过率高，不适合灌装氨基酸类大输液药品。

（3）塑料输液袋：主要采用无毒的 PVC（聚氯乙烯）袋，具有柔软、透明、质轻、耐压、易加工、运输方便、设备占地面积小、工序简单等特点。

知识链接

输液容器的洗涤

输液容器的洗涤一般直接用水洗、酸洗、碱洗等方法。塑料袋一般不洗涤，直接采用无菌材料压制。其他情况一般用硫酸重铬酸钾清洁液洗涤效果较好。因为它既有强力的消灭微生物及热原的作用，还能对瓶壁游离碱起中和作用，但其主要缺点是对设备腐蚀性大。碱洗法是用2%氢氧化钠溶液（50～60℃）冲洗，也可用1%～3%碳酸钠溶液，由于碱对玻璃有腐蚀作用，故碱液与玻璃接触时间不宜过长（数秒钟内）。

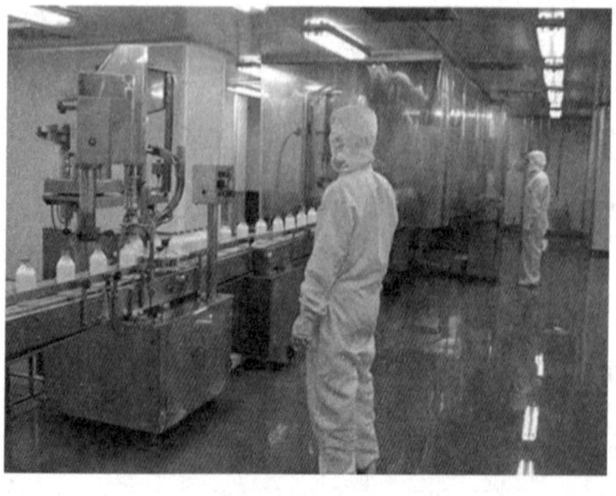

图 7-8　输液的生产车间

（三）输液的生产

输液的生产车间，洁净度有较高的要求（图 7-8）。

1. 输液的配制　由于原、辅料质量的优劣对输液成品的质量影响很大，原、辅料质量好的，可用稀配法，但多用浓配法。配液必须用新鲜注射用水。最终灭菌药品的输液的稀配在 10000 级，浓配可在 100000 级。

浓配法是将原料配成浓溶液，加活性炭吸附，经煮沸，滤过脱碳后，加新鲜注射用水稀释至所需浓度。如葡萄糖注射液先配成 50%～70%的浓溶液，加入0.01%～0.5%针用活性炭，调pH 3～5，加热煮沸后冷至45～50℃（临界吸附温度），吸附时间为20～30分钟，以吸附热原、色素和其他杂质，过滤后稀释至所需浓度。根据经验，活性炭分次吸附较一次吸附好。输液配制好后，要检查半成品的质量。

2. 输液的滤过　最终灭菌药品的输液剂滤过在10000级，滤过应在密闭系统内进行，以减少污染。

输液的滤过方法、装置与注射剂基本相同，生产时常用加压过滤法。常用滤器有板框式压滤器、砂滤棒、金属钛过滤器、垂熔玻璃滤器、微孔滤膜等。

输液的滤过常采用加压三级滤过装置，先用板框式过滤器（或砂滤棒）进行预滤或初滤、再用垂熔玻璃滤器（G_4）、微孔滤膜（孔径0.65μm或0.8μm）进行精滤的顺序进行滤过。加压滤过既可以提高滤过速度，又可以防止过滤过程中产生的杂质或碎屑污染滤液。对高黏度药液可采用较高温滤过。过滤后，进行半成品检查，应符合规定。

3. 输液的灌封　灌封室的洁净度应为100级或局部100级。

玻璃瓶输液的灌封由四步组成：药液灌注、加隔离膜、塞橡胶塞、轧铝盖。此四步应连续完成，即药液灌装至符合装量要求后，立即将隔离膜轻轻平放在瓶口中央，橡胶塞对准瓶口塞入，翻边，轧紧铝盖。灌封要求装量准确，膜正塞正，铝盖封紧。目前药厂多采用回转式自动灌封机、自动放塞机、自动翻塞机、自动落盖轧口机等完成联动化、机械化生产。

4. 输液的灭菌　输液灌封后应立即灭菌，从配制到灭菌的时间，以不超过4小时为宜。输液瓶一般容量为500ml或250ml，且瓶壁较厚，因此灭菌时需要较长预热时间（一般预热20～30分钟），以保证瓶的内外均达到灭菌温度，也不会因骤然升温而使输液瓶炸裂。输液灭菌条件为115℃、68.6kPa（0.7kg/cm^2）30分钟。对于塑料袋装输液，灭菌条件为109℃、45分钟。根据输液装量的多少，可酌情延长灭菌时间。近年来，有些国家规定，对于大容器要求F_0值>8分钟，常用12分钟。灭菌器配有F_0显示屏。

5. 输液剂的包装　经质量检查合格的输液，贴签、包装。

（四）输液的质量要求

输液除符合注射剂的一般质量要求外，应无热原、无菌，澄明要求更高，渗透压尽可能等渗或偏高渗，pH力求接近人体血液的pH，过高或过低都会引起酸、碱中毒，不得添加任何抑菌剂。此外有些输液要求不能有引起过敏反应的异性蛋白及降压物质，输入人体后不能引起血象的异常变化，不损害肾、肝等。并在贮存过程中质量稳定。

三、输液存在的问题及解决方法

输液剂生产中主要存在以下三个问题：微粒影响、细菌污染和热原问题。

（一）微粒影响

1. 常见的微粒　输液中常有碳黑、碳酸钙、氧化锌、纤维素、纸屑、黏土、玻璃屑、细菌和结晶等。

2. 微粒的来源

（1）原、辅料：原、辅料存在某些杂质，在过滤时未能被过滤，导致输液产品中存在微粒。如葡萄糖输液可能含有少量蛋白质、水解不完全的糊精，灭菌析出不溶性微粒；氯化钠、碳酸氢钠中常含有较高的钙盐、镁盐和硫酸盐；氯化钙中含有较多的碱性物质。这些杂质的存在，会使输液产生乳光、小白点、浑浊等现象。活性炭如果杂质含量较多时，也影响输液的澄明度。因此严格控制原、辅料的质量，国内已制定了输液用的原、辅料质量标准。

（2）输液容器与附件：输液容器会在高温灭菌以及贮藏过程，产生微粒，输液中发现的小白点主要是钙、镁、铁、硅酸盐等物质，这些物质主要来自丁基胶塞和玻璃容器。

（3）工艺过程：如容器及附件洗涤不净，空气洁净度差，滤器的选择不恰当，过滤与灌封操作不符合要求，管道处理不合理等都会增加澄明度的不合格率。

（4）输液使用：输液加入药物不适当，发生配伍反应形成不溶性微粒，静脉滴注装置不净、无菌操作不严都可引起微粒污染。因此安置 0.8μm 孔径的薄膜终端过滤器是解决使用过程中微粒污染的重要措施。

（二）细菌污染

输液染菌后出现霉团、云雾状、浑浊、产气等现象，也有一些外观并无变化。如果使用这些输液，将会造成脓毒症、败血症、内毒素中毒甚至死亡。染菌主要原因是生产过程污染严重、灭菌不彻底、瓶塞松动不严等，应特别注意防止。若输液为营养物质时，细菌易生长繁殖，即使经过灭菌，大量尸体的存在，也会引起致热反应。最根本的办法就是尽量减少制备生产过程中的污染，严格灭菌条件，严密包装。

（三）热原污染

临床上输液应用时有可能发生输液反应。使用过程中的污染占 84%左右，必须引起注意。尽量使用全套或一次性的输液器，能为使用过程中避免热原污染创造有利条件。

四、营养输液

营养输液主要有糖类、静脉注射用脂肪乳、复方氨基酸注射液等，还须加以适量的电解质、维生素和微量元素，能保证患者所需全部营养物质。

1. 糖类输液

举例 7－8

5%葡萄糖输液

【处方】注射用葡萄糖　　50g

注射用水加至　　1000ml

【制法】取注射用水适量，加热煮沸，加入葡萄糖搅拌溶解，使其成 50%～70% 浓溶液，用 1% 盐酸调节 pH 至 3.8～4.0，同时加 0.1%～1%（g/ml）活性炭，搅匀，煮沸约 20 分钟，趁热过滤脱炭，滤液加注射用水至所需量。测 pH 及含量，合格后滤至澄明，即可灌装封口，116℃、45 分钟热压灭菌。

本品为营养药，维持体液平衡，能增加人体能量，补充体液、强心、利尿、解毒作用，用于大量失水、血糖过低、高热、中毒等症。

【分析】

（1）澄明度不合格的质量问题：通常是由原料不纯或过滤操作不当所致。一般可采用浓配法，加适量盐酸并加热、煮沸使糊精水解，并中和胶粒电荷，使蛋白质凝聚；用活性炭吸附滤除。

（2）颜色变黄、pH 下降：葡萄糖在酸性液中降解生成酸性聚合物，所以 pH 下降，高温灭菌时间过长颜色会变黄。因此，一方面要严格控制灭菌温度和时间，同时要调节溶液的 pH 在 3.8～4.0 为宜。

2. 复方氨基酸输液

举例 7－9

复方氨基酸注射液

【处方】

L－赖氨酸盐酸盐	19.2 g	L－缬氨酸	6.4 g
L－精氨酸盐酸盐	10.9 g	L－苯丙氨酸	8.6 g
L－组氨酸盐酸盐	4.7 g	L－苏氨酸	7.0 g
L－半胱氨酸盐酸盐	1.0 g	L－色氨酸	3.0 g
L－异亮氨酸	6.6 g	L－蛋氨酸	6.8 g
L－亮氨酸	10.0 g	甘氨酸	6.0 g
亚硫酸氢钠	0.5 g	注射用水加至	1000ml

【制法】取约 800 ml 热注射用水，按处方量投入各种氨基酸，搅拌使全溶，加亚硫酸氢钠，并用 10%氢氧化钠调 pH 至 6.0 左右，加注射用水适量，再加 0.15%活性炭脱色，过滤至澄明，灌封于 200ml 输液瓶内，充氮气，加塞，轧盖，于 100℃灭菌 30 分钟即可。

本品是蛋白质类静脉营养药。可用于大型手术前改善患者的营养，补充创伤、烧伤等蛋白质严重损失的患者所需的氨基酸；纠正肝硬化和肝病所致的蛋白紊乱，治疗肝昏迷；提供慢性、消耗性疾病，急性传染病，恶性肿瘤患者的静脉营养。

【分析】

（1）一般需反复精制原料，以保证纯度、澄明度，并要严格控制质量；其次是稳定性，表现为含量下降，色泽变深，其中以变色最为明显。

（2）应通入氮气排除空气，还要调节 pH，加入抗氧剂，避光保存，以增加稳定性。

3. 静脉注射用脂肪乳

举例 7－10

静脉注射脂肪乳剂

【处方】大豆油（注射用） 100 g

卵磷脂（精制品） 12g

甘油（注射用） 22.5g

注射用水加至 1000ml

【制法】取适量注射用水置容器中，加热至 55℃，加入卵磷脂搅拌分散；甘油经 0.2μm 微孔滤膜滤过后加入容器中；大豆油经 0.2μm 微孔滤膜滤过后也加入容器中，搅拌均匀，得初乳液。初乳液加入高压乳匀机，搅拌乳化；在搅拌下再加水至足量，调节 pH 至 5～7。再半成品质量检查。并在氮气流下灌封，预热后，121℃灭菌 15 分钟，浸入热水中，缓慢冲入冷水，逐渐冷却，即得。

本品能完全被机体吸收，具有体积小、能量高、对静脉无刺激等优点。可供不能口服食物和严重缺乏营养的患者需要（如外科手术后或大面积烧伤或肿瘤等患者）。

【分析】

（1）所用原、辅料必须精制，提高纯度。为防止油的酸败与乳化剂的氧化，制备过程应始终在氮气流下进行。

（2）甘油属于等渗调节剂。等渗调节剂不能用氯化钠，因电解质使乳滴破坏。

（3）本品在4～10℃下贮存，不可冰冻，否则油滴变大。

五、血浆代用液

举例 7－11

右旋糖酐输液

【处方】	右旋糖酐 40（低分子）	60 g
	氯化钠	9 g
	注射用水加至	1000ml

【制法】取适量注射用水加热至沸，加入右旋糖酐，搅拌使溶解，配制成12%～15%的溶液，加入1.5%活性炭，保持微沸1～2小时，加压过滤脱碳，加注射用水稀释成6%的浓度，然后加入氯化钠使溶解，冷却至室温，测定含量和pH，pH应控制在4.4～4.9，再加活性炭0.5%，加热至70～80℃，过滤至药液澄明后，灌封，112℃、30分钟灭菌，即得。

本品为血容量补充药。

【分析】

（1）本品在贮存过程中易析出片状结晶，主要与贮存温度和分子量有关。

（2）右旋糖酐是用蔗糖经过特定细菌发酵后产生的高分子葡萄糖聚合物，易夹杂热原，故活性炭用量较大。

（3）本品灭菌受热时间不能过长，以免产品变黄、黏度较大，需在高温下过滤。

第八节　注射用无菌粉末

举例 7－12

注射用硫酸链霉素粉针剂

硫酸链霉素（streptomycin）为白色或类白色的粉末，是从灰色链霉菌的培养液中发酵生产提取的氨基糖苷类抗生素，分子式为 $(C_{21}H_{39}N_7O_{12})_2 \cdot 3H_2SO_4$。其与细菌核糖体30S亚单位结合，抑制细菌蛋白质的合成而抗菌。其口服吸入很少，只能注射给药，但其水溶液稳定性差，易被水解，只能做成注射用无菌粉末（粉针剂），保持干燥状态，使用前溶解，再注射。

一、概述

注射用无菌粉末又称粉针剂，系指药物制成的临用前用无菌溶液溶解后注射的无菌粉末或无菌块状的注射剂，也可用静脉输液配制后静脉滴注。可用灭菌注射用水、0.9%氯化钠注射液等溶解配制，供注射用。适用于在水中不稳定的药物，特别是对湿热敏感的抗生素及生物制品，适宜制成注射用无菌粉末，以保证稳定不分解失效。

注射用无菌粉末的分类，依据生产工艺不同，可分为注射用无菌分装产品和注射用冻干制品两种。后者是将药物配成无菌溶液或混悬液，再将药液无菌灌装至安瓿，又进行冷冻干燥后，封口而得，常见于生物制品，如酶类。

二、注射用无菌分装制品

注射用无菌分装制品是将药物经精制成无菌药物粉末后，无菌操作条件下直接分装于洁净灭菌的小瓶或安瓿中，密封而成。常用有抗生素药品，如青霉素。

（一）注射用无菌分装制品的制备

1. 注射用无菌分装制品的生产工艺流程

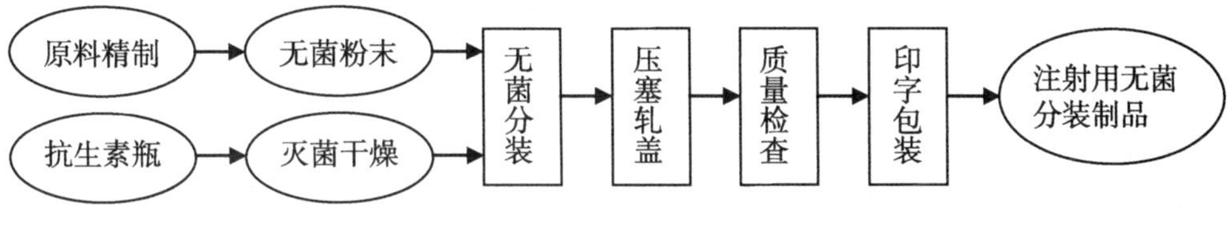

2. 制备工艺

（1）容器的处理：容器有抗生素瓶、安瓿等。把抗生素瓶和丁基胶塞先用纯化水淋洗，最终用新鲜注射用水冲洗，再干燥灭菌，抗生素瓶 180℃、1.5h，丁基胶塞 125℃、2.5h。

（2）原料的精制：精制过程必须 100 级或在 10000 级背景下局部 100 级洁净度环境下进行。无菌原料经过无菌过滤、无菌结晶或喷雾干燥，必要时需进行粉碎、过筛等操作，在无菌条件下制得符合注射用的无菌粉末。精制后作中间品检查是否合格。

（3）无菌分装：无菌分装必须在高度洁净的 100 级洁净度无菌室中按无菌操作法进行分装。目前分装的机械设备有插管分装机、螺旋自动分装机、真空吸粉分装机等。此外，青霉素分装车间不得与其他抗生素分装车间轮换生产，以防止交叉污染。

（4）压塞扎盖：压塞也要求在 100 级进行。分装后要立即压塞、扎盖封口。

（5）质量检查、印字和包装。

（二）无菌分装工艺中存在的问题及解决办法

（1）装量差异：物料流动性差是其主要原因。物料含水量和吸潮以及药物的晶态、粒度、比容，以及机械设备性能等均会影响流动性，以致影响装量，应根据具体情况采取措施。

（2）澄明度问题：由于药物粉末经过一系列处理，污染机会增加，以致于澄明度不合要求。应严格控制原料质量及其处理方法和环境，防止污染。

（3）无菌度问题：由于产品系无菌操作制备，稍有不慎就有可能受到污染，而且微生物在固体粉末中的繁殖慢，不易被肉眼所察觉，危险性大。为解决此问题，一般都采用层流净化装置。

（4）吸潮变质：一般认为是由于胶塞透气性和铝盖松动所致。因此，一方面要进行橡胶塞密封性能的测定，选择性能好的胶塞，另一方面，铝盖压紧后瓶口应烫蜡，以防水气透入。

（5）灭菌及异物检查：对于耐热的品种，如青霉素，一般可按照前述条件进行补充灭菌，以确保安全。对于不耐热品种，必须严格无菌操作。异物检查一般在传送带上目检。

三、注射用冻干制品

（一）注射用冻干制品的制备

1. 注射用冻干制品的生产工艺流程

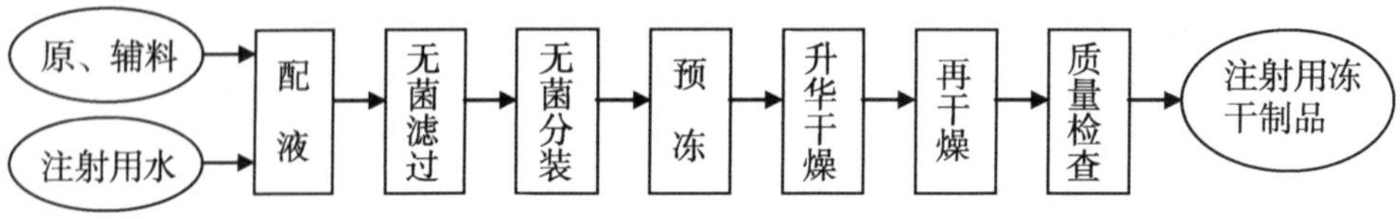

2. 制备工艺

（1）准备：按照注射剂生产工艺进行配液、滤过和灌装等操作，将无菌溶液灌注入安瓿后，进行下列操作。

当药物剂量和体积较小时，需加适宜稀释剂（甘露醇、乳糖、山梨醇、右旋糖酐、牛白蛋白、明胶、氯化钠和磷酸钠等）以增加容积。溶液经无菌滤过（0.22μm 微孔滤膜）后分装在灭菌的宽口安瓿或玻璃瓶内，容器的余留空间应较水性注射液大，一般分装容器的液面深度为1～2cm，最深不超过容器深度的1/2。

（2）预冻：预冻是恒压降温过程，随着温度下降药液形成固体，一般应将温度降至共熔点以下10～20℃以下，以保证冷冻完全。

（3）升华干燥：首先将冷冻体系进行恒温减压，再通过恒压（低压）加热缓缓升温，水分由结冰固体状态不经液体而直接升华变成气体，抽气除去。针对热敏性物料能脱水比较彻底，且经干燥的药品十分稳定，便于长时间贮存。如注射用重组人粒细胞巨噬细胞集落刺激因子等蛋白质药品可采用冷冻干燥法。

（4）再干燥：升华完成后，在减压条件下，使体系温度提高，保持一定的时间使残留的水分与水蒸气被进一步抽尽。再干燥的温度根据制品的性质确定，如0℃、25℃等。

（5）密封：升华干燥后应立即密封。国外有些设备已设计自动加塞装置，广口小玻璃瓶从冻干机中取出之前，能自动压塞，避免污染。

知识链接

冷冻干燥的特点

冷冻干燥的特点有两方面，其优点是：①药物不被热所破坏，不改变性质，适用于热敏性的药物，如酶、激素、核酸、血液和免疫产品，不会发生变性或失去生物活力。②产品质地疏松多孔，呈海绵状，加水后溶解迅速而完全。③药液经过除菌过滤，杂质微粒少。④含水量低，经真空干燥、密封，稳定性好。⑤通过液体定量分装，剂量准确。

也有缺点：生产设备贵、能源消耗大、生产时间、工艺控制要求高。

（二）冷冻干燥中存在的问题及处理方法

见表 7－16。

表 7－16　冷冻干燥中存在的问题

问题	原因	处理方法
含水量偏高	装入容器的药液过厚，升华干燥过程中供热不足，冷凝器温度偏高或真空度不够，均可能导致含水量偏高	可采用旋转冷冻机及其他相应的方法解决
喷瓶	如果供热太快，受热不匀或预冻不完全，则易在升华过程中使制品部分液化，在真空减压条件下产生喷瓶	为防止喷瓶，必须控制预冻温度在共熔点以下 10～20℃，同时加热升华，温度不宜超过共熔点
产品外形不饱满或萎缩	一些黏稠的药液由于结构过于致密，在冻干过程中内部水分逸出不完全，冻干结束后，制品会因潮解而萎缩	常可在处方中加入适量甘露醇、氯化钠等填充剂，并采取反复预冻法，改善制品的通气性，产品外观即可得到改善

四、注射用无菌粉末的质量要求

除应符合《中国药典》的规定外，还应符合下列要求：①粉末无异物，配成溶液或混悬液后澄明度检查合格。②粉末细度或结晶度应适宜，便于分装。③无菌、无热原。

举例 7－13

注射用辅酶 A 粉针剂

【处方】辅酶 A　56.1 单位　半胱氨酸　0.5mg

甘露醇　10 mg　葡萄糖酸钙　1 mg

水解明胶　5 mg

【制法】将上述各成分用适量注射用水溶解后，无菌过滤，分装于安瓿中，每支 0.5ml，冷冻干燥后封口，检查漏气，即得。

本品为体内乙酰化反应的辅酶，有利于糖、脂肪和蛋白质的代谢。用于白细胞减少症、原发性血小板减少性紫癜及功能性低热。

【分析】

(1) 本品为静脉滴注，一次50单位，一日50～100单位，临用前用5%葡萄糖注射液500ml溶解后滴注。肌内注射，一次50单位，一日50～100单位，临用前用生理盐水2ml溶解后注射。

(2) 辅酶A为白色或微黄色粉末，有吸湿性，易溶于水，不溶于丙酮、乙醚、乙醇，易被空气、过氧化氢、碘、高锰酸盐等氧化成无活性二硫化物，故在制剂中加入半胱氨酸作稳定剂，用甘露醇、水解明胶、葡萄糖酸钙作填充剂。

(3) 辅酶A在冻干工艺中易丢失效价，故投料量应酌情增加。

举例 7－14

注射用普鲁卡因青霉素

【处方】	普鲁卡因青霉素	30万IU
	青霉素G钾（钠）	10万单位
	磷酸二氢钠	0.0036g
	磷酸氢二钠	0.0036g
	助悬剂	适量

【制法】取磷酸二氢钠与磷酸氢二钠分别加水溶解，过滤至澄明、浓缩，烘干，120℃灭菌1小时，无菌条件下粉碎备用。按处方用量将灭菌的普鲁卡因青霉素、青霉素G钾（钠）、磷酸二氢钠与磷酸氢二钠等混合均匀，分装于灭菌小瓶中，加塞、轧盖，即得。

应用仅限于青霉素高度敏感病原体所致的轻、中度感染。本品尚可用于治疗钩端螺旋体病、回归热和早期梅毒。

【分析】

(1) 青霉素钾（钠）盐类水溶液不稳定，普鲁卡因青霉素在水中比青霉素钾（钠）稳定，但对热不稳定，故制成无菌粉末。

(2) 按GMP规定，青霉素类分装车间的车间空气净化系统必须与其他车间严格分开，分装室内必须保持相对负压。

(3) 青霉素G原料经有机溶剂提取，用活性炭脱色，除菌过滤，滤液用无菌缓冲液提取，提取液加普鲁卡因形成结晶，经洗涤，真空干燥，气流粉碎，再经10%～20%环氧乙烷和80%～90%二氧化碳混合气体灭菌，即得无菌普鲁卡因青霉素粉末。

(4) 本品为白色粉末，临用前，加灭菌注射用水成混悬液使用。

第九节　滴眼剂

举例 7－15

氯霉素滴眼液

本品为无色或几乎无色的澄明液体。本品能广谱抗微生物，包括革兰阴性菌及革兰阳性菌、厌氧菌、立克次体、螺旋体和衣原体。可用于治疗眼部感染，如沙眼、结膜炎、角膜炎、眼睑缘炎等，但毒副作用大，不可全身用药治疗眼部感染，宜制备成滴眼液，局部给药，降低毒性。

一、概述

眼用制剂系指直接用于眼部发挥作用的无菌制剂。眼用液体药剂有滴眼剂、洗眼剂和眼用注射液，可用于滴眼、洗眼，以治疗或诊断眼部疾病。此外其他眼用制剂还有眼膏剂等。眼部给药后，在眼球内外部发挥局部治疗作用。

滴眼剂系指药物与适宜辅料制成的供滴入眼内的无菌液体药剂。可分为水性或油性溶液混悬液或乳状液。常用做杀菌、消炎、收敛、缩瞳、麻醉或诊断之用，有的还可作滑润或代替泪液之用。

洗眼剂系将药物制成的无菌澄明水溶液，供冲洗眼部异物或分泌液、中和外来化学物质的眼用液体药剂。如生理盐水，2％硼酸溶液等。其质量要求与注射液相同。

眼内注射液系指由药物与适宜辅料制成的无菌澄明溶液，供眼周围组织（包括球结膜下、筋膜下及球后）或眼内注射（包括前房注射、前房冲洗、玻璃体内注射、玻璃体内灌注等）的无菌眼用液体制剂。

二、滴眼剂的附加剂

滴眼剂中可加入调节渗透压、pH、黏度以及增加药物溶解度和制剂稳定的辅料，并可加适宜的抑菌剂和抗氧剂。所用辅料不应降低药效或产生局部刺激性。常见附加剂见表7－17。

表7－17　滴眼剂的附加剂

种类	常用品种	要求
pH调整剂	硼酸缓冲液、硼酸盐缓冲液、磷酸盐缓冲液	pH在5～9之间
渗透压调整剂	氯化钠、硼砂、葡萄糖、硝酸钠	滴眼剂应与泪液等渗
抑菌剂	羟苯酯类、山梨酸、醇类、季铵盐类、有机汞类	抑菌剂可防止药液变质
增稠剂	甲基纤维素、聚乙烯醇、聚维酮	增加滴眼剂的稠度
其他附加剂	抗氧剂、增溶剂、助溶剂	

三、滴眼剂的制备

举例 7－16

氯霉素滴眼液制备

按《中国药典》规定，本品含氯霉素（$C_{11}H_{12}Cl_2N_2O_5$）应为标示量90.0%～120.0%。

【处方】氯霉素　　0.25 g
　　　　氯化钠　　0.9 g
　　　　尼泊金甲酯　　0.023 g
　　　　尼泊金丙酯　　0.011 g
　　　　注射用水　加至　　100 ml

【制备】取尼泊金甲酯、丙酯，加沸蒸馏水溶解，于 60℃时溶入氯霉素和氯化钠，过滤，加注射用水至足量，100℃、30min 灭菌，灌装。

本品用于治疗砂眼、急慢性结膜炎、眼睑缘炎、麦粒肿、角膜炎等。

【分析】

（1）氯霉素对热稳定，配液时加热以加速溶解，用 100℃流通蒸汽灭菌。

（2）处方中氯霉素是主药，尼泊金甲酯和尼泊金丙酯是防腐剂，氯化钠是渗透压调节剂，亦可改用硼砂、硼酸作渗透压调节剂。

（一）滴眼剂的生产环境及工艺流程

1. 滴眼剂的生产环境　供角膜创伤或手术用滴眼剂的配液洁净度必须在 10 000 级下进行。非无菌眼用药品的暴露工序为 100 000 级。

2. 滴眼剂的生产工艺流程：

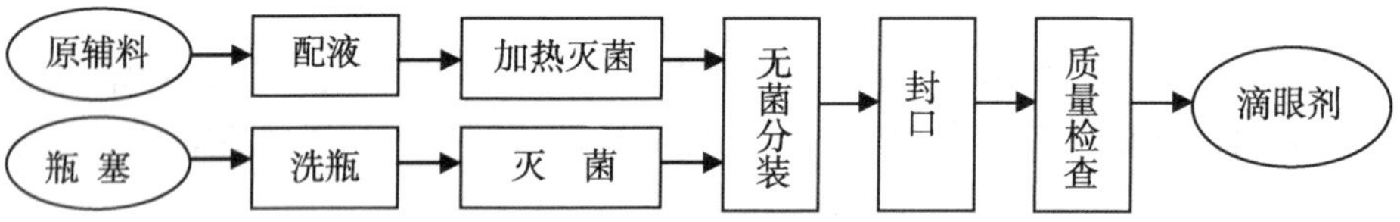

此工艺适用于药物性质稳定者，对于不耐热的主药，需采用无菌法操作。用于眼部手术或眼外伤的制剂，应制成单剂量包装，保证完全无菌。洗眼液用输液瓶包装，按输液工艺处理。

（二）滴眼剂的制备

1. 滴眼剂的容器　滴眼剂的容器有塑料瓶和玻璃瓶。选用时要注意瓶与药液之间是否存在物质交换反应。采用洗涤方法与注射剂容器相同，玻璃瓶可用干热灭菌，塑料瓶可用气体灭菌。

2. 配液　将药物和附加剂用适量溶剂溶解，必要时加活性炭（0.05%～0.3%）处理。

3. 过滤　可用砂滤棒、垂熔滤球或微孔滤膜过滤至澄明。进行半成品检查。

4. 灌装　目前生产上均采用减压无菌灌装。洁净度要求：供角膜创伤或手术用滴眼剂的灌装必须在 10 000 级下进行（图 7-9）。

5. 其他　经质量检查合格后，印字包装。除另有规定外，每个滴眼剂的装量应不超过 10ml。

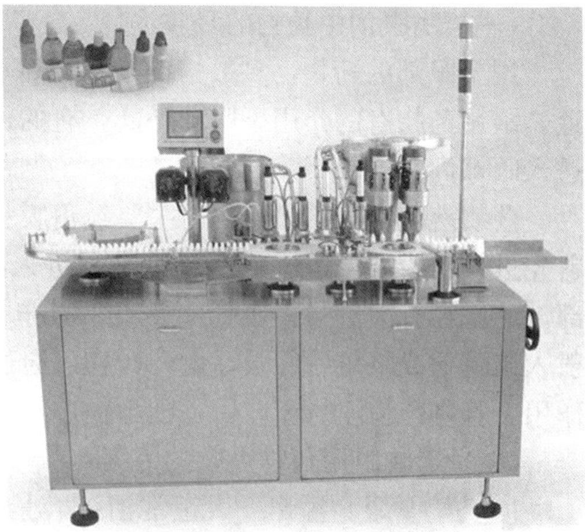

图 7-9　滴眼液的灌装机

（三）滴眼剂的质量要求

滴眼剂虽然是外用剂型，但质量要求类似注射剂，对 pH、渗透压、无菌、澄明度等都有一定要求。

1. pH　pH 对滴眼液有重要影响，由 pH 不当而引起的刺激性，可增加泪液的分泌，导致药物迅速流失，甚至损伤角膜。正常眼可耐受的 pH 范围为 5.0～9.0。滴眼剂的 pH 调节应兼顾药物的溶解度、稳定性、刺激性的要求，同时亦应考虑 pH 对药物吸收及药效的影响。

2. 渗透压　眼球能适应的渗透压范围相当于 0.6%～1.5%氯化钠溶液，超过 2%就有明显的不适。低渗溶液应该用合适的调节剂调成等渗，如氯化钠、硼酸、葡萄糖等。眼球对渗透压的感觉不如对 pH 敏感。

3. 无菌　眼部有无外伤是滴眼剂无菌要求严格程度的界限。眼内注射液、眼内插入剂、供外科手术用和急救用的眼用制剂要求绝对无菌，均不得添加抑菌剂或抗氧剂或不适当的缓冲剂，且应包装于无菌容器内供一次性使用。滴眼剂是一种多剂量剂型，病人在多次使用时，很易染菌，所以要加抑菌剂，使它在被污染后，于下次再用之前恢复无菌。因此一般滴眼剂的抑菌剂要求作用迅速（即在 1～2h 内达到无菌）。

4. 黏度　将滴眼剂的黏度适当增大可使药物在眼内停留时间延长，从而增强药物的作用。合适的黏度在 4.0～5.0cPa・s 之间。

5. 眼用制剂应遮光密封贮存，在启用后最多可使用 4 周。

四、滴眼剂的质量检查

滴眼剂的质量检查项目除了药物含量测定、pH，还需要检查以下项目：

1. 装量差异　照最低装量检查法检查，应符合规定。

2. 混悬型滴眼剂的粒度　取供试品强烈振摇，立即取出适量（相当于含主药 10μg）置于载玻片上，照粒度和粒度分布测定法检查，＞50μm 的粒子不得过 2 个，且不得检出＞90μm的粒子。混悬型滴眼剂应作沉降容积比检查，应不低于 0.90，其沉降物经振摇应易再分散。

3. 可见异物　滴眼剂照可见异物检查法中滴眼剂项下的方法检查，应符合规定。

4. 无菌　供角膜创伤或手术用的滴眼剂，照无菌检查法检查，应符合规定。

五、眼用药物的吸收途径及影响因素

（一）滴眼剂中药物的吸收途径

用于眼部的药物，多数情况下以局部作用为主，亦有眼部用药发挥全身治疗作用的报道。眼用药物有的作用于眼球外部，有的作用于眼球内部。作用于眼球内部的，要求药物能透入眼球内。

药物溶液滴入结膜囊内后主要经角膜和结膜两条途径吸收。一般认为，滴入眼中的药物首先进入角膜内，透过角膜至前房再进入虹膜。药物经结膜吸收时，通过巩膜可达眼球后部，此途径有大量结膜血管，吸入药物进入体液液循环，降低眼部药物的量。也可将药物注射入结膜下或眼角后的眼球囊，药物可通过巩膜进入眼内，对睫状体、脉络膜和视网膜发挥作用。若将药物注射于球后，则药物进入眼后段，对球后神经及其他结构发挥作用。

（二）影响眼用药物吸收的因素

1. 药物从眼睑溢出　人正常泪液容量约 7μl，若不眨眼，可容纳 30μl 左右的液体。通常一滴滴眼液约 50～70μl，约 70％的药液从眼部溢出而造成损失。若眨眼则有 90％的药液损失，加之泪液对药液还有稀释，损失更大，因而应增加滴药次数，有利于提高主药的利用率。

2. 药物从外周血管消除　药物在进入眼睑和眼结膜的同时也通过外周血管从眼组织消除。眼结膜的血管和淋巴管很多，并且当有外来物引起刺激时，血管扩展，因而透入结膜的药物有很大比例将进入血液，并有可能引起全身性副作用。

3. 药物的脂溶性　角膜上皮层和内皮层均有丰富的类脂物，因而脂溶性药物易渗入，水溶性药物则较易渗入角膜的水性基质层，两相都能溶解的药物容易通过角膜，完全解离的药物难以透过完整的角膜。

4. 刺激性　眼用制剂的刺激性较大时，使结膜的血管和淋巴管扩张，不仅增加药物从外周血管的消除，而且能使泪腺分泌增多。泪液过多将稀释药物浓度，并溢出眼睛或进入鼻腔和口腔，从而影响药物的吸收利用，降低药效。

5. 表面张力　滴眼剂表面张力愈小，愈有利于泪液与滴眼剂的充分混合，也有利于药物与角膜上皮接触，使药物容易渗入。适量的表面活性剂有促进吸收的作用。

6. 黏度　增加黏度可使药物与角膜接触时间延长，有利于药物的吸收。

近年来，一些眼用新剂型，如眼用膜剂、眼胶以及接触眼镜等也已逐步应用于临床。

举例 7－17

醋酸可的松滴眼液（混悬液）

【处方】	醋酸可的松（微晶）（主药）	5 g
	聚山梨脂 80（表面活性剂）	0.8 g
	硝酸苯汞（抑菌剂）	0.02 g
	硼酸（渗透压调节剂）	20 g
	羧甲基纤维素钠（混悬剂）	2g
	注射用水　加至	1000 ml

【制备】取硝酸苯汞溶于处方量50%的注射用水中，加热至40～50℃，加入硼酸，聚山梨酯80（吐温80）使溶解，用3号垂熔漏斗过滤待用；另将羧甲基纤维素钠溶于处方量30%的注射用水中，用垫有200目尼龙布的布氏漏斗过滤，加热至80～90℃，加醋酸可的松微晶搅匀，保温30分钟，冷至40～50℃，再与硝酸苯汞等溶液合并，加注射用水至足量，200目尼龙筛过滤两次，分装，封口，100℃流通蒸汽灭菌30分钟。

本品用于治疗急性和亚急性虹膜炎、交感性眼炎、小泡性角膜炎、角膜炎等。

【分析】

（1）醋酸可的松微晶难溶于水，故制成混悬液，微粒径应在5～20μm之间，过粗易产生刺激性，降低疗效，甚至会损伤角膜。

（2）羧甲基纤维素钠为助悬剂，还能增加溶液黏度以延长药效，配液前需精制；硝酸苯汞为抑菌剂；硼酸为等渗调节剂，因氯化钠能使羧甲基纤维素钠黏度显著下降，促使结块沉降，故不能使用。使用2%的硼酸即能克服降低黏度的缺点，又能减轻药液对眼黏膜的刺激性。

（3）为防止结块，灭菌过程中应振摇，或采用旋转无菌设备，灭菌前后均应检查有无结块。

（4）本滴眼液中不能加入阳离子型表面活性剂，因羧甲基纤维素钠有配伍禁忌。本品pH为4.5～7.0。

举例 7－18

磺胺醋酰钠滴眼剂

【处方】磺胺醋酰钠		300g
硫代硫酸钠		1g
羟苯乙酯		0.25g
灭菌纯化水	加至	1000ml

【制法】将羟苯乙酯溶于适量煮沸的灭菌纯化水中，另取硫代硫酸钠及磺胺醋酰钠溶于适量煮沸放冷的灭菌纯化水中，将二液合并，加水至足量，滤过、分装，于100℃流通蒸汽灭菌30分钟即得。

本品用于治疗沙眼、结膜炎、角膜炎等。

【分析】

（1）磺胺醋酰钠和硫代硫酸钠都能被水中溶解的CO_2作用而析出沉淀，所以将水煮沸以驱除CO_2。

（2）磺胺醋酰钠易氧化变色，故加入硫代硫酸钠作为抗氧剂。光照和金属离子会加速其变色反应，最好加0.01%依地酸钠及用棕色瓶包装，提高稳定性。羟苯乙酯为抑菌剂。

（3）本品的pH宜调至8.0～8.5，此时磺胺醋酰钠水解率最小。

（4）磺胺醋酰钠的3.85%水溶液为等渗，出于疗效考虑，本品制成30%的高渗溶液。

小　结

本章介绍了注射剂的概念和特点，及其分类：无菌溶液、乳浊液、混悬液及临用前配成液体的无菌粉末等。其工艺流程包括原辅料准备、配液、滤过、灌封、灭菌检漏、质量检查、印字包装。常用灭菌方法有：物理灭菌包括干热灭菌、湿热灭菌、过滤灭菌和射线灭菌；化学灭菌包括环氧乙烷气体灭菌、蒸气熏蒸灭菌、消毒液灭菌法等。无菌操作包括无菌室的灭菌、无菌操作、洁净室的划分等。输液的特点：可持续、稳定地进入静脉，以补充体液、电解质或提供营养物质。其分类有电解质输液、营养输液、血浆代用液。注射用无菌粉末的特点：不含水分，性质稳定，不易水解失效，生产过程中还可避免高温破坏。其分类可分为注射用无菌分装产品和注射用冻干制品两种。其工艺流程：原物料准备、配液、过滤、灌装、灭菌、质量检查、内包、外包。

滴眼剂可用于滴眼、洗眼，以及治疗或诊断眼部疾病。其工艺流程：原物料准备、配液、过滤、灌装、灭菌、质量检查、内包、外包。

（梁碧岩）

自测题

一、名词解释

热原

滴眼剂

输液剂

二、单项选择题

（一）A 型题

1. 关于灭菌法的叙述中哪一条是错误的
   A. 灭菌法是指杀死或除去所有微生物的方法
   B. 微生物只包括细菌、真菌
   C. 细菌的芽胞具有较强的抗热性，不易杀死、灭菌效果应以杀死芽胞为准
   D. 在药剂学中选择灭菌法与微生物学上的不尽相同
   E. 物理因素对微生物的化学成分和新陈代谢影响大，物理方法可用于灭菌

2. 滴眼剂的抑菌剂不宜选用下列哪个品种
   A. 尼泊金类
   B. 三氯叔丁醇
   C. 碘仿
   D. 山梨酸
   E. 苯氧乙醇

3. 大体积（＞50ml）注射剂过滤和灌封生产区的洁净度要求是
   A. 大于 1000 000 级
   B. 100 000 级
   C. 大于 10 000 级

D. 10 000 级

E. 100 级

4. 制备注射剂的环境区域划分哪一条是正确的

A. 精滤、灌封、灭菌为洁净区

B. 精滤、灌封、安瓿干燥灭菌后冷却为洁净区

C. 配制、灌封、灭菌为洁净区

D. 灌封、灭菌为洁净区

E. 配制、精滤、灌封、灯检为洁净区

5. 作为热压灭菌法灭菌可行性的控制标准是

A. f 值

B. f_0 值

C. D 值

D. z 值

E. nt 值

6. 有关滴眼剂错误的叙述是

A. 滴眼剂是直接用于眼部的外用液体制剂

B. 正常眼可耐受的 pH 为 5.0～9.0

C. 混悬型滴眼剂的沉降容积比检查，应不低于 0.90

D. 滴入眼中的药物首先进入角膜内，通过角膜至前房再进入虹膜

E. 增加滴眼剂的黏度，使药物扩散速度减小，不利于药物的吸收

7. 在注射剂中具有局部止痛和抑菌双重作用的附加剂是

A. 盐酸普鲁卡因

B. 盐酸利多卡因

C. 苯酚

D. 苯甲醇

E. 硫柳汞

8. 制备维生素 C 注射液时，以下不属抗氧化措施的是

A. 通入二氧化碳

B. 加亚硫酸氢钠

C. 调节 pH 为 6.0～6.2

D. 100℃ 15min 灭菌

E. 将注射用水煮沸放冷后使用

9. 油脂性基质的灭菌方法可选用

A. 热压灭菌

B. 干热灭菌

C. 气体灭菌

D. 紫外线灭菌

E. 流通蒸汽灭菌

10. 热原组织中致热活性最强的是

A. 脂多糖

B. 蛋白质

C. 磷脂

D. 多肽

E. 葡萄糖与蛋白质结合物

11. 有关滴眼剂的正确表述是

A. 滴眼剂不得含有铜绿假单胞菌和金黄色葡萄球菌

B. 滴眼剂通常要求进行热原检查

C. 滴眼剂不得加尼泊金、三氯叔丁醇之类抑菌剂

D. 黏度可适当减小，使药物在眼内停留时间延长

E. 药物只能通过角膜吸收

12. 滤过除菌用微孔滤膜的孔径应为

A. 0.8μm

B. 0.22～0.3μm

C. 0.1μm

D. 0.8μm

E. 1.0μm

13. 影响湿热灭菌的因素不包括

A. 灭菌器的大小
B. 细菌的种类和数量
C. 药物的性质
D. 蒸汽的性质
E. 介质的性质

14. 冷冻干燥制品的正确制备过程是
A. 预冻—测定产品共熔点—升华干燥—再干燥
B. 预冻—升华干燥—测定产品共熔点—再干燥
C. 测定产品共熔点—预冻一升华干燥—再干燥
D. 测定产品共熔点—升华干燥一预冻—再干燥
E. 测定产品共溶点—干燥一预冻—升华再干燥

15. 生产注射剂最可靠的灭菌方法是
A. 流通蒸汽灭菌法
B. 滤过灭菌法
C. 干热空气灭菌法
D. 热压灭菌法
E. 气体灭菌法

（二）B 型题
（16～20 题请选择适宜的灭菌法）
A. 干燥灭菌（160℃，2 小时）
B. 热压灭菌
C. 流通蒸汽灭菌
D. 紫外线灭菌
E. 过滤除菌

16. 5％葡萄糖注射液
17. 胰岛素注射液
18. 空气和操作台表面
19. 维生素 C 注射液
20. 油脂类软膏基质

三、简答题

简述一般注射剂的生产工艺过程。

第八章　软膏剂

学习目标

1. 掌握软膏剂的含义、特点、分类、质量要求；软膏剂常用基质、制备方法；眼膏剂的含义、特点、基质。
2. 熟悉软膏剂基质种类、处理方法、质量检查方法、贮藏；眼膏剂基质的制备；凝胶剂的含义，水性凝胶基质的种类、特点。
3. 了解眼膏剂的质量检查、凝胶剂的制备方法。

第一节　概　述

一、软膏剂的含义、特点、分类

软膏剂（ointments）系指药物与油脂性或水溶性基质混合制成的均匀的半固体外用制剂。按分散系统分为三类：溶液型、混悬型和乳剂型；按基质的性质和特殊用途分为油膏剂、乳膏剂、凝胶剂、糊剂和眼膏剂等。

（1）溶液型软膏剂：系指药物溶解（或共熔）于基质或基质组分中制成的软膏剂。

（2）混悬型软膏剂：系指药物细粉均匀分散于基质中制成的软膏剂。

（3）乳膏剂：系指药物溶解或分散于乳状液型基质中形成的均匀的半固体外用制剂。乳膏剂根据基质不同，分为O/W型乳膏剂和W/O型乳膏剂。

（4）糊剂：系指大量的固体粉末（一般25%以上）均匀地分散在适宜的基质中所组成的半固体外用制剂。

软膏剂的作用特点是：既可以起局部治疗作用，也可以起全身治疗作用。软膏剂主要用于局部疾病的治疗，如保护、润滑、抗感染、消毒、止痒、止痛和麻醉等。这些作用要求药物作用于表皮或经表皮渗入表皮下组织，一般并不期望产生全身性作用。随着透皮吸收理论与技术研究的深入，软膏剂用于全身治疗作用的品种将会越来越多。

软膏剂的用药特点是：具有热敏性和触变性。热敏性反映遇热熔化而流动；触变性反映施加外力时黏度降低，静止时黏度升高，不利于流动。应使软膏剂用药后能在长时间内紧贴、黏附或铺展在用药部位而起治疗作用。

二、软膏剂的质量要求

软膏剂、乳膏剂、糊剂在生产与贮藏期间均应符合下列规定：

（1）软膏剂、乳膏剂、糊剂应根据剂型的特点、药物的性质、制剂的疗效和产品的稳定性选用适宜基质。也可由不同类型基质混合组成适宜基质。

（2）软膏剂、乳膏剂、糊剂基质应均匀、细腻，涂于皮肤或黏膜上应无刺激性。混悬型软膏剂中不溶性固体药物及糊剂的固体成分，均应预先用适宜的方法磨成细粉，确保粒度符合规定。

（3）软膏剂、乳膏剂可根据需要可加入保湿剂、防腐剂、增稠剂、抗氧剂及透皮促进剂。

（4）软膏剂、乳膏剂应具有适当的黏稠度，糊剂稠度一般较大，但均应易涂布于皮肤或黏膜上，不融化，黏稠度随季节变化应很小。

（5）软膏剂、乳膏剂、糊剂应无酸败、异臭、变色、变硬，乳膏剂不得有油水分离及胀气现象。

（6）除另有规定外，软膏剂、糊剂应遮光密闭贮存；乳膏剂应遮光密封，宜置 25℃以下贮存，不得冷冻。

（7）用于大面积烧伤或严重创伤的软膏剂与乳膏剂，应无菌。眼用软膏的配制需在无菌条件下进行。

第二节　软膏剂的基质

一、软膏基质的选择

软膏基质是软膏剂形成和发挥药效的重要组成部分。软膏基质的性质对软膏剂的质量影响很大，如直接影响药物的释放和吸收、软膏的流变性和外观等。软膏剂的基质要求是：

（1）无生理活性、刺激性和过敏性。

（2）稠度适宜，润滑，易于涂布。

（3）性质稳定，与主药不发生配伍变化。

（4）具有一定的吸水性，能吸收伤口分泌物。

（5）不妨碍皮肤的正常功能，具有良好释药性能。

（6）易洗除，不污染皮肤和衣物等。

目前还没有一种基质能同时具备上述要求。在实际应用时，应对药物和基质的性质进行综合分析，并根据软膏剂的特点和要求采用添加附加剂或使用混合基质等方法来保证制剂的质量以适应治疗要求。

二、软膏基质的分类

常用的基质主要有：油脂性基质、乳剂型基质及水溶性基质。

（一）油脂性基质

油脂性基质主要包括动植物油脂、类脂、烃类等疏水性物质。此类基质涂于皮肤能形成封闭性油膜，促进皮肤水合作用，对表皮增厚、角化、皲裂有软化和保护作用；润滑无刺激、性质稳定、不易长霉；但释药性能差、难洗除。主要用于遇水不稳定的药物制备软膏剂。一般不单独用于制备软膏剂，为克服其疏水性，常加入表面活性剂或制成乳剂型基质应用。

油脂性基质常用的有凡士林、石蜡、液状石蜡、羊毛脂、蜂蜡、硅油、硬脂酸等，羊毛脂可增加基质吸水性及稳定性。

1. 烃类　系指从石油中得到的各种烃的混合物，其中大部分属于饱和烃。

（1）凡士林：又称软石蜡，是由液体烃类和固体烃类组成的半固体状物，熔程为 38～

60℃，有黄、白两种，后者由前者漂白而成，化学性质稳定，无刺激性，有适宜的黏稠性和涂布性，可单独作软膏基质。特别适用于遇水不稳定的药物。凡士林仅能吸收约5%的水，故不适用于有多量渗出液的患处。凡士林中加入适量羊毛脂、胆固醇或某些高级醇类可提高其吸水性能。水溶性药物与凡士林配合时，还可加适量表面活性剂如非离子型表面活性剂聚山梨酯类于基质中以增加其吸水性。

知识链接

软膏基质的水值

吸水性能可用水值来表示，水值是指常温下每100g基质所能吸收水的克数，可供估算药物水溶液以凡士林为基质配置软膏时吸收药物水溶液的量。

（2）石蜡与液状石蜡：石蜡为固体饱和烃混合物，熔程为50～65℃，液体石蜡为液体饱和烃混合物，这两种基质最宜用于调节凡士林基质的稠度，也可用于调节其他类型基质的稠度。

（3）二甲硅油：简称硅油或硅酮，是一系列不同分子量的聚二甲基硅氧烷的总称。其通式为 $CH_3\ [Si\ (CH_3)_2 \cdot O]_n \cdot Si\ (CH_3)_2$。本品为无色或淡黄色的透明油状液体，无臭、无味，疏水性强。其最大的特点是在应用温度范围内（－40℃～150℃）黏度变化极小。本品化学性质稳定，与大多数化合物不反应，但在强酸强碱中降解。对皮肤无毒性、无刺激性，润滑且易于涂布，不妨碍皮肤的正常功能，不污染衣物。常与羊毛脂、硬脂醇、鲸蜡醇、硬脂酸甘油酯、聚山梨酯类、山梨坦类等混合。常用于软膏中作润滑剂，最大用量可达10%～30%，也常与其他油脂性原料合成制成防护性软膏。是一种较理想的疏水性基质。但本品成本较高，对眼有刺激性，故不宜作眼膏基质。

2. 类脂类　系指高级脂肪酸与高级脂肪醇化合而成的酯及其混合物，有类似脂肪的物理性质，但化学性质较稳定，且具一定的表面活性作用和一定的吸水性能。多与油脂类基质合用，常用的有羊毛脂、蜂蜡、鲸蜡等。

（1）羊毛脂：一般是指无水羊毛脂。为淡黄色黏稠微具特臭的半固体，熔程为36～42℃，是羊毛上的脂肪性物质的混合物，具有良好的吸水性，主要成分是胆固醇类的棕榈酸酯及游离的胆固醇类。为取用方便，常用含30%水分的羊毛脂，以改善黏稠度，称为含水羊毛脂。羊毛脂可吸收两倍的水而形成W/O型乳剂型基质。由于本品黏性太大而很少单用作基质，常与凡士林合用，以改善凡士林的吸水性与渗透性。

（2）蜂蜡与鲸蜡：蜂蜡的主要成分为棕榈酸蜂蜡醇酯，鲸蜡主要成分为棕榈酸鲸蜡醇酯，两者均含有少量游离高级脂肪醇而具有一定的表面活性作用，属较弱的W/O型乳化剂，在O/W型乳剂型基质中起稳定作用。蜂蜡的熔程为62～67℃，石蜡的熔程为42～50℃。两者均不易酸败，常用于取代乳剂型基质中部分脂肪性物质以调节稠度或增加稳定性。

（二）乳剂型基质

乳剂型基质与乳剂相似，有相似的组成、类型、形成原理等。其组成也包括油相、水相和乳化剂三部分。油相为油脂性的固体或半固体物质，如：硬脂酸、石蜡、蜂蜡、高级醇（如十八醇）等，与其他油溶性成分组成，有时为调节稠度加入液状石蜡、凡士林或植物油等；水相主要为纯化水或水溶性成分的水溶液。乳化剂有多种类型，对乳剂型基质的形成和类型起主要作用。乳剂型基质不阻止皮肤表面分泌物的分泌和水分蒸发，对皮肤的正常功能影响较小，由于水分的存在，使其增强了润滑性，且易于涂布。

通常是将油相加热熔化后，在一定温度下与水相混合，借助机械力（如搅拌）和乳化剂的乳化作用形成乳剂，最后在室温下成为半固体的乳剂基质。

乳剂型基质有水包油（O/W）型与油包水（W/O）型两类。O/W 型乳剂型基质含水量较高，无油腻性，易洗除，药物的释放和透皮吸收较快，但在贮存过程中易霉变，常需加入防腐剂。同时水分也易蒸发而使基质变硬，故常需加入甘油、丙二醇、山梨醇等作保湿剂，一般用量为 5%～20%。W/O 型乳剂型基质含水量、油腻性、洗除难易介于 O/W 型乳剂型基质与油脂性基质之间，其稳定性、润滑性、保护性较 O/W 型乳剂型基质好。

乳剂型基质的质量与乳化剂应用有很大关系，不同乳化剂的配比得到不同基质。常用的乳化剂类型如下：

1. 肥皂类　有一价皂、二价皂、三价皂等。

（1）一价皂：常为一价金属离子钠、钾、铵的氢氧化物及硼酸盐或三乙醇胺、三异丙胺等的有机碱与脂肪酸（如硬脂酸或油酸）作用生成的新生皂，HLB 值一般在 15～18。亲水性强，易形成 O/W 型的乳剂型基质，但若油相比例较大时能转相为 W/O 型的乳剂型基质。

举例 8－1

乳剂型基质一

【处方】	硬脂酸	120g
	单硬脂酸甘油酯	35g
	液体石蜡	60g
	凡士林	10g
	羊毛脂	50g
	三乙醇胺	4g
	羟苯乙酯	1.5g
	甘油	50g
	纯化水　　加至	1000g

【制法】取硬脂酸、单硬脂酸甘油酯、液体石蜡、凡士林和羊毛脂置容器内，在水浴上加热熔化为油相，继续加热至 75～80℃。另取三乙醇胺、羟苯乙酯、甘油与纯化水混匀为水相，加热至 75～80℃，将水相缓缓加入油相中，边加边向同一方向搅拌直至乳化完全、凝结，即得。

【分析】本品为 O/W 型乳剂型基质，三乙醇胺与部分硬脂酸形成有机胺皂为 O/W 型乳化剂；单硬脂酸甘油酯增加油相的吸水能力并起辅助乳化剂的作用，作稳定剂；羊毛脂增加油相的吸水性、药物的穿透性和基质稳定性；液状石蜡和凡士林用以调节软硬度、增加润滑性；甘油为保湿剂。

（2）多价皂：系由二、三价的金属（钙、镁、锌、铝）氢氧化物与脂肪酸作用形成的多价皂，在水中溶解度小。HLB 值＜6，亲油性强于亲水端，易形成 W/O 型乳剂型基质，且油相的比例大，稳定性较高。

举例 8-2

乳剂型基质二

【处方】	硬脂酸	12.5g
	单硬脂酸甘油酯	17g
	蜂蜡	5g
	石蜡	75g
	液状石蜡	410ml
	白凡士林	67g
	双硬脂酸铝	10g
	氢氧化钙	1g
	羟苯乙酯	1g
	纯化水	401.5ml

【制法】取硬脂酸、单硬脂酸甘油酯、蜂蜡、石蜡、液状石蜡、白凡士林和双硬脂酸铝置容器内，在水浴上加热熔化为油相，继续加热至85℃。另将氢氧化钙、羟苯乙酯溶于纯化水中为水相，加热至85℃，将水相逐渐加入油相中，边加边向同一方向搅拌直至乳化完全、冷凝，即得。

【分析】本品以多价皂为乳化剂，为W/O型乳剂型基质，氢氧化钙与部分硬脂酸作用形成的钙皂及双硬脂酸铝（铝皂）为乳化剂，水相中氢氧化钙为过饱和态，应取上清液加至油相中。

2. 脂肪醇硫酸（酯）钠类　常用的有十二烷基硫酸（酯）钠，是阴离子型表面活性剂，亲水性强，常用量为0.5%～2%，用于配制O/W型乳剂型基质，常加入W/O型辅助乳化剂如十六醇或十八醇、硬脂酸甘油酯、脂肪酸山梨坦类等。本品与阳离子型表面活性剂作用会形成沉淀并失效，加入1.5%～2%氯化钠可使之丧失乳化作用，其乳化作用的适宜pH应为6～7，不应<4或>8。

举例 8-3

乳剂型基质三

【处方】	硬脂醇	220g
	十二烷基硫酸钠	15g
	白凡士林	250g
	羟苯甲酯	0.25g
	羟苯丙酯	0.15g
	丙二醇	120g
	纯化水　　加至	1000g

【制法】取硬脂醇与白凡士林在水浴上熔化，加热至75℃，加入预先溶在水中并加热至75℃的其他成分，搅拌至冷凝，即得。

【分析】本品以十二烷基硫酸钠为乳化剂，为O/W型乳剂型基质；硬脂酸作辅助乳化剂，且有稳定作用；白凡士林防止基质水分蒸发，且有润滑作用；丙二醇为保湿剂；羟苯甲酯、羟苯乙酯为防腐剂。

3. 高级脂肪酸及多元醇酯类

（1）十六醇及十八醇：十六醇，即鲸蜡醇，熔点 45～50℃；十八醇，即硬脂醇，熔点 56～60℃。均不溶于水，但有一定的吸水能力，吸水后可形成 W/O 型乳剂型基质的油相，主要起辅助乳化的作用，可增加乳剂的稳定性和稠度。在新生皂为乳化剂的乳剂基质中，用十六醇和十八醇取代部分硬脂酸使所形成的基质较细腻光亮。

（2）硬脂酸甘油酯：即单、双硬脂酸甘油酯的混合物，不溶于水，溶于热乙醇及乳剂型基质的油相中，是一种较弱的 W/O 型乳化剂，与较强的 O/W 型乳化剂合用时，使制得的乳剂型基质稳定，且产品细腻润滑，用量为 15%左右。

举例 8－4

乳剂型基质四

【处方】	硬脂酸甘油酯	35g
	硬脂酸	120g
	液状石蜡	60g
	白凡士林	10g
	羊毛脂	50g
	三乙醇胺	4ml
	羟苯乙酯	1g
	纯化水　　加至	1000g

【制法】将油相成分（即硬脂酸甘油酯、硬脂酸、液状石蜡、白凡士林、羊毛脂）与水相成分（三乙醇胺、羟苯乙酯溶于纯化水中）分别加热至 80℃，将熔融的油相加入水相中，搅拌至冷凝，制成 O/W 型乳剂基质。

【分析】本品以硬脂酸甘油酯与三乙醇胺反应生产的有机胺皂为主要乳化剂，硬脂酸甘油酯是辅助乳化剂，提高了基质的稳定性。

（3）脂肪酸山梨坦与聚山梨酯类：均为非离子型表面活性剂，脂肪酸山梨坦，即司盘类，HLB 值在 4.3～8.6 之间，为 W/O 型乳化剂；聚山梨酯，即吐温类，HLB 值在10.5～16.7 之间，为 O/W 型乳化剂。二者均可单独制成乳剂型基质，无毒，中性，对热稳定，对黏膜与皮肤刺激性小，能与酸性盐、电解质配伍，实际中常与其他乳化剂合用以制备乳剂型基质，但与碱类和重金属盐、酚类及鞣质均不宜配伍。

举例 8－5

乳剂型基质五

【处方】	硬脂酸	60g
	聚山梨酯 80	44g
	油酸山梨坦	16g
	硬脂醇	60g

液状石蜡 90g
白凡士林 60g
甘油 100g
山梨酸 2g
纯化水 加至 1000g

【制法】将油相成分（硬脂酸、油酸山梨坦、硬脂醇、液状石蜡及凡士林）与水相成分（聚山梨酯 80、甘油、山梨酸及纯化水）分别加热至 80℃，将油相加入水相中，边加边搅拌至冷凝成乳剂型基质。

【分析】本品以聚山梨酯类为主要乳化剂，油酸山梨坦为辅助乳化剂（W/O 型），以形成稳定的 O/W 乳剂型基质。硬脂醇为增稠剂，使基质光亮细腻。

举例 8－6

乳剂型基质六

【处方】单硬脂酸甘油酯 120g
蜂蜡 50g
石蜡 50g
白凡士林 50g
液状石蜡 250g
油酸山梨坦 20g
聚山梨酯 80 10g
羟苯乙酯 1g
纯化水 加至 1000g

【制法】将油相成分（单硬脂酸甘油酯、蜂蜡、石蜡、白凡士林、液状石蜡、油酸山梨坦）与水相成分（聚山梨酯 80、羟苯乙酯、纯化水）分别加热至 80℃，将水相加入到油相中，边加边搅拌至冷凝，即得。

【分析】本品以油酸山梨坦与硬脂酸甘油酯同为主要乳化剂，形成 W/O 型乳剂型基质；聚山梨酯 80 起稳定作用；单硬脂酸甘油酯、蜂蜡、石蜡均为固体，有增稠作用，单硬脂酸甘油酯用量大，使制得的基质光亮细腻；蜂蜡中含有蜂蜡醇也能起较弱的乳化作用。

4. 聚氧乙烯醚的衍生物类

（1）平平加 O：即以十八（烯）醇聚乙二醇 800 醚为主要成分的混合物。为非离子型表面活性剂，其 HLB 值为 15.9，属 O/W 型乳化剂，但单独用本品均不能制成乳剂型基质，为提高其乳化效率，增加基质稳定性，可用不同辅助乳化剂。

（2）乳化剂 OP：即以聚氧乙烯（20）月桂醚为主的烷基聚氧乙烯醚的混合物。亦为非离子型表面活性剂，HLB 值为 15.0，属 O/W 型乳化剂，对皮肤无刺激性。本品耐酸、碱、还原剂及氧化剂，性质稳定，用量一般为油相重量的 5%～10%。常与其他乳化剂合用。本品不宜与酚羟基类化合物，如苯酚、间苯二酚、麝香草酚、水杨酸等配伍。

（三）水溶性基质

水溶性基质是由天然或合成的水溶性高分子物质胶溶在水中所组成的半固体状凝胶。因此也属于凝胶基质。目前常见的水溶性基质主要是合成的聚乙二醇（PEG）类，是高分子聚合物，一般以其不同分子量配合而成。

聚乙二醇是用环氧乙烷与水或乙二醇逐步加成聚合得到的水溶性聚醚。分子式为 $HOCH_2(CH_2OHCH_2)_nCH_2OH$。药剂中常用其平均分子量在300～6000者。根据分子量大小不同，可从无色透明黏稠液体（分子量300～700）到白色脂状半固体（分子量1000～2000）直至坚硬的蜡状固体（分子量2000～6000）。固体PEG与液体PEG以适当比例混合可得半固体的软膏基质，且较常用，可随时调节稠度。此类基质易溶于水，能与渗出液混合且易洗除，能耐高温，不易霉败。但由于其较强的吸水性，用于皮肤常有刺激感，长期使用可引起皮肤干燥，不宜用作遇水不稳定药物的软膏基质，不宜与季铵盐类、山梨糖醇及羟苯酯类等配伍。故多用于湿润、糜烂创面、腔道黏膜等，且需加入防腐剂和保湿剂。

举例 8－7

水溶性基质

【处方】	聚乙二醇4000	400g	500g
	聚乙二醇400	600g	500g

【制法】将两种聚乙二醇混合后，在水浴上加热至65℃，搅拌至冷凝，即得。若需较硬基质，则可取等量混合后制备。若药物为水溶液（6%～25%的量），则可用30～50g硬脂醇取代聚乙二醇4000，以调节稠度。

此基质可作为皮肤防止油性物质（如矿物油、漆类）刺激的防护软膏，工作前涂擦，工作后洗除。

【分析】聚乙二醇4000为蜡状固体，熔点为54～58℃；聚乙二醇400为黏稠液体。两者按不同比例混合，以适应不同气候季节需要。

第三节　软膏剂的制备

软膏剂的剂备方法有研和法、熔和法和乳化法三种，根据形成的软膏类型、制备量及设备条件不同，采用适宜的方法。一般来说，溶液型或混悬型软膏常采用研和法或熔和法制备，乳剂型软膏采用乳化法制备。

制备软膏剂的基本要求是：必须使药物在基质中分布均匀，细腻，以保证药物剂量与药效。这与基质的处理、制备方法的选择及药物的加入方法密切相关。

一、基质的处理

基质的处理主要是指对油脂性基质的处理，即将油脂性基质置蒸汽夹层锅中加热熔化，用细布或七号筛趁热过滤，必要时150℃干热灭菌1～2小时，整个过程忌用直火加热，以防起火；纯净基质可直接取用。

二、药物的加入方法

（1）药物不溶于基质或基质的任何组分中时，必须将药物粉碎至细粉（眼膏中药粉细度为 75μm 以下）。若用研和法，配制时取药粉先与适量基质或基质中的液体组分，如液状石蜡、植物油、甘油等研匀成糊状，再与其余基质混匀。

（2）药物可溶于基质某组分中时，一般油溶性药物溶于油相或少量有机溶剂，水溶性药物溶于水或水相，再吸收混合或乳化混合。

（3）药物可直接溶于基质中时，则油溶性药物溶于少量液体油中，再与油脂性基质混匀成为油脂性溶液型软膏。水溶性药物溶于少量水后，与水溶性基质成为水溶性溶液型软膏。

（4）具有特殊性质的药物，如半固体黏稠性药物（如鱼石脂），可先与少量羊毛脂或聚山梨脂类混合再与凡士林等油性基质混合。若药物有共溶性组分（如樟脑、薄荷脑）时，可先共溶再与基质混合。

（5）中药浸出物为液体（如煎膏剂、流浸膏剂）时，可先浓缩至稠膏状再加入基质中。固体浸膏可加少量水或稀醇等研成糊状，再与基质混合。

（6）受热易破坏或挥发的药物，应待基质或软膏冷却至 40℃以下再加入。

三、制备方法

（一）研和法

研和法系将基质的各组分与药物在常温下均匀混合的方法。基质各组分为油脂性的半固体时，可直接采用研和法：将药物与基质按等量递加法混合均匀，至涂于手背上无颗粒感为止。有液体组分时，可用乳钵研和法；小量制备，可用软膏刀在陶瓷或玻璃的软膏板上调制，也可在乳钵中研制；大量生产时用机械研和法。其制备工艺流程：

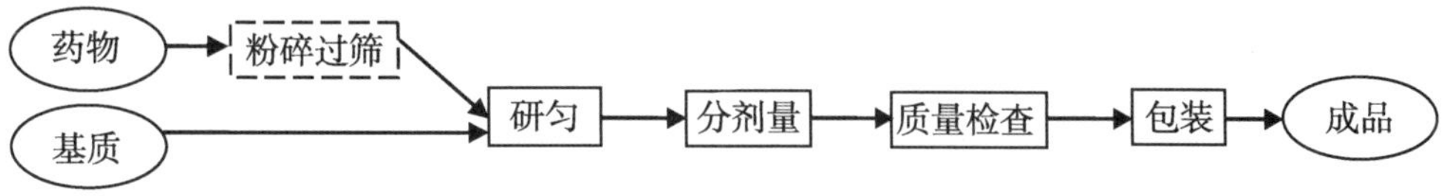

举例 8－8

鱼石脂软膏

【处方】鱼石脂　　　　　　1g

　　　　凡士林　　加至　　10g

【制法】取鱼石脂 1g 置软膏板的中心，加入少量凡士林，用软膏刀研匀，再等量递加其余的凡士林并调整至足量，研匀即得。

本品用于局部炎症、淋巴腺肿胀、疖肿等。

【分析】

（1）鱼石脂系植物油（豆油、桐油、玉米油等）经硫化、磺化，再与氨水反应后得到的混合物；含有机硫（S）不得少于 5.5%，含氨（NH_3）不得少于 2.5%。

（2）本软膏遇热常引起鱼石脂的分离，故不宜用熔和法制备。

（二）熔和法

大量制备油脂性基质软膏剂时，常用熔和法。特别适用于含固体成分的基质，其操作方法是：先加热熔化高熔点基质后，再依次加入其他低熔点成分熔合成均匀基质；然后加入药物，搅拌均匀，冷却即可。药物不溶于基质，必须先研成细粉并过六号筛后，加入溶化或软化的基质中，搅拌混合均匀；若不够细腻，需要通过研磨机进一步研匀，使无颗粒感，常用三滚筒研和机（图 8－1、图 8－2）。其制备工艺流程：

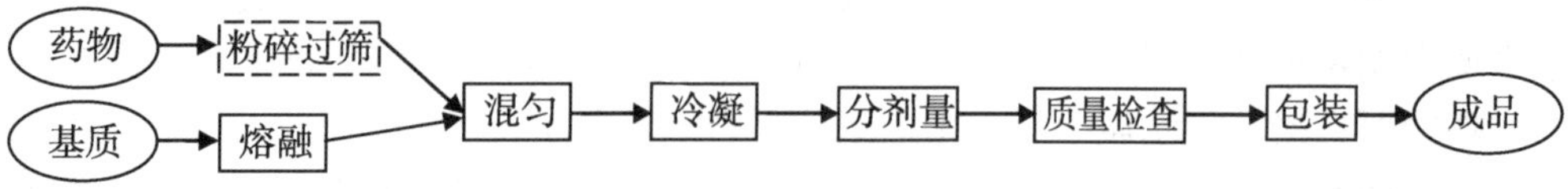

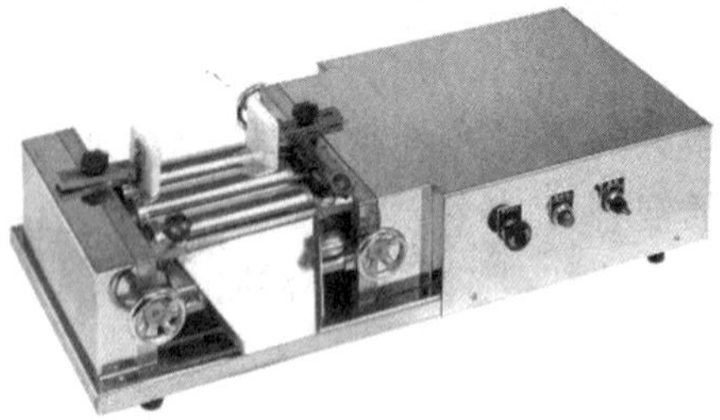

图 8－1　三滚筒研和机 A

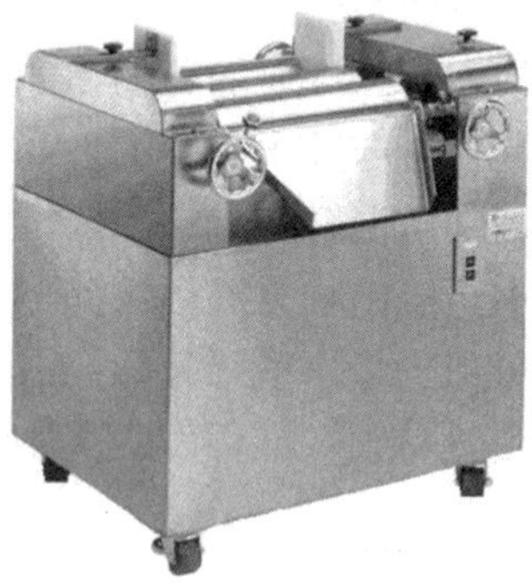

图 8－2　三滚筒研和机 B

举例 8－9

清凉油

【处方】	樟脑	160g
	薄荷脑	160g
	薄荷油	100g
	桉叶油	100g
	石蜡	210g
	蜂蜡	90g
	氨溶液（10%）	6ml
	凡士林	200g

【制法】先将樟脑、薄荷脑混合研磨使其共溶，然后与桉叶油混合均匀，另将石蜡、蜂蜡和凡士林加热至 110℃（除去水分），必要时滤过，放冷至 70℃，加入芳香油等，搅拌，最后加入氨溶液，混匀，冷凝即得。

本品用于止痛止痒，适应于伤风、头痛，蚊虫叮咬等。

【分析】

（1）本品较一般油性软膏稠度大些，近于固态，溶程在 46～49℃，处方中石蜡、蜂蜡、凡士林三者用量配比应随原料的熔点不同而调整。

（2）冷凝速度不可过快，如在常温下自然冷凝即可，以防止基质中高熔点组分呈块状析出。

（3）待冷凝为膏状后应停止搅拌，以防止带入气体。

（4）挥发性成分应放冷后加入。

举例 8－10

复方锌糊

【处方】氧化锌　　250g

淀粉　　250g

凡士林　　500g

【制法】取凡士林加热融化，加入过六号筛的氧化锌，搅拌均匀，放冷至50℃以下时加入淀粉，搅拌均匀，冷凝，必要时通过研和机研磨。

本品用于湿疹皮炎，有吸湿、收敛、保护作用。

【分析】

（1）本品因固体量大，约占50%，宜用熔和法配制。低温季节可适当降低固体药物含量，以降低稠度，便于配制和使用。

（2）加入淀粉时温度不宜超过50℃，以免糊化。原料氧化锌和淀粉宜干燥，以保证其吸湿作用。

（三）乳化法

将处方中的油脂性和油溶性组分一起加热至75～80℃成油溶液（油相）。另将水溶液组分溶于水后一起加热至75～80℃成水溶液（水相），使温度略高于油相温度（可防止两相混合时油相中的组分过早凝结），然后将水相逐渐加入油相中，边加边向同一方向搅拌直至乳化完全，冷凝，最后加入水、油均不溶解的组分，搅匀即得。大量生产时由于油相温度不易控制均匀冷却，或两相混合时搅拌不匀而使形成的基质不够油腻，因此在温度降至30℃时再通过胶体磨等使其更加细腻均匀。也可使用旋转型热交换器的连续式乳膏机。其制备工艺流程：

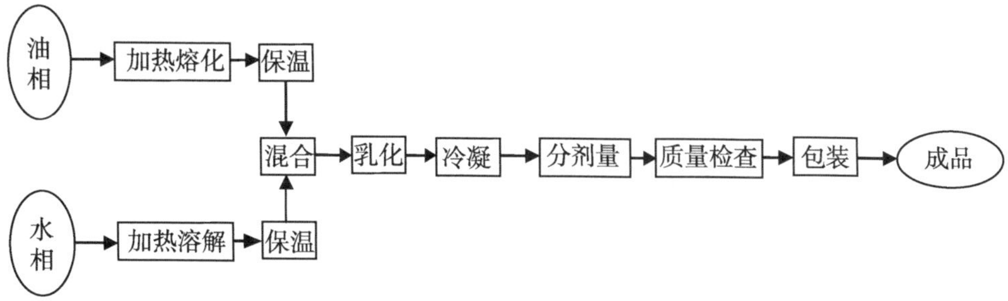

举例 8－11

水杨酸乳膏

【处方】水杨酸　　50g

硬脂酸甘油酯　　70g

硬脂酸　　100g

白凡士林　　120g

液状石蜡　　100g

甘油	120g
十二烷基硫酸钠	10g
羟苯乙酯	1g
纯化水	480 ml

【制法】将水杨酸研细后通过60目筛，备用。取硬脂酸甘油酯、硬脂酸、白凡士林及液状石蜡加热至85℃溶化为油相。另将甘油及纯化水加热至90℃，再加入十二烷基硫酸钠及羟苯乙酯溶解为水相。然后将水相缓缓倒入油相中，边加边搅拌，直至冷凝，即得乳剂型基质；将过筛的水杨酸加入上述基质中，搅拌均匀即得。

本品用于治手足癣及体股癣，忌用于糜烂或继发性感染部位。

【分析】

(1) 本品为O/W型乳膏，采用十二烷基硫酸钠及单硬脂酸甘油酯(1∶7)为混合乳化剂，制得的乳膏剂稳定性较好。

(2) 在O/W型乳膏剂中加入凡士林可以克服应用上述基质时有干燥的缺点，有利于角质层的水合而有润滑作用。

(3) 加入水杨酸时，基质温度宜低，以免水杨酸挥发损失，而且温度过高，当本品冷凝后常会析出粗大药物结晶。

(4) 还应避免与铁或其他重金属器具接触，以防水杨酸变色。

第四节　软膏剂的质量检查与贮藏

一、软膏剂的质量检查

软膏剂的质量检查应根据需要及制剂的具体情况，按《中国药典》的有关规定进行测定；皮肤局部用制剂的质量检测，除了采用《中国药典》规定检验项目外，还可采用一些其他方法。

（一）主药含量测定

软膏剂采用适宜的溶剂将药物溶解提取，再进行含量测定，测定方法必须考虑和排除基质对测定结果的影响。

（二）物理性质和酸碱度的检测

1. 外观　软膏剂应色泽均匀，细腻，无污物，无粗糙感。

2. 溶程　一般软膏以接近凡士林的溶程为宜。按照《中国药典》方法测定或用显微熔点仪测定，由于熔点的测定不易观察清楚，需取数次平均值来评定。

3. 酸碱度　软膏基质原料（如凡士林、羊毛脂等）的生产精制过程中，需用酸、碱处理，因此，软膏剂应检查酸碱度。测定时按《中国药典》规定的方法进行，应符合规定。

4. 黏度　用于软膏剂黏度测定的仪器有旋转黏度计、落球黏度计、锥入度仪等，通常用锥入度仪（图8-3、图8-4）测定软膏剂的锥入度。其方法是：在25℃下，将一定重量的圆锥体（102.5g±0.05g）由锥入度仪向下释放，测定锥体释放后5秒内刺入供试品的深度（锥入度）。以0.1mm为一个单位来表示，合格的软膏剂通常规定插入度范围在200～

240 个单位。

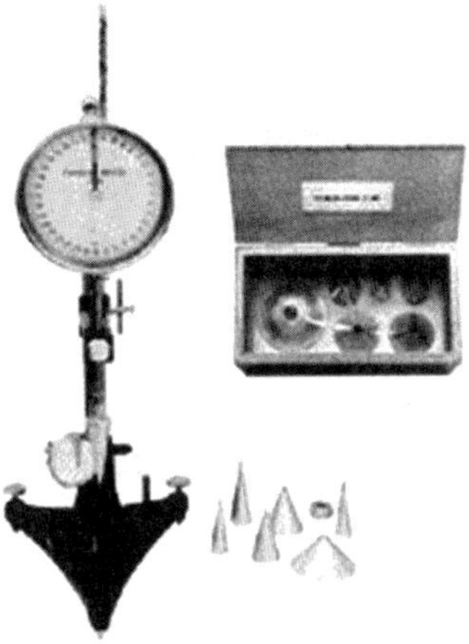

图 8-3 锥入度仪 A

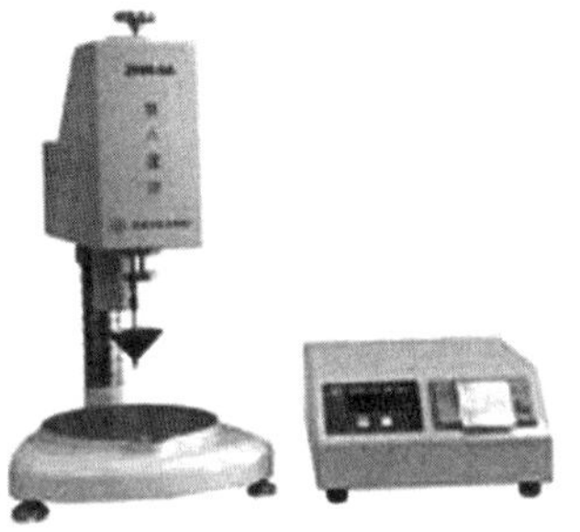

图 8-4 锥入度仪 B

（三）刺激性

软膏剂涂于皮肤和黏膜时，不得引起疼痛、红肿或产生斑疹等不良反应。药物或基质引起过敏反应者不宜使用。若软膏的酸碱度不适而引起刺激时，应进行处理，使软膏的酸碱度近似中性为宜。测定刺激性的具体方法：

（1）皮肤用软膏剂，在家兔背上剃去毛约 $2.54mm^2$，休息 24 小时，使剃毛引起的刺激反应恢复正常后，取 0.5g 待测软膏均匀涂布于剃毛部位形成薄层，24 小时后观察皮肤应无发红、起疹、起泡等现象。

（2）黏膜用软膏剂，在家兔眼黏膜上涂敷 0.25g 待测软膏，起初 2 小时内每半小时观察一次，24 小时后再观察一次，应无黏膜充血、流泪、羞明及躁动不安等现象。

（3）在人体上检测时，将待测软膏涂敷于手背或大腿内侧等柔软的皮肤上，应无疼痛和颗粒感；24 小时后观察涂敷部位皮肤，应无红肿或产生斑疹等不良反应。

（四）稳定性

稳定性试验通常包括加速试验法和耐寒、耐热试验法，具体方法：

（1）软膏剂加速试验法，将待测软膏均匀装入密闭容器中填满，分别置恒温箱（39℃±1℃），室温（25℃±3℃）及冰箱（5℃±2℃）中 3 个月，检查外观、鉴别、主药含量测定、刺激性、微生物限度检查等质检项目均应符合规定。

（2）乳膏剂耐寒、耐热试验，取待测乳膏分别置恒温箱中，于 55℃恒温 6 小时，另于 −15℃放置 23 小时，均应无油水分离现象；在室温下，将乳膏 10g 装入带刻度离心管内，置转速为 2500r/min 的离心机中 30 分钟，应无分层现象。

（五）粒度

除另有规定外，混悬型软膏剂取适量的供试品，涂成薄层，薄层面积相当于盖玻片面积，共涂 3 片，按粒度和粒度分布测定法（《中国药典》二部附录Ⅸ E 第一法）检查，均不得检出＞180μm 的粒子。

（六）装量

按最低装量检查法（《中国药典》二部附录Ⅹ F）检查，应符合规定。

（七）无菌

用于烧伤或严重创伤的软膏剂与乳膏剂，按无菌检查法（《中国药典》二部附录Ⅺ H）检查，应符合规定。

（八）微生物限度

除另有规定外，按微生物限度检查法（《中国药典》二部附录Ⅺ J）检查，应符合规定。

（九）其他

如药物释放度、生物利用度的测定等。

二、软膏剂的贮藏

软膏剂应置避光容器中密闭贮藏于阴凉干燥处，无菌处理的软膏剂应密封贮藏。

第五节　眼膏剂

一、概述

眼膏剂（eye ointments）系指由药物与适宜基质均匀混合，制成无菌溶液型或混悬型膏状的眼用半固体制剂。

知识链接

眼用制剂

眼用制剂系指直接用于眼部发挥治疗作用的无菌制剂。眼用制剂可分为眼用液体制剂（滴眼剂、洗眼剂、眼内注射溶液）、眼用半固体制剂（眼膏剂、眼用乳膏剂、眼用凝胶剂）、眼用固体制剂（眼膜剂、眼丸剂、眼内插入剂）等。眼用液体制剂也可以固态形式包装，另备溶剂，在临用前配成溶液或混悬液。（《中国药典》二部附录Ⅰ G）

1. 眼膏剂临床应用特点

（1）常用于眼部损伤及眼部手术后。

（2）药效持久，能减轻眼睑对眼球的摩擦，有利于角膜损伤的愈合。

（3）但使用后有油腻感，膏体在一定程度上造成视物模糊，有碍观瞻。

2. 眼膏剂在生产与贮藏期间应符合下列有关规定

（1）眼膏剂的基质应过滤并灭菌，不溶性药物应预先制成极细粉；眼膏剂应均匀、细腻、无刺激性，并易涂布于眼部，便于药物分散和吸收；每个包装的装量应不超过5g。

（2）包装容器应不易破裂，并清洗干净及灭菌，其透明度应不影响可见异物检查。

（3）应符合《中国药典》相应眼膏剂项下的有关规定。

（4）含量均匀度应符合要求。

（5）应遮光密封贮存。

（6）在启用后最多可使用4周。

二、眼膏剂的基质

眼膏剂常用的基质，一般用凡士林 8 份、液体石蜡 1 份、羊毛脂 1 份混合而成。根据气温可适当增减液体石蜡的用量。基质中羊毛脂有表面活性作用，具有较强的吸水性和黏附性，使眼膏与泪液容易混合，并易附着于眼黏膜上，使基质中药物容易穿透眼黏膜。基质加热熔合后用绢布等适当滤材保温滤过，并用 150℃干热灭菌 1～2 小时，备用。也可将各组分别灭菌再混合。用于眼部手术或创伤的眼膏剂应灭菌或无菌操作，且不添加抑菌剂或抗氧剂。

三、眼膏剂的制备

眼膏剂的制备与一般软膏剂制法基本相同，但必须采用无菌操作法，一般可在洁净操作室或净化操作台中配制。所用基质、药物、器械与包装容器等均应严格灭菌，以避免污染微生物而致眼睛感染的危险。配制用具经 75％乙醇擦洗，或用水洗净后再用 150℃干热灭菌 1 小时。包装用软膏管，洗净后用 75％乙醇或 1％～2％苯酚溶液浸泡，应用时用纯化水冲洗干净，烘干即可。也可用紫外线灯照射进行灭菌。包装用不耐热的塑料软管可采用环氧乙烷灭菌。配制时，如主药易溶于水而且性质稳定，先配成少量水溶液，用适量基质研磨和吸尽水后，再逐渐递加其余基质制成眼膏剂，灌装于灭菌容器中，严封。当药物不溶于基质时，应将其粉碎成能通过九号筛的极细粉，以减小刺激性。

举例 8－12

乙基吗啡眼膏（狄奥宁眼膏）

【处方】乙基吗啡　　　　　0.1g
　　　　眼膏基质　　加至　100g

【制法】取乙基吗啡置于无菌乳钵中加 10ml 灭菌注射用水溶解后，加入适当的基质研磨吸收后，再等量递加其余基质，研匀即得。

本品可增加血流和淋巴循环，促进角膜混浊的吸收，用于实质性角膜炎及角膜混浊等症。

【分析】乙基吗啡性质稳定，先配成少量水溶液用适量基质研磨和吸尽水后，再逐渐递加其余基质制成眼膏剂。

四、眼膏剂的质量检查

《中国药典》二部（附录）规定眼膏剂质量检查项目包括：

（一）金属性异物检查

10 个供试品中每个内含金属性异物超过 8 粒者，不得超过 1 个，且其总数不得超过 50 粒；如不符合上述规定，应取 20 个复试；初、复试合并计算，30 个中每个内含金属性异物超过 8 粒者，不得超过 3 个，且其总数不得过 150 粒。（《中国药典》二部附录ⅠG）

（二）装量检查

按最低装量检查法（《中国药典》二部附录ⅩF）检查，应符合规定。标准参见表 8－1。

表 8-1 装量检查标准

标示装量	固体、半固体、液体	
	平均装量	每个容器装量
20g（ml）以下	不少于标示装量	不少于标示装量的 93%
20g（ml）至 50g（ml）	不少于标示装量	不少于标示装量的 95%
50g（ml）以上	不少于标示装量	不少于标示装量的 97%

（三）粒度检查

按粒度和粒度分布测定法（《中国药典》二部附录Ⅸ E 第一法）检查，供试品 3 个涂片的每个涂片中＞50μm 的粒子不得过 2 个，且不得检出＞90μm 的粒子。

（四）微生物限度检查

除另有规定外，按微生物限度检查法（《中国药典》二部附录Ⅺ J）检查，应符合规定。

（五）无菌检查

用于伤口和眼部手术的眼膏剂应进行无菌检查，其方法按无菌检查法（《中国药典》二部附录Ⅺ H）检查，应符合规定。

第六节 凝胶剂

一、概述

凝胶剂系指药物与能形成凝胶的辅料制成溶液、混悬或乳状液型的稠厚液体或半固体制剂。除另有规定外，凝胶剂限局部用于皮肤及体腔如鼻腔、阴道和直肠。乳状液型凝胶剂又称为乳胶剂。由高分子基质如西黄芪胶制成的凝胶剂也可称为胶浆剂。小分子无机药物（如氢氧化铝）凝胶剂是由分散的药物胶体小粒子以网状结构存在于液体中，属两相分散系统，也称混悬型凝胶剂。混悬型凝胶剂可有触变性，静止时形成半固体而搅拌或振摇时成为液体。

凝胶剂有单相凝胶和双相凝胶之分。双相凝胶是由小分子无机物胶体小粒以网状结构存在于液体中，具有触变性，如氢氧化铝凝胶。局部应用的由有机化合物形成的凝胶剂系指单相凝胶，又分为水性凝胶和油性凝胶。水性凝胶的基质一般由西黄芪胶、明胶、淀粉、纤维素衍生物、聚氧乙烯和海藻酸钠等加水、甘油或丙二醇等制成；油性凝胶的基质常由液体石蜡与聚氧乙烯或脂肪油与胶体硅或铝皂、锌皂构成。在临床上应用较多的是水凝胶为基质的凝胶剂。

凝胶剂在生产与贮藏期间应符合下列有关规定：

（1）混悬型凝胶剂中胶粒应分散均匀，不应下沉结块。

（2）凝胶剂应均匀、细腻，在常温时保持胶状，不干涸或液化。

（3）凝胶剂根据需要可加入保湿剂、防腐剂、抗氧剂、乳化剂、增稠剂和透皮促进剂等。

（4）凝胶剂基质不应与药物发生理化作用。

（5）除另有规定外，凝胶剂应遮光密闭贮存，宜置 25℃以下阴凉处贮存，并应防冻。

（6）混悬型凝胶剂在标签上应注明“用前摇匀”。

《中国药典》二部（附录Ⅰ U）规定，凝胶剂应进行粒度、pH、装量、无菌、微生物限度等项目检查，并符合规定。

二、水性凝胶基质

水性凝胶基质大多在水中溶胀成水性凝胶而不溶解。这类基质的优点是：易涂展和洗除，无油腻感，能吸收组织渗出液，不防碍皮肤正常功能；由于黏滞度较小而利于药物，特别是水溶性药物的释放。缺点是：润滑作用较差，易失水和霉变，常需添加保湿剂和防腐剂。

（一）卡波姆

卡波姆系丙烯酸键合烯丙基蔗糖或季戊四醇烯丙醚的高分子聚合物，商品名为卡波普，按黏度不同常分为 934、940、941 等规格，本品是一种引湿性很强的白色松散粉末。由于分子中存在大量的羧酸基团，与聚丙烯酸有非常类似的理化性质，可以在水中迅速熔胀，但不溶解。其分子结构中的羧酸基团使其水分散液呈酸性，1%水分散液的 pH 约为 3.11，黏度较低。当用碱中和时，随大分子逐渐溶解，黏度也逐渐上升，在低浓度时形成澄明溶液，浓度较大时形成半透明状的凝胶。在 pH 6～11 时有最大的黏度和稠度，中和使用的碱以及卡波姆的浓度不同，其溶液的黏度变化也有所区别。一般情况下，中和 1g 卡波姆约消耗 1.35g 三乙醇胺或 400mg 氢氧化钠，本品制成的基质无油腻感，涂用润滑舒适，特别适宜于治疗脂溢性皮肤病。与聚丙烯酸相似，盐类电解质可使卡波姆凝胶的黏性下降，碱土金属离子以及阳离子聚合物等均可与之结合成不溶性盐，强酸也可使卡波姆失去黏性，在配伍时必须避免。

举例 8－13

卡波姆水性凝胶基质

【处方】	卡波姆 940	10g
	乙醇	50g
	甘油	50g
	聚山梨酯 80	2g
	羟苯乙酯	1g
	氢氧化钠	4g
	纯化水　　加至	1000g

【制法】①将卡波姆与聚山梨酯 80 及 300ml 纯化水混合，氢氧化钠溶于 100ml 水后加入上液搅匀。②将羟苯乙酯溶于乙醇后逐渐加入上液搅匀，加纯化水至全量，搅拌均匀，即得透明凝胶。

【注解】

（1）加入氢氧化钠可提高卡波姆的黏度。

（2）甘油为保湿剂，羟苯乙酯为防腐剂。

（二）纤维素衍生物

纤维素衍生物在水中可溶胀或溶解为胶性物。调节适宜的稠度可形成水性凝胶基质。此类基质有一定的黏度，随着分子量取代度和介质的不同而具有不同的稠度。因此，取用量也应根据上述不同规格和具体条件来进行调整。常用的品种有甲基纤维素（MC）和羧甲基纤维素钠（CMC-Na），两者常用的浓度为2%～6%。MC缓缓溶于冷水，不溶于热水，但湿润、放置冷却后可溶解，CMC-Na在任何温度下均可溶解。1%的水溶液pH均在6～8。MC在pH2～12时均稳定，而CMC-Na在低于pH 5或高于pH 10时黏度显著降低。本类基质涂布于皮肤时有较强黏附性，较易失水，干燥而有不适感，常需加入10%～15%甘油调节。制成的基质中均需加入防腐剂，常用0.2%～0.5%羟苯乙酯。在MCM-Na基质中不宜加硝（醋）酸苯汞或其他重金属盐作防腐剂。也不宜与阳离子型药物配伍，否则会与MCM-Na形成不溶性沉淀物，从而影响防腐效果或药效，对基质稠度也会有影响。

三、水性凝胶剂的制备

一般制法，药物能溶于水者常先溶于部分水或甘油中，必要时加热；其余处方成分按基质配制方法制成水性凝胶基质，再与药物溶液混匀，加水至足量，搅匀即得。药物不溶于水者，可先加少量水或甘油研细，分散，再混于基质中搅匀即得。

举例 8－14

吲哚美辛凝胶剂

【处方】	吲哚美辛	10g
	交联型聚丙烯酸钠（SDB-L-400）	10g
	PEG4000	80g
	甘油	100g
	苯扎溴铵	10ml
	蒸馏水　　加至	1000g

【制法】称取PEG4000，甘油置烧杯中微热至完全溶解，加入吲哚美辛混匀，SDB-L-400加入800ml水（60℃）于研钵中研匀后，将基质与PEG4000、甘油、吲哚美辛混匀，加水至1000g即得。

本品具有消炎止痛作用，用于风湿性关节炎、类风湿性关节炎、痛风等。

【分析】

（1）SDB-L-400是一种高吸水性树脂材料，吸水膨胀成胶状半固体，具有保湿、增稠、皮肤浸润等作用。

（2）PEG4000作透皮吸收促进剂，其经皮渗透作用可提高2.5倍。

（3）甘油为保湿剂，羟苯乙酯为防腐剂。

小　结

本章首先介绍了软膏剂的含义、特点、分类、组成、质量要求、基质、制备方法、质量检查、贮藏；其次介绍眼膏剂的含义、特点、质量要求、基质、基质处理方法、制备方法、质量检查；然后介绍凝胶剂的含义、特点、分类、质量要求、基质、制备方法。软膏剂是药物与基质混合制成的半固体制剂，可起局部治疗作用，也可以起全身治疗作用，有油膏剂、乳膏剂、糊剂、眼膏剂、凝胶剂等多种类型的软膏剂用于临床；常用软膏基质有油脂性基质、乳剂型基质及水溶性基质等。软膏剂制备方法有研和法、熔和法和乳化法；软膏剂应按《中国药典》进行质量检查，并符合规定。眼膏剂是无菌眼用半固体制剂，眼膏剂制备方法与一般软膏剂制备方法基本相同，但必须采用无菌操作法；眼膏基质需经过滤、灭菌等处理；不溶性药物应粉碎成极细粉。凝胶剂是指药物与能形成凝胶的辅料制成溶液、混悬或乳状液型的稠厚液体或半固体制剂。除另有规定外，凝胶剂限局部用于皮肤及体腔如鼻腔、阴道和直肠。

（洪焕然）

自 测 题

一、名词解释

软膏剂

乳膏剂

凝胶剂

眼膏剂

锥入度

糊剂

二、单项选择题

1. 可单独作软膏基质的是
   A. 羊毛脂
   B. 可可豆脂
   C. 凡士林
   D. 硅酮
   E. 蜂蜡

2. 在乳剂型软膏基质中，甘油常用作
   A. 保湿剂
   B. 防腐剂
   C. 助悬剂
   D. 调节软膏硬度
   E. 除去杂质

3. 最适用于大量渗出性的伤患处的软膏基质是
   A. 凡士林
   B. 羊毛脂
   C. O/W乳剂型基质
   D. W/O乳剂型基质
   E. 水溶性基质

4. 下列不属于油脂性基质的是
   A. 聚乙二醇
   B. 凡士林
   C. 石蜡
   D. 二甲基硅油
   E. 羊毛脂

5. 下列各项中，哪一项可用于制成W/O型乳剂基质
   A. 硬脂酸钙皂
   B. 硬脂酸三乙醇胺皂
   C. 聚乙二醇
   D. 卡波姆
   E. 聚山梨酯类

6. 不溶性药物应通过几号筛，才能用

其制备混悬型眼膏剂
A. 一号筛
B. 三号筛
C. 五号筛
D. 七号筛
E. 九号筛

7. 脂溢性皮肤宜选用的基质是
A. 凡士林
B. 硅酮
C. 羊毛脂
D. 卡波姆
E. O/W 型乳剂基质

8. 不属于水溶性基质的是
A. 聚乙二醇
B. 甘油明胶
C. 纤维素衍生物
D. 硅酮
E. 卡波姆

9. 不属于凡士林的特点的是
A. 性质稳定
B. 无刺激性
C. 穿透力差
D. 能较快的释放药物
E. 本身吸水量很少

10. 可用来改善凡士林吸水性的物质是
A. 石蜡
B. 羊毛脂
C. 单软膏
D. 硅酮
E. 植物油

11. 下列叙述中不正确的为
A. 二价皂和三价皂是形成 W/O 型乳剂基质的乳化剂
B. 软膏用于大面积烧伤时，用时应进行灭菌
C. 软膏剂主要起局部保护、治疗作用
D. 二甲基硅油化学性质稳定，对皮肤无刺激性，宜用于眼膏基质
E. 固体石蜡和蜂蜡为类脂类基质，用于增加软膏稠度

12. 下列是软膏烃类基质的是
A. 羊毛脂
B. 蜂蜡
C. 硅酮
D. 凡士林
E. 聚乙二醇

13. 下列是软膏烃类基质的是
A. 硅酮
B. 蜂蜡
C. 羊毛脂
D. 聚乙二醇
E. 固体石蜡

14. 下列是软膏类脂类基质的是
A. 羊毛脂
B. 固体石蜡
C. 硅酮
D. 凡士林
E. 海藻酸钠

15. 下类是软膏类脂类基质的是
A. 植物油
B. 固体石蜡
C. 鲸蜡
D. 凡士林
E. 甲基纤维素

16. 下列是软膏油脂类基质的是
A. 甲基纤维素
B. 卡波姆
C. 硅酮

D. 甘油明胶
E. 海藻酸钠

17. 单独用作软膏基质的是
A. 植物油
B. 液体石蜡
C. 固体石蜡
D. 蜂蜡
E. 黄凡士林

18. 加入下列哪种物料可改善凡士林吸水性
A. 植物油
B. 液体石蜡
C. 鲸蜡
D. 羊毛脂
E. 海藻酸钠

19. 常用于 O/W 型乳剂型基质乳化剂的是
A. 三乙醇胺皂
B. 羊毛脂
C. 硬脂酸钙
D. 司盘类
E. 胆固醇

20. 常用于 O/W 型乳剂型基质乳化剂
A. 硬脂酸钙
B. 羊毛脂
C. 月桂醇硫酸钠
D. 十八醇
E. 甘油单硬脂酸酯

21. 常用于 W/O 型乳剂型基质乳化剂的是
A. 司盘类
B. 吐温类
C. 月桂醇硫酸钠
D. 卖泽类
E. 泊洛沙姆

22. 常用于 O/W 型乳剂基质辅助乳化剂的是
A. 硬脂酸钙
B. 羊毛脂
C. 月桂醇硫酸钠
D. 十八醇
E. 吐温类

23. 下列是软膏水溶性基质的是
A. 植物油
B. 固体石蜡
C. 鲸蜡
D. 凡士林
E. 聚乙二醇

24. 下列是水性凝胶基质的是
A. 植物油
B. 卡波姆
C. 泊洛沙姆
D. 凡士林
E. 硬脂酸钠

25. 在乳剂型软膏基质中常加入羟苯酯类（尼泊金类），其作用为
A. 增稠剂
B. 稳定剂
C. 防腐剂
D. 吸收促进剂
E. 乳化剂

26. 乳剂型软膏剂的制法是
A. 研磨法
B. 熔合法
C. 乳化法
D. 分散法
E. 聚合法

27. 下列关于凝胶剂的叙述**错误**的是
A. 凝胶剂是指药物与适宜的辅料制成的均一、混悬或乳状液型

稠厚液体或半固体制剂

B. 凝胶剂有单相分散体系和双相分散体系

C. 氢氧化铝凝胶为单相分散体系

D. 卡波姆在水中分散形成浑浊的酸性溶液

E. 卡波姆在水中分散形成浑浊的酸性溶液，必须加入 NaOH 中和，才能形成凝胶剂

28. 对眼膏剂的叙述中错误的是

A. 色泽均匀一致，质地细腻，无粗糙感，无污物

B. 对眼部无刺激，无微生物污染

C. 眼用软膏剂不得检出任何微生物

D. 眼膏剂的稠度适宜，易于涂抹

E. 眼膏剂的基质主要是黄凡士林 8 份、液体石蜡 1 份和羊毛脂 1 份

29. 对眼膏剂的叙述中错误的是

A. 眼膏剂系指药物与适宜基质制成的供眼用的半固体制剂

B. 眼用软膏均匀、细腻、易涂布于眼部，对眼部无刺激

C. 成品中不得检出金黄色葡萄球菌和铜绿假单胞菌

D. 用于眼部手术或创伤的眼膏剂应绝对无菌，且不得加抑菌剂或抗氧剂

E. 眼膏基质：黄凡士林∶液体石蜡∶羊毛脂（8∶1∶1）

30. 不溶性药物应通过几号筛，才能用其制备混悬型眼膏剂

A. 一号筛

B. 三号筛

C. 五号筛

D. 七号筛

E. 九号筛

三、简答题

1. 何为研和法、熔和法、乳化法？分别绘出各制备工艺流程图。
2. 列出眼膏剂的主要质量检查项目。
3. 叙述软膏剂的质量要求。

第九章　气雾剂与喷雾剂

学习目标

1. 掌握气雾剂的概念、特点与组成。
2. 熟悉气雾剂的分类与质量检查，喷雾剂的概念与分类。
3. 了解气雾剂的制备与粉雾剂的概念。

第一节　气雾剂

一、概述

（一）气雾剂的含义

气雾剂（Aerosol）系指含药溶液、乳状液或混悬液与适宜的抛射剂共同封装于具有特制阀门系统的耐压容器中，使用时借助抛射剂的压力将内容物呈雾状喷出，用于肺部吸入或直接喷至腔道黏膜、皮肤及空间消毒的制剂。

（二）气雾剂的特点

气雾剂具有以下优点：

1. 药物具有速效和定位作用　药物直接到达作用部位，具有十分明显的速效和定位作用，如治疗哮喘的气雾剂可使药物粒子直接进入肺部，吸入 2 分钟即能显效。

2. 避免外界影响，稳定性好　药物装于密闭、不透明的容器中，避光且不易直接与空气中的氧或水分接触，不易被微生物污染，从而提高了药物的稳定性与安全性。

3. 使用方便，无需饮水，有助于提高病人的顺应性。

4. 全身用药可避免胃肠道的副作用和肝脏首过作用，提高生物利用度。

5. 可以用定量阀门准确控制剂量。

气雾剂也存在缺点：如需耐压容器、阀门系统和特殊的生产设备，生产成本高；受热或遭撞击可能发生爆炸；因抛射剂的渗漏而失效等。

（三）气雾剂的分类

1. 按分散系统分类

（1）溶液型气雾剂：药物（固体或液体）溶解在抛射剂中，形成均匀溶液，喷出后抛射剂挥发，药物以固体或液体微粒状态达到作用部位。

（2）混悬型气雾剂：又称粉末气雾剂。药物（固体）以微粒状态分散在抛射剂中，形成混悬液，喷出后抛射剂挥发，药物以固体微粒状态达到作用部位。

（3）乳剂型气雾剂：药物水溶液和抛射剂按一定比例混合形成 O/W 型或 W/O 型乳剂。

O/W 型乳剂以泡沫状态喷出，因此又称泡沫气雾剂。W/O 型乳剂，喷出时形成液流。

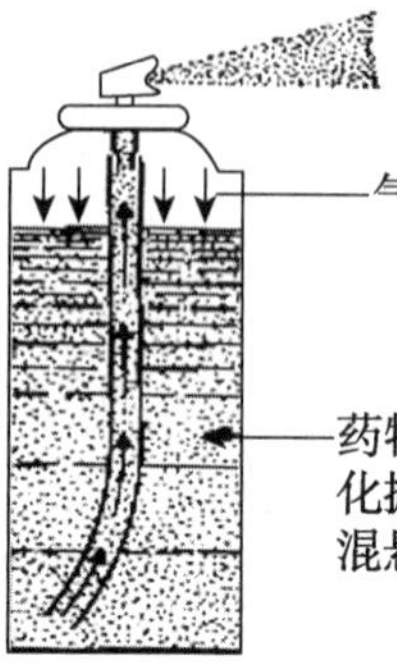

图 9-1　混悬型三相气雾剂

2. 按处方组成分类

（1）二相气雾剂：一般为溶液型气雾剂，由气、液两相组成。气相是抛射剂所产生的蒸气；液相为药物与抛射剂所形成的均相溶液。

（2）三相气雾剂：一般为混悬型气雾剂（图 9-1）与乳剂型气雾剂，由气-液-固、气-液-液三相组成。在气-液-固中，气相是抛射剂所产生的蒸气，液相是抛射剂，固相是不溶性药粉；在气-液-液中两种互不相溶液体形成两相，即 O/W 型或 W/O 型。

3. 按医疗用途分类

（1）呼吸道吸入用气雾剂：吸入气雾剂系指药物与抛射剂呈雾状喷出时随呼吸吸入肺部的制剂，可发挥局部或全身治疗作用。

（2）皮肤和黏膜用气雾剂：皮肤用气雾剂主要起保护创面、清洁消毒、局部麻醉及止血等作用；阴道黏膜用的气雾剂，常用 O/W 型泡沫气雾剂。

（3）空间消毒用气雾剂：主要用于杀虫、驱蚊及室内空气消毒。

此外，气雾剂按是否采用定量阀门系统可分为定量气雾剂和非定量气雾剂。其中定量气雾主要用于肺部、口腔和鼻腔，而非定量气雾剂主要是用于局部治疗的皮肤、阴道和直肠。

二、气雾剂的组成

气雾剂由药物与附加剂、抛射剂、耐压容器和阀门系统组成。

（一）药物与附加剂

1. 药物　液体、固体药物均可制备气雾剂，目前应用较多的药物有呼吸系统用药、心血管系统用药、解痉药及烧伤用药等，近年来多肽与蛋白质类药物的气雾剂给药系统的研究越来越多。

2. 附加剂　根据气雾剂的类型选用适宜的附加剂。

（1）对于溶液型气雾剂，可利用抛射剂作溶剂，必要时可加入适量乙醇、丙二醇或聚乙二醇等作潜溶剂，使药物和抛射剂混溶成均相溶液。

（2）对于混悬型气雾剂，为了使药物微粉易分散混悬于抛射剂中，常加入润湿剂如滑石粉、胶体二氧化硅等。也可加入适量的稳定剂，如油酸、月桂醇等，使药物不聚集和重结晶，在喷雾时不会阻塞阀门和喷出孔。

（3）对于乳剂型气雾剂，药物溶于水或溶于甘油、丙二醇类溶剂中，加入抛射剂和适当的乳化剂。目前应用较多的为 O/W 型。

此外，气雾剂中还可加入一定量的助溶剂、抗氧剂、防腐剂、表面活性剂等附加剂。加入防腐剂时，应注意防腐剂本身的药理作用。

（二）抛射剂

抛射剂是喷射药物的动力，有时兼有药物溶剂的作用。抛射剂多为常压下沸点低于室温的液态气体，需装入耐压容器中，由阀门系统控制。当阀门打开时压力突然降低，抛射剂急剧气化，克服了液体分子间的引力，将药物分散成微粒，呈雾状喷出。

理想的抛射剂应具备的条件：①常温下的蒸气压应大于大气压；②无毒、无致敏反应和刺激性；③惰性，不与药物、附加剂等发生反应；④不易燃、不易爆；⑤无色、无味、无臭；⑥价廉易得。

抛射剂一般可分为碳氢化合物、压缩气体和新型抛射剂三大类。

1. 碳氢化合物　主要有丙烷、正丁烷和异丁烷。性质稳定、毒性不大，密度低，沸点较低；但易燃，易爆，不安全，不宜单独使用。

2. 压缩气体　主要有二氧化碳、氮气和一氧化氮。无毒、不燃烧、化学性质稳定，且价格低廉；但蒸气压高，要求容器有较高的耐压性。

3. 新型抛射剂　可作为新型抛射剂的主要有四氟乙烷（HFA－134a）、七氟丙烷（HFA－227）及二甲醚（DME）等。其性状与低沸点的氟里昂类似，表 9－1 列出了新的氟代烷烃的性质及其与氟利昂的比较。

知识链接

氟氯烷烃类（CFCs）抛射剂

又称氟利昂（$CFCl_3$，CF_2Cl_2，CF_2ClF_2Cl），会减少大气层中的臭氧量，导致紫外线辐射增加，引起皮肤癌的发病率增加和对环境的不利影响。因此各国政府规定限制使用，我国于 2010 年 1 月 1 日起已全面禁用。

气雾剂的喷射能力的强弱决定于抛射剂的用量及自身蒸气压。一般说，用量大，蒸气压高，喷射能力强，反之则弱。根据医疗要求选择适宜抛射剂的组分及用量。一般采用混合抛射剂，并通过调整用量和蒸气压来达到调整喷射能力的目的。

表 9－1　新的氟代烷烃与氟射昂性质比较

名称	三氯一氟甲烷	二氟二氯甲烷	二氯四氟乙烷	四氟乙烷	七氟丙烷
分子式	$CFCl_3$	CF_2Cl_2	CF_2ClF_2Cl	CF_3CFH_2	CF_3CHFCF_2
蒸气压（kPa/20℃）	−1.8	67.6	11.9	4.71	3.99
沸点（℃）	−24	−30	4	−26.5	−17.3
密度（g/ml）	1.49	1.33	1.47	1.22	1.41
臭氧破坏作用	1	1	0.7	0	0
温室效应*	1	3	3.9	0.22	0.7
大气生命周期（年）	75	111	7200	15.5	33

* 以三氯一氟甲烷为参照

（三）耐压容器

气雾剂的容器必须不与药物和抛射剂发生作用、耐压、轻便、价廉等。目前主要有玻璃和金属容器材料。

1. 玻璃容器　由中性玻璃制成，玻璃容器价廉，化学性质稳定，耐腐蚀，但耐压和耐撞击性差。因此，一般用于压力和容积不大的气雾剂。在玻璃容器外面裹一层塑料防护层，以缓冲外界的撞击。

2. 金属容器　包括铝、不锈钢、马口铁等容器，耐压性强，容积大，携带与运输方便，但对药液不稳定，所以金属容器内部应经电化或涂上环氧树脂等有机物质，以增强其耐腐蚀性能。

知识链接

塑料容器

常用热塑性聚丁烯对苯二甲酸树脂和缩乙醛共聚树脂等材料。质轻、牢固，能耐受较高的压力，具有良好的抗撞击性和抗腐蚀性。但价格贵且具有较高的渗透性和特殊的气味，由于增塑剂的迁移往往还会引起药液变色。

（四）阀门系统

阀门系统是气雾剂装置的重要组成部分，其精密程度直接影响制剂的质量。气雾剂装置的阀门系统一般由推动钮、阀门杆（外孔、内孔和膨胀室）、橡胶封圈、弹簧和浸入管组成（见图 9－2）。目前使用较多的有定量阀门和非定量阀门，多数药用气雾剂选用定量阀门。

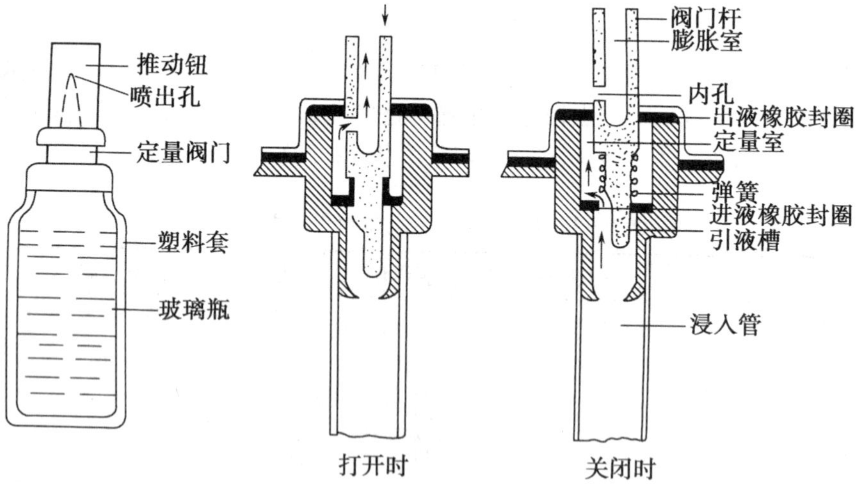

图 9－2　气雾剂装置示意图

三、气雾剂的制备

气雾剂的制备工艺流程包括容器、阀门系统处理与装配，药物的配制、分装和填充抛射剂三部分，最后经质量检查合格后为气雾剂成品。其工艺流程中最主要的步骤是将药物和抛射剂灌装到选定的容器内，灌装一般可采用两种方法：

（一）压灌法

先将配好的药液（一般为药物的乙醇溶液或水溶液）在温室下灌入容器内，再将阀门装上并扎紧，然后通过压装机压入定量的抛射剂（最好先将容器内空气抽去）。液化抛射剂经砂滤棒过滤后进入压装机。操作压力以 68.65～105.975kPa 为宜。压力低于 41.19kPa 时，充填无法进行。压力偏低时，抛射剂钢瓶可用热水或红外线等加热，使达到工作压力。当容器上顶时，灌装针头伸入阀杆内，压装机与容器的阀门同时打开，液化的抛射剂即以自身膨胀压入容器内。

压灌法的设备简单，不需要低温操作，抛射剂损耗较少，目前我国多用此法生产。但生产速度较慢，且在使用过程中压力的变化幅度较大。国外气雾剂的生产主要采用高速旋转压装抛射剂的工艺，产品质量稳定，生产效率大为提高。

（二）冷灌法

药液借助冷灌装置冷却至－20℃左右，抛射剂冷却至沸点以下至少 5℃。先将冷却的药液灌入容器中，随后加入已冷却的抛射剂（也可两者同时加入）。立即将阀门装上并扎紧，操作必须迅速完成，以减少抛射剂损失。

冷灌法速度快，对阀门无影响，成品压力较稳定。但需致冷设备和低温操作，抛射剂损失较多。含水品不宜用此法。在完成抛射剂的罐装后（对冷灌法而言，还要安装阀门并用封帽扎紧），最后还要在阀门上安装推动钮，而且一般还加保护盖。这样整个气雾剂的制备才算完成。

四、气雾剂的质量检查

在生产与贮藏期间，溶液型气雾剂的药液应澄清；乳状液型气雾剂的液滴在液体介质中应分散均匀；混悬型气雾剂应将药物细粉和附加剂充分混匀、研细，制成稳定的混悬液。吸入用气雾剂的药粉粒度应控制在 10μm 以下，其中大多数应为 5μm 以下，一般不使用药材细粉。

《中国药典》二部附录对气雾剂的质量检查项目主要有：

1. 每瓶总揿次　取供试品 4 瓶，分别依法操作，每瓶总揿次均不得少于其标示总揿次。定量气雾剂应检查此项目。

2. 雾滴（粒）分布　依照吸入气雾剂雾滴（粒）分布测定法检查，除另有规定外，雾滴（粒）药物量应不少于每揿主药含量标示量的 15%。吸入气雾剂应检查此项目。

3. 泄漏率　取供试品 12 瓶，分别依法操作，平均年泄漏率应小于 3.5%，并不得有 1 瓶大于 5%。

4. 每揿主药含量　取供试品 1 瓶，依法操作，每揿主药含量应为每揿主药含量标示量的 80%～120%。定量气雾剂应检查此项目。

5. 喷射速率　取供试品 4 瓶，分别依法操作，重复操作 3 次，计算每瓶的平均喷射速率（g/s），均应符合各品种项下的规定。非定量气雾剂应检查此项目。

6. 喷出总量　取供试品 4 瓶，分别依法操作，每瓶喷出量均不得少于标示量的 85%。非定量气雾剂应检查此项目。

7. 无菌　烧伤、创伤或溃疡用气雾剂的无菌检查，应符合规定。

8. 微生物限度　除另有规定外，应符合规定。

第二节　喷雾剂与粉雾剂

一、喷雾剂

（一）概述

喷雾剂（Spray）系指不含抛射剂，借助手动泵的压力或其他方法将内容物以雾状等形态喷出的制剂。由于喷雾剂的雾滴粒径较大，不适用于肺部吸入，多用于舌下、鼻腔及其他腔道黏膜给药，皮肤及空间消毒等。

喷雾剂按使用方法可分为单剂量喷雾剂和多剂量喷雾剂；按内容物组成可分为溶液型喷雾剂、乳状液型喷雾剂和混悬型喷雾剂；按用药途径可分为吸入喷雾剂、非吸入喷雾剂及外用喷雾剂。

（二）喷雾剂的质量检查

喷雾剂的检查内容与气雾剂类似，应检查每瓶总喷次、每喷喷量、每喷主药含量、雾滴（粒）分布、装量差异、装量、无菌、微生物限度等。

二、粉雾剂

（一）概述

粉雾剂（Powder Inhalation，PI）是指一种或一种以上的药物，经特殊的给药装置给药后以干粉形式进入呼吸道，发挥全身或局部作用的一种给药系统，具有靶向、高效、速效、毒副作用小等特点。按用途粉雾剂可分为吸入粉雾剂、非吸入粉雾剂和外用粉雾剂。

（1）吸入粉雾剂：又称干粉吸入剂，系指微粉化药物或与载体以胶囊、泡囊或多剂量贮库形式，采用特制的干粉吸入装置，由患者主动吸入雾化药物至肺部的制剂。药物粒度应控制在 10μm 以下，其中大多数应在 5μm 以下。

（2）非吸入粉雾剂：系指药物或与载体以胶囊或泡囊形式，采用特制的干粉给药装置，将雾化药物喷至腔道黏膜的制剂。

（3）外用粉雾剂：系指药物或与适宜的附加剂灌装于特制的干粉给药器具中，使用时借助外力将药物喷至皮肤或黏膜的制剂。

（二）粉雾剂的质量检查

粉雾剂的质量检查项目有含量均匀度、装量差异、排空率、每瓶总吸次、每吸主药含量、雾滴（粒）分布和微生物限度等。

小　结

气雾剂的概念，其特点具有速效和定位作用、避免外界影响，稳定性好、使用方便、可以准确控制制剂的剂量等。按用药途径分为吸入、非吸入及外用气雾剂。吸入气雾剂的雾滴（粒）大小应控制在 10μm 以下，其中大多数应为 5μm 以下。气雾剂是由药物与附加剂、抛射剂、耐压容器和阀门系统四部分组成，其中抛射剂的灌注方法有压灌法和冷灌法两种。

（谢丹伟）

自测题

一、名词解释

气雾剂

吸入粉雾剂

二、单项选择题

1. 下列关于气雾剂特点的叙述错误的为
   A. 凑效迅速
   B. 定位作用
   C. 给药剂量准确、副作用小
   D. 生产成本低
   E. 使用方便

2. 吸入药物粒径大小应控制在多少以下
   A. 1μm
   B. 5μm
   C. 10μm
   D. 20μm
   E. 30μm

3. 下列哪种剂型不含抛射剂
   A. 吸入气雾剂
   B. 定量气雾剂
   C. 喷雾剂
   D. 外用气雾剂
   E. 非吸入气雾剂

4. 哪种气雾剂要进行无菌检查
   A. 吸入气雾剂
   B. 外用气雾剂
   C. 皮肤和黏膜用气雾剂
   D. 非吸入气雾剂
   E. 烧伤、创伤或溃疡用气雾剂

5. 溶液型气雾剂的组成部分不包括
   A. 抛射剂
   B. 潜溶剂
   C. 耐压容器
   D. 阀门系统
   E. 润湿剂

6. 气雾剂的质量评定不包括
   A. 喷出总量
   B. 喷次检查
   C. 粒度
   D. 泄漏率检查
   E. 抛射剂的用量检查

三、简答题

1. 气雾剂有哪些优点?
2. 气雾剂由哪些部分组成?
3. 理想的抛射剂应具备哪些条件?

第十章　中药丸剂和滴丸剂

学习目标

1. 掌握中药丸剂的含义、分类、特点和常用辅料。
2. 熟悉中药丸剂质量检查；滴丸剂的含义、特点。
3. 了解中药丸剂和滴丸剂的制备工艺。

第一节　中药丸剂

一、概述

（一）中药丸剂的含义

中药丸剂系指将饮片的细粉或提取物与适宜辅料制成的球形或类球形固体制剂。主要供内服，个别可同时供外用。

中药丸剂是我国古代在汤剂基础上发展起来的，既保持了汤剂多效性特色，又克服了汤剂不便应用的传统剂型之一，多俗称药丸，如临床常用于滋阴补肾的六味地黄丸，补气养血、调经止带的乌鸡白凤丸。亦有少数俗称药丹，如滋补气血、调经舒郁的定坤丹，强心益气、芳香开窍的熊胆救心丹。

举例 10－1

乌鸡白凤丸

本品由乌鸡、熟地黄等二十味饮片粉碎成细粉后加水蜜或炼蜜制成，黑褐色至黑色，味甜、微苦，有水蜜丸、小蜜丸和大蜜丸三种规格。临床用于气血两虚、身体瘦弱、腰膝酸软、月经不调、崩漏带下等症状的患者，是妇科常用良药。

随着社会的进步和科学技术的发展，近年来，中药丸剂的已从传统手工作坊式少量制作迈向了现代工业化规模生产，众多品种的质量管理、检测实现了规范化和标准化，是目前临床常用中成药制剂的剂型之一。据统计，在《中国药典》一部的成方制剂和单味制剂部分，中药丸剂收载了 303 个处方 440 种规格，处方品种占制剂总数近 30%。

知识链接

丹剂

丹剂是我国古老剂型之一，系指将含有汞、硫磺等无机成分的矿物原料经加热升华炼制而成的一类球形固体制剂。具有剂量小、作用强烈等特点，多外用，如红升丹等。由于中医传统用药习惯，通常也把某些含较贵重药品或有特殊功效的中药丸剂称为“丹”，如熊胆救心丹等。丹剂与中药丸剂中的药丹属于两种不同剂型。

（二）中药丸剂的分类

不同类型的药物制剂有各自不同的特征、规律和意义。如同其他剂型一样，为了便于生产、检验、贮存以及临床应用的需要，并且在实际工作中发挥指导意义，将数量众多的中药丸剂按饮片原料、工艺操作或辅料等方面的不同进行分类是必要的。

1. 根据饮片入药形式不同

（1）粉末丸：系指将处方中全部或大部分饮片以细粉形式与适宜的辅料制成的丸剂。

由于饮片是由天然药物经采收加工制成，难免会寄生一些昆虫和微生物的污染，为确保成品微生物检查符合规定，在制备这类丸剂时要求做好清洗、灭菌和防污染。饮片要粉碎成细粉或最细粉，《中国药典》规定要求对制成品中的饮片组织细胞进行显微鉴别检查。将处方中全部或大部分饮片以细粉形式制丸，能最大限度避免有效成分的损失，但缺陷是单个丸粒的体积较大，一些需嚼碎才能吞服，且药味较浓烈，即便体积不大者，每次服用量也较大，这些都可能使患者对中药丸剂产生用药依从性障碍。

（2）浓缩丸：系指将处方中部分或大部分饮片经渗漉或煎煮、浓缩后以清膏或浸膏的提取物形式与适宜的辅料制成的丸剂。其中根据所用辅料不同，又有浓缩水丸、浓缩蜜丸和浓缩水蜜丸之分。

这类丸剂较前类含药浓度高、体积小和服用剂量少，便于吞服。但制备这类丸剂设备多、流程长，工艺操作较烦琐。且由于成品吸湿性较强，包装、贮存和使用时要特别注意防潮。

以上可见，这种分类法的意义在于：主要突出了中药丸剂在生产、检验、贮存以及临床应用时可能要认真准备和注意的问题，例如：原料药在灭菌、粉碎、浸出等工艺步骤中对制备方法和技术设备有什么要求；产品是否需要进行显微鉴别以及应如何包装和保管；在临床应用中有哪些注意事项需要向患者解释或说明。

2. 根据制法不同

（1）塑制丸：系指将饮片的细粉或提取物与适宜辅料以塑制法制成的丸剂。蜜丸、蜡丸、糊丸等属于这类丸剂。

（2）泛制丸：系指将饮片的细粉或提取物与适宜辅料以泛制法制成的丸剂。水丸、水蜜丸、糊丸、浓缩丸等属于这类丸剂。

这种分类法的意义在于：主要突出了中药丸剂的制法选择以及在制丸操作过程中必须注意对技术、设备和包装等方面的不同要求。

3. 根据是否包衣

（1）素丸：系指以塑制法或泛制法制成药丸后直接包装成成品的丸剂。大部分中药丸剂属于这类。

（2）包衣丸：系指在素丸表面包裹一层朱砂、滑石粉、氧化铁、活性炭、玉米朊或处方中少量饮片细粉等材料的丸剂。如安宫牛黄丸（包金衣）。

这种分类法的意义在于：素丸经包衣除能改善外观外，重要的是能达到掩盖药物不良气味，防止有效成分挥发，确保质量稳定、有利于药效发挥等目的。如补脾益肠丸，内层包肠溶衣材料，外层包活性炭，是一种双层包衣水蜜丸，服用时不能破坏衣层。

4. 根据辅料不同

（1）蜜丸：系指饮片细粉用炼制的黏合制成的丸剂。根据丸粒的大小，将0.5g以上（含0.5g）者称之为大蜜丸，0.5g以下者称之为小蜜丸。如右归丸有大蜜丸（9g）和小蜜丸（0.18g）两种规格。

这类丸剂所用的蜂蜜有甜味，便于药丸入口，又因为有一定黏合性，具有滋润、解毒功效，在胃肠道中释药缓慢，对慢性疾病和调理气血能发挥较好作用。在《中国药典》一部所收载的中药丸剂中，蜜丸占了近49%，是临床应用最广泛的一类中药丸剂。

（2）水丸：系指饮片细粉或提取物用水（或酒、醋、稀药汁、糖液等）润湿后黏合制成的丸剂。如龙胆泻肝丸（水）、四君子丸（稀药汁）、驻车丸（醋）、麝香保心丸（白酒）。

这类丸剂黏结性不牢，在胃肠道中易润湿崩解，奏效较快。同时，酒、醋等对丸药也能起一定的增效作用。

（3）水蜜丸：系指饮片细粉或提取物用炼制的蜂蜜和适量水黏合制成的丸剂。如当归养血丸。

这类丸剂兼有蜜丸和水丸的一些特点。

（4）糊丸：系指饮片细粉或提取物用米糊或面糊等黏合制成的丸剂。如庆余辟瘟丹。

这类丸剂黏结性较牢，在胃肠道中不易崩解溶散，释药缓慢，一般含有毒性、刺激性中药可制成糊丸应用。

（5）蜡丸：系指饮片细粉或提取物用蜂蜡黏合制成的丸剂。如妇科通经丸。

这类丸剂由于蜂蜡不溶于水，服用后释药极其缓慢，特别适用于毒性、刺激性较强的中药制丸使用。

从这个角度分类的意义在于：主要突出了以不同辅料所制的中药丸剂在临床用药有效、安全方面的特点：水丸取其易化，蜜丸取其缓化，糖丸取其迟化，蜡丸取其难化。因此，在处方设计和生产时必须注意到辅料在种类、规格和用量的选择以及具体操作要求，在指导用药时注意到各自临床效果不同等各种问题。

5. 根据规格与服用剂量不同

（1）大丸：系指丸粒重量在0.5g以上（含0.5g）的丸剂。临床上按丸服用，如乌鸡白凤丸（大蜜丸），每丸重9克，每次1丸。这类药丸粒径较大，服用时需要嚼碎后吞服，一些口感较差的药丸也因此易使患者对用药产生畏惧感。

（2）小丸：系指丸粒重量在0.5g以下的丸剂。这类丸粒直径为0.5～3.5mm（通常将丸粒直径＜2.5mm者俗称微丸）。临床上按重量或按袋服用，如乌鸡白凤丸（水蜜丸），每克12丸，每次6克；葛根芩连微丸（浓缩水丸），每袋1克，每次3袋。这类丸剂便于吞服，患者用药依从性较好，但吞服后的丸粒在体内崩解释药和生物利用度仍存在一定问题。

这种分类法的意义在于：主要突出了中药丸剂在包装、规格和用药方法上的不同，以至于应特别注意对患者进行合理的用药指导。

（三）中药丸剂的特点

从以上分类以及后述内容中可以综合出中药丸剂有别于其他剂型的一些主要特点：

1. 在制剂制备方面

（1）药物容纳性强：相对于其他固体剂型，中药丸剂体积较大或剂量较大，特别是其中含有大量质地疏松、充满间隙的饮片细粉，以至可填充、吸附和吸收较多的固体、半固体或液体药物。

（2）制备较简便：如果用传统手工方式制备中药丸剂，设备及操作要比其他固体剂型来的简便，成本也较低，但采用现代机械化生产，仍需具备一定规模。

2. 在产品质量方面

（1）中药丸剂所用饮片基本来源于天然药物，其品种来源，特别是所含有效成分易存在不确定性，以至于饮片质量往往难以符合药典标准。

（2）中药丸剂经由饮片粉碎或提取、浓缩等步骤加工而成，工艺流程长，除易受微生物污染而发生霉变外，制备操作也难以保证较好的重复性，每批次丸剂的崩解和有效成分溶出不尽一致。

同其他许多中药制剂产品一样，中药丸剂存在的这些不确定性、欠稳定性以及均一性难以保证等质量问题都有待于在生产环节中进一步解决。

3. 在临床应用方面

（1）药效发挥具综合性且作用缓和持久，毒副作用较轻：

同其他以中医治病原理指导用药的中药制剂一样，中药丸剂在临床治疗中能发挥多种成分的综合作用和多效性，由于各种成分的相互影响，药效也比较缓和持久，毒副作用较轻。与其他固体剂型相比，中药丸剂经黏合制成，通常不加崩解剂，以至于在胃肠道中崩解缓慢，特别是粉末类丸剂即使崩解或通过嚼碎后吞服，有效成分或毒性、刺激性成分从粉末颗粒或组织细胞中扩散出来也需要较长时间，这样也进一步增强了缓和持久，毒副作用较轻的效果。

以上可见，基于成分多且之间相互影响、丸粒崩解以及成分溶出缓慢等因素，中药丸剂表现出的这种临床综合作用、长效以及减弱毒性和不良反应的缓和持久特性，在临床上特别适用于慢性病的治疗和调理，同时也适用于含毒性或刺激性中药处方的临床应用。对于绝大多数中药丸剂，这可以说是其突出的优点，也是这种剂型经久不衰的原因，同样也可以作为在药品销售中值得推介的卖点。当然也有个别中药丸剂可起速效，如麝香保心丸，用于救治心绞痛、心肌梗死患者，《中国药典》规定溶散时限不得过 15 分钟。

（2）患者服用不便，用药依从性差，生物利用度也较差：

对于需通过嚼碎吞服的体积较大的中药丸剂，某些药物的不良气味常常令用药者望而生畏；一些中药丸剂体积虽小，或通过包衣掩盖了药物的不良气味，但用量大的问题，也同样对患者服用造成不便，这可能是许多患者，特别是吞服困难的儿童、老人或昏迷者对中药丸剂容易产生用药依从性障碍的一个重要原因。另外，由于丸粒内药物在体内释放缓慢且不完全，生物利用度也较差。这些可以说是中药丸剂突出的缺点。

针对不少中药丸剂在临床应用中存在的问题，已经或有待进行剂型改革是其必然。

知识链接

中药丸剂的改革

为了保持和发扬传统中药丸剂的用药优势，克服存在的一些突出问题，多年以来，我国广大医药科技工作者在一些中药丸剂原有基础上进行了改革，如将牛黄解毒丸改造成牛黄解毒片，后者较前者便于服用，且口感较好，患者的用药依从性得到了很大的提高。特别是随着药用辅料的发现和拓展、新工艺和新技术的创新，医药科技工作者近年来还研制出了滴丸、缓释或控释微丸等许多新的制剂和剂型（具体举例可参阅后续有关章节内容），这些固体的新制剂和新剂型除保持了传统中药丸剂便于携带、运输、药物较稳定等优点外，也使一些传统中药丸剂不仅能充分发挥出应有的速效作用，且更好地表现出药效缓和持久、毒副低的特性，同时生物利用度、产品质量也得到了极大改善。

二、中药丸剂的辅料

中药丸剂常用的辅料有润湿剂、黏合剂、吸收剂三大类。其中的一些辅料，如饮片粉末、饮片浓缩液和药汁等实际上也属于丸剂处方药物中的一部分。如同其他剂型的辅料一样，中药丸剂中的辅料不但起赋形剂作用，也影响用药的有效性、安全性。因此，选用适宜的辅料对中药丸剂的制备尤为重要。

（一）润湿剂

常用的润湿剂有水、酒、醋、水蜜、稀药汁等。这类辅料适用于经润湿后诱发才能产生黏性的粉末性原料制丸。

1. 水　系指纯化水。水无药理作用，无黏性，但能润湿粉末性原料中的糖类等成分而产生较强的诱发黏性效果。处方饮片成分遇水不变质者，或没有必要考虑选用其他辅料时均可使用。在《中国药典》一部所收载的中药丸剂中，有近 20%选用了水为润湿剂。

2. 酒　包括黄酒（含醇量 12%～15%）、白酒（含醇量 50%～70%）和适宜浓度的药用乙醇。由于以水作润湿剂诱发的黏性太强，因而需用含醇液体才能诱发原料粉末中某些脂溶性成分产生黏性效果时，可用酒代之。同时酒具有活血通络、引药上行以及降低寒性的作用，因此，具有舒筋活血功效的丸剂常以酒作润湿剂。

3. 醋　常用米醋（含醋酸 3%～5%）。醋有助于原料中生物碱类成分的溶解，提高疗效，同时有散瘀活血、消肿止痛作用，因此，具有散瘀止痛功效的丸剂常以醋作润湿剂。

4. 水蜜　以炼制的蜂蜜加适量沸水稀释而成。水蜜黏合性较强，适合不易诱发出足够黏性的粉末原料制丸，且能发挥出蜂蜜的一定作用。在《中国药典》一部所收载的中药丸剂中，也有近 20%选用了水蜜为润湿剂。

5. 稀药汁　系将处方中的部分饮片，煎汁、溶汁或榨汁使用。选用药汁作为润湿剂，既发挥出其较强的黏性效果，又发挥了其应有的功效，同时也节省了其他辅料。

（二）黏合剂

常用的黏合剂有：蜂蜜、米糊或面糊、蜂蜡、饮片浓缩液、糖浆等。这类辅料有较强的黏性，适用于含纤维、油脂较多的粉末性原料制丸。

1. 蜂蜜　应为《中国药典》一部收载的品种。蜂蜜含大量糖类、有机酸和维生素等成分，除具有一定黏合作用外，味甜能矫味，还有滋补、润肺止咳、润肠通便、解毒的功效，常用于慢性疾病或调理气血的处方制丸。

生蜂蜜含有较多的杂质、酶、微生物等，同时黏性可能达不到制丸要求，所以使用前需经加热、滤过等步骤炼制，以去除部分水分，提高黏性，去除杂质，破坏酶和杀死微生物，确保成品质量。炼制程度视粉末性原料的粗细、黏性、含水量，以及制丸时的气温、湿度而定，有嫩蜜、中蜜和老蜜三种规格（见表 10－1）。

表 10－1　炼蜜的规格及炼制要求

炼蜜规格	加热温度（℃）	相对密度	色泽变化	两指捻搓	含水量（%）
嫩蜜	105～115	约 1.34	不明显	稍有黏性	18～20
中蜜	116～118	约 1.37	淡黄色	有黏性，两指突然分开无长白丝出现	14～16
老蜜	119～122	约 1.40	红棕色	黏性强，两指突然分开有长白丝出现	10 以下

将炼蜜与粉末性原料混合制丸采用塑制法，混合时一般应趁热加入，但含有多量糖类、树脂等成分的粉料以 60～80℃加入为宜。只有选择适宜规格和温度的炼蜜制丸，才能制得圆整、光洁、滋润、可塑性好的丸粒。

2. 米糊或面糊　系以糯米、小麦等淀粉制成的糊，用量为粉末性原料的 40%左右，可用调糊法、煮糊法、冲糊法制备。米糊或面糊黏性强，所制得的丸剂一般较坚硬，胃内崩解较慢，适用于含毒性或刺激性的药物制丸。

3. 蜂蜡　其主要成分不溶于水，与粉末性原料混合制成的丸剂在体内释放药物极慢，不但能延缓药效，且能防止毒性或刺激性药物对胃肠道造成强烈刺激，适用于含较大毒性或较强刺激性的药物制丸。

4. 饮片浓缩液　系将处方中部分质地坚硬、体积大或纤维多的饮片经煎煮、浓缩制得的黏性液体。采用饮片浓缩液与处方中其他粉末性原料混合，除起黏合作用外，保持药效以及减少体积也是用于制丸的优点。值得注意的是，由于一些中药丸剂中浓缩液量较大，此时的浓缩液不再认为是辅料而是主要原料，其制品称为浓缩丸。

5. 糖浆　常用蔗糖糖浆或液状葡萄糖，既有黏性和甜味，又有还原作用。适用于黏性弱、易氧化粉末性原料制丸。由于炼蜜也具有同样的效果，目前这类黏合剂较少使用。

（三）稀释剂或吸收剂

中药丸剂中，外加其他稀释剂或吸收剂的情况较少，一般是将处方中部分饮片制成细粉，用作饮片浓缩液、挥发油的吸收剂。将处方中部分饮片制成细粉作为辅料使用，除可减免其他辅料外，更重要的是能保持和发挥原有药效。

三、中药丸剂的制备

中药丸剂的制备常用泛制法和塑制法。这些方法过去用简陋器具手工操作，如今均以现代化设备进行（图 10－1、图 10－2）。

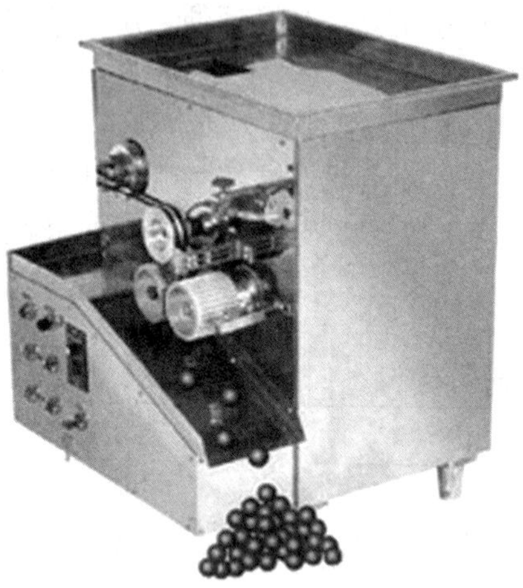

图 10－1　中药自动制丸机

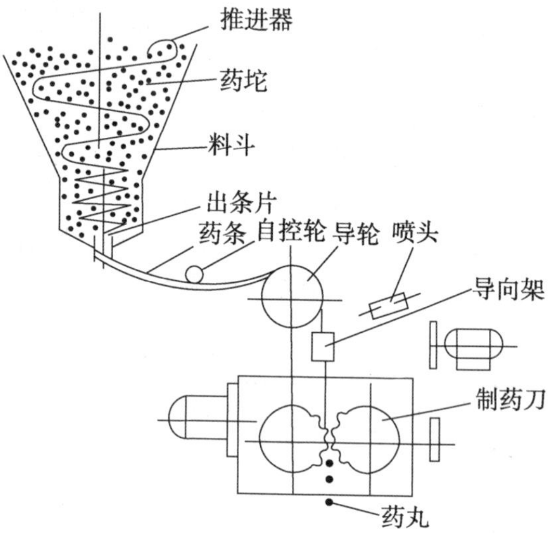

图 10－2　中药自动制丸机示意图

（一）塑制法

又称搓丸法。系指将饮片的细粉或提取物原料与适宜辅料混合制成具可塑性的丸块、丸条后，再分剂量制成丸粒的方法。主要用于蜜丸、蜡丸、糊丸的制备。

塑制法的工艺流程如下：

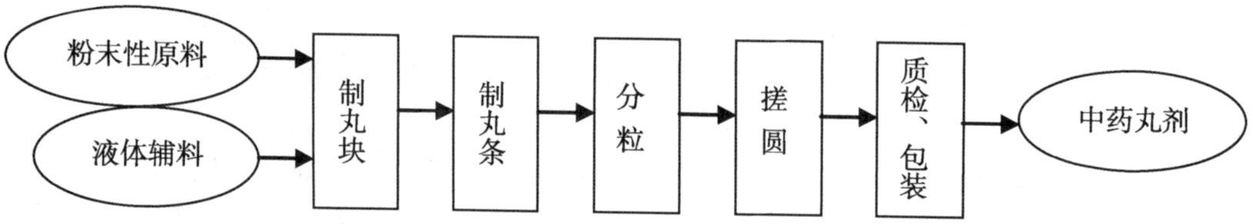

塑制法制备过程简述如下：

（1）制丸块：又称合药，是关键工序。将粉末性原料与适宜辅料混合制成的丸块，其均匀度、软硬度及黏稠度，直接影响丸粒的均一性、成型性和贮存中是否变形。丸块应能随意塑形而不开裂，手搓捏不粘手，不黏附器壁。

（2）制丸条、分粒、搓圆：在制丸机内一次完成。

（3）包装：一般搓圆成丸后应立即包装，以保证丸药的滋润状态。为防止含水量较多的药丸霉变，个别要求干燥后包装。

包装多用铝塑材料、塑料壳挂蜡，一些名贵药的丸剂直接用蜡壳密封。成品置阴凉干燥处贮存。

（二）泛制法

泛制法又称泛丸法，系指在转动的器具中，将粉末性原料与液体辅料交替润湿、撒布，不断翻滚，逐层增大而制成丸粒的一种方法。主要用于水丸、水蜜丸、糊丸、浓缩丸的制备。

泛丸法的工艺流程如下：

泛制法传统制备是利用致密的圆竹匾等器具手工操作，现代生产用包衣锅、制丸机进行。泛制法制备过程简述如下：

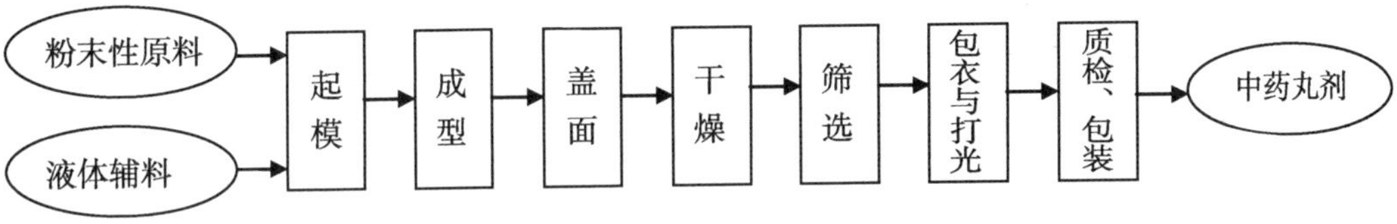

（1）起模：是关键工序。在转动的竹匾或包衣锅中，喷少量液体辅料，撒少量药粉，刷下附着粉粒，再喷液、撒粉，反复循环，至粉粒逐渐增大至适宜大小球形时，筛取一至二号筛之间颗粒，得丸模。

（2）成型：将筛取的丸模，继续在转动的竹匾或包衣锅中反复加液，撒粉，滚圆，至达到规定大小。

（3）盖面：将成型的丸粒筛选后，在转动的竹匾或包衣锅中加入预留出原料粉（最细粉）或液体辅料继续滚动、撞击，使丸粒表面光洁、致密。

（4）干燥：泛丸因含水量大，易引起发霉，故盖面后丸粒应及时干燥，使含水量控制在规定的范围之内。一般干燥温度为80℃以下。

（5）筛选：将干燥的丸粒通过一定规格的筛具，使丸粒符合圆整、大小均匀要求，以确保剂量准确。

（6）包衣与打光：根据处方要求，将干燥的丸粒置转动的竹匾或包衣锅中，喷入适宜液体辅料后，再撒入朱砂、滑石粉等极细粉末，至均匀黏附于丸面。包衣完成后，撒入川蜡粉，继续转动竹匾或包衣锅，至丸面光洁即可。一些不用包衣的则直接加少许物料打光即可。

（7）包装：一般体积小的丸剂多用塑料瓶、玻璃瓶密封，含芳香成分或名贵药的丸剂可用瓷制瓶密封，并置阴凉干燥处贮存。

举例 10－2

牛黄解毒丸

【处方】人工牛黄 5g　雄黄 50g　石膏 200g　大黄 200g
黄芩 150g　桔梗 100g　冰片 25g　甘草 50g

【制法】以上八味，除人工牛黄、冰片外，雄黄水飞成极细粉；其余石膏等五味粉碎成细粉；将人工牛黄、冰片研细，与上述粉末配研，过筛，混匀。每 100g 粉末加炼蜜 26～36g 与适量的水，泛丸，制成水蜜丸，低温干燥；或每 100g 粉末加炼蜜 100～110g 制成大蜜丸，即得。

【性状】本品为棕黄色的大蜜丸或水蜜丸；有冰片香，味微甜而后苦、辛。

【规格】水蜜丸，每 100 丸重 5g；大蜜丸，每丸重 3g。

【功能与主治】清热解毒。用于火热内盛、咽喉肿痛、牙龈肿痛、口舌生疮、目赤肿痛。

【用法与用量】口服。水蜜丸一次 2g，大蜜丸一次 1 丸，一日 2～3 次。

【注意】孕妇禁用。

四、中药丸剂的质量检查

根据《中国药典》一部附录ⅠA丸剂项下检查。

（一）外观

中药丸剂外观应圆整均匀、色泽一致。蜜丸应细腻滋润、软硬适中。蜡丸表面应光滑无裂纹，丸内不得有蜡点和颗粒。

（二）水分

照水分测定法（《中国药典》附录ⅨH）测定。除另有规定外，蜜丸和浓缩丸中所含水分不得过15.0%；水蜜丸和浓缩水蜜丸不得过12.0%；水丸、糊丸和浓缩水丸不得过9.0%。

蜡丸不检查水分。

（三）重量差异

除另有规定外，丸剂照下述方法检查，应符合规定。

检查法：以10丸为1份（丸重1.5g及1.5g以上的以1丸为1份），取供试品10份，分别称定重量，再与每份标示总量（每丸标示量×称取丸数）相比较（无标示重量的丸剂，与平均重量比较），按表10-2规定，超出重量差异限度的不得多于2份，并不得有1份超出限度1倍。

表10-2　丸剂重量差异限度表

标示重量（或平均重量）	重量差异限度
0.05g及0.05g以下	±12%
0.05g以上至0.1g	±11%
0.1g以上至0.3g	±10%
0.3g以上至1.5g	±9%
1.5g以上至3g	±8%
3g以上至6g	±7%
6g以上至9g	±6%
9g以上	±5%

包糖衣的丸剂应检查丸芯的重量差异并符合规定，包糖衣后不再检查重量差异，其他包衣丸剂应在包衣后检查重量差异并符合规定；凡进行装量差异检查的单剂量包装丸剂，不再进行重量差异检查。

（四）装量差异

单剂量包装丸剂，照下述方法检查，应符合规定。

检查法：取供试品10袋（瓶），分别称定每袋（瓶）内容物的重量，每袋（瓶）装量与标示装量相比较，按表10-3规定，超出装量差异限度的不得多于2袋（瓶），并不得有1袋（瓶）超出限度1倍。

表 10-3　丸剂装量差异限度表

标示装量	装量差异限度
0.5g 及 0.5g 以下	±12%
0.5g 以上至 1g	±11%
1g 以上至 2g	±10%
2g 以上至 3g	±8%
3g 以上至 6g	±6%
6g 以上至 9g	±5%
9g 以上	±4%

（五）装量

装量以重量标示的多剂量包装丸剂，照最低装量检查法（《中国药典》附录Ⅻ C）检查，应符合规定。

以丸数标示的多剂量包装丸剂，不检查装量。

（六）溶散时限

除另有规定外，取供试品 6 丸，照崩解时限检查法（《中国药典》附录Ⅻ A）片剂项下的方法检查。除另有规定外，小蜜丸、水蜜丸和水丸应在 1 小时内全部溶散；浓缩丸和糊丸应在 2 小时内全部溶散。

蜡丸照崩解时限检查法（《中国药典》附录ⅫA）项下的肠溶衣片检查法检查，应符合规定。

除另有规定外，大蜜丸及研碎、嚼碎等或用开水、黄酒等分散后服用的丸剂不检查溶散时限。

（七）微生物限度

照微生物限度检查法（附录ⅩⅢC）检查，应符合规定。

第二节　滴丸剂

一、概述

（一）滴丸剂的含义

滴丸剂系指固体或液体药物（或饮片经提取后的纯化物）与适宜基质加热熔融混匀后，滴入不相混溶的冷凝液中，经收缩冷凝而成的一种球形或类球形固体制剂。滴丸剂主要供口服，也可用于眼、耳、鼻、直肠、阴道等局部给药。

滴丸剂的研究应用始于 20 世纪 50 年代的个别化学药品，后来又应用于中药，相对于中药丸剂，滴丸剂仍是一种新剂型。近年来，随着对滴丸剂的不断研究发展，其在临床上的应用也越来越引人注目，成为一种很有发展前途的剂型，但目前品种仍较少，在市场销售的滴丸中，收载于《中国药典》一、二部的仅有 8 种，如联苯双酯滴丸、复方丹参滴丸等。

举例 10－3

联苯双酯滴丸

本品由联苯双酯（4，4′-二甲氧基-5，6，5′，6′-二次甲二氧-2，2′-二甲酸甲酯联苯）与辅料聚乙二醇 6000、聚山梨酯 80 熔合滴制后包糖衣而成，为糖衣滴丸。每丸重 1.5mg。临床用于慢性迁延型肝炎伴 ALT 升高，或化学毒物、药物引起的 ALT 升高的患者，是治疗肝炎的降酶药物。与其他剂型相比，本品起效快，生物利用度高，药效持久不易反跳，治疗效果显著。

（二）滴丸剂的特点

1. 制剂制备方面

（1）可使液体药物固体化。一些液体药物与适宜基质加热熔合冷凝后成为固体，便于携带、运输和服用。如芸香油滴丸、牡荆油滴丸等。

（2）设备操作简单，生产效率高，无粉尘飞扬，有利于环境卫生和劳动保护。

（3）可供选择的基质和冷却剂的品种较少；基质的载药量小，只适用于小剂量药物制丸。这可能是滴丸剂有待解决的主要问题。

2. 产品质量方面

（1）药物稳定性好。药物与基质熔合成为实体的滴丸后，一些易氧化或具挥发性的药物暴露在空气中的面积减少，使其不易氧化或挥发。

（2）由于滴制条件易控制，滴丸的重量差异小，很少有崩解度或外观不合格现象。

3. 临床应用方面

（1）体内药物释放速度快，生物利用度高。采用固体分散技术制备的滴丸剂，药物分散度高，药效发挥迅速，能提高某些难溶性药物的生物利用度。如复方丹参滴丸，口服后 20 分钟内血药浓度即可达到最高峰，对主动脉舒张作用比同样原料的片剂快 6 倍。这种高效、速效，且生物利用高是滴丸剂有别于中药丸剂或其他固体剂型的突出优点。

（2）有缓释或控释，降低副作用效果。选用适宜基质制成的滴丸剂，可做到定位释药，也可实现缓释或控释效果，同时也使一些具有不良气味或对胃肠道有刺激性的药物，其不良气味和刺激性能明显改善。如氯霉素控释眼丸，在眼内缓缓释放药物，作用时间可持续 10 天。又如将芸香油制成滴丸后，避免了芸香油对胃的刺激性，减少恶心、呕吐的副作用。

知识链接

固体分散技术

固体分散技术系指采用熔融法、溶剂法或溶剂-熔融法等方法将难溶性药物以分子、胶态、微晶或无定形状态高度分散在另一种固体载体中的技术。由于药物的高度分散性以及载体对药物溶出的促进作用，因此发挥药效迅速。若载体材料为难溶性或肠溶性者，可使药物具有缓释或肠溶性特点。

二、滴丸剂的制备

（一）基质

滴丸中的辅料称为基质。分二大类：

1. 水溶性基质　有聚乙二醇（PEG）类、硬脂酸钠、泊洛沙姆、甘油明胶等。其中聚乙二醇不仅使用安全，还具有较好的理化性能，应用广泛。

2. 脂溶性基质　有硬脂酸、单硬脂酸甘油酯、蜂蜡、虫蜡、氢化植物油等。这类基质可使药物缓慢释放，也可用于水溶性载体中以调节熔点。

（二）冷凝液

用于冷却滴出的液滴，使之冷凝成球形固体的液体称为冷凝液。在实际应用中，常根据基质的性质选择冷凝液。冷凝液也分二大类：

1. 水溶性冷凝液　有水或是不同浓度乙醇。适用于脂溶性基质滴丸的冷凝。

2. 脂溶性冷凝液　有液状石蜡、二甲基硅油、植物油、汽油或其混合物等，适用于水溶性基质滴丸的冷凝。

（三）制备方法

滴丸剂是采用滴丸机以滴制法制备而成（图 10－3）。

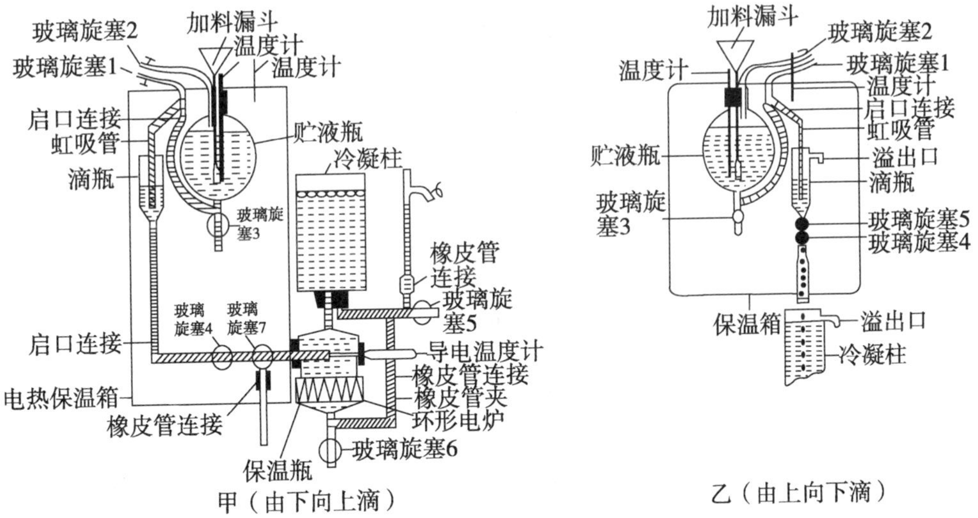

图 10－3　滴丸剂制备示意图

滴制法的工艺流程如下：

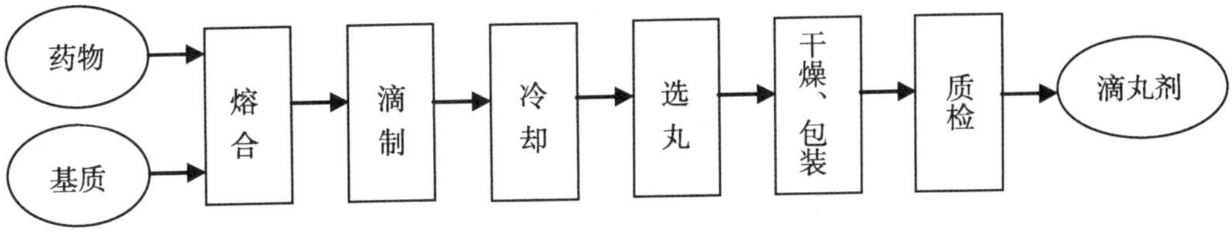

滴丸剂的滴制过程简述如下：

（1）熔合：将药物加入到经加热熔融的基质中，充分溶解、混悬或乳化，形成均匀药液。

（2）滴制：将药液移入有80～90℃保温装置的贮液器中，打开贮液器下口开关，使药液滴出至冷却液中。

（3）冷却：冷却液将缓缓下沉或上浮的液滴冷凝收缩至固体丸粒。

（4）选丸：取出丸粒，用纱布或滤纸清除外表冷凝液，挑出不合格产品。

根据药物的性质与使用、贮藏的要求，在滴制完成后可包衣。

为了保证滴丸圆整成形、重量差异合格，选择适宜基质，确定合适的滴管内外口径，滴制过程中保持恒温，滴制液静液压恒定，及时冷凝等是制备的关键。

（5）干燥、包装：密封贮存。

举例 10－4

复方丹参滴丸

【处方】丹参　三七　　冰片

【制法】以上三味，冰片研细；丹参、三七加水煎煮，煎液滤过，滤液浓缩，加入乙醇，静置使沉淀，取上清液，回收乙醇，浓缩成稠膏，备用。取聚乙二醇适量，加热使熔融，加入上述稠膏和冰片细粉，混匀，滴入冷却的液体石蜡中，制成滴丸，或包薄膜衣，即得。

【性状】本品为棕色的滴丸，或为薄膜衣滴丸，除去包衣后显黄棕色至棕色；气香，味微苦。

【规格】每丸重25mg；薄膜衣滴丸每丸重27mg。

【功能与主治】活血化瘀，理气止痛。适用于气滞血瘀所致的胸痹，症见胸闷、心前区刺痛；冠心病、心绞痛见上述症候者。

【用法与用量】吞服或舌下含服。一次10丸，一日3次，28天为一个疗程；或遵医嘱。

【注意】孕妇慎用。

三、滴丸剂的质量检查

滴丸剂的外观应圆整均匀，色泽一致，无粘连现象，表面无冷凝介质黏附。除另有规定外，滴丸剂还应根据《中国药典》一部附录滴丸剂项下或二部附录丸剂项下进行重量差异限度、装量差异限度、溶散时限以及微生物限度检查。

关于溶散时限，除另有规定外，滴丸要求30分钟以内，包衣滴丸要求60分钟以内。

小　结

本章介绍了中药丸剂和滴丸剂，这二种剂型各自要点归纳如下：

中药丸剂是以中药饮片细粉或提取物为原料与适宜的润湿剂、黏合剂或吸收剂等辅料通过泛制法或塑制法制成的一类球形或类球形固体制剂。根据实际需要，中药丸剂可从不同角度分为粉末丸、浓缩丸；泛制丸、塑制丸；素丸、包衣丸；蜜丸、水丸、水蜜丸、糊丸、蜡丸或大丸、小丸（微丸）等不同类型。在质量方面，外观性状均要求圆整均匀、色泽一致，其中蜜丸应细腻滋润、软硬适中，存在的主要问题是产品均一性和微生物污染不易控制。在临床应用方面，中药丸剂以口服为主，有药效发挥具综合性且作用缓和持久，毒副作用较轻的突出优点，也存在着诸如患者服用不便、生物利用度较差等一些突出问题。

滴丸剂是以化学药品或中药饮片提取纯化物为原料与适宜的水溶性基质或脂溶性基质等辅料通过滴制法制成的一类球形或类球形固体制剂。由于目前品种较少，暂无分类的报道，但根据实际需要，可从原料、给药途径、药效发挥等几个方面自行分类。在质量方面，外观性状均要求圆整均匀，色泽一致，无粘连现象，表面无冷凝介质黏附，经检查很少有崩解度或外观不合格现象。在临床应用方面，给药途径较广，除口服外，可用于眼、耳、鼻、直肠、阴道等部位，多数有释药迅速的突出优点，也有些能起缓释和控释效果，患者用药依从性以及生物利用度较好。

（周佐林）

自测题

一、名词解释

中药丸剂　　滴丸剂

二、单项选择题

1. 每丸重量多少克以上称为大蜜丸
   A. 0.3g
   B. 0.5g
   C. 1.5g
   D. 6g
   E. 9g

2. 在以下分类法中除哪项外，都对患者购用中药丸剂有指导意义
   A. 按饮片入药形式不同分类
   B. 按制法不同分类
   C. 按是否包衣分类
   D. 按辅料不同分类
   E. 按规格与服用剂量不同分类

3. 以下关于中药丸剂的叙述，正确的是
   A. 中药丸剂均有作用持久、缓和的

特点

B. 以黄酒为辅料制成的中药丸剂称水丸

C. 蜜丸是饮片细粉与蜂蜜混合制成的一类丸剂

D. 具有舒筋活血功效的丸剂常以醋作润湿剂

E. 大蜜丸应检查溶散时限

4. 不属于炼蜜目的的是

A. 增加黏性

B. 除去杂质

C. 破坏酶的活性

D. 杀灭微生物

E. 增加甜味

5. 塑制法工艺流程不包括

A. 制丸块

B. 制丸条

C. 起模

D. 搓圆

E. 包装

6. 不用泛制法制备的丸剂是

A. 大蜜丸

B. 水蜜丸

C. 水丸

D. 浓缩丸

E. 糊丸

7. 不属于滴丸剂优点的是

A. 为高效、速效剂型

B. 基质载药量大，适用于大剂量强效药物

C. 可减少药物对胃肠道的刺激

D. 可掩盖药物的不良气味

E. 可用于眼、耳、鼻、直肠、阴道等部位

8. 具有高效、速效，且生物利用高的是

A. 蜜丸

B. 水丸

C. 浓缩丸

D. 泛制丸

E. 滴丸

9. 中药丸剂和滴丸剂相比较，叙述错误的是

A. 两者均属球形固体剂型，具有作用持久、缓和的特点

B. 两者均属于中成药

C. 两者外观均要求圆整均匀、色泽一致

D. 两者均有口服和外用品种

E. 两者均可容纳液体药物，使液体药物固体化

10. 在以下中药丸剂和滴丸剂的一些数据中，正确的是

A. 在《中国药典》一部中，中药丸剂占制剂总数近 20%

B. 老蜜的含水量在 14%～16%

C. 除另有规定外，浓缩丸中所含水分不得过 9.0%

D. 除另有规定外，滴丸应在 30 分钟内全部溶散

E. 除另有规定外，蜜丸应在 60 分钟内全部溶散

三、简答题

1. 简述中药丸剂突出的特点及其在临床应用中的意义。
2. 如果在工作中把滴丸剂分为化学药和中药两大类，将提示要考虑哪些问题？

第十一章　栓　剂

学习目标

1. 掌握栓剂的含义、特点、种类；常用栓剂基质种类、性质和应用。
2. 熟悉栓剂的制备方法；栓剂的质量检查中的主要检查项。
3. 了解栓剂的治疗作用及应用。

第一节　概　述

一、栓剂的含义与特点

（一）栓剂的含义

栓剂（suppository）系指药物和适宜基质制成具有一定形状供腔道给药的固体状外用制剂。栓剂在常温下为固体，塞入人体腔道后，在体温下迅速软化，熔融或溶解于分泌液，逐渐释放药物而产生局部或全身作用。

举例 11－1

妇菌清栓

妇菌清栓由药物苦参碱、甲硝唑、蛇床子、冰片、樟脑等提取物和适宜的基质制成卵形供阴道给药的固体状外用制剂。适用于厌氧菌感染、滴虫性阴道炎及白带、黄带增多、有异味，尿频、尿痛和阴道瘙痒的抑菌护理。本品规格 2g×7 枚。阴道用栓，洗净手及外阴，戴上指套，将栓剂置于阴道深处，每晚 1 次，每次 1 枚。

（二）栓剂的特点

1. 局部作用　栓剂在腔道内起润滑、抗菌、杀虫、收敛、止痛、止痒等局部作用。

2. 全身作用　栓剂由腔道吸收进入血液循环而起镇静、镇痛、兴奋、扩张血管和抗菌消炎等作用。由于直肠黏膜具有十分丰富的毛细血管，可以吸收一定量的药物，因此直肠用药能起到全身的作用。栓剂直肠给药用于全身的作用特点：①药物不受或少受胃肠道 pH 或酶的破坏；②避免药物对胃黏膜的刺激性；③中下直肠静脉吸收可避免肝脏首过作用，减少药物对肝脏的毒性和不良反应；④适宜于不能或不愿口服给药的患者。

二、栓剂的分类

栓剂因使用腔道不同而有不同的名称，如直肠栓、阴道栓、尿道栓等。常用的栓剂有直肠栓和阴道栓。栓剂的形状和大小各不相同，有圆锥形、圆柱形、鱼雷形、卵形、鸭嘴形、球形等（图 11－1）。

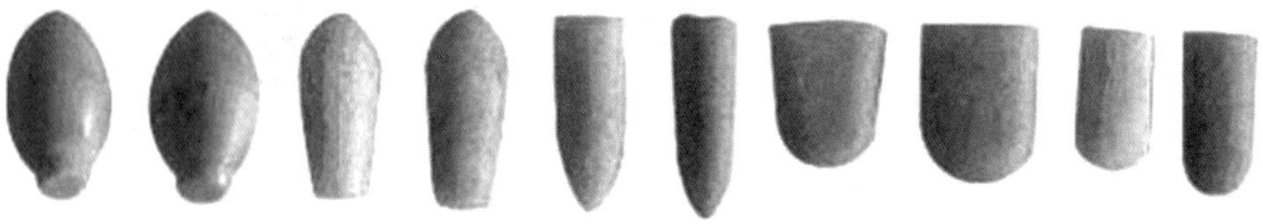

图 11－1　栓剂示意图

1. 肛门栓　肛门栓有圆锥形、圆柱形、鱼雷形等形状。每颗重量约 2g，长 3cm～4cm，儿童用约 1g。其中以鱼雷形较好，全身作用的栓剂在应用时塞入距肛门口约 2cm 为宜，塞入肛门后，因括约肌收缩容易压入直肠内。

2. 阴道栓　阴道栓有球形、卵形、鸭嘴形等形状，每颗重量 2～5g，直径 1.5～2.5cm，其中以鸭嘴形的表面积最大。

3. 尿道栓　尿道栓有男女之分，男用的重约 4g，长 1～1.5cm；女用的重约 2g，长 0.60～0.75cm。

第二节　栓剂基质

栓剂基质应符合下列要求：①室温时应有适当的硬度，当塞入腔道时不变形，不碎裂，在体温下易软化、熔化或溶解；②不与主药起反应，不影响主药的含量测定；③对黏膜无刺激性，无毒性，无过敏性；④理化性质稳定，在贮藏过程中不易霉变，不影响生物利用度等；⑤基质的熔点与凝固点的间距不宜过大，油脂性基质的酸价在 0.2 以下，皂化值应在 200～245，碘价低于 7；⑥适用于热熔法或冷压法制备，且易脱模。

栓剂常用基质分为油脂性基质和水溶性基质。

一、油脂性基质

（一）可可豆脂（coco butter）

是从可可树的种子中得到的一种固体脂肪。呈白色或淡黄色脆性蜡状固体，略带巧克力香味。无刺激性，熔程为 31～34℃，体温可熔化，通常应缓慢升温加热，待熔化至 2/3 时停止加热，利用余热使之完全熔化，以避晶型转变。

知识链接

从可可树到可可豆脂

可可树开花，结成果子，每个果实内包含约 30 个鸡蛋状种子（即可可豆），被果肉团团包裹住，新鲜的可可豆，苦且酸。用弯刀割下果实，将里面的豆子挖出，放入发酵盒或香蕉叶中发酵，可可豆变成了咖啡色。发酵后，豆子再利用阳光来晒干，干燥后即可开始烘焙，烘焙可使豆子增加香味和口感。接着豆子要经过研磨，产生可可汁。再进一步可以制作可可豆脂与可可粉，或制成巧克力。

（二）半合成脂肪甘油酯

由椰子或棕榈种子等植物油与甘油酯化反应而得。此类基质多为白色或类白色块状物，化学性质稳定，成型性能良好，具有保湿性和适宜的熔程（35～40℃），不易酸败，目前是取代天然油脂的较理想的栓剂基质。主要有椰油酯、山苍子油酯、棕榈酸酯、硬脂酸丙二醇酯。

二、水溶性基质

（一）甘油明胶（gelatin glycerin）

甘油明胶系将明胶、甘油、水按一定的比例在水浴上加热融和，蒸去大部分水，放冷后经凝固而制得。本品具有很好的弹性，在体温下不熔化，但能软化并缓慢溶解于分泌液中，具有缓慢释放药物的特点。其溶解速度与明胶、甘油、水三者用量有关，甘油与水的含量越高则越容易溶解，且甘油能防止栓剂变硬，三者的比例分别是 20∶70∶10。

由于甘油明胶可延长药物在局部作用的时间，因此常作为阴道栓的基质。

（二）聚乙二醇（polyethlene glycol，PEG）

易溶于水，熔点较低，多用熔融法制备成型，为难溶性药物的常用基质。有各种规格的 PEG 产品，由于分子量的不同，其物理形状也各不相同。无生理作用，体温下不熔化，制成的栓剂，其熔点一般高于体温，不需要在冰箱中保存，因此使用和贮存方便。

由于聚乙二醇水溶性好，能缓慢溶于体液中而释放药物，其栓剂塞进腔道后缓慢释药，作用持久，故常作为阴道栓的基质。

（三）聚氧乙烯（40）单硬脂酸酯类（polyoxyl 40 stearate）

商品代号又称为“S-40”，系聚乙二醇的单硬脂酸酯和二硬脂酸酯的混合物。呈白色或微黄色，无臭或稍有脂肪臭味的蜡状固体。熔程为 39～45℃，可溶于水、乙醇、丙醇等，不溶于液体石蜡。

S-40 可以和 PEG 混合使用，可制得崩解、释放性能较好的稳定的栓剂。

第三节 栓剂的制备

一、栓剂的生产工艺

（一）栓剂举例

举例 11-2

保妇康栓剂制备

【处方】	莪术油	82g
	冰片	75g
	聚氧乙烯（40）单硬脂酸酯	1235g
	聚乙二醇-4000	200g
	聚乙二醇-400	120g
	月桂氮卓酮	17.5g

【制法】把莪术油和冰片加入适当的乙醇中，搅匀，使冰片溶解。另取1235g聚氧乙烯（40）单硬脂酸酯、200g聚乙二醇-4000加热溶解。再加入120g聚乙二醇-400、17.5g月桂氮卓酮，搅匀。加入上述药液，搅匀，灌入栓剂模中，冷却后取出，制成1000粒，即得。

本品呈乳白色、乳黄色或棕黄色的子弹形。在临床上用于行气破瘀、生肌、止痛。用于霉菌性阴道炎、老年性阴道炎、宫颈糜烂。

【分析】

（1）本品每粒含莪术油应为标示量的85.0%～115.0%。

（2）说出处方中各主要成分的作用？为何混合加入几种不同基质？

（二）栓剂的热熔法工艺流程

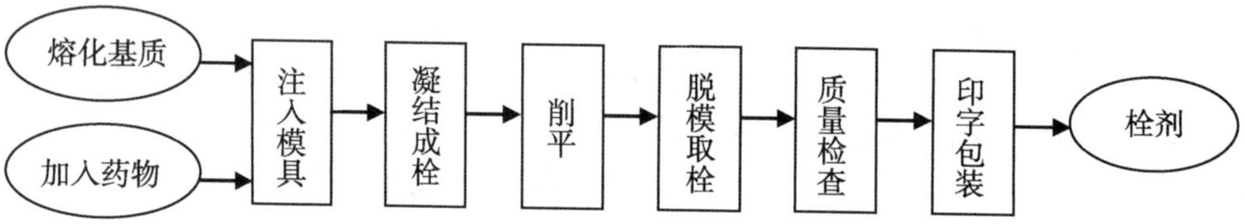

二、栓剂的生产制备过程

栓剂的制法主要有热熔法和冷压法两种。最常用的工业化生产方法是热熔法。

（一）热熔法

热熔法是将基质加热熔化，然后以适宜的方式加入药物，混合均匀，将混合液倾入模具中，冷却成型的一种方法。热熔法应用广泛，工厂生产一般均已采用机械自动化操作来完成。

热熔法的操作步骤：

1. 熔化基质　将处方的基质锉末，用水浴或蒸汽浴加热溶化，为避免局部过热，熔化时温度不宜过高，加热时间不宜太长，在2/3量基质熔融时即可停止加热，利用余热将剩余基质熔化。

2. 加入药物　将药物在搅拌下加入到接近凝固点的基质中混合均匀。栓剂中药物加入后可溶于基质中，也可混悬于基质中。除另有规定外，供制栓剂用的不溶性固体药物应预先用适宜的方法粉碎，并全部通过六号筛；栓剂中药物与基质应均匀混合，若药物系混悬于基质中，应一直搅拌，避免下沉。

3. 注入模具　待药物基质混合物的温度降至40℃左右，或由澄明变混浊时，将其混合物一次倾入涂有润滑剂的模具（图11-2、图11-3）

为了确保凝固时成品栓剂的完整，注入熔融物应该稍溢出模口，即高出模口。为了使栓剂易于取出，在熔融物注入前在模具内表面涂抹一些润滑剂。如果制剂处方中基质是油脂性，那么润滑剂多用肥皂醑（软肥皂、甘油各1份与95%乙醇5份混合所制成的溶液）；如果制剂处方中的基质是水溶性，那么润滑剂多用液体石蜡、麻油等。不过也有一些基质例外，例如可可豆脂或聚乙二醇作基质时，因为这两种基质在模具中冷却时会收缩，同模具的内表面分离开来，易于脱模，所以不需要润滑剂。

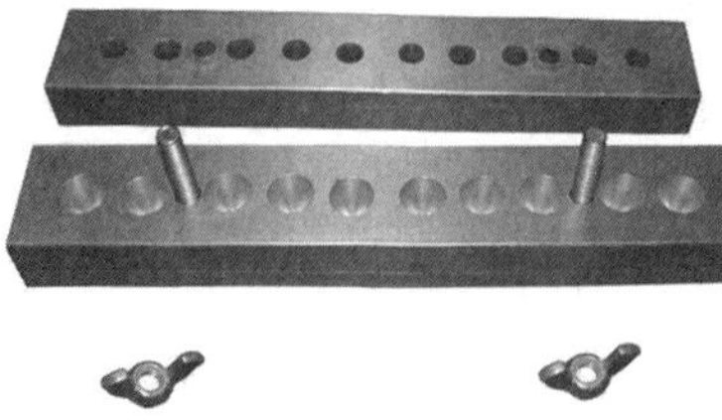

图 11-2　子弹型栓剂模具

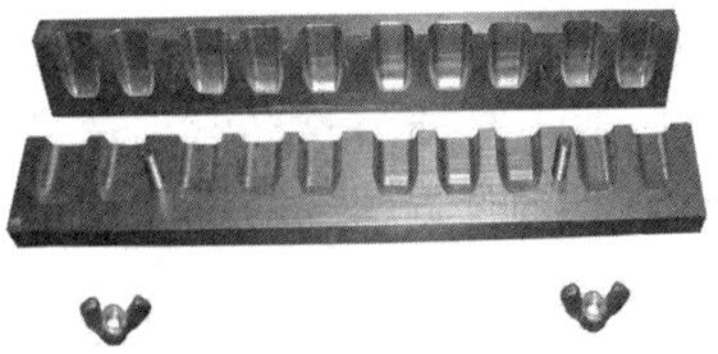

图 11-3　鸭嘴型栓剂模具

4. 凝结成栓　药液注入模具后于室温或冰箱中放置至冷却，待栓剂完全凝固硬化后，从冰箱中取出模具，使之温度回升到室温。

5. 启模取栓　削去溢出模口部分，刮刀需先浸在热水中温热，这将有利于栓剂表面的光滑。然后打开模具，推出栓剂。

现代工业生产栓剂多采用全自动机械化操作，新型的栓剂自动化生产线见图 11-4。

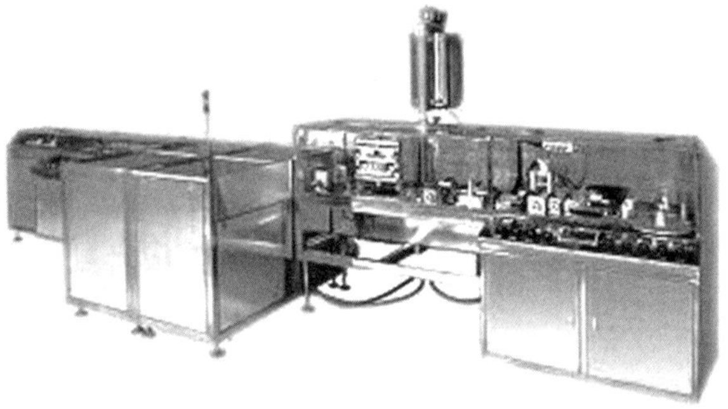

图 11-4　全自动栓剂灌封机

新型的栓剂自动化生产线是以栓剂的成型和包装为一体的机械化机组。成卷的塑料片材经栓剂制壳机吹塑成型，形成上端开口的模具形状，然后进入灌注的工序，已经搅拌均匀的药液通过高精度计量泵由喷嘴自动灌注到空壳内，完成灌装的栓剂立即送入冷却系统，由循环冷却空气对其进行冷却，经过一定时间的冷却，变成了固体的栓剂，通过削平整形、封口、打批号和剪切工序，制成成品。

（二）冷压法

冷压法是将药物与基质的粉末置于冷却的容器内混合均匀，然后装入制栓模型机内压成一定形状的栓剂。此法主要用于油脂性基质的栓剂，需要采用专门的设备。冷却法避免了加热对主药或基质稳定性的影响，不溶性药物也不会在基质中沉降，但是生产效率不高，成品中易夹带空气，而且不容易控制栓重，此法现已较少采用。

第四节　栓剂的治疗作用及应用

栓剂有全身治疗作用和局部治疗作用。

一、全身治疗作用

全身作用的栓剂一般要求迅速释放药物，应根据药物性质选择与药物溶解性相反的基质，有利于药物释放，增加吸收。如药物是脂溶性的则应选择水溶性基质；如药物是水溶性的则选择脂溶性基质，这样溶出速度快。为了提高药物在基质中的均匀性，可用适当的溶剂将药物溶解或将药物粉碎成细粉后再与基质混合。例如：阿司匹林栓。

举例 11－3

阿司匹林栓

【处方】阿司匹林　　600g

半合成脂肪酸脂　　1200g

共制　　约 1000 粒

【制法】

（1）称取半合成脂肪酸脂 1200g 置于适宜的容器中，于水浴上加热，待 2/3 基质熔化时停止加热，搅拌使全熔。

（2）称取研细的阿司匹林粉末（过六号筛）600g，分次加入熔化的基质中，不断搅拌使药物均匀分散，待此混合物呈黏稠状态时，灌入已涂有润滑剂的模具内。

（3）迅速冷却，凝固后削去模口溢出部分，脱模，检查，包装，即得。

作用与用途：用于普通感冒或流行性感冒引起的发热。也用于缓解轻至中度疼痛，如头痛、牙痛、神经痛、肌肉痛、痛经及关节痛等。

【分析】

（1）本品为乳白色或微黄色的栓剂。规格为：0.3g/粒。

（2）为了防止阿司匹林水解析出游离水杨酸，可加 1.0%～1.5%的酒石酸或枸橼酸作为稳定剂。

（3）制备阿司匹林栓时，不宜接触铁、铜等金属，以免栓剂变色。

二、局部治疗作用

局部作用的栓剂只在腔道局部起作用，应尽量减少吸收，故应选择融化、释药速度慢的栓剂基质。水溶性基质制成的栓剂因腔道中的液体量有限，使其溶解速度受限，释放药物速度缓慢，较脂肪性基质更有利于发挥局部药效。例如：克霉唑栓、甘油栓。

举例 11－4

克霉唑栓

【处方】克霉唑　　150g

聚乙二醇-400　　1200g

聚乙二醇-4000　　1200g

共制　　约 1000 粒

【制法】

(1) 称取克霉唑粉研细，过六号筛，备用。

(2) 另取聚乙二醇-400和聚乙二醇-4000于水浴上加热熔化，加入克霉唑细粉，搅拌至溶解。

(3) 迅速倾入阴道栓模具内，至稍微溢出模口。

(4) 冷却，凝固后削去模口溢出部分，脱模，检查，包装，即得。

作用与用途：本品具有抗真菌作用，用于念珠菌性阴道炎症。

【分析】

(1) 本品为乳白色或微黄色圆锥形栓剂。规格为：0.15g/粒。

(2) 处方中聚乙二醇混合物熔程为45～50℃，加热时勿使温度过高，并防止混入水分。两种聚乙二醇用量可随季节、区域的不同进行调整。

(3) 此基质可溶于水，药物在基质中渗透性较强，且不污染衣物，故应用广泛。

举例 11－5

甘油栓

【处方】	甘油	1820g
	硬脂酸钠	180g
	共制	约1000粒

【制法】

(1) 取甘油，在蒸汽夹层锅内加热至120℃。

(2) 加入研细干燥的硬脂酸钠，不断搅拌使之溶解，持续保温在85～95℃，直至溶液澄清，滤过。

(3) 注模，冷却成型，削去模口溢出部分，脱模，检查，包装，即得。

作用与用途：用于便秘。润滑性泻药。

【分析】

(1) 本品为无色或几乎无色的透明或半透明栓剂。

(2) 本品以硬酯酸钠为基质，另加甘油混合，使之硬化呈凝胶状。由于硬脂酸钠的刺激性与甘油较高的渗透压，能增加直肠的蠕动而具有通便的效果。

(3) 制备甘油栓时，栓模的内表面可涂液状石蜡作为润滑剂。

(4) 加热时间不宜过长，加热温度不宜过高，以免变黄或产生泡沫。

第五节　栓剂的质量检查

一、栓剂的质量检查

栓剂的一般质量要求有：药物与基质应混和均匀，栓剂外形应完整光滑；塞入人体腔道后，应无刺激性，应能融化、软化或熔化，并与分泌液混合，逐渐释放出药物，产生局部或全身作用。

栓剂应根据《中国药典》二部附录ⅩD进行以下检查。

1. 重量差异

检查法：取栓剂10粒，精密称定总重量，求得平均粒重后，再分别精密称定各粒的重量。每粒重量与平均粒重相比较，按规定（表11－1），超出重量差异限度的不得多于1粒，并不得超出重量差异限度1倍。

表11－1　栓剂的装量差异限度

平均装量	装量差异限度
1.0g以下或1.0g	±10%
1.0g以上至3.0g	±7.5%
3g以上	±5%

2. 融变时限

检查法：取栓剂3粒，在室温放置1小时后，照《中国药典》二部附录ⅩB规定的装置和方法检查，除另有规定外，脂肪性基质的栓剂3粒均应在30分钟内全部融化、软化或触压时无硬心；水溶性栓剂3粒在60分钟内应全部溶解。如有1粒不合格，应另取3粒复试，均应符合规定。

3. 微生物限度　照《中国药典》二部附录ⅪJ微生物限度检查法，应符合规定。

二、栓剂的包装和贮藏

栓剂应有适宜的硬度，以免在包装或贮藏时变形。栓剂所用内包装材料应无毒性，并不得与药物或基质发生理化作用。原则上要求每个栓剂都要包裹，不得外露；栓剂之间要有间隙，不得互相接触。常用的包装材料是铝箔或塑料。

除另有规定外，栓剂应在30℃以下的温度条件密闭保存，防止因受热、受潮而变形、发霉、变质。油脂性基质的栓剂应格外注意避热，最好在冰箱中（－2℃～2℃）保存；水溶性基质的栓剂，应密闭、低温贮存。

小　结

本章介绍了栓剂的概念和特点，分类及其应用。栓剂分类有直肠栓、阴道栓、尿道栓等。栓剂常用基质分为油脂性基质和水溶性基质。栓剂常用制备方法有：热熔法和冷压法，其中以热熔法为工业广泛的制备方法。热熔法制备栓剂的工艺流程包括熔化基质、加入药物、注入模具、凝结成栓、启模取栓、质量检查、印字包装。栓剂有全身作用和局部作用，临床应用较多的是栓剂的局部治疗作用。栓剂的质量检查有重量差异、融变时限和微生物限度检查。栓剂的包装是独立包装，30℃以下密闭贮藏。

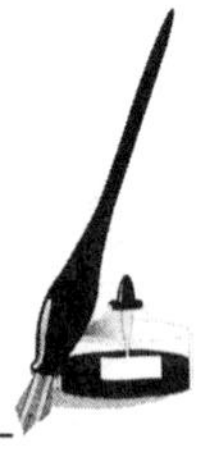

（王明龙）

自测题

一、名词解释

栓剂

融变时限

二、单项选择题

1. 下列关于栓剂的概念正确的叙述是
   A. 栓剂系指药物与适宜基质制成的具有一定形状的供口服给药的固体制剂
   B. 栓剂系指药物与适宜基质制成的具有一定形状的供人体腔道给药的固体外用制剂
   C. 栓剂系指药物与适宜基质制成的具有一定形状的供人体腔道给药的半固体制剂
   D. 栓剂系指药物制成的具有一定形状的供人体腔道给药的固体制剂
   E. 栓剂系指药物与适宜基质制成的具有一定形状的供外用的固体制剂

2. 下列关于全身作用栓剂的特点叙述**错误**的是
   A. 可部分避免口服药物的肝脏首过效应，降低副作用、发挥疗效
   B. 不受胃肠 pH 或酶的影响
   C. 可避免药物对胃肠黏膜的刺激
   D. 对不能吞服药物的病人可使用此类栓剂
   E. 栓剂的劳动生产率较高，成本比较低

3. 下列属于栓剂水溶性基质的有
   A. 可可豆脂
   B. 甘油明胶
   C. 硬脂酸丙二醇酯
   D. 半合成脂肪酸甘油酯
   E. 羊毛脂

4. 下列属于栓剂油脂性基质的有
   A. 甘油明胶
   B. 半合成棕榈酸酯
   C. 聚乙二醇类
   D. S－40
   E. PEG

5. 关于栓剂包装材料和贮藏叙述**错误**的是
   A. 栓剂应于 0℃以下贮藏
   B. 栓剂应于干燥阴凉处 30℃以下贮藏
   C. 甘油明胶栓及聚乙二醇栓可室温阴凉处贮存
   D. 甘油明胶栓及聚乙二醇栓宜密闭于容器中以免吸湿
   E. 栓剂贮藏应防止因受热、受潮而变形、发霉、变质

6. 栓剂制备中，模型栓孔内涂液状石蜡润滑剂适用于哪种基质
   A. 甘油明胶
   B. 可可豆脂
   C. 半合成椰子油酯
   D. 半合成脂肪酸甘油酯
   E. 硬脂酸丙二醇酯

7. 目前，用于全身作用的栓剂主要是
   A. 阴道栓
   B. 鼻道栓

C. 耳道栓
D. 尿道栓
E. 直肠栓

8. 全身作用的栓剂在应用时塞入距肛门口约多少为宜
A. 2cm
B. 5cm
C. 7cm
D. 10cm
E. 15cm

9. 下列关于栓剂的叙述中正确的为
A. 栓剂使用时塞得深，药物吸收多，生物利用度好
B. 局部用药应选释放快的基质
C. 粪便的存在有利于药物的吸收
D. 水溶性药物选择油脂性基质不利于发挥全身作用
E. 甘油明胶可延长药物在局部作用的时间，因此常作为阴道栓的基质

10. 栓剂的最佳贮藏温度是
A. 30℃
B. 35℃
C. 20℃
D. 10℃
E. 2℃

三、简答题

简述热熔法制备栓剂的生产工艺流程。

第十二章　膜剂与涂膜剂

学习目标

1. 掌握膜剂的概念、分类、特点、常用的成膜材料等。
2. 熟悉膜剂的制备方法。
3. 了解膜剂的质量检查；涂膜剂的概念、特点和制备方法等。

第一节　膜　剂

一、概述

膜剂系指药物与适宜的成膜材料经加工制成的膜状制剂。膜剂可供口服、口含、舌下、眼结膜囊内、阴道内给药，皮肤或黏膜创伤表面的贴敷等。

膜剂的形状、大小和厚度等可因临床用途而异，一般膜剂的厚度为0.1～0.2 mm，面积为1cm^{2}的可供口服或黏膜用，0.5cm^{2}的供眼用。

（一）膜剂的特点

1. 含量准确，稳定性好，吸收起效快。

2. 使用方便，适于多种途径给药，可制成不同释药速度的膜剂。

3. 制备工艺简单，生产中无粉尘飞扬，有利于劳动保护。

4. 多层复合膜剂可避免配伍禁忌。

4. 体积小，质量轻，便于携带、运输及贮存。

5. 膜剂载药量小，只适合小剂量的药物。

（二）膜剂的分类

1. 按结构特点分类

（1）单层膜剂：由单层药膜构成，膜剂多属于此类。

（2）多层膜剂：又称复合膜剂，由多层药膜叠合而成，多层膜剂可解决药物间的配伍禁忌。

（3）缓释或控释膜剂：又称夹心膜剂，系在两层不溶性的高分子膜中间，夹着一层含药的药膜，利用高分子材料起到缓慢释放或恒速释放药物的作用。

2. 按给药途径分类

（1）内服膜剂：用法如同内服片剂，如地西泮（安定）药膜。

（2）口腔用膜剂：包括口含、舌下给药及口腔内局部贴敷膜剂，如硝酸甘油膜、克霉唑口腔药膜等。

（3）眼用膜剂：用于眼结膜囊内，如毛果芸香碱眼用药膜。

（4）阴道用膜剂：主要用于治疗阴道感染或用于避孕，如外用避孕药膜。

（5）皮肤、黏膜用膜剂：用于皮肤或黏膜的创伤或炎症，如止血消炎药膜。

二、膜剂常用的成膜材料

（一）聚乙烯醇（PVA）

PVA是目前国内应用最广泛的成膜材料，常用有PVA 05－88和17－88两种规格，为白色或淡黄色粉末或颗粒。其聚合度和醇解度不同，则有不同的规格和性质。分子量越大，水溶性越差，水溶液的黏度大，成膜性能好；醇解度为88%者水溶性较好，在温水中能很快溶解。两种PVA均能溶于水，PVA05－88聚合度小、水溶性大、柔韧性差；PVA17－88聚合度大、水溶性小、柔韧性好。通常将两者以适当比例（如1∶3）混合使用，能制成很好的膜剂。

PVA无毒性、无刺激性，亦无生理活性，是一种安全的成膜材料，口服后在消化道中很少吸收，80%的PVA在48h内排出体外。

（二）乙烯-醋酸乙烯共聚物（EVA）

EVA为无色粉末或颗粒，无毒性、无刺激性，与人体组织有良好相容性，不溶于水，溶于二氯甲烷、三氯甲烷等有机溶剂，成膜性能良好，成膜后较PVA有更好的柔韧性，常用制备非溶蚀型或复合膜膜剂的外膜。本品成膜性能良好，膜柔软，强度大，弹性大，透明性好，适用于制备眼、阴道、子宫等膜剂。

（三）聚维酮（PVP）

PVP为白色或淡黄色粉末，无毒性和刺激性，微有特臭，无味；在水、乙醇、丙二醇、甘油中均易溶解；常温下稳定，加热至150℃时变色；水溶液黏度随分子量增加而增大，可与其他成膜材料配合使用；易长霉，应用时需加入防腐剂。

（四）羟丙基甲基纤维素（HPMC）

HPMC为白色粉末，在60℃以下的水中膨胀溶解，超过60℃时则不溶于水，在纯乙醇、氯仿中几乎不溶，能溶于乙醇-二氯甲烷（1∶1）或乙醇-氯仿（1∶1）的混合液中。HPMC成膜性能良好，坚韧而透明，不易吸湿，高温下不黏着，是抗热抗湿的优良材料，是应用最为广泛的纤维素类成膜材料。

（五）其他成膜材料

除以上成膜材料外，丙烯酸树脂类、纤维素类及一些天然高分子材料，如明胶、虫胶、阿拉伯胶、琼脂、海藻酸、淀粉、糊精等也常作成膜材料，这些成膜材料多数可降解或溶解，但成膜、脱膜性能较差，故常与其他成膜材料合用。

知识链接

理想的成膜材料应具备的条件

①无生理活性，无毒、无刺激性；②性质稳定，不与药物起作用，不干扰其含量测定；③成膜与脱膜性能好，成膜后有足够的强度和柔韧性；④能逐渐降解、吸收或排泄，不会在体内积蓄；⑤来源丰富、价格便宜。

三、膜剂的制备

（一）膜剂的处方组成

膜剂的处方由药物、成膜材料和附加剂三部分组成。常用的附加剂有：增塑剂、表面活性剂、填充剂、着色剂、矫味剂等。

举例 12－1

以 PVA 为载体，制备膜剂的处方

主药	0～70％
成膜材料（PVA 等）	30％～100％
增塑剂（甘油、山梨醇、乙二醇等）	0～20％
表面活性剂（聚山梨酯 80、十二烷基硫酸钠、豆磷脂等）	1％～2％
填充剂（碳酸钙、二氧化硅、淀粉等）	0～20％
着色剂（常用食用色素）	0～2％
遮光剂（二氧化钛）	0～2％
矫味剂（蔗糖或其他食用矫味剂）	适量
脱膜剂（液体石蜡等）	适量

（二）膜剂制备方法

1. 匀浆制膜法　又称涂膜法、流涎法，是目前国内制备膜剂最常用的方法。其生产工艺流程为：

成膜材料胶浆的配制 → 加入药物及附加剂 → 脱泡 → 涂膜 → 干燥 → 脱膜 → 含量测定 → 分剂量、包装

小量制备时将药浆倾于平板玻璃上，经振动或用推杆涂成宽、厚均匀的薄层，大量生产时可用涂膜机涂膜。涂膜后烘干，根据药物含量确定单剂量的面积，再按单剂量面积切割、包装。

知识链接

常用的脱膜剂

有些药膜干燥后剥离困难，涂膜前可在玻璃、钢带或塑料包装纸上酌加适宜的脱膜剂。常用的脱膜剂有液状石蜡、滑石粉等，但脱膜剂会影响成品的外观，应尽量避免使用。

2. 热塑制膜法　此法是将药物细粉和成膜材料如 EVA 颗粒相混合，然后用橡皮滚筒混碾，热压成膜，随即冷却、脱模即得；或将热熔的成膜材料（如聚乳酸、聚乙醇酸等）加热熔融，在热融状态下加入药物细粉，使溶入或均匀混合，在冷却过程中成膜。

3. 复合制膜法　此法是以不溶性的热塑性成膜材料（如 EVA）为外膜，分别制成具有凹穴的底外膜带和上外膜带；另用水溶性成膜材料（如 PVA 或海藻酸钠）用匀浆制膜法制成含药的内膜带，剪切后置于底外膜带凹穴中；也可用易挥发性溶剂制成含药匀浆，定量注入到底外膜带凹穴中，经吹风干燥后，盖上上外膜带，热封即得。此法需一定的机械设备，一般用于缓释膜剂的制备。

（三）膜剂的包装与贮藏

《中国药典》规定，膜剂所用的包装材料应无毒性、易于防止污染、方便使用，并不能与药物或成膜材料发生理化作用。除另有规定外，膜剂贮藏时应密封保存，防止受潮、发霉、变质。

（四）膜剂的制备举例

举例 12－2

复方替硝唑口腔膜

【处方】	替硝唑	0.2g
	氧氟沙星	0.5g
	聚乙烯醇（PVA 17－88）	3g
	羧甲基纤维素钠	1.5g
	甘油	2.5g
	糖精钠	0.05g
	纯化水	加至 100g

【制法】先将聚乙烯醇、羧甲基纤维素钠加适量纯化水浸泡过夜，溶解成胶浆，备用；另分别将替硝唑溶于 15ml 热纯化水中，氧氟沙星加适量稀醋酸溶解后加入胶浆中，加糖精钠、纯化水至足量，慢慢搅拌均匀，放置待气泡除尽后，在玻璃板上涂成 20cm×20cm 的膜，于 50℃左右干燥后脱模，切成 1cm×1cm 的药膜，每格含替硝唑 0.5mg、氧氟沙星 1mg，在紫外灯下照射 15 分钟灭菌，分装即得。

本品抗厌氧菌感染，用于治疗复发性口腔溃疡及牙周炎。

【分析】用时将药膜贴于患处或置于牙周间隙，每天 3 次，连续用药不超过 3 天。本品刺激性小，并可避免全身用药产生的恶心、呕吐、厌食等胃肠道反应。

举例 12－3

硝酸甘油膜

【处方】	硝酸甘油乙醇溶液（10%）	100ml
	聚乙烯醇（PVA 17－88）	78g
	聚山梨酯 80	5g
	甘油	5g
	二氧化钛	3g
	纯化水	400ml

【制法】先将聚乙烯醇、聚山梨酯 80、甘油、纯化水在水浴上加热搅拌使溶解，再加入二氧化钛研磨，过 80 目筛，放冷。在搅拌下逐渐加入硝酸甘油乙醇溶液，放置过夜以消除气泡。次日用涂膜机在 80℃下制成厚 0.05mm、宽 10mm 的膜剂，每 1cm×1cm 膜重 5mg，含主药 0.5mg，用铝箔包装即得。

本品用于心绞痛等症。

【分析】每次舌下含 1 小格，相当于含主药 0.3～0.6mg 即可。本品与普通硝酸甘油片剂相比，此膜剂的稳定性好，释药速度比片剂快 3～4 倍，用药后 20 秒左右即显效。

举例 12-4

外用避孕药膜

【处方】壬苯基聚乙二醇（10）醚	5g
聚乙烯醇（PVA 05-88）	14g
甘油	1g
纯化水	50ml

【制法】取聚乙烯醇加甘油和适量纯化水浸泡，等充分膨胀后，在水浴上加热搅拌使溶，加入壬苯基聚乙二醇（10）醚，搅拌均匀，静置，消去气泡，在涂膜机上制成面积为 40mm×40mm 的薄膜，每张药膜含主药 50mg，将药膜夹在装订成册的纸片中包装，即得。

主药为杀精子药，外用避孕。

【分析】此膜剂在 37℃的水中溶解时间不超过 50 秒，杀精子作用强，避孕效果良好，副作用少。

四、膜剂的质量检查

1. 外观　膜剂外观应完整光洁，厚度一致，色泽均匀，无明显气泡。多剂量的膜剂，分格压痕应均匀清晰，并能按压痕撕开。

2. 重量差异　除另有规定外，取供试品 20 片，精密称定总重量，求得平均重量，再分别精密称定各片的重量。每片重量与平均重量相比较，按表 12-1 中的规定，超出重量差异限度的不得多于 2 片，并不得有 1 片超出限度的 1 倍。

表 12-1　膜剂的重量差异限度

平均重量	重量差异限度
0.02g 及 0.02g 以下	±15%
0.02g 以上至 0.20g	±10%
0.20g 以上	±7.5%

凡进行含量均匀度检查的膜剂，一般不再进行重量差异检查。

3. 其他要求与检查　包括鉴别、含量均匀度、微生物限度等，按有关法定方法检测，均应符合相应的有关规定。

第二节　涂膜剂

一、概述

涂膜剂系指药物溶解或分散于含成膜材料溶剂中，涂搽患处后形成薄膜的外用液体制剂。涂膜剂用时涂布于患处，有机溶剂挥发，形成薄膜保护患处，并缓慢释放所含药物起治疗作用，一般用于无渗出液的损害性皮肤病，如慢性无渗出液的皮损、过敏性皮炎、牛皮癣和神经性皮炎等。

涂膜剂是我国在硬膏剂、火棉胶剂以及中药膜剂等剂型的应用基础上发展起来的一种新剂型。具有制备工艺简单、无需特殊的机械设备、不用裱背材料、使用方便等特点。

二、涂膜剂的处方组成

涂膜剂的处方主要由药物、成膜材料和挥发性有机溶剂三部分组成。常用的成膜材料有聚乙烯醇、聚乙烯吡咯烷酮、乙基纤维素和聚乙烯醇缩甲乙醛等；增塑剂有甘油、丙二醇、邻苯二甲酸二丁酯等；溶剂为乙醇、丙酮、乙醚等，或将上述成分以不同比例混合后使用；根据需要可加入适宜的附加剂，如防腐剂、抗氧剂等，所加附加剂对皮肤或黏膜应无刺激性。

三、涂膜剂的制备

涂膜剂的一般制法：涂膜剂中所含的药物，如能溶于溶剂中，可以直接加入溶解；如药物不能溶解时，先用少量溶剂将其研细后再混悬在溶剂和成膜材料中；如为中药，则应先制成乙醇提取液或提取物的乙醇、丙酮溶液，再加入到成膜材料溶液中，充分混合均匀，即得。

涂膜剂除另有规定外，应遮光，密闭贮存；在启用后最多可使用 4 周。涂膜剂标签上应注明“不可口服”，并应按规定进行装量、无菌及微生物限度检查。临床上应用的涂膜剂有哈西奈德涂膜剂、癣净涂膜剂等。

四、涂膜剂的制备举例

举例 12－5

癣净涂膜剂

【处方】	水杨酸	400g
	苯甲酸	400g
	硼酸	40g
	鞣酸	300g
	苯酚	20g
	薄荷脑	10g

氮酮	10ml
甘油	100ml
聚乙烯醇（PVA 124 ）	40g
纯化水	400ml
95%（V/V）乙醇	加至1000ml

【制法】取聚乙烯醇-124加入纯化水和甘油中充分膨胀后，在水浴上加热使完全溶解；另取水杨酸、苯甲酸、硼酸、鞣酸、苯酚及薄荷脑依次溶于适量95%乙醇中，加入氮酮，再添加乙醇使成500ml，搅匀后缓缓加至聚乙烯醇-124溶液中，随加随搅拌，搅匀后迅速分装，密闭，即得。

本品用于治疗手、足、股癣。

【分析】

（1）用时涂于洗净的患处，待干燥成膜，一日1～2次。

（2）聚乙烯醇-124具有良好成膜性能、脱膜性能及抗拉强度和柔韧性，用作涂膜材料，涂布成膜后所含药物能均匀地分布并缓慢释放，使药物作用持久而疗效显著，药膜对创面还有保护作用。本品成膜速度快，一般在3～5分钟即可干燥成膜，又有易洗脱而不污染衣物的特点。

小　结

本章介绍了膜剂的概念、特点、分类、处方组成、常用的成膜材料及制备方法等。膜剂系指药物与适宜的成膜材料经加工制成的膜状制剂。可供口服或黏膜用。膜剂的处方由药物、成膜材料和附加剂三部分组成，常用成膜材料有聚乙烯醇（PVA）、乙烯-醋酸乙烯共聚物（EVA）、聚维酮（PVP）、羟丙基甲基纤维素（HPMC）等，其中聚乙烯醇（PVA）无毒、无刺激性、成膜性好，最为常用。一般采用匀浆制膜法、热塑制膜法和复合制膜法三种方法制备。并对涂膜剂的概念、特点、处方组成、常用的成膜材料及制备方法等作了简单介绍。涂膜剂系指药物溶解或分散于含成膜材料溶剂中，涂搽患处后形成薄膜的外用液体制剂。主要由药物、成膜材料和挥发性有机溶剂三部分组成。

（廖仰平）

自 测 题

一、名词解释

膜剂　　　　涂膜剂

二、单项选择题

1. 甘油在膜剂中的主要作用是
   A. 黏合剂
   B. 遮光剂
   C. 增塑剂
   D. 矫味剂
   E. 脱膜剂

2. 膜剂最佳成膜材料是
   A. 聚乙烯醇
   B. 糊精
   C. 阿拉伯胶
   D. 明胶
   E. 淀粉

3. 制备膜剂可使用的是
   A. 研磨法
   B. 匀浆制膜法
   C. 分散法
   D. 凝聚法
   E. 乳化法

4. 下列关于膜剂特点的错误叙述是
   A. 含量准确
   B. 仅适用于剂量小的药物
   C. 成膜材料用量少
   D. 起效快且又可控速释药
   E. 载药量大

5. 关于膜剂的叙述错误的是
   A. 膜剂是药物与适宜的成膜材料经加工制成的膜状制剂
   B. 膜剂可供口服、口含、舌下或黏膜给药
   C. 膜剂系指药物溶解或分散于含成膜材料溶剂中，涂搽患处后形成薄膜的外用液体制剂
   D. 膜剂外观应完整光洁、厚度一致、色泽均匀、无明显气泡
   E. 多剂量膜剂分格压痕应均匀清晰，能在压痕处撕开

6. 下列有关涂膜剂的叙述错误的是
   A. 涂膜剂系用高分子化合物为载体所制得的薄膜状制剂
   B. 涂膜剂的处方组成为药物、成膜材料及挥发性溶媒
   C. 涂膜剂是在硬膏剂、火棉胶基础上发展起来的新剂型
   D. 制备工艺简单
   E. 涂膜剂不可口服

7. 下列有关成膜材料 PVA 的叙述中错误的是
   A. 具有良好的成膜性及脱膜性
   B. PVA 的性质主要由其聚合度与醇解度决定
   C. 无毒性、无刺激性
   D. PVA 的聚合度越大，水溶性越好
   E. 国内常用的 PVA 有 05 - 88 和 17 -88 两种规格

8. 膜剂按结构特点分类不正确的是
   A. 单层膜剂
   B. 多层膜剂
   C. 缓释膜剂
   D. 控释膜剂
   E. 内服膜剂

三、简答题

膜剂的制备方法有几种？简述匀浆制膜法的生产工艺流程。

第十三章 药物制剂的稳定性

学习目标

1. 掌握研究药物制剂稳定性的意义。
2. 熟悉影响药物制剂化学稳定性的因素以及增加药物制剂化学稳定性的方法。
3. 了解药物制剂稳定性的研究范围和药物制剂稳定性主要项目。

第一节 概 述

一、研究药物制剂稳定性的意义

世界上任何事物都处在从量到质的变化之中，在一定的条件下，有的变化快些或明显些，有的变化慢些或不明显，变化的速度和程度各不相同，但各有其规律。如果原有条件发生了改变，各事物原有的变化速度和程度也将改变，变化的结果或许是我们所期望的，亦或是我们必须认真防范的。我们通常将事物发生变化的速度和程度用稳定性表述，符合所期望的变化，称之为稳定或稳定性好，否则为不稳定或稳定性差。对药物制剂发生变化或者是稳定性的理解当然也不例外。

药物制剂稳定性是指药物制剂从制备到使用期间，其外观性状、内含成分或使用剂量等方面发生变化的速度和程度。药物制剂作为人体防治疾病的一类极其重要物质，对药物制剂的稳定性研究具有重要意义。

（一）药物制剂的稳定性必须符合国家药品标准

受各种因素的影响，药物制剂的稳定性必然会发生变化，但必须保证药物制剂生产以后经检验符合国家药品标准方可出厂，在运输、贮存、销售，直至临床用于人体之前也应符合同一质量标准。药物制剂稳定性是评价药物制剂质量的重要指标之一。

（二）药物制剂的稳定性是制定有效期的依据

在适宜条件下，各种药物制剂生产出来后在一定时期内其稳定性应符合国家药品标准，我们将保持稳定性的这段时间称为有效期。各种药物制剂的有效期就是根据稳定性表现制定的。

（三）药物制剂的稳定性是用药安全、有效的保证

药物制剂的基本要求是安全、有效、稳定。如果临床应用前药物制剂在体外不具备一定的稳定性，例如药物发生了降解变质，不仅可使药效降低，有些药物甚至可能产生毒副作用，这样就难以保证用药后体内的安全性和有效性。

随着制药工业的发展，药物制剂的品种越来越多，某些药物如抗生素制剂、生化制剂、蛋白多肽类药物制剂、维生素制剂及某些液体制剂的稳定性问题尤为突出，特别是注射剂的稳定性研究更具有实际意义，若将变质的注射液注入人体内，危险性可想而知。

（四）药物制剂的稳定性是新药研发质量的保证

药物产品在不断更新，一个新产品，从原料合成、制剂处方工艺设计到制剂生产、包装，稳定性研究始终贯穿其中。我国已经规定，在新药研究和申报过程中，必须考察处方因素和外界因素对药物制剂稳定性的影响，必须呈报有关稳定性资料。

（五）药物制剂的稳定性是提高经济效益的保证

现在药物制剂已基本上实现机械化大生产，若产品因不稳定而变质，则在经济上可造成巨大损失。

目前我国应用于临床的药物制剂种类繁多，固体的或液体的，浸出的、提纯的、合成的或生物技术的等，不管哪一类都存在着或多或少影响稳定性的问题，需要广大医药从业人员在研发、生产、贮运、销售等各个领域引起高度重视，认真分析研究并切实加以防范解决。

二、药物制剂稳定性重点考查项目

见表 13－1。

表 13－1 原料药及药物制剂稳定性重点考查项目表

剂型	稳定性重点考查项目
原料药	性状、熔点、含量、有关物质、吸湿性及根据品种性质选定考察项目
散剂	性状、含量、有关物质、水分
颗粒剂	性状、含量、有关物质、溶化性
胶囊剂	性状、含量、有关物质、溶出度或崩解时限、水分
片剂	性状、含量、有关物质、溶出度或崩解时限、脆碎度、水分。如为包衣片应同时考察片芯、含量、有关物质、溶出度
酊剂	性状、含量、有关物质、含醇量
口服溶液剂	性状、含量、有关物质、澄清度、液体容量、卫生学检查、pH
糖浆剂	性状、含量、有关物质、澄清度、相对密度、卫生学检查、pH
混悬剂	性状、含量、有关物质、再悬性、颗粒细度
乳剂	性状、含量、有关物质、分层速度、粒度
搽剂	性状、含量、有关物质
注射液	性状、含量、有关物质、pH、澄明度、无菌检查；输液剂还应检查热原、不溶性微粒等。非均相体系还应检查粒子大小及分布、沉降、分层等物理稳定性指标
滴眼剂	如为澄清液，应考察：性状、澄明度、含量、pH、有关物质、无菌检查；如为混悬液，不检查澄明度，检查再悬浮性、颗粒细度

续表

剂型	稳定性重点考查项目
软膏剂	性状、含量、有关物质、均匀性，乳膏还应检查有无分层现象
眼膏剂	性状、含量、有关物质、均匀性、颗粒细度、无菌检查
计量吸入气雾剂	含量、有关物质、容器严密性、每揿剂量、总揿次数
滴丸剂	性状、含量、有关物质，溶散时限
栓剂	性状、含量、有关物质，软化、融变时限
膜剂	性状、含量、有关物质，溶化时限，眼用膜剂应作无菌检查
透皮帖片	性状、含量、有关物质、释放度
缓、控释制剂	性状、含量、有关物质、释放度

注：有关物质（含其他变化所生成的产物）应说明其生成产物的数目及量的变化，如有可能应说明有关物质中哪个为原料中间体，哪个为降解产物，稳定性试验中重点考察降解产物。

三、药物制剂稳定性的研究范围

根据药物制剂稳定性重点考查项目及其特征，药物制剂稳定性的研究范围可概括为化学、物理学和生物学三个方面。

（一）化学稳定性

系指药物制剂由于 pH、溶剂等处方因素或温度、光线等外界因素的影响引起成分发生水解、氧化、异构、聚合等化学反应，使药物制剂有效含量（或效价）下降，或伴随外观性状改变的一类变化。这类变化也可能是由于物理学或生物学不稳定所发展而来。应注意的是有些变化是可见的，如维生素 C 注射液因被氧化而变黄；有些则不可见，如青霉素因水解而使效价降低。不管如何，变化的结果经检验不符合国家药品标准则属于假药或劣药，不准销售和使用。

（二）物理学稳定性

系指制剂在生产、贮存过程中物理性能方面发生改变的一类变化。如混悬剂中药物颗粒结块、结晶生长；乳剂的分层、破裂；胶体制剂（如硬胶囊）的老化；片剂崩解度、溶出度的改变等。药物制剂发生的物理学变化，有些是自身不稳定的表现，如酒剂出现的陈化现象；有些是由于化学或生物学不稳定引起的，如乳剂霉败出现的破裂现象。最后应根据是否影响临床使用、在体内的过程或疗效发挥等，考虑是否可继续应用，还是按假药或劣药处理。

（三）生物学稳定性

系指药物制剂由于受微生物的污染，而发生变质、腐败或出现热原、微生物超标等现象的一类变化。含有糖、蛋白质等营养性成分的药物制剂极易被微生物污染而变质、腐败；无菌制剂也极易受微生物污染而使热原、微生物超出检验标准，这种生物学不稳定也可同时出现化学或物理学不稳定，使原有的药物制剂成为假药或劣药而不能再用，例如糖浆剂的发霉、变味，注射剂出现热原反应等。

知识链接

完达山刺五加注射液事件

2008年10月，黑龙江完达山制药厂生产的刺五加注射液发生严重不良反应事件。经SFDA联合有关部门查明，完达山制药厂云南办事处的仓库因受到暴雨侵袭，所储存的刺五加注射液被雨水浸泡后导致细菌污染，该办事处有关人员毫无质量意识，擅自将被污染的药品更换包装和标签后继续销售，患者使用后发生严重危害。

以上可见，药物制剂在化学、物理学或生物学方面的稳定性表现，适宜条件下缓慢或不明显，在规定的有效期内符合质量要求，但条件一经改变，或者说，在化学、物理学或生物学方面出现不稳定，变化可能会迅速而明显，有时甚至会增加制剂的毒性，危害较大，以至严重影响临床用药的安全性和有效性。

如何在今后工作中对药物制剂的稳定性问题有进一步的认识和理解，由于所涉及的物理学和生物学稳定性问题在各章节中已有详细分析，本章将重点讨论化学稳定性的各种影响因素及其稳定化措施。

第二节　影响药物制剂化学稳定性的因素

一、处方因素

药物制剂的处方组成比较复习，除主药外，还要加入各种辅料，各种处方成分及因素均可影响稳定性，如pH、广义酸碱催化、溶剂、离子强度、表面活性剂等。

（一）pH的影响

药物的水解或氧化反应通常受溶液pH的影响。许多酯类、酰胺类药物的水解受H^+或OH^-催化，这种催化作用叫专属酸碱催化（specific acid-base catalysis）或特殊酸碱催化，其水解速度主要由溶液pH决定。当溶液的pH较低时，主要是酸催化为主；当溶液的pH较高时，主要是碱催化为主；pH在中间值时，水解速率可能与pH无关，或由H^+或OH^-共同催化。药物水解的速率主要由溶液的pH决定。有些药物当pH相差0.5时，其降解速率可相差数倍，如硫酸阿托品，0.05%水溶液的pH 6.54，加热120℃30分钟后分解3.4%，而在pH 7.3的磷酸缓冲液中，加热120℃ 30分钟后分解达51.8%。

一些药物的氧化反应也受H^+或OH^-催化。例如吗啡在pH4以下较稳定，在pH5.5～7.0时反应速度迅速增加。

知识链接

易水解和易氧化药物的种类

（1）易水解的药物：

①酯类（包括内酯）：盐酸普鲁卡因注射液、乙酰水杨酸片、硫酸阿托品注射液等；②酰胺类（包括内酰胺）：氯霉素滴眼液、青霉素G钾、注射用苯巴比妥钠等；③其他类：阿糖胞苷、地西泮（安定）、碘苷等。

（2）易氧化药物：

①酚类：吗啡、肾上腺素、多巴胺、水杨酸钠等；②烯醇类：维生素C；③其他类药物：芳胺类（磺胺嘧啶钠）、吡唑酮类（氨基比林）、噻嗪类（盐酸氯丙嗪）等。

（二）广义酸碱催化的影响

按照Brōnsted-Lowry酸碱理论，给出质子的物质叫广义的酸，接受质子的物质叫广义的碱。药物被广义的酸碱催化水解，这种催化作用叫广义的酸碱催化（general acid-base catalysis）或一般酸碱催化。液体制剂处方中，往往加入大量的缓冲剂。常用的缓冲剂如磷酸盐、醋酸盐、枸橼酸盐、硼酸盐及其相应的酸均为广义的酸碱。缓冲剂的浓度越大，催化速度也越快。为了减少这种催化作用的影响，在实际生产处方中，缓冲剂应用尽可能低的浓度或选用没有催化作用的缓冲系统。

（三）溶剂的影响

溶剂在药物制剂中是一类最常用的辅料。由于不同的溶剂有不同的介电常数，极性表现不一样，对药物稳定性的影响也不同。在常用的溶剂中，水的极性最大，对药物的稳定性影响也最大。在水中很不稳定的药物，通常可考虑选用乙醇、丙二醇或甘油等极性较小的溶剂，或在水中加入适量的非水溶剂可延缓药物的水解。如苯巴比妥钠注射液用丙二醇（60%）可使注射液稳定性提高，25℃时的半衰期达1年左右。当然，溶剂对药物制剂稳定性的影响比较复杂，只能具体问题具体分析。

知识链接

介电常数

介电常数ε表示在溶剂中将相反电荷分开的能力，它反映溶剂分子的极性大小。有机溶剂的介电常数在2～190之间，ε越大，溶剂的极性越强（见表13－2）。

表13－2　常见溶剂的介电常数

溶剂	介电常数	溶剂	介电常数
H_2O（水）	78.5	n－$C_6H_{13}OH$（正己醇）	13.3
$HCOOH$（甲酸）	58.5	CH_3COOH（醋酸）	6.15
$HCON(CH_3)_2$（N，N－二甲基甲酰胺）	36.7	C_6H_6（苯）	2.28
CH_3OH（甲醇）	32.7	CCl_4（四氯化碳）	2.24
C_2H_5OH（乙醇）	24.5	n－C_6H_{14}（正己烷）	1.88
CH_3COCH_3（丙酮）	20.7		

（四）离子强度的影响（催化反应中）

在药物制剂处方中，往往加入电解质调节等渗，或加入盐（如一些抗氧剂）防止氧化，或加入缓冲剂调节 pH。这些物质的加入改变了溶剂中的离子强度，对溶液中药物的降解速率产生影响。离子强度对药物降解速率的影响与溶液中药物和离子所带的电荷关系如下：

若药物和离子带相同的电荷，加入盐使溶液离子强度增加，则药物的降解速率随离子强度的增加而增加；若药物和离子带相反的电荷，则药物的降解速率随离子强度的增加而降低；若药物是中性分子，此时离子强度的增加对药物降解速度没有影响。

（五）表面活性剂的影响

一些容易水解的药物，加入表面活性剂可使稳定性增加，因为表面活性剂的浓度在临界胶束浓度以上时可形成胶团包裹药物，由于胶束的“屏障”作用，阻碍 OH^- 或 H^+ 进入胶束，可使药物稳定性提高。如苯佐卡因分子结构中含有酯键，易受 OH^- 催化水解，在 5% 十二烷基硫酸钠溶液（阴离子型表面活性剂）中，30℃时的 $t_{1/2}$ 增加到 1150 分钟，不加十二烷基硫酸钠时则为 64 分钟。但有时表面活性剂会加快某些药物的降解，如聚山梨酯 80 使维生素 D 稳定性下降。故应在实验基础上，正确选用表面活性剂。

（六）处方中其他辅料的影响

除以上各类常用辅料外，药物制剂稳定性与处方中其他辅料也有着密切的关系。如把聚乙二醇作为氢化可的松软膏剂基质时，能促进该药物的分解，有效期只有 1 个月；又如制备阿司匹林片剂时用硬脂酸钙、硬脂酸镁作为润滑剂，与阿司匹林反应生成相应的乙酰水杨酸钙及乙酰水杨酸镁，提高了系统的 pH，使阿司匹林溶解度增加，分解速度也随之加快。因此，制备阿司匹林片剂时，不宜使用硬脂酸钙或镁作为润滑剂，而改用影响较小的滑石粉或硬脂酸。在实际生产中，制剂的组方应在实验的基础上，正确选用辅料。

知识链接

表 13－3　一些片剂的润滑剂对乙酰水杨酸稳定性的影响

润滑剂	pH	每小时产生的水杨酸(mg)
硬脂酸	2.62	0.133
滑石粉	2.71	0.133
硬脂酸钙	3.75	0.986
硬脂酸镁	4.14	1.314

二、外界因素

（一）温度

温度是外界因素中影响药物制剂稳定性的重要因素之一。一般来说，温度升高，药物的降解速度加快。根据 Van't Hoff 规则，温度每升高 10℃，反应速度约增加 2～4 倍。例如硫酸阿托品在 pH5.0，25℃时的半衰期约 130 年，当温度升到 120℃时，其半衰期缩短至 160 小时左右。然而不同反应增加的倍数可能不同，故上述规则只是一个粗略的估计。

在药物制剂生产制备过程中，一些工艺需要升高温度，例如注射液的灭菌、湿颗粒的干燥等，此时应注意温度对制剂中有效成分的影响。

（二）光线

光是一种辐射能，光线波长越短，能量越大，故紫外线更易激发化学反应。药物的化学结构与对光敏感性可能有一定关系，如酚类和分子中具有双键的药物，一般对光敏感。又如硝普钠是一种强效、速效降压药，临床效果肯定，其对热稳定，但对光极不稳定，临床上用5%葡萄糖配制成0.05%硝普钠溶液静脉滴注，在阳光下照射10分钟就分解13.5%，颜色也开始变化，同时pH下降。室内光线条件下，本品半衰期为4小时。故光敏感的药物制剂在制备过程中要注意避光操作。

知识链接

光敏感的药物

①酚类药物：苯酚、肾上腺素、吗啡等；②分子中有双键的药物：维生素A、维生素D、维生素B_{12}、叶酸、利血平等；③含卤素的药物：碘仿、氯仿、三氯乙烯等。

（三）空气（氧）的影响

空气中的氧是引起药物制剂氧化的主要因素。空气中的氧与制剂接触的主要途径有：①氧在水中有一定的溶解度，在平衡时，0℃为10.19ml/L，25℃为5.75ml/L，50℃为3.85ml/L，100℃水中几乎没有氧；②在药物制剂容器周围空间的空气中或固体制剂的颗粒间隙中也存在着一定量的氧，因而各种药物制剂几乎都有与氧气接触的机会，氧化反应常引起固体制剂（片剂、胶囊剂等）、液体制剂（溶液剂、注射剂等）变色，其变色的原因是由于生成酯类等具有发色基团的化合物。如具儿茶酚结构的药物（肾上腺素、多巴胺等）极易自动氧化，生成无效成分。故除去氧气，避免氧气的作用，对于易氧化的药物制剂，是防止氧化的根本措施。

（四）金属离子的影响

制剂中微量金属离子主要来自原辅料、溶剂、容器以及操作过程中使用的工具等。微量金属离子对自动氧化反应有显著的催化作用，如0.0002mol/L的铜能使维生素C氧化速度增大1万倍。铜、铁、钴、镍、锌、铅等离子都有促进氧化的作用。

（五）湿度和水分的影响

空气中湿度与物料中含水量对固体药物制剂稳定性的影响特别重要。水是化学反应的媒介，固体药物吸附了水分以后，在表面形成一层液膜，降解反应就在液膜中进行。无论是水解反应，还是氧化反应，微量的水均能加速药物的降解，而且水分含量越高药物分解速率越快，如阿司匹林、氨苄西林钠、硫酸亚铁等药物的化学稳定性均受湿度与水分的影响。

一般情况下，水不溶性药物不易吸湿，而水溶性药物容易吸湿，且吸湿的程度与临界相对湿度（CRH）的大小有关。物料的CRH越小则越易吸湿；反之则不易吸湿。应注意的是，当二种或二种以上的水溶性药物混合后，CRH变小，吸湿性明显增加。

知识链接

临界相对湿度（CRH）

一种水溶性药物在相对湿度较低的环境下，几乎不吸湿，当相对湿度增大到一定值时，吸湿量急剧增加，一般把吸湿量开始急剧增加时的相对湿度称为临界相对湿度（Critical Relative Humidity，CRH）。CRH 是水溶性药物吸湿性大小的衡量指标。

（六）包材材料的影响

药物制剂的包装材料通常有玻璃、塑料、橡胶及一些金属等。这些包材材料对药物制剂稳定性的影响往往被人们所忽视。实际上，各种包装材料的透气性、吸附性等性能各不相同，是否适合包装某种药物制剂，除了要考虑尽可能减少光、热以及空气中的氧和水分等外界因素的影响外，同时也要考虑与药物制剂是否发生相互作用并引起稳定性的变化。为了防止包装材料对药物制剂稳定性造成影响，国家对药品包装材料实行注册制度，规定未经注册的药品包装材料不得用于生产、销售、经营和使用，并规定直接接触药品的包装材料和容器未经批准的，按劣药处理。至于具体的药物制剂应选用哪种合适的包装材料，必须以实验结果和实践经验为依据并报药监部门审批。

以下介绍几种常用的不同质地的包装材料及其特点：

1. 玻璃　玻璃的理化性能稳定，不易与药物或空气（氧）、水分等作用，不能使气体透过，为目前应用最多的一类包装容器。但由于制造的材料不同，有些会释放碱性物质和脱落不溶性玻璃碎片于药液中，改变药液的 pH 或影响注射液的澄明度（详见第七章“注射剂与滴眼剂”）。此外，棕色玻璃能阻挡波长小于 470nm 的光线透过，故光敏感的药物可用棕色玻璃包装。但棕色玻璃中含铁量较高，对于某些与铁离子容易发生氧化变色的药物溶液（如水杨酸钠、对氨基水杨酸钠等）则不宜采用棕色玻璃容器贮存。

2. 塑料　塑料是聚氯乙烯、聚苯乙烯、聚乙烯及聚丙烯等一类高分子聚合物的总称。塑料因易于成形、质地轻、价廉等优点，在药物制剂包装应用中非常广泛。它与玻璃比较有明显的透气性、透湿性和吸着性缺点。例如盛装于塑料容器中的气体可与空气中的气体交换，可导致硝酸甘油药液的挥散；塑料中的物质可迁移入药物溶液中，药物溶液内的物质也可被塑料容器吸附。

知识链接

表 13－4　不同塑料包装材料的特点

材料	平均密度	水蒸气穿透性	气体穿透性（O_2）	与产品潜在的反应性
聚乙烯（低密度）	0.92	高	低	低
聚乙烯（高密度）	0.96	低	低	低
聚丙烯	0.90	中等	低	低
聚氯乙烯（软的）	1.20	高	低	中等
聚氯乙烯（硬的）	1.40	高	低	低
聚碳酸酯	1.2	高	低	低
聚酰胺（尼龙）	1.1	高	低	高

3. 金属　金属材料常用作软膏剂、眼膏剂、搽剂等的包装容器。金属容器较坚固，密封性能好，但药物容易腐蚀金属容器，腐蚀后的杂质进入药物制剂中。如锡管、铝管可被氧化物或酸性药物所腐蚀，如能在金属表面涂上乙烯漆或纤维素漆薄层，则可以增加抗腐蚀作用。此外，汞制剂对铝管有强烈的腐蚀性，如在铝管表面涂上环氧树脂层就具有防腐蚀性能。

4. 橡胶　橡胶广泛用作塞子、垫圈、滴头等。需要注意以下几点：①吸附性：橡胶可吸附药物溶液中的主药和抑菌剂，特别对于抑菌剂的吸附可使抑菌效能降低，此点不能忽视。②橡胶中的成分能溶解于药物溶液中，引起药物的毒副反应或干扰药液中主药的化学分析。③橡胶成型时，多加有硫化物、填充剂及防老剂等附加剂，这些成分可与药物发生相互作用而影响药物制剂的稳定性。因而输液剂的橡胶塞下常加入隔离膜，把胶塞和药液隔离开来。现大输液生产中使用丁基橡胶大输液瓶塞，可不用隔离膜。

知识链接

丁基胶塞

我国至2004年年底前所有药用胶塞（包括输液、口服液等各种剂型用胶塞）一律停止使用普通天然胶塞；所有药厂的药品橡胶塞都要使用丁基胶塞。丁基胶塞与天然胶塞相比的优点：丁基胶塞具有良好的气密性和耐老化性，吸水性低，化学及物理稳定性能好，洁净度高、分子柔顺性小、堆积度高等优点。

第三节　增加药物制剂化学稳定性的方法

一、防止药物制剂水解的方法

一般易水解的药物，受体系 pH、水分、温度等影响较大，常用的稳定化措施有以下几个方面。

（一）选用适宜的 pH 调节剂以及调节适宜的 pH

pH 的调节剂常用的是盐酸与氢氧化钠，为了不再引入其他离子而影响药液的澄明度等原因，生产上常用与药物本身相同的酸和碱，如氨茶碱用乙二胺、马来酸麦角新碱用马来酸、苯巴比妥钠用苯巴比妥、硫酸卡那霉素用硫酸调节 pH。此外，为了保持药液的 pH 不变，常用磷酸、枸橼酸、醋酸及其盐类组成的缓冲系统来调节，但是使用这些酸碱时要注意广义酸碱催化的影响。

防止药物制剂水解需要调节适宜的 pH。在实验中可通过动力学方程得到反应速度常数与 pH 关系的图形，并在此图最低点所对应的横座标找到药物制剂最稳定 pH，以 pHm 表示。不同的药物制剂有不同的 pHm 值。如盐酸普鲁卡因，根据其动力学方程所得到 pH-速度图（图 13-1）可见，最稳定的 pH，即 pHm 值为 3.5 左右。为了防止制备和使用过程中 pH 降低对稳定性的影响，《中国药典》规定盐酸普鲁卡因注射液的 pH 为 3.5～5.0。

确定最稳定的 pH 是溶液型制剂的处方设计中首先要解决的问题。在较高恒温下所得到的 pHm 一般可适用于室温，不致产生很大误差。如三磷腺苷注射液的 pHm 为 9。

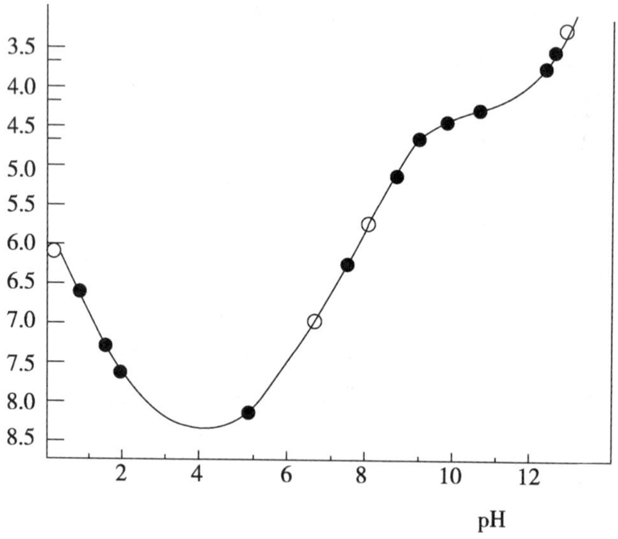

图 13-1　37℃普鲁卡因 pH-速度图

另外，pH 的调节要同时考虑药物制剂的稳定性、溶解度和药效三个方面问题。如大部分生物碱在偏酸性溶液中比较稳定，当该类成分制成注射剂时常要求调节在偏酸范围。若将它们制成滴眼剂时，就应调节在偏中性范围，以减少对眼部的刺激性，提高疗效。例如《中国药典》规定，氧氟沙星氯化钠注射液的 pH 为 3.5～7.5，氧氟沙星滴眼液的 pH 为6.0～7.0。

（二）控制适宜的温度

如前所述，温度升高，药物的降解速度加快。药物制剂在制备过程中，往往需要加热溶解、灭菌等操作，此时应考虑温度对药物稳定性的影响，制订合理的工艺条件。对热特别敏感的生物制品，可以通过降低灭菌温度，缩短灭菌时间。采用冷冻干燥、无菌操作等工艺来避免温度对药物稳定性的不良影响。同时制剂产品要低温贮存，以保证其产品质量的安全有效，例如：葡萄糖注射液灭菌条件要求为 115℃、30 分钟热压灭菌，温度与时间不够，达不到灭菌效果，超过则葡萄糖出现分解聚合而变色。

（三）选用适宜的溶剂

前面已经提到过，对于易水解的药物制成液体药剂时，可选用介电常数较低的溶剂，如乙醇、甘油，丙二醇等部分或全部代替水作为溶剂，使药物的水解速度降低，如苯巴比妥钠注射液采用丙二醇和水的混合溶剂制备，可大大增加其稳定性。但是对于个别药物却是例外，如环乙酸（C-yclamicacid）在水溶液中水解慢，在乙醇液中却显著变快，氯霉素在50%丙二醇溶液中的水解速度也稍有增加。因此对具体药物应通过实验才能得出符合的结论。对于含有易水解药物的固体制剂，应严格控制制剂的水分含量，可通过改进工艺，减少药物与水分接触的时间，如片剂制备中，可采用干法制粒、流化喷雾制粒法代替湿法制粒、以提高易水解药物制剂的稳定性。

二、防止药物制剂氧化的方法

（一）除去氧气，排除氧气的干扰

对于容易氧化的药物，除去氧气是防止氧化的最根本措施。

1. 通入惰性气体（如二氧化碳或氮气）置换其中的空气　在水中通 CO_2 至饱和时，残存氧气仅为 0.05ml/L，通氮气至饱和时约为 0.36ml/L。若通气不够充分，对成品质量影响很大，有时同一批号注射液，其色泽深浅不同，可能是由于通入气体有多有少的缘故。对于固体药物制剂，也可采取真空包装的方法减少氧气的影响。

2. 加入抗氧剂　常用的水溶性抗氧剂焦亚硫酸钠、亚硫酸氢钠常适用于偏酸性药液；亚硫酸钠适用于偏碱性药液；硫代硫酸钠只能用于碱性药液中（在偏酸性溶液中可析出硫的细粒），如磺胺类注射液。常用的油溶性抗氧剂有叔丁基对羟基茴香醚（BHA）、二丁甲苯酚（BHT）等，用于油溶性维生素类（如维生素 A、D）制剂有较好效果。酒石酸、枸橼酸、磷酸等能显著增强抗氧剂的效果，通常称为协同剂。

（二）避光

对光敏感的药物制剂，制备过程中要避光操作。还可通过改进处方工艺，如制成微囊后装入胶囊；在处方中加入抗氧剂、包衣材料中加入遮光剂等；包装上采用避光技术，如采用棕色玻璃瓶包装或在容器内衬垫黑纸等来提高制剂对光的稳定性。例如维生素 B_2 水溶液对光极不稳定，在 H^+ 或 OH^- 溶液中都易变成酸性或碱性感光黄素，因此在制备时应严格避光操作，产品也需避光保存。

（三）调节适宜的 pH

许多药物的氧化反应受溶液 pH 的影响。调节适宜的 pH 也是延缓药物氧化的有效方法之一，例如易氧化的药物溶液一般应调节 pH 至酸性。同防止水解方法一样，可通过实验确定最稳定的 pH，即 pHm 值。

（四）避免和消除金属离子的影响

微量的金属离子对自动氧化有催化作用。要避免金属离子的影响，除了应注意选用纯度较高的原、辅料，以及操作过程中不要使用金属器具外，通常可在药液中加入金属离子螯合剂。金属螯合剂能与碱金属以外的绝大多数金属生成稳固的化合物以免除金属离子的催化、氧化，从而提高药物制剂的稳定性。常用的金属离子螯合剂有依地酸二钠等。

（五）控制适宜的温度

降低温度，可使药物氧化降解的速度减慢。在药物提取、浓缩、干燥、灭菌、贮存等过程中，应尽量降低温度。

举例 13－1

维生素 C 注射液

本品性状为无色或微黄色的澄明液体。由于维生素 C 分子结构中的羰基邻位上有连二烯醇基，易受溶液的 pH、氧气、重金属离子以及加热温度和时间等因素的影响而被氧化，生成黄色的双酮化合物，再迅速水解氧化生成一系列有色的无效物质。因此，维生素 C 注射液在处方设计、制备工艺操作以及贮存保管中应重点考虑如何延缓药物的氧化分解，以提高制剂的稳定性。

三、增加制剂稳定性的其他方法

（一）改进剂型与生产工艺

1. 制成固体剂型　凡是在水溶液中证明是不稳定的药物，一般可考虑制成固体制剂。

供口服的做成片剂（见第三章）、胶囊剂、颗粒剂（见第二章）等。供注射的则做成注射用无菌粉末（见第七章），如青霉素类，可使稳定性大大提高。例如青霉素钾盐极易水解，故将其制成注射用无菌粉末供临床应用。此外，也可将药物制成膜剂（见第十二章），例如硝酸甘油膜。

举例 13－2

青霉素V钾片、注射用青霉素钠

大多数青霉素类化合物因结构中具有β－内酰胺环，在酸、碱条件下都不稳定，容易发生水解反应，可制成固体制剂，例如供口服的青霉素V钾做成片剂，《中国药典》规定其含水量不得超过1.5%，遮光、密封、在凉暗处保存；供注射的阿莫西林钠则做成注射用无菌粉末，《中国药典》规定其含水量不得超过4.5%，遮光、密封保存。

2. 制成微囊或包合物　某些药物制成微囊（见第十七章）可增加药物的稳定性。如维生素A制成微囊后稳定性有很大提高；将维生素C、硫酸亚铁制成微囊，可防止氧化。有些药物还可用环糊精制成包合物（见第十七章）来提高其稳定性。

3. 采用粉末直接压片或包衣工艺　一些对湿、热敏感的药物，可以采用粉末直接压片或干法制粒（见第三章）。包衣是解决片剂稳定性的常规方法之一，如氯丙嗪、异丙嗪、对氨基水杨酸钠等，均做成包衣片。个别对光、热、水很敏感的药物，如酒石麦角胺采用联合式压制包衣机制成包衣片，收到良好效果。

（二）制成难溶性盐或酯

一般药物混悬液降解只决定于其在溶液中的浓度，而不是产品中的总浓度。将容易水解的药物制成难溶性盐或难溶性酯类衍生物，其稳定性将显著增加。水溶性越低，稳定性越好。目前有不少药物制剂采用了这种办法，例如青霉素，可制成溶解度小的普鲁卡因青霉素G（水中溶解度为1∶250），稳定性显着提高，同时又可减轻注射部位的疼痛；另外还可与N，N－双苄乙二胺生成青霉素G（长效西林），其溶解度进一步减小（1∶6000），故稳定性更佳，可以口服。又如红霉素硬脂酸酯等难溶性药物，不仅化学稳定性优于母体药物，而且无味、耐胃酸，口服后比母体药物更好。

举例 13－3

注射用普鲁卡因青霉素

本品为青霉素的普鲁卡因盐，普鲁卡因青霉素肌内注射后，青霉素在局部缓慢释放和吸收，作用较青霉素持久。《中国药典》规定其含水量不得超过3.5%，密闭、在干燥处保存。

小　结

本章介绍了研究药物制剂稳定性须符合国家药品标准、制定药品有效期、确保用药安全有效、确保新药研发质量以及提高经济效益等几个方面的意义，讨论了药物制剂稳定性研究范围的化学、物理学和生物学三个方面问题，影响药物制剂降解的因素有：处方因素，pH、溶剂、离子强度、表面活性剂、其他辅料；外界因素，温度、光线、空气（氧）、金属离子、湿度和水分、包装材料等。

（林　颖）

自 测 题

一、名词解释

药物制剂的稳定性

二、单项选择题

1. 下列不属于胶囊剂稳定性重点考查项目的是
   A. 外观
   B. 主药含量
   C. 硬度
   D. 崩解时限
   E. 水分

2. 酚类药物降解的主要途径是
   A. 脱羧
   B. 水解
   C. 聚合
   D. 氧化
   E. 光学异构化

3. 关于药物制剂稳定性的叙述中哪一条是错误的
   A. 药物制剂稳定性主要包括化学稳定性和物理稳定性
   B. 温度升高时，大多数药物的降解速率增大
   C. 药物的降解速率受溶剂的影响，但与离子强度无关
   D. 固体制剂的辅料可能影响药物的稳定性
   E. 表面活性剂可使一些容易水解的药物稳定

4. 在 pH -速度曲线图中，最低点所对应的横座标表示
   A. 最不稳定 pH
   B. 最稳定 pH
   C. pH 催化点
   D. 反应速度最低点
   E. 反应速度最高点

5. 下列防止药物制剂氧化变质的措施中，错误的是
   A. 减少与氧的接触
   B. 避光
   C. 制成固体制剂
   D. 调节 pH 值

E. 添加抗氧剂

6. 适合弱酸性水溶药液的抗氧剂有
   A. 亚硫酸钠
   B. 对羟基茴香醚（BHA）
   C. 亚硫酸氢钠
   D. 硫代硫酸钠
   E. 生育酚

7. 适合油性药液的抗氧剂有
   A. 焦亚硫酸钠
   B. 亚硫酸钠
   C. 亚硫酸氢钠
   D. 硫代硫酸钠
   E. 对羟基茴香醚（BHA）

8. 焦亚硫酸钠常用于
   A. 弱酸性药液
   B. 碱性药液
   C. 偏碱性药液
   D. 非水性药液
   E. 油溶性药液

9. 下列不属于影响药物制剂稳定性的处方因素是
   A. 药液的 pH
   B. 溶剂的极性
   C. 附加剂
   D. 药物溶液的离子强度
   E. 安瓿的理化性质

10. 下列不属于影响药物制剂稳定性的环境因素是
   A. 溶剂的极性
   B. 包装材料的透湿性
   C. 光线
   D. 空气（氧）
   E. 环境的湿度

三、简答题

1. 简述研究药物制剂稳定性的意义。
2. 试分析维生素 C 注射液在处方设计、制备和保存过程中采取了哪些稳定化措施？
3. 试述青霉素类药物制剂从生产到临床使用全过程采取了哪些稳定化措施。

第十四章　缓释与控释制剂

学习目标

1. 掌握缓释制剂、控释制剂、渗透泵制剂的概念和特点。
2. 熟悉其他缓释、控释制剂的应用特点。
3. 了解缓释制剂、控释制剂、渗透泵制剂的制备方法和实际应用。

第一节　概　述

常规制剂，不论口服或注射，常需一日几次给药，不仅使用不便，而且血药浓度起伏很大，有“峰谷”现象。血药浓度高时（峰），可产生副作用甚至中毒；低时（谷）可能在有效治疗浓度以下，以致不能发挥药效。而缓释制剂和控释制剂可以克服“峰谷”现象，提供平衡持久的有效血药浓度。这对于需长期用药的患者，如心血管疾病和糖尿病患者，临床意义尤为显著。

缓释制剂（sustained-release preparations）系指用药后能在较长时间内持续释放药物以达到延长药效目的的制剂。一般应在规定的释放介质中，按要求缓慢地非恒速释放药物，与相应的普通制剂比较，给药次数减少一半或有所减少。提供平稳持久的血药浓度，缓释制剂药物的释放符合一级释药规律。

控释制剂（controlled-release preparations）系指药物能在设定的时间内自动以设定速度释放，使血药浓度长时间恒定维持在有效浓度范围的制剂。一般在规定的介质中，按要求恒速或接近恒速释放药物，与相应的普通制剂比较，给药次数减少一半或有所减少，使血药浓度长时间恒定地维持在有效浓度范围内的制剂。

广义的控释制剂包括控制释药的速度、方向和时间，靶向制剂、透皮吸收制剂等都属于控释制剂的范畴。

狭义的控释制剂则一般是指在预定时间内以零级或接近零级速度释放药物的制剂。

缓释、控释制剂与普通制剂相比较，具有药物治疗作用持久、毒副作用低、在每个给药周期中给药次数减少等特点，如内服制剂每 24 小时用药次数可从 3～4 次减少至 1～2 次。缓释、控释制剂除胃肠道给药之外，还包括经皮、皮下、肌内注射等途径，使药物缓慢释放、吸收。

一、缓释与控释制剂的特点

（1）减少服药次数，提高病人顺应性，使用方便。适用于半衰期较短或需频繁给药的药物。

（2）血液浓度平稳，避免“峰谷”现象，有利于降低药物的毒副作用。

（3）可减少用药的总剂量，因此可用最小剂量达到最大药效。

但缓释制剂和控释制剂也有其不足之处，如释药率及吸收率往往不易获得一致，以口服制剂较为明显；不能灵活调节给药方案；控释制剂工艺复杂，价格较贵；某些药物不宜制成缓释或控释制剂；如剂量很大（＞1g）、半衰期很长（＞24 小时）、不能在小肠下端有效吸收的药物等，故存在一定的局限性。

二、缓释、控释制剂释药原理和方法

缓释、控释制剂主要有骨架型和贮库型两种。

（1）药物以分子或微晶、微粒的形式均匀分散在各种载体材料中，则形成骨架型缓释、控释制剂。

（2）药物被包裹在高分子聚合物膜内，则形成贮库型缓释、控释制剂。

两种类型的缓释、控释制剂所涉及的释药原理主要有溶出、扩散、溶蚀、渗透压或离子交换作用。

（一）控制溶出

根据 noyes-whitney 溶出速率方程，药物的溶解度 Cs 减小，则药物的溶出速率减小。使 Cs 减小的具体方法有下列几种：

1. 制成溶解度小的盐或酯　例如：青霉素的普鲁卡因盐或二苄基乙二胺盐，疗效比青霉素钾（钠）盐显著延长；醇类药物经酯化后水溶性减小，药效延长，如睾丸素丙酸酯等，疗效可延长 2～3 倍。

2. 与高分子化合物生成难溶性盐　鞣酸为高分子化合物，与生物碱类药物可形成难溶性盐，其药效比原药延长。例如碱性蛋白如鱼精蛋白可与胰岛素结合成溶解度小的鱼精蛋白胰岛素，药效可维持 18～24 小时或更长。

3. 控制粒子大小　药物的表面积与溶出速率有关，故难溶性药物的颗粒直径增加可使其释放减慢。例如超慢性胰岛素所含的胰岛素锌晶粒较粗（大部分超过 10μm），故其作用可长达 30 小时；含晶粒较小（不超过 2μm）的半慢性胰岛素锌作用时间则为 12～14 小时。

4. 将药物包封于溶蚀性骨架中　可用脂肪、蜡类等物质为主要基质制成缓释片，称溶蚀性骨架片。脂肪、蜡类等物质在此也称阻滞剂。溶蚀性骨架片是将药物溶于或混悬于这些热的基质中，冷却后粉碎成粉末或小粒，装在胶囊中或用适当方法制成片剂。或将一部分药物制成上述颗粒，另一部分药物制成普通颗粒，两者以一定比例混匀，制成胶囊剂或片剂。

5. 将药物包封于亲水性胶体物质中　该法以亲水胶体为骨架，加入乳糖等稀释剂，制成片剂，称亲水凝胶骨架片。这种片剂在体液中逐渐吸水膨胀，药物逐渐扩散到表面而溶解于体液中，常用的亲水凝胶有甲基纤维素、羧甲基纤维素钠、羟丙基淀粉、聚维酮、卡波姆等。

（二）扩散原理

以扩散为主的缓释、控释制剂，药物首先溶解成溶液后再从制剂中扩散出来进入体液，其释药受扩散速率的控制。药物的释放以扩散为主的结构有以下几种：①水不溶性包衣膜；②含水性孔道的包衣膜；③骨架型的药物扩散。

利用扩散原理达到缓、控释作用的方法：

1. 包衣　将药物小丸或片剂用阻滞材料包衣，是制备缓释制剂的一种方法。将小丸或片剂分别包厚度不等的衣层，待包衣小丸或片剂的衣层崩解或溶解后，方可释放药物，结果延长药效。

2. 制成微囊　使用微囊技术制备控释或缓释制剂是较新的方法。微囊膜为半渗透膜，在胃肠道中，水分可渗透进入囊内，溶解囊内物质，形成饱和溶液，然后扩散于囊外消化液中而被机体吸收。囊膜的厚度、微孔孔径的弯曲度等决定药物的释放速率。

3. 制成不溶性骨架片剂　常用的骨架材料有无毒聚氯乙烯、聚乙烯、聚乙烯乙酸酯、聚甲基丙烯酸酯、硅橡胶等。影响释药速率的主要因素为：药物的溶解度、骨架的孔隙率、孔径和孔的弯曲程度。水溶性药物较适于制备这类片剂，而难溶性药物释放太慢。药物释放完后，骨架随粪便排除体外。

4. 制成药树脂　阳离子交换树脂与有机胺类药物的盐交换，或阴离子交换树脂与有机酸盐交换，即成药树脂。干燥的药树脂制成胶囊剂或片剂供口服用。在胃肠液中，药物再被交换而释放于消化道中。

5. 增加黏度以减少扩散速度　增加溶液黏度以延长药物作用的方法，主要用于缓释注射液或其他缓释液体制剂。如明胶用于肝素、维生素 B 族，聚维酮（PVP）用于胰岛素、肾上腺素、皮质激素、垂体后叶激素、青霉素、局部麻醉剂、安眠药、水杨酸钠和抗组胺类药物，均有延长药效的作用。1%CMC 用于 3%盐酸普鲁卡因注射液，可使其作用延长至约 24 小时。

6. 制成植入剂　植入剂为固体灭菌制剂。系将不溶性药物熔融后倒入模型（含硅橡胶等高分子聚合物）中形成，一般不加赋形剂，用外科手术埋藏于皮下，药效可长达数月甚至数年。例如左炔诺酮的植入剂。

7. 制成乳剂　水溶性的药物，可将其溶液制成 W/O 型乳剂。以精制羊毛脂或植物油为油相。临用时加入注射液，猛力振摇，即成 W/O 乳剂型注射剂。在体内（肌内），水相中的药物向油相扩散，再由油相分配到体液，具有缓释作用。

（三）溶蚀与扩散、溶出相结合

生物溶蚀型给药系统的释药特点是，药物不仅从骨架中释放（溶出）出来，而且由于骨架的溶解，药物需经过扩散才能进入体液。

（四）渗透压原理

利用该原理制成的控释制剂，能均匀恒速地释放药物，比骨架型缓释制剂更为优越。

只要膜内药物维持饱和溶液状态，释药速率恒定，即以零级速率释放药物。

胃肠液中的离子不会渗透入半透膜，故渗透泵型片剂的释药速率与 pH 无关，在胃中与肠中的释药速率相等。

此类系统的优点在于可传递体积较大，理论上，药物的释放与药物的性质无关；缺点是造价贵，另外对溶液状态不稳定的药物不适用。

（五）离子交换作用原理

有机胺类药物的盐与阳离子交换树脂的氢离子交换后，形成药树脂（复合物），此类药树脂中的药物被胃肠道中的氢离子置换出来。因此具有缓释作用。

三、缓释、控释制剂的设计

（一）药物选择

1. 适用于半衰期短的药物（$t_{1/2}$ 为 2～8 小时），半衰期＜1 小时或＞12 小时的药物，一般不宜制成缓释、控释制剂。

2. 剂量很大、药效很激烈、溶解吸收很差、剂量需精密调节的药物不宜制成缓释、控释制剂。

3. 抗生素类药物，由于其抗菌效果依赖于峰浓度，故一般不宜制成普通缓释、控释制剂。

（二）设计要求

1. 生物利用度　缓释、控制释剂的相对生物利用度应为普通制剂的80%～120%。

2. 峰谷浓度比　稳定时，峰、谷浓度应小于或等于普通制剂。

3. 缓释、控释制剂的剂量计算　一般可根据经验，参考该药物普通制剂的剂量换算。如：某普通制剂每日3次，每次100，若制成每日1次的缓释、控释制剂，一次剂量可为300。也可采用药物动力学的方法计算。

四、缓释、控释制剂的载体材料

载体材料是调节药物释放速度的物质，是一类辅料。使用适当的载体材料，可以使缓释、控释制剂中药物的释放速度和释放量达到要求，确保药物维持一定浓度，收到预期治疗效果。常用的载体材料有：

（一）阻滞剂（脂肪、蜡类材料）

常用阻滞剂有蜂蜡、棕榈蜡、氢化植物油、动物脂肪、硬脂醇、单硬脂酸甘油脂等。

（二）骨架材料

1. 溶蚀性骨架材料　常用的有动物脂肪、蜂蜡、巴西棕榈蜡、氢化植物油、硬脂醇、单硬脂酸甘油酯等。

2. 亲水性凝胶骨架材料　有甲基纤维素（MC）、羟甲基纤维素钠、羟丙基甲纤维素（HPMC）、聚维酮（PVP）、卡波姆、海藻酸盐、脱乙酰壳聚糖等。

3. 不溶性骨架材料　有乙基纤维素（EC）、聚甲基丙烯酸酯、无毒聚氯乙烯、聚乙烯、乙烯-醋酸乙烯共聚物、硅橡胶等。

（三）包衣材料

1. 不溶性高分子材料　如乙基纤维素（EC）。

2. 肠溶性高分子材料　如纤维醋酸酯、丙烯酸树脂L、S型（Eudragit L、S型）、羟丙基甲纤维素酞酸酯（HPMCP）、醋酸羟丙甲纤维素琥珀酸酯（HPMCAS）等。

（四）增黏剂

一般为水溶性高分子聚合物，如明胶、PVA、羧甲基纤维素钠（CMC-Na）、羟丙基甲纤维素（HPMC）、聚维酮（PVP）等。

第二节　缓释、控释制剂的类型

根据释药机理，可将缓释和控释制剂分为膜控型、骨架型和渗透泵型三大类。

一、膜控型缓释、控释制剂

膜控型缓释和控释制剂系采用适宜的包衣液，采用一定的工艺制成包衣膜，达到缓释和控释效果，主要适用于水溶性药物。

（一）微孔膜缓释、控释制剂

此类制剂通常是利用水不溶性聚合物作为包衣衣料，并在包衣液中加入少量致孔剂，以调节药物的释放速度。口服后致孔剂遇水部分溶解或脱落，造成包衣膜上形成无数微孔，水可通过微孔进入，药物通过微孔外出释放，由微孔控制药物释放速度。微孔膜包衣材料有乙基纤维素、醋酸纤维素、聚乙烯、聚丙烯、聚乳酸等，多为不溶性聚合物。致孔剂有微粉化糖粉或可溶性高分子材料（如聚乙二醇）。

（二）肠溶膜控释片

此类控释片是药物片芯外包肠溶衣，再包上含药的糖衣层而得。含药糖衣层在胃液中释药，当肠溶衣片芯向前进入肠道后，肠溶衣溶解，片芯中的药物释出，因而延长了释药时间。

肠溶膜包衣材料常用的有邻苯二甲酸醋酸纤维素（CAP）、邻苯二甲酸羟丙基甲基纤维素（HPCMP）、聚丙烯酸树脂等。这些材料不溶于胃液而溶于肠液，可制成肠溶膜包衣缓释制剂。

（三）膜控释片

此类控释片是先将药物与辅料制成普通的颗粒，再将颗粒分成若干份，分别包上不同厚度或不同释药性能的衣料，然后压成片剂。服药后片剂崩解，未包衣料的颗粒中的药物迅速释放达到有效浓度，包有不同厚度或不同释药性能衣料的颗粒则缓控释药物，以维持药物浓度在某一有效水平，供给人体治疗需要。

（四）膜控释小片

膜控释小片也是先将药物与辅料制成普通的颗粒，压成小片，直径为2～3mm，再用缓释、控释材料包衣，最后装入胶囊，即得。同一胶囊内的小片，可包上不同厚度或不同释药性能的衣料，从而获得缓释、控释效果，这种制剂恒定释药速度好。

（五）膜控释小丸

膜控释小丸是在丸芯外面包上缓释、控释膜而成，与膜控释片大致相同。

二、骨架型缓释、控释制剂

骨架型制剂是指药物骨架材料制成片状、颗粒状或其他形式的制剂。按制剂骨架材料的不同可分为：不溶性骨架制剂、亲水凝胶骨架制剂、溶蚀性骨架制剂和离子交换树脂骨架制剂。

（一）不溶性骨架缓释片

以不溶于水或水溶性极小的高分子聚合物、无毒塑料为骨架材料制成的药片。常用的不溶性骨架材料有：乙基纤维素、聚乙烯、聚丙烯、聚硅氧烷和聚氧乙烯等。不溶性骨架片口服后，胃肠液渗入骨架片内，溶解药物并通过骨架中极细孔径的通道，缓慢向外扩散而释放。

（二）亲水凝胶骨架缓释片

将药物包埋于亲水性高分子材料骨架中制成。遇水或消化液骨架膨胀，在片的表面润湿形成坚固的亲水凝胶层，形成凝胶屏障控制药物释放，药物释放缓慢，接着片剂骨架逐渐溶蚀并释放出药物。表现出释药速率先快后慢的现象。

常用的骨架材料：

（1）纤维素衍生物类：如羟乙基纤维素、羟丙基甲基纤维素和羧甲基纤维素钠等。

（2）多糖类：如葡萄糖、壳多糖和脱乙酰壳多糖等。

（3）天然胶类：如果胶、海藻酸钠、琼脂和西黄芪胶等。

（4）乙烯基聚合物和丙烯酸聚合物：聚乙烯醇和卡波姆等。

（三）溶蚀骨架片

又称蜡质骨架片，将药物包埋于蜡质、酯类等溶蚀性骨架材料中制成的片剂。由于蜡类或酯类的逐渐溶蚀，通过孔道扩散与溶蚀控制药物释放。常用的蜡质骨架材料有：蜂蜡、氢化植物油、硬脂酸、单甘油酯、巴西棕榈蜡等。常用的骨架致孔剂有聚乙烯吡咯烷酮、微晶纤维素、聚乙二醇和水溶性表面活性剂等。

三、渗透泵片

系利用渗透压原理制成的，由药物、半透膜材料、渗透压活性物质和推动剂等组成的片剂。片芯内含药物和促渗透剂，外包一层控释半渗透膜，半透膜材料物质仅能透过水，不能透过其他物质，后用激光在片芯包衣膜上开一个释药小孔，口服后胃肠道的水分通过半透膜进入片芯，形成药物的饱和溶液或混悬液，加之高渗透辅料溶解，使膜内外存在大的渗透压差，将药液以恒定速率压出释药孔。其流出量与渗透进入膜内的水量相等，直到片芯药物溶尽。

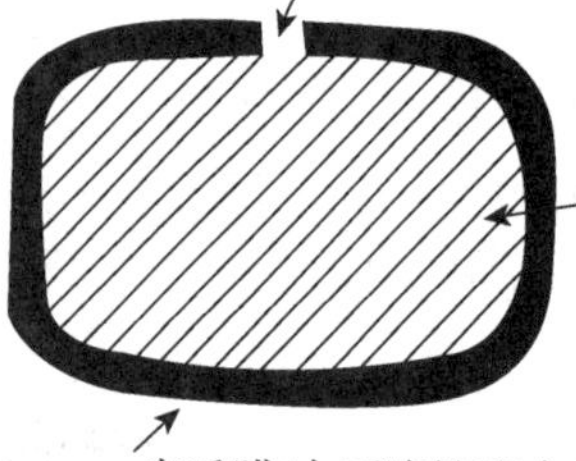

图 14－1　单室渗透泵片示意图

常用的半透膜材料有醋酸纤维素、乙基纤维素等。渗透压活性物质起调节药室内渗透压作用，常用乳糖、果糖、葡萄糖、甘露糖的不同混合物。推动剂亦称为助渗剂，能吸水膨胀，产生推动力，将药物层的药物推出释药小孔。常用推动剂：相对分子量为 3000～500 万的聚羟甲基丙烯酸烷基酯、相对分子量为 1 万～36 万的 PVP、相对分子量为 20 万～500 万的聚氧乙烯等。释药孔通常用激光打孔机打成，孔径在几十到几百微米。渗透泵片有单室与双室渗透泵片。

第三节　其他缓释、控释制剂

一、植入剂

植入剂按其释药机制可分为膜腔型、骨架型、渗透泵驱动释放型等，主要为皮下植入剂，用于避孕，治疗关节炎、糖尿病等慢性疾病。用皮下植入方式给药，药物很容易到达体循环，因而其生物利用度高；另外，应用控释给药方式，给药剂量比较小，释药速率比较均匀且吸收比较缓慢，吸收成为限速过程，故血药水平比较平稳且持续时间可长达数月甚至数年。皮下组织较疏松，富含脂肪，神经分布较少，对外来异物的反应性较低，植入药物后的刺激、疼痛较小；而且一旦取出植入物，机体可以恢复，这种给药的可逆性在计划生育实践中非常有用。其不足之处是植入时需在局部（多为前臂内侧）作一小的切口，用特殊的注射器将植入剂推入，在药效终了时仍需手术取出。

有的皮下植入剂应用生物降解材料，经使用后，骨架材料可以在体内酶的作用下降解成单体小分子，被机体吸收，从而无需再将其取出。目前临床上应用的植入剂有左炔诺酮植入剂、纳曲酮植入剂等。

二、其他控释制剂

眼用控释制剂亦称眼科用给药系统（ODS）。例如毛果芸香碱 ODS，其药物贮库为毛果芸香碱和海藻酸钠的混合物，控释膜的材料为乙烯-醋酸乙烯共聚物，用邻苯二甲酸二（2-乙基己基）酯（DEHP）为增塑剂。本制剂呈椭圆形，长 13mm，宽 4mm，厚 0.5mm，有每小时恒速释药 20μg 和 40μg 两种，柔软轻薄，使用方便，对眼无刺激和过敏作用，置于眼结膜的上或下穹窿处，可持续恒速释药一周。用于青光眼的治疗起着主要的作用。

三、宫内给药装置和阴道环

主要用于避孕。如宫内给药器（IUD）和阴道避孕环（CVR）等，可避孕一年或更长时间。也可用于抗菌、抗寄生虫和抗贫血等。

例如黄体酮宫内给药器，一般用乙烯-醋酸乙烯共聚物（EVA）作为骨架材料制成，形状为 T 型，其垂直部分为空管作为药物贮库，内装黄体酮（微晶）38mg，均匀混悬于硅油中（硅油 60μg、硫酸钡 10mg）封固，用环氧乙烷灭菌备用。此子宫内给药器一次给药后，每天释放 60μg，可持续释放一年。

阴道环系用硅橡胶为材料制成，中空含药或实心或药物分散在硅橡胶在，为弹性环状物。中空含药（药库）的阴道环释药较易达到恒速要求。

四、胃内滞留型控释制剂

胃内滞留片系指一类能滞留于胃液中，延长药物在消化道释放时间，改善药物吸收，提高药物生物利用度的片剂。它一般可在胃内滞留 5～6 小时。此类片剂由药物和一种或多种亲水胶体及其辅料制成，又称胃内漂浮片，实际上是一种不崩解的亲水骨架片。

胃内滞留片的制备工艺基本上同一般压制片，但必须考虑到片剂成型后有滞留作用的特点，在工艺上应注意相应的措施。

胃内滞留片所选的辅料主要为亲水性高分子材料，如羟丙甲纤维素、羟丙纤维素、甲基纤维素、脱乙酰壳多糖等，其用量范围为 20%～70%。为了提高其漂浮能力，可加入 5%～30%密度较低的脂肪类物质，如单硬脂酸甘油酯、硬脂醇、鲸蜡醇、脂肪酸、蜂蜡等，用以调节药片的密度；还可加入调节释放速率的物质，如乳糖、甘露醇（有利于释药）及惰性成分（延缓释放），而加碳酸镁等既有助于片剂漂浮又能增加药物的释放。因制剂的需要还可加入润滑剂、稳定剂等，均应以不影响制剂漂浮能力为准。

漂浮片服用后，在与胃液接触时，亲水胶体开始产生水化作用，并在片剂表面形成一层水不透性胶体屏障膜，这一胶体界面层控制了制剂内外药物进入胃液的扩散速率，并维持密度小于1。因而制剂在胃液中保持漂浮状态，而不至于在胃排空时与胃内食物一同经幽门排至小肠，直至所有药物释放完为止，同时亲水胶体在逐渐蚀解至完全溶蚀。

此类制剂不宜睡前服，因人倒卧，胃成横位，胃排空时，浮起该制剂有可能先于食物而被排出。

小　结

本章介绍了缓释制剂、控释制剂、渗透泵制剂的概念和特点，以及根据缓释、控释制剂的释药原理延缓药物释放所采用方法。

缓释与控释制剂为用药后能在较长时间内持续释放药物以达到长效作用的制剂。延缓药物释放的方法，主要是基于减少溶出药物的速率和减慢药物的扩散速度，工艺如下：(1) 制成溶解度小的盐或酯；(2) 与高分子化合物生成难溶性盐；(3) 控制粒子大小；(4) 将药物包封于溶蚀性骨架中；(5) 将药物包封于亲水性胶体物质中；(6) 包衣；(7) 制成微囊；(8) 制成不溶性骨架片剂；(9) 制成药树脂；(10) 增加黏度以减少扩散速度；(11) 制成植入剂；(12) 制成乳剂；(13) 制成生物溶蚀型给药系统；(14) 制成膨胀型控释骨架给药系统；(15) 制成渗透泵片。

（何圣鑫）

自 测 题

一、名词解释

缓释制剂

控释制剂

渗透泵制剂

二、单项选择题

1. 有关缓释及控释制剂的特点，叙述错误的是
   A. 可以克服血药浓度“峰谷”现象
   B. 可以减少服药次数
   C. 可减少用药总剂量
   D. 控释制剂毒副作用较一般制剂大
   E. 释药率及吸收率往往不易获得一致

2. 常用做控释给药系统中控释膜的材料是
   A. 聚硅氧烷
   B. 乙烯-醋酸乙烯共聚物
   C. 聚乳酸
   D. 氧化蓖麻油
   E. 聚丙烯

3. 骨架型缓释、控释制剂的亲水性凝胶骨架片的材料是
   A. 海藻酸钠
   B. 聚氯乙烯
   C. 脂肪

D. 硅橡胶
E. 蜡类

4. 以下可作用亲水性凝胶骨架缓释片材料的是
A. 海藻酸钠
B. 聚氯乙烯
C. 脂肪
D. 硅橡胶
E. 蜡类

5. 可用作不溶性骨架片的骨架材料是
A. 果胶
B. 海藻酸钠
C. 聚乙烯醇
D. 壳多糖
E. 聚氯乙烯

6. 不是以减少扩散速度为主要原理的制备缓释、控释制剂的工艺是
A. 包衣
B. 微囊
C. 植入剂
D. 药树脂
E. 胃内滞留型片剂

7. 一般适用于缓释、控释制剂的药物半衰期应在
A. 25～30h
B. 30～35h
C. 1～24h
D. 0.2～0.8h
E. 0.5～1h

8. 对缓释、控释制剂，叙述正确的是
A. 所有药物都可以采用适当的手段制备成缓释制剂
B. 用脂肪、蜡类等物质可制成不溶性骨架片
C. 生物半衰期很短的药物（<2h），为了减少给药次数，最好作成缓释、控释制剂
D. 普鲁卡因青霉素的疗效比青霉素钾的疗效显著延长，是由于普鲁卡因青霉素的溶解度比青霉素钾的溶解度小
E. 缓释制剂可克服普通制剂给药产生的“峰谷”现象，提供零级或近零级释药

9. 可用于制备缓释、控释制剂的亲水凝胶骨架材料是
A. 羟丙基甲基纤维素
B. 单硬脂酸甘油酯
C. 大豆磷脂
D. 无毒聚氯乙烯
E. 乙基纤维素

10. 控制颗粒的大小，其缓释、控释制剂释药原理是
A. 溶出原理
B. 扩散原理
C. 溶蚀与扩散结合原理
D. 渗透泵原理
E. 离子交换作用原理

三、简答题

延缓药物释放方法有哪些?

第十五章　经皮吸收制剂

学习目标

1. 了解经皮吸收制剂的概念、特点。
2. 了解经皮吸收制剂的分类和制备工艺。
3. 了解常用的渗透吸收促进剂。

第一节　经皮吸收制剂的概念、特点

一、概念

经皮吸收制剂又称经皮给药系统（TDDS），系指将药物敷贴于皮肤上，药物透过皮肤，再由毛细血管吸收进入血液循环，并达到有效治疗浓度，在全身或病变部位产生治疗作用或预防疾病的一类制剂。常用的剂型为贴剂。广义的经皮给药制剂除贴剂外，还包括软膏剂、硬膏剂、涂剂和气雾剂等。

2010 版《中国药典》定义贴剂，系指贴于皮肤上，药物可产生全身性或局部作用的一种薄状制剂。可用于完整皮肤表面或用于有疾患不完整皮肤表面。其中用于完整皮肤表面，能将药物输送透过皮肤进入血液循环系统的贴剂称为透皮贴剂。

二、经皮给药的发展与特点

我国中医药学对经皮给药早有认识，清代吴尚先著有《外治医说》，收集了大量的治疗内科疾病的膏药处方，提出了内病外治方法，并强调外治与内治有殊途同归之妙。近年来，经皮吸收制剂外用治疗呼吸系统、心血管系统和胃肠道系统等内科疾病，已经取得了一定成绩。

皮肤一般被认为是防御和排泄器官，能防御外来物质侵入机体和防止体内水分、营养成分的丧失，因此皮肤用药过去主要用于治疗皮肤局部疾病。然而，20 世纪 60 年代以来，工农业生产上不断发生药物、农药或毒物通过皮肤吸收，以至产生中毒的现象，启发了药学工作者对药物通过皮肤吸收的研究。大量的研究阐明了皮肤的生理因素和药物性质对经皮吸收的影响，打破了药物不能通过皮肤吸收产生全身治疗作用的传统观念，开拓了药剂学中经皮给药研究的新领域。随着 1981 年第一个经皮制剂——东莨菪碱经皮制剂的上市，现在已经有硝酸甘油、可安定、雌二醇、芬太尼、尼古丁、睾丸酮等经皮制剂商品。经皮给药研究和经皮制剂开发的迅速发展是由于经皮给药具有它独特的优点：

（1）经皮给药可避免口服给药可能发生的肝脏的首过效应和药物在胃肠道的降解，使药物的吸收不受胃肠道因素影响，减少用药的个体差异。

（2）经皮给药可以长时间使药物以恒定速率进入人体内，减少给药次数，延长给药间隔。按需要的速率将药物输入体内，维持恒定的有效血药溶度，避免了口服给药等引起的血药浓度“峰谷”现象，降低了毒副反应。

（3）用药方便，可以随时中断给药，去掉给药系统后，血药浓度下降，特别适合于婴儿、老人或不宜口服的病人。

第二节　经皮吸收制剂的分类和制备工艺

一、经皮吸收制剂的分类

（一）膜控释型

膜控释型 TDDS 的基本构造如图 15-1 所示，主要由无渗透性的背衬层、药库层、控释膜层和黏胶层四部分组成，在黏胶层外尚有保护膜。背衬层通常以铝箔或不透性聚合物材料制备，要求对药物、辅料、水分、空气均无渗透性，易于与控释膜复合，背面便于印刷商标、药名和剂量等文字。药库层可以采用多种方法和多种材料制备，例如将药物分散在聚异丁烯压敏胶中涂布而成，也可以混悬在对膜不渗透的黏稠流体，如硅油或半固体软膏基质中。控释膜则是由聚合物材料加工而成的微孔膜或无孔膜。黏胶层可以采用各种压敏胶，如硅橡胶类或丙烯酸类或聚异丁烯类等。硝酸甘油、雌二醇、东莨菪碱等都有该类型的 TDDS。

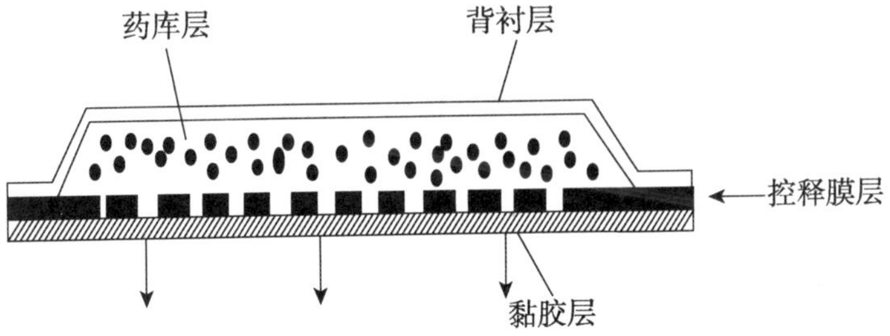

图 15-1　膜控释型 TDDS 示意图

膜控释型 TDDS 的释药速率与聚合物膜的结构、膜孔大小、组成、药物在其中的渗透系数、膜的厚度以及黏胶层的厚度有关。

（二）黏胶分散型

黏胶分散型 TDDS 的药库及控释层均由单层或多层压敏胶组成，如图 15-2 所示，药物分散在胶层中成为药库层，均匀涂布在不渗透背衬层上。为了增强压敏胶于背衬层之间的黏附力，常先涂布一层与之亲和性强的不含药物压敏胶层，然后覆以含药胶，在含药胶层上再覆以具有控释能力的胶层。一种商品名为 Frandol tape 的硝酸异山梨酯 TDDS 即属于此类结构。由于药物扩散通过的含药胶层的厚度随释药时间延长而不断增加，故释药速率随之下降。为了保证恒定的给药速率，可以将黏胶层分散型系统的药库按照适宜浓度梯度制备成多层含不同药量及速率调节剂的压敏胶层。

（三）骨架扩散型

骨架扩散型 TDDS 的药物均匀分散或溶解在疏水或亲水的聚合物骨架中，然后在适宜

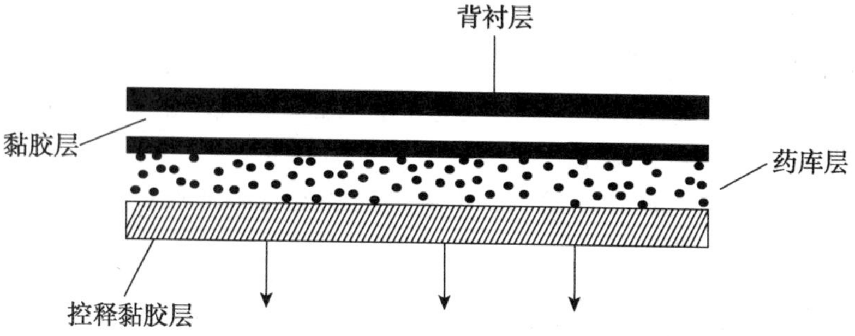

图 15-2　黏胶分散型 TDDS 示意图

的模具中铺成固定面积大小及一定厚度的药膜，再与压敏胶层、背衬层及防粘层复合即成为骨架扩散型 TDDS，如图 15-3 所示。由骨架材料控制药物的释放。压敏胶层可直接涂布在药膜的表面，也可以涂布在与药膜复合的背衬层上。Nito-dur 硝酸甘油 TDDS 属该类型，其骨架系由聚乙烯醇、聚维酮和乳糖等形成的亲水凝胶，制成圆形膜片与涂布压敏胶的圆形背衬层黏合。

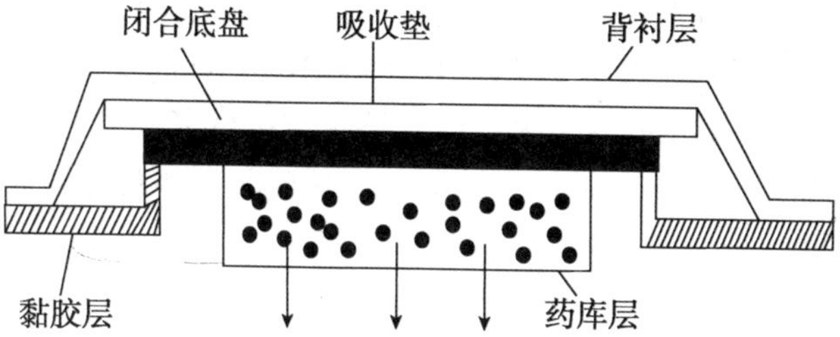

图 15-3　骨架扩散型 TDDS 示意图

（四）微贮库型

微贮库型 TDDS 是膜控制型和骨架型的混合。其一般制备方法是先把药物分散在水溶性聚合物的水溶液中，再将该混悬液均匀分散在疏水性聚合物中，在高切变机械力下，使形成微小的球形液滴，然后迅速交联疏水性聚合物分子使之成为稳定的包含有球型液滴的分散系统，球型液滴成为药库，聚合物即为骨架，交联聚合物成为控释膜。将此系统制成一定面积及厚度的药膜，置于黏胶层中心，加防粘层即得，见图 15-4。由于此系统制备工艺过程复杂，目前市售产品除 Nitrodisc 硝酸甘油 TDDS 外很少应用。

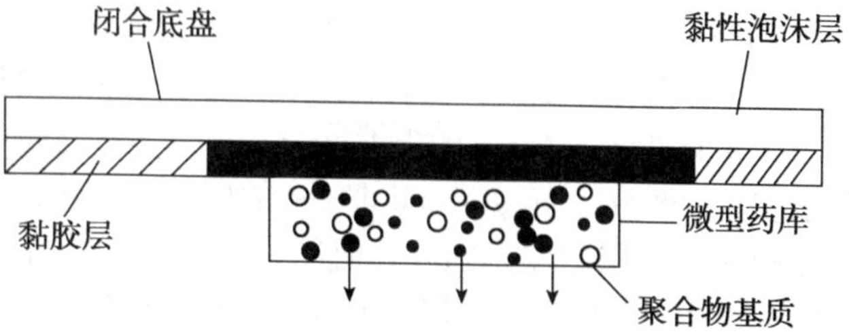

图 15-4　微贮库型 TDDS 示意图

二、经皮吸收制剂的制备工艺

经皮吸收制剂根据其类型与组成有不同的制备方法，主要有以下三种：

1. 涂膜复合工艺　将药物分散在高分子材料如压敏胶溶液中，涂布于背衬膜上，加热烘干使溶解高分子材料的有机溶剂蒸发，然后再进行第二层或多层膜的涂布，最后覆盖上保护膜。亦可以制成含药物的高分子材料膜，再与各层膜叠合或黏合。

2. 充填热合工艺　在定型机械中，于背衬膜与控释膜之间定量充填药物库材料，热合封闭，然后覆盖上涂有胶黏层的保护膜。

3. 骨架黏合工艺　在骨架材料溶液中加入药物，浇铸冷却成型，切割成小圆片，黏贴于背衬膜上，加保护膜而成。

第三节　常用的渗透吸收促进剂

经皮吸收制剂中要加入使药物经皮吸收渗透促进剂，否则药物难以透过皮肤被吸收。渗透促进剂是指能够降低药物通过皮肤的阻力，加速药物穿透皮肤的物质。常用的有以下几类：

1. 表面活性剂　可渗透皮肤，与皮肤成分相互作用，改变其渗透性质，应用较多的有十二烷基硫酸钠。

2. 氮酮类化合物　常用月桂氮酮，对亲水性药物的渗透促进作用强于对亲脂性药物，与其他促进剂合用效果更好，与丙二醇、油酸等均可配伍使用。其化学性质稳定，无刺激性、无毒性，有很强的穿透促进作用，是一种较理想的促渗剂。

3. 醇类化合物　包括乙醇、丁醇、丙二醇、甘油及聚乙二醇等，单独使用效果不佳，常与其他促进剂合用，可增加药物的溶解度起到协同作用。

小　结

经皮吸收制剂是指经皮肤敷贴方式给药而起全身治疗或预防疾病作用的一类制剂，又称贴剂。其特点有：药物的吸收不受胃肠道因素影响，减少用药的个体差异。药物以恒定速率进入人体内，减少给药次数。药物输入体内，维持恒定的有效血药浓度。用药方便，特别适合于婴儿、老人或不宜口服的病人。经皮吸收制剂可分为：膜控释型、黏胶分散型、骨架扩散型、微贮库型。经皮吸收制剂的制备工艺有：涂膜复合工艺、充填热合工艺、骨架黏合工艺。常用的经皮渗透促进剂有：表面活性剂、氮酮类化合物、醇类化合物。

（詹晓如）

自测题

一、名词解释

经皮吸收制剂

二、单项选择题

1. 下列哪一项不属于经皮吸收制剂的特点
   A. 避免药物受肠胃道生理因素的影响
   B. 药物可不经肝脏的首过效应
   C. 给药方便，可随时终止给药
   D. 大部分（80%～90%）药物可被吸收作用
   E. 可消除血药浓度“峰谷”现象

2. 下列哪一项不是膜控型经皮吸收制剂的材料
   A. 乙烯-醋酸乙烯共聚物
   B. 聚丙烯
   C. 聚乙烯醇
   D. 亚敏胶
   E. 聚乙烯

3. 下列不属于经皮吸收促进剂的是
   A. 月桂醇硫酸钠
   B. Azone
   C. 丙二醇
   D. 乙醇
   E. 硬脂酸

4. 下列关于经皮吸收制剂特点的叙述，错误的是
   A. 主要起局部作用
   B. 给药方便
   C. 药物利用降低
   D. 可减少给药次数
   E. 可消除或减弱血药浓度的“峰谷”现象

第十六章　靶向制剂

学习目标

1. 了解靶向制剂的概念、特点。
2. 了解靶向制剂的分类。

第一节　靶向制剂的概念、特点

一、靶向制剂的含义

靶向制剂亦称靶向给药系统（Targeting drug delivery ，TDS），是指载体将药物通过局部给药或全部血液循环而选择性的浓集定位于靶组织、靶器官、靶细胞或细胞内结构的给药系统。靶向制剂不仅要求药物到达病变部位，而且要求具有一定浓度的药物在这些靶部位滞留一定的时间，所以靶向制剂应具备定位浓集、控制释药、无毒及生物可降解性等要素。靶向制剂是第四代药物剂型，且被认为是抗癌药物的适宜剂型。

知识链接

靶向制剂的历史

靶向制剂的概念是 Ehrlich P 在 1906 年提出的，但是到 20 世纪 70 年代末～80 年代初，人们才开始比较全面的研究靶向制剂；1993 年 Florence A 创办了《Journal of Drug Tsrgeting》，专门刊载靶向制剂的研究论文，促进了医药界对靶向制剂的重视和深入研究。

二、靶向制剂的特点

靶向制剂与注射剂、片剂等普通制剂比较，靶向制剂可以提高药物疗效，降低药物毒副作用，提高用药的安全性、有效性和可靠性。靶向制剂还可弥补其他药物制剂存在的问题，如在药剂学方面提高药物制剂的稳定性和增加溶解度；生物药剂学方面可改善药物的吸收或增强生物稳定性，避免药物受体内酶或 pH 的影响等；药物动力学方面延长半衰期和提高药物特异性和组织选择性；提高药物临床应用的治疗指数。

第二节　靶向制剂的分类

一、靶向制剂的分类

（一）按载体的不同分类

脂质体靶向制剂、毫微粒靶向制剂、毫微球靶向制剂、复合型乳剂靶向制剂等。

（二）按给药途径的不同分类

口腔给药系统靶向制剂、直肠给药系统靶向制剂、结肠给药系统靶向制剂、鼻腔给药系统靶向制剂、皮肤给药系统靶向制剂及眼用给药系统靶向制剂等。

（三）按靶向部位的不同分类

肝靶向制剂、肺靶向制剂、脑靶向制剂等。

（四）按靶向部位的不同分类

药物的靶向从到达的部位讲可分三级：第一级指到达特定的靶组织或靶器官；第二级指到达特定的细胞；第三级指到达细胞内特定的部位。

（五）从方法上分类

被动靶向制剂、主动靶向制剂和物理化学靶向制剂。

下面主要介绍从方法上分类的三种靶向制剂。

二、被动靶向制剂

（一）概述

可溶性药物大多数通过细胞的胞饮作用而摄取，但对于水不溶性的微粒或油滴，则易被单核-巨噬细胞系统的巨噬细胞（尤其是肝的 kupffer 细胞）作为异物而吞噬，因此可以将药物制成类似的不溶性的微粒（脂质体、乳剂、微球甚至更小的纳米囊等制剂），即可靶向于单核-巨噬细胞丰富的肝、脾、骨髓等组织，成为被动靶向制剂。

被动靶向的微粒经静脉注射后，在体内的分布首先取决于微粒的粒径大小。通常粒径在 2.5～10μm 时，大部分聚集于巨噬细胞。<7μm 时一般被肝、脾中的巨噬细胞摄取，200～400nm 的纳米粒集中于肝后迅速被肝清除，<10nm 的纳米粒则缓慢聚集于骨髓。>7μm的微粒通常被肺的最小毛细血管床以机械滤过方式截留，被单核白细胞摄取进入肺组织或肺气泡。

（二）被动靶向制剂的定义

被动靶向制剂即自然靶向制剂，即药物以微粒给药系统为载体，使药物被生理过程自然吞噬而实现靶向的制剂。

被动靶向制剂的载药微粒包括：脂质体、乳剂、微囊和微球、纳米囊和纳米球等。

1. 脂质体

（1）脂质体的定义：脂质体系指将药物包封于类脂质双分子层内而形成的微型泡囊体。在电子显微镜下，脂质体的外形常见有球形、椭圆形等，直径从几十纳米到几微米之间。它具有类细胞膜结构，在体内可被网状内皮系统视为异物识别、吞噬，主要分布在肝、脾、肺和骨髓等组织器官，大量实验数据证明脂质体作为药物载体具有提高药物治疗指数、降低药物毒性和减少药物副作用、减少用药剂量等优点。

（2）脂质体的特点：

①靶向性和淋巴定向性：脂质体进人体内主要被单核-巨噬细胞系统的巨噬细胞作为外界异物而吞噬、摄取，形成肝、脾等网状内皮系统的被动靶向性，因此脂质体可用于治疗肝脏肿瘤和防止肿瘤扩散转移，以及肝寄生虫病、利什曼病等单核-巨噬细胞系统疾病。脂质体经肌肉、皮下或腹腔注射后，可首先进入局部淋巴结中。

②细胞亲和性与组织相容性：脂质体可长时间吸附于靶细胞周围，而不损伤正常的细胞和组织，使药物能充分向靶细胞、靶组织渗透；脂质体也可通过融合进入细胞内，经溶酶体消化释放药物。如将抗结核药物包封于脂质体中，可将药物载入细胞内杀死结核杆菌，提高疗效。

③缓释作用：将药物包封成脂质体，可减少肝代谢或肾排泄，而延长药物在血液中的滞留时间，使药物在体内缓慢释放，从而延长了药物的作用时间。

④降低药物毒性：药物被脂质体包封后，主要浓集在肝、脾和骨髓等单核-巨噬细胞较丰富的器官中，而心、肾中累积量相应的减少，因此可将对心、肾有毒性的药物或对正常细胞有毒性的抗癌药包封脂质体后，可明显降低药物的毒性。如两性霉素 B，制成两性霉素 B 脂质体后，毒性大大降低，而不影响抗真菌活性。

⑤保护药物，提高稳定性：一些对酸不稳定的药物被脂质体包封后，可受到脂质体双层膜的保护，从而增强其稳定性和口服吸收的效果。

（3）脂质体的分类：脂质体按照所包含类脂质双分子层的层数不同，分为单室脂质体（图 16-1）和多室脂质体（图 16-2）。含有单个双分子层的泡囊称为单室脂质体（SUV），含有多层双分子层的泡囊称为多室脂质体（MLVs）；大单室脂质体（LUVs）为单层大泡囊。水溶性药物包封于泡囊的亲水基团夹层中，而脂溶性药物则分散于泡囊的疏水基团的夹层中。大单室脂质体包封的药物量可比单室多 10 倍，甚至数十倍。

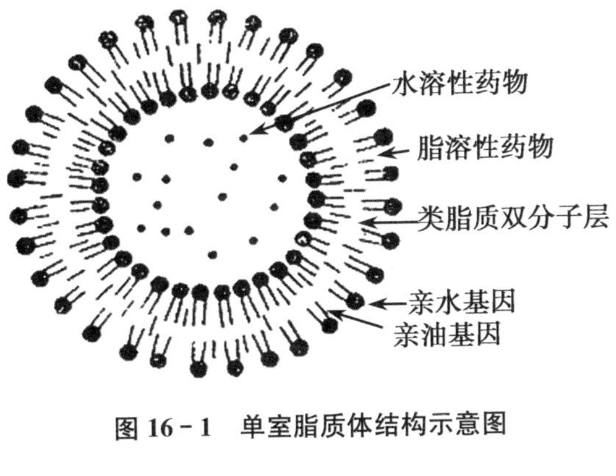

图 16-1　单室脂质体结构示意图

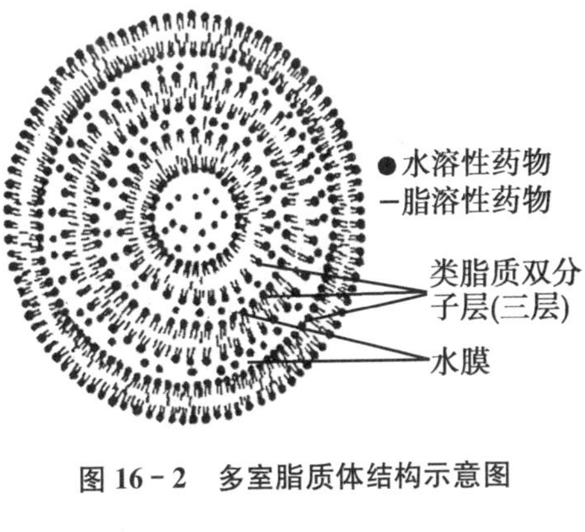

图 16-2　多室脂质体结构示意图

（4）脂质体的组成、结构：脂质体由双分子层所组成，组成成分是由磷脂和胆固醇等类脂质为膜材及附加剂组成。磷脂和胆固醇都属于两性物质，结构中均含有疏水性和亲水性基团。磷脂分子形成脂质体时，可以是单层的封闭双层结构，也可以是多层的封闭双层结构。磷脂两条疏水链朝内，亲水基在膜内外两个表面上，构成了一个封闭小室，室内包含水溶液，小室中水溶液被磷脂双层包围而独立，磷脂双室形成泡囊又被水相介质分开。

（5）脂质体的给药途径：脂质体有类似生物膜的结构，具有靶向性和缓释作用，一般可以采用口服给药、静脉注射、肌内和皮下注射、眼部给药、肺部给药等多种给药途径。

（6）脂质体的制备方法：

①薄膜分散法：将磷脂、胆固醇等类脂质及脂溶性药物溶于氯仿（或其他有机溶剂）中，然后将氯仿溶液在烧瓶中旋转蒸发，使其在内壁上形成一薄膜；将水溶性药物溶于磷酸盐缓冲液中，加入烧瓶中不断搅拌，即得。

②逆相蒸发法：逆相蒸发法系将磷脂等膜材溶于有机溶剂，如氯仿、乙醚等，加入待包封的药物水溶液（水溶液：有机溶剂=1∶3～1∶6）进行短时超声，直到形成稳定W/O型乳状液。然后减压蒸发除去有机溶剂，达到胶态后，滴加缓冲液，旋转帮助器壁上的凝胶脱落，在减压下继续蒸发，制得水性混悬液，通过凝胶色谱法或超速离心法，除去未包入的药物，即得。

③冷冻干燥法：冷冻干燥法系将磷脂分散于缓冲盐溶液中，经超声波处理与冷冻干燥，再将干燥物分散到含药物的水性介质中，即得。

④注入法：将磷脂与胆固醇等类脂质及脂溶性药物共溶于有机溶剂中（一般多采用乙醚），然后将此药液经注射器缓缓注入于搅拌下的50℃磷酸盐缓冲液（可含有水溶性药物）中，加完后，不断搅拌至乙醚除尽为止，即制得大多室脂质体，其粒径较大，不适于静脉注射。再将脂质体混悬液通过高压乳匀机二次，则所得的成品大多为单室脂质体。

⑤超声波分散法：将水溶性药物溶于磷酸盐缓冲液，加至磷脂、胆固醇与脂溶性药物共溶于有机溶剂中制成的溶液中，搅拌蒸发除去有机溶剂，残液经超声波处理，然后分离出脂质体，再混悬于磷酸盐缓冲液中，即得。另外，多室脂质体经超声波处理可得单室脂质体。

⑥高压乳匀法：系将各成分加入溶剂中，通过高压乳匀机均匀分散成脂质体。

2. 乳剂　乳剂的靶向性特点在于它对淋巴的亲和性；乳剂皮下注射后血药浓度较低，但有优良的淋巴定向性；乳剂经口服给药后，药物直接进入小肠淋巴，后到达胸淋巴管转运，而不是进入肝门静脉；根据淋巴管的结构特征，在组织间隙中的高分子物质及乳剂的油滴在淋巴转运时几乎没有障碍。

3. 微球

（1）微球的定义及分类：微球（microsphere）系指药物溶解或分散在高分子材料中形成的微小球状实体，亦称基质型骨架微粒。微球通常粒径在1～250μm之间，一般制成混悬剂供注射或口服给药；药物制成微球后具有缓释、长效和靶向作用。

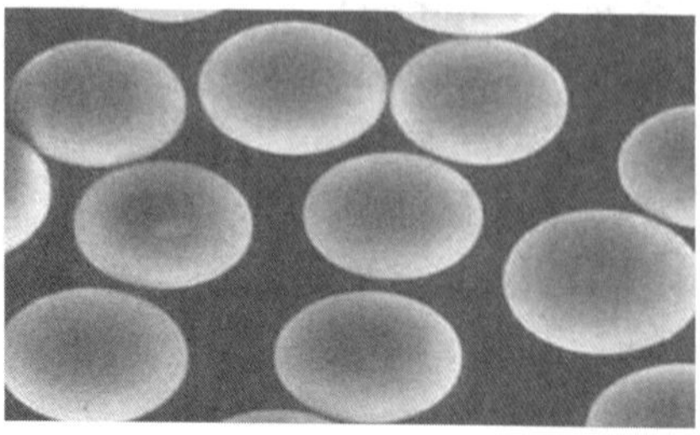

图16-3　微球

根据微球载体材料不同可分为：天然高分子微球和合成聚合物微球等。如白蛋白、明胶和淀粉微球是天然高分子微球；聚乳酸微球是合成聚合物微球。

（2）微球的性质：

①微球（图16-3）形态及结构：理想微球应为大小均匀的球形，分散性好，互不粘连。

②微球的靶向性：一般微球主要是被动靶向，＜3μm的一般被肝、脾中的巨噬细胞摄取；＞7μm的微粒通常被肺的最小毛细血管床以机械滤过方式截留，被单核白细胞摄取进入肺组织或肺泡。

4. 纳米粒

（1）纳米粒的含义及分类：纳米粒（nanopartices，NIP）由高分子物质组成的骨架实体，药物可以溶解、包裹于其中或吸附在实体上，粒径在10～1000nm范围内，包括纳米囊和纳米球。纳米囊属药库膜壳型，药物吸附、包裹在载体中；纳米球属基质骨架型，药物吸附、嵌入或溶解在载体中。

（2）纳米粒的特性：通常药物制成纳米囊或纳米粒后，具有缓释、靶向、保护药物、提高疗效和降低毒副作用的特点；注射用的纳米囊和纳米球可经静脉注射，不易阻塞血管，一般被单核-巨噬细胞系统摄取，主要分布于肝（60%～90%）、脾（2%～10%）、肺（3%～10%），少量进入骨髓。

纳米囊和纳米球的制备方法有乳化聚合法、天然高分子法、液中干燥法和自动乳化溶剂扩散法等。目前，乳化聚合法是以水作连续相制备纳米粒最重要的方法。

三、主动靶向制剂

（一）主动靶向制剂的含义

主动靶向制剂指用经过修饰的药物载体作为“导弹”，将药物定向地运送到靶区浓集发挥药效的制剂。包括经过表面修饰的药物载体及前体药物两大类制剂。目前研究较多的为修饰的药物载体，包括长循环脂质体、免疫脂质体、免疫纳米球、修饰微乳、修饰微球、修饰纳米球等；前体药物包括抗癌药的前体药物、结肠部位和脑部位的前体药物等。

（二）修饰的药物载体

1. 长循环脂质体　是指脂质体表面经适当修饰后，增加了脂质体的柔顺性和亲水性，避免被单核-巨噬细胞系统吞噬，减少了载药脂质体脂膜与血浆蛋白的相互作用，延长在体内循环系统的时间。长循环脂质体经表面修饰后，有利于对肝、脾以外组织器官的靶向作用，既可保持长循环，又可保持对靶体的识别，故又被称作第三代脂质体。

2. 免疫脂质体　在脂质体表面接上某种抗体，具有对靶细胞分子水平上的识别能力，可提高脂质体的专一靶向性。免疫脂质体具有加快免疫应答和增强脂质体结合于靶细胞的能力，一定程度上可提高人体免疫功能，同时具有载药量大、体内滞留时间长等优点。

3. 配体修饰脂质体　体内某些组织器官上存在有特定的受体，其配体多为糖残基化合物。用特殊的糖残基与脂质体膜材结合，使其覆盖在脂质体的表面，一旦进入体内即靶向特定的组织器官。如脂质体带有半乳糖残基时可被肝实质细胞所摄取，与甘露糖残基结合的脂质体可被K细胞摄取，带氨基甘露糖的衍生物的脂质体能分布于肺内等。

4. 免疫纳米球　它是将单克隆抗体与含药纳米球结合，注入人体内后可实现主动靶向。先将单抗与载体材料结合后再交联载药的方法，与药物直接同单抗结合相比，因单抗受到保护而较少失活，且载药量较大。除可用于抗癌药的靶向治疗外，还可用于标记和分离细胞，可用于诊断和治疗。

（三）前体药物

前体药物是指经过生物体内转化后才具有药理作用的化合物。前体药物本身没有生物活性或活性很低，经过体内代谢后变为有活性的物质，目的在于增加药物的生物利用度，加强靶向性，降低药物的毒性和副作用。

1. 抗癌药前体药物　因癌细胞比正常细胞含浓度较高的磷酸酯酶，如将抗癌药结构中的羟基磷酰化，则可促使抗癌药物在癌细胞部位特异地蓄积，如已烯雌酚与二醇的羟基经磷酰化制成已烯酚双磷酸酯比正常组织高约4倍，使前体药物更易水解释放母体药物而显效，而且抗癌药磷酰化后，不仅增加水溶性，而且保护羟基避免氧化，使疗效提高。

2. 结肠靶向前体药物　结肠靶向制剂可用于结肠局部病患的治疗和多肽药物的口服给药。如利用抗癌药物 5 -氟尿嘧啶（5 - FU）与果胶合成结肠癌双靶向前体药物，前体药首先是利用果胶将 5 - FU 靶向到结肠，实现结肠定位释放；然后再将 5 - FU 靶向到结肠癌细胞，实现结肠癌双靶向，治疗结肠癌。

3. 脑部靶向前体药物　只有强脂溶性药物可跨过血脑屏障，而强脂溶性前体药物对其他组织的分配系数也高，从而引起明显毒副作用。故必须采取一定措施，使药物仅在脑部发挥作用。

4. 其他前体药物　体外抗疱疹病毒实验表明：无环鸟苷与月桂酸酰氯、棕榈酸酰氯分别制成亲脂性的前体药物后进入细胞的量增加，从而使抗病毒的能力增强。环孢苷接上二条长疏水链成为环孢苷二棕榈酸酯前体药物，再制成脂质体，前体药物可缓慢水解得到环孢苷，避免了环孢苷被迅速脱氨破坏，延长了作用时间。

四、物理化学靶向制剂

物理化学靶向制剂是应用某些物理化学方法使靶向制剂在特定部位发挥药效。

（一）磁性靶向制剂

磁性制剂是将药物与铁磁性物质共同包裹于高分子聚合物载体中。用于体内后，利用体外磁场的效应引导药物在体内定向移动和定位集中，主要用作抗癌药物载体。

动物实验及临床观察证明，磁场具有确切的抑制癌细胞生长作用，可使患者肿瘤缩小，自觉症状改善等。这种磁性载体由磁性材料和具有一定通透性，但又不溶于水的骨架材料所组成，用体外磁场将其固定于肿瘤部位，释放药物，杀伤肿瘤细胞。这样既可避免伤害正常细胞，又可减少用药剂量，减轻药物毒副作用，加速和提高治疗效果，显示特有的优越性。此制剂还可运载放射性物质进行局部照射，进行局部定位造影，还可以用它阻塞肿瘤血管，使肿瘤坏死。

通常用的铁磁性物质有磁铁矿羰基铁、正铁酸盐、铁镍合金、铁铝合金、r -三氧化二铁、氧化钴、三氧化二锰等。这些物质都具有较高的磁导率。

1. 磁性微球　磁性微球是将磁性物质加入包囊材料，然后按照微球制备法制备而成的。常用的磁性物质为超细磁流体。磁性材料为 $FeO \cdot Fe_2O_3$ 或 Fe_2O_3。将微囊注入病灶部位血管，在外界磁场的作用下，可将药物导向靶组织器官。

2. 磁性纳米囊　如放线菌素 D 磁性纳米囊可提高药物在肾内的分布。与普通纳米囊相比，含有超细磁流体的纳米囊并不增加毒性。

（二）栓塞靶向制剂

动脉栓塞是将导管插入病灶部位的动脉中，通过注射将含药物的微球输送到靶组织，微球可以阻断对靶区的供血和营养，使靶区的肿瘤细胞缺血坏死；同时微球逐渐释放药物，杀死肿瘤细胞。因此栓塞微球具有栓塞和靶向化疗的双重作用。

（三）热敏靶向制剂

利用在相变温度时，脂质体的类脂质双分子层膜从胶态过渡到液晶态，脂质膜的通透性增加，药物释放速度增大的原理可制成热敏脂质体。在热敏脂质体膜上将抗体交联，可得热敏免疫脂质体。

（四）pH 敏感的靶向制剂

pH 敏感的靶向制剂包括 pH 敏感脂质体和 pH 敏感的口服结肠定位给药系统。pH 敏感脂质体是利用肿瘤间质的 pH 比周围正常组织细胞显著低的特点，选择对 pH 敏感的类脂材料，如二棕榈酸磷脂或十七烷酸磷脂为膜材，制备而成。当脂质进入肿瘤部位时，由于 pH 的降低导致脂肪酸羧基脂质化成六方晶相的非相层结构，从而使膜融合，加速释药。

小　结

本章介绍了靶向制剂的概念、特点及其分类，在分类中主要介绍了被动靶向制剂、主动靶向制剂、物理化学靶向制剂的含义、特点。被动靶向制剂包括：脂质体的含义、特点、分类、组成、结构材料；乳剂、微球的含义、特点、分类、性质；主动靶向制剂包括：修饰载体、前体药物；物理化学靶向制剂包括：磁性靶向制剂、热敏感脂质体、pH 敏感脂质体。

（何　洛）

自 测 题

一、名词解释

被动靶向制剂

脂质体

乳剂

微球

二、单项选择题

（一）A 型题

1. 下列关于靶向制剂的概念正确的描述是
   A. 靶向制剂又叫自然靶向制剂
   B. 靶向制剂是指进入体内的载药微粒被巨噬细胞摄取，通过正常生理过程运至肝、脾等器官的剂型
   C. 靶向制剂是将微粒表面修饰后作为“导弹”性载体，将药物定向地运送到并浓集于预期的靶向部位发挥药效的制剂
   D. 靶向制剂是通过载体使药物浓集于病变部位的给药系统
   E. 靶向制剂是利用某种物理或化学的方法使靶向制剂在特定部位发挥药效的制剂

2. 脂质体属于哪一类靶向制剂
   A. 主动靶向制剂
   B. 被动靶向制剂
   C. 物理化学靶向制剂
   D. 热敏感靶向制剂
   E. pH 敏感靶向制剂

3. 微球属于哪一类靶向制剂
   A. 主动靶向制剂
   B. 被动靶向制剂
   C. 物理化学靶向制剂
   D. 热敏感靶向制剂
   E. 磁性靶向制剂

4. 下列属于主动靶向制剂的是
   A. 脂质体
   B. 靶向乳剂
   C. 磁性微球

D. 纳米球

E. 免疫脂质体

5. 下列哪种靶向制剂属于被动靶向制剂

A. pH 敏感脂质体

B. 长循环脂质体

C. 免疫脂质体

D. 乳剂

E. 热敏脂质体

6. 脂质体具有的特性中不包括

A. 靶向性

B. 缓释性

C. 降低药物毒性

D. 放置很稳定

E. 提高药物稳定性

（二）B 型题

（7～10 题）

A. 微囊

B. 微球

C. 微丸

D. 纳米粒

E. 包合物

7. 一种分子被包嵌在另一种分子的空穴结构中而形成的复合物

8. 固态或液态药物包裹在天然的或合成的高分子材料中而形成的微小囊状物

9. 一种用适宜高分子材料为载体包裹或吸附药物而制成的球形或类球形微粒，粒径通常在 1～250μm

10. 药物与辅料构成的直径在 2mm 左右的球状实体

（11～13 题）

A. 被动靶向制剂

B. 主动靶向制剂

C. 物理化学靶向制剂

D. 脂质体

E. 靶向乳剂

11. 将微粒表面加以修饰后作为“导弹”性载体，将药物定向地运送到并浓集于预期的靶向部位发挥药效的制剂

12. 用物理或化学的方法使药物在特定部位发挥药效的靶向制剂

13. 进入人体内的载药微粒被巨噬细胞作为外来异物所吞噬而实现靶向的制剂

三、简述题

简答脂质体的特点。

第十七章　药物制剂新技术

学习目标

1. 了解固体分散体的概念、常用载体材料、固体分散体的类型。
2. 了解包合物的概念、特点及常用制备方法，β-环糊精包合物的应用。
3. 了解微囊与微球、纳米乳与亚纳米乳、纳米囊与纳米球的概念和制备方法。
4. 了解生物技术药物制剂。

随着科学技术的发展和各学科的相互渗透交叉，新剂型、新辅料、新技术不断涌现。本章仅对目前在制剂中应用较为成熟、且能改变药物的物理性质或释放性能的新技术进行讨论。内容主要有固体分散技术、包合技术、微囊与微球、纳米乳与亚纳米乳、纳米囊与纳米球、脂质体的制备技术、生物技术药物制剂。

第一节　固体分散技术

一、概述

固体分散技术是将固体药物，特别是难溶性药物高度分散在另一种固体载体中的新技术。固体药物通常是以分子、胶态、微晶或无定形状态分散在另一种水溶性、或难溶性、或肠溶性材料中呈固体分散体。

固体分散体的特点：

（1）高度分散性：药物与载体材料混合后，药物能以微晶态、胶态、高能态或分子状态均匀地分散在载体中。

（2）调整药物的溶出特性：以水溶性高分子材料为载体材料的固体分散体可增加难溶性药物溶解度和溶出速率，促进药物的吸收，提高生物利用度。以难溶性高分子材料为载体材料的固体分散体可延缓和控制水溶性药物的溶出和吸收，用于制备缓释、控释制剂。如果药物以肠溶性材料为载体，可制备供肠道定位释放而吸收的制剂。

（3）增加药物的化学稳定性：通过载体材料对药物分子的包蔽作用，可减缓药物在生产、贮存过程中的水解和氧化作用。

（4）液体药物固体化：将液体药物与载体材料混合后可制得固态的固体分散体。根据临床需要，可将固体分散体进一步制成胶囊剂、片剂、栓剂、软膏剂、丸剂等普通剂型。

二、常用的载体材料

固体分散体的溶出速率在很大程度上取决于所用载体材料的特性。固体分散体的载体材料应具有以下性质：①无毒，无刺激性，无致癌性；②不与主药发生化学反应，不影响主药的化学稳定性，不影响药物的疗效与含量检测；③能使药物产生最佳分散状态，达到临床需要的释药效果；④价廉易得。

通常，固体分散体的载体材料可分为水溶性、难溶性和肠溶性三大类。载体材料可单一应用，也可联合应用，以达到要求的释药效果。

（一）水溶性载体材料

常用的有高分子聚合物、表面活性剂、有机酸、糖类与醇类以及纤维素衍生物等。

1. 聚乙二醇类（PEG） 具有良好的水溶性（1∶2～3），亦能溶于多种有机溶剂，可使某些药物以分子状态分散，可阻止药物聚集。最常用的是 PEG 4000 和 6000。它们的熔点低（50～63℃），毒性较低，化学性质稳定（但 180℃以上分解），能与多种药物配伍。适用于熔融法、溶剂法制备固体分散体。

2. 聚维酮类（PVP） 易溶于水和多种有机溶剂，无毒，熔点较高、对热稳定（150℃变色），为无定形高分子聚合物。

3. 表面活性剂类 可用作载体材料的表面活性剂大多含聚氧乙烯基，在水和多数溶剂中溶解，载药量大，是较理想的速效载体材料。常用泊洛沙姆 188、聚氧乙烯（PEO）、聚羧乙烯（CP）等。

4. 有机酸类 可用作载体材料的有机酸有枸橼酸、酒石酸、琥珀酸、胆酸及脱氧胆酸等。它们的特点是分子量较小，易溶于水而不溶于有机溶剂，不适用于对酸敏感的药物。

5. 糖类与醇类 可用作载体材料的糖类有壳聚糖、右旋糖、半乳糖和蔗糖等，醇类有甘露醇、山梨醇、木糖醇等。它们的特点是水溶性强，毒性小，适用于剂量小、熔点高的药物，尤以甘露醇为最佳。

6. 纤维素衍生物 如羟丙纤维素（HPC）、羟丙甲纤维素（HPMC）等，它们与药物制成的固体分散体难以研磨，需加入适量乳糖、微晶纤维素等。

（二）难溶性载体材料

1. 纤维素类 常用的如乙基纤维素（EC），其特点是不溶于水，溶于有机溶剂，有较大的黏性，载药量大、稳定性好、不易老化。

2. 聚丙烯酸树脂类 通常为含季铵基的聚丙烯酸树脂，在胃液中可溶胀，在肠液中不溶，不被吸收，对人体无害，广泛用于制备具有缓释性的固体分散体。

3. 其他类 常用的有胆固醇、棕榈酸甘油酯、胆固醇硬脂酸酯、蜂蜡、巴西棕榈蜡及氢化蓖麻油、蓖麻油蜡等脂质材料，均可制成缓释固体分散体。另有水微溶或缓慢溶解的表面活性剂如硬脂酸钠、硬脂酸铝、三乙醇胺和十二烷基硫代琥珀酸钠等，具有中等缓释效果。

（三）肠溶性载体材料

1. 纤维素类 常用的有邻苯二甲酸醋酸纤维素（CAP）、邻苯二甲酸羟丙甲纤维素（HPMCP，有 HP50 和 HP55 两种商品规格）以及羧甲乙纤维素（CMEC）等，均能溶于肠液中，可用于制备胃中不稳定的药物在肠道释放和吸收、生物利用度高的固体分散体。

2. 聚丙烯酸树脂类 常用Ⅱ号（Eudragit L）和Ⅲ号（Eudragit S）丙烯酸树脂。前者在 pH6 以上的介质中溶解，后者在 pH7 以上的介质中溶解，有时两者联合使用，可制成较理想的缓释固体分散体。

三、固体分散体的类型

固体分散体可按下列不同情况进行分类。

（一）按释药特征分类

1. 速释型　用亲水性载体材料制备的固体分散体，载体材料的用量较大，通常以增加难溶性药物浓度为主要目的。该类型固体分散体的药物溶解度高，溶出快，吸收好，生物利用度高。

2. 缓释、控释型　以水不溶性或脂溶性载体材料制备的固体分散体，药物分子或微晶分散于由载体材料形成的网状骨架结构中，药物从网状结构中缓慢的扩散溶出，其机制与缓控释制剂相类似。

3. 肠溶型　肠溶型为迟释制剂，是以肠溶性材料为载体，制备的药物能定位于小肠溶解、释放。

（二）按分散状态分类

1. 简单低共熔混合物　如果药物与载体材料两种固体以低共熔物的比例混合，共熔后快速冷却可以完全融合而全部形成固体分散体，称之为低共熔型固体分散体。药物以超细结晶状态分散于载体中。当该分散体与水（或体液）接触时，载体便溶解，药物以微晶状态分散在介质中，然后进一步溶解。

2. 固体溶液　系固体药物在载体材料中以分子状态分散而形成的分散体系。按药物与载体材料的互溶情况，分完全互溶与部分互溶；按晶体结构，分为置换型与填充型。无论是哪种类型的固体溶液，其药物均以分子状态高度分散在载体中，因此药物的溶出速率较低共熔混合物快。

3. 共沉淀物（也称共蒸发物）　是由药物与载体材料以适当比例溶解于有机溶剂后形成的非结晶性无定形物，有时称玻璃态固熔体，因其有如玻璃的质脆、透明、无确定的熔点。其溶出速率大于低共熔混合物，甚至比固体溶液的溶出还快。

第二节　包合技术

一、概述

包合技术系指一种分子被包嵌于另一种分子的空穴结构内，形成包合物的技术。包合物由主分子和客分子组成，主分子即是包合材料，具有较大的空穴结构（图 17－1），足以将客分子（药物）容纳在内。

环糊精及其衍生物是目前常用的包合材料。环糊精所形成的包合物通常都是单分子包合物，药物在单分子空穴内包入。大多数环糊精与药物可以达到摩尔比 1∶1 包合，若环糊精用量少，药物包合不完全；若环糊精用量多，包合物的含药量低。

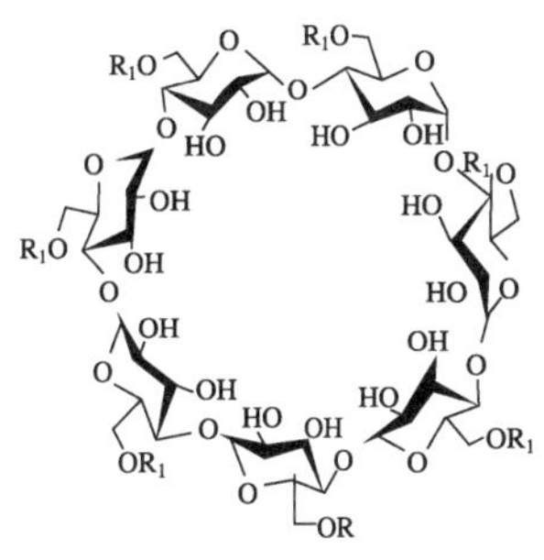

图 17－1　β-环糊精结构示意图

包合物能否形成及其是否稳定，主要取决于环糊精主分子和药物客分子的立体结构和二者的极性。客分子必须和主分子的空穴形状和大小相适应。被包合的有机药物应符合下列条件之一：药物分子的原子数>5；如具有稠环，稠环数应<5；药物的分子量在100～400之间；水中溶解度<10g/L，熔点低于250℃。无机药物大多不宜用环糊精包合。

应用包合技术研制药物的新剂型和新品种，近年来有不少报道。目前国内利用包合技术生产上市的产品有碘口含片、吡罗昔康片、螺内酯片以及可减小舌部麻木副作用的磷酸苯丙哌林片等。

二、包合物的制备方法

（一）饱和水溶液法

亦称为重结晶法或沉淀法。方法为先将环糊精制成饱和水溶液，再加入客分子药物（难溶性药物可用少量丙酮或异丙醇等有机溶剂溶解）搅拌混合30分钟以上，使药物与环糊精形成包合物，经静置或冷藏、浓缩、加沉淀剂等使包合物充分析出，过滤、洗涤、干燥，得包合物。

此法是目前研究中采用最多的方法，一般在磁力搅拌器或电动搅拌器中进行。

举例 17－1

吲哚美辛-β-环糊精包合物的制备

称取吲哚美辛1.25g，加25ml乙醇，微温使溶解，滴入500ml 75℃ β-环糊精饱和水溶液中，搅拌30分钟，停止加热再继续搅拌5小时，得白色沉淀，室温静置12小时，过滤，将沉淀物在60℃干燥，过80目筛，经真空干燥，即得包合率在98%以上的包合物。

（二）研磨法

取β-环糊精加入2～5倍量的水混合，研匀，加入药物（难溶性药物应先溶于有机溶剂中），充分研磨成糊状物，低温干燥后用适当溶剂洗涤，干燥即得。此法仅可少量制备。

举例 17－2

维A酸β-环糊精包合物的制备

维A酸易受氧化，制成包合物可提高稳定性。维A酸与β-环糊精按1∶5摩尔比称量，将β-环糊精于50℃水浴中用适量蒸馏水研成糊状，维A酸用适量乙醚溶解加入上述糊状液中，充分研磨，挥去乙醚后糊状物成半固体物，将此物置于遮光的干燥器中进行减压干燥数日，即得。

（三）冷冻干燥法

当制成的包合物易溶于水，而不易结晶沉淀，或在常温加热干燥过程可能发生药物逸出、分解、变色而不稳定时，可用冷冻干燥法制备。冷冻干燥法所得包合物外形疏松，溶解性能好，可制备粉针剂原料。

举例 17－3

盐酸异丙嗪（PMH）β-环糊精包合物

将PMH与β-环糊精按1∶1摩尔比称量，β-环糊精用60℃以上的热水溶解，加入PMH搅拌30分钟，冰箱冷冻过夜再冷冻干燥，用氯仿洗去未包入的PMH，最后除去残留氯仿，得白色包合物粉末。

（四）喷雾干燥法

此法适用于难溶性、疏水性药物，如用喷雾干燥法制得的地西泮与β-环糊精包合物，增加了地西泮的溶解度，提高了其生物利用度。

此外，还有超声法、胶体磨法等。

三、β-环糊精包合物的应用

β-环糊精为白色结晶性粉末，熔程300～305℃，安全性高，较符合实际应用需要，因此在药剂学上使用较为广泛。

（一）增加药物稳定性

不少药物受热、光、空气和化学环境的影响，发生氧化、水解等反应，从而失去部分或全部疗效。将药物用β-环糊精包合，使其化学活泼基团被包藏于环糊精中，不易受到外界环境影响，能提高药物的稳定性。

（二）增加药物溶解度

药物与β-环糊精形成包合物后，由于β-环糊精的亲水性而增加了药物的溶解度。

（三）掩盖不良气味

有的药物具有不良臭味、苦涩味，影响该制剂的应用，特别是对于儿童和老人，将其制成包合物可使不良臭味、苦味减轻或消除。

（四）液体药物固体化，便于制剂制备

液体药物如维生素A、E等与β-环糊精制成包合物后，可以进一步制成散剂、颗粒剂、片剂、硬胶囊剂等剂型，不仅便于生产，而且可使剂量准确，利于保存和携带。

（五）防止挥发性成分挥发

低熔点或低沸点的药物，制成β-环糊精包合物后，可以防止挥发、增加药物的稳定性，也可以进一步制成栓剂等剂型。

（六）调节释药速度

β-环糊精与药物包合可以达到药物贮存的作用，控制药物释放，还可以提高亲脂性药物在毫微囊中的载药量，从而使制备毫微囊成为可能，并达到靶向或控释给药的目的。

（七）提高药物的生物利用度

与单体药物相比，药物的包合物在溶解度、膜通透性、血浆蛋白结合性等方面均有显著改善，可以提高药物的生物利用度。

（八）降低药物的刺激性与毒副作用

某些药物制成包合物可以减少刺激性，降低毒副作用。如吲哚美辛包合物制成胶囊剂后口服，不会引起消化道溃疡。

第三节　微囊与微球的制备技术

一、概述

微型包囊的制备过程通称微型包囊术，简称微囊化，系利用天然的或合成的高分子材料（囊材）作为囊膜壁壳，将固态药物或液态药物（囊心物）包裹而成药库型的微囊；也可使药物溶解和（或）分散在高分子材料中，形成骨架型微小球状实体，称微球。微囊和微球的粒径属微米级，因此本节一起讨论。

药物微囊化的目的：①掩盖药物的不良气味及口味；②提高药物的稳定性；③防止药物在胃内失活或减少对胃的刺激；④使液态药物固态化便于应用与贮存；⑤减少复方药物的配伍变化；⑥可制备缓释或控释制剂；⑦使药物浓集于靶区，提高疗效，降低毒副作用；⑧可将活细胞或生物活性物质包囊。

近年采用微囊化技术的药物已有30多种，如解热镇痛药、抗生素、多肽、避孕药、维生素、抗癌药以及诊断用药等。上市的微囊化商品有红霉素片（美国）、胡萝卜素片（瑞士）等。

过去很多极有前途的药物落选，仅是因为口服的活性低或注射的半衰期短。如果采用微囊化这一新技术，将药物微囊化后通过口服或非胃肠道缓释给药，许多按过去标准认为不合格的落选药物，可能制成满意的新药。这对新药的开发具有特殊的意义。

二、微囊的制备

（一）囊心物与囊材

1. 囊心物　微囊的囊心物除主药外还可以包括提高微囊化质量而加入的附加剂，如稳定剂、稀释剂、控制释放速率的阻滞剂、促进剂，以及改善囊膜可塑性的增塑剂等。囊心物可以是固体，也可以是液体。

2. 囊材　用于包囊所需的材料称为囊材。对囊材的一般要求是：①性质稳定；②有适宜的释放速率；③无毒、无刺激性；④能与药物配伍，不影响药物的药理作用及含量测定；⑤有一定的强度及可塑性，能完全包封囊心物；⑥具有符合要求的黏度、穿透性、亲水性、溶解性、降解性等特性。

常用的囊材可分为下述三大类。

（1）天然高分子囊材：天然高分子材料是最常用的囊材，因其稳定、无毒、成膜性好。常见的有明胶、阿拉伯胶、海藻酸盐、壳聚糖等。

（2）半合成高分子囊材：多系纤维素衍生物，其特点是毒性小、黏度大、成盐后溶解度增大。如羧甲基纤维素盐、醋酸纤维素酞酸酯、乙基纤维素、甲基纤维素、羟丙甲纤维素。

（3）合成高分子囊材：有生物不降解的和生物可降解的两类。近年来，生物可降解的材料得到了广泛的应用，如聚碳酯、聚氨基酸、聚乳酸等，其特点是无毒、成膜性好、化学稳定性高，可用于注射。

（二）微囊的制备方法

微囊的制备方法可归纳为物理化学法、物理机械法和化学法三大类。

1. 物理化学法　本法在液相中进行，囊心物与囊材在一定条件下形成新相析出，故又称相分离法。其微囊化步骤大体可分为囊心物的分散、囊材的加入、囊材的沉积和囊材的固化4步（图17－2）。相分离法分为单凝聚法、复凝聚法、溶剂-非溶剂法、改变温度法和液中干燥法，这里主要介绍前两种方法。

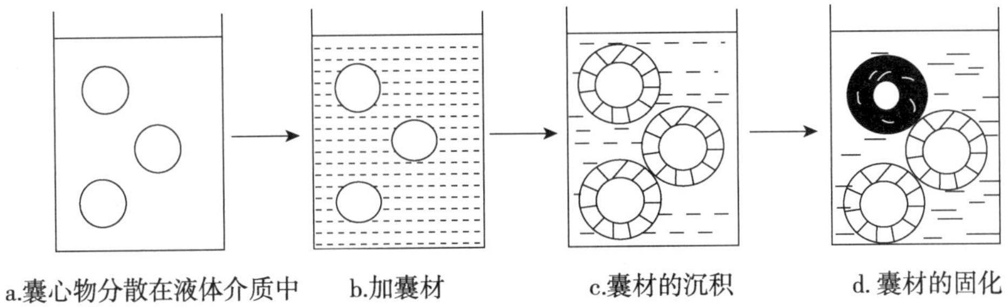

图17－2　相分离微囊化步骤示意图

（1）单凝聚法：是在高分子囊材（如明胶）溶液中加入凝聚剂以降低高分子材料的溶解度而凝聚成囊的方法，在相分离法中较常用这种方法。

①基本原理：将药物分散在明胶材料溶液中，然后加入凝聚剂（强亲水性电解质硫酸钠水溶液，或强亲水性的非电解质如乙醇），由于明胶分子水合膜的水分子与凝聚剂结合，使明胶的溶解度降低，分子间形成氢键，最后从溶液中析出而凝聚形成凝聚囊。这种凝聚是可逆的，一旦解除凝聚的条件（如加水稀释），就可发生解凝聚，凝聚囊很快消失。这种可逆性在制备过程中可加以利用，经过几次凝聚与解凝聚，直到凝聚囊形成满意的形状为止（可用显微镜观察）。最后再采取措施加以交联，使之成为不凝结、不粘连、不可逆的球形微囊。

②工艺流程如下：

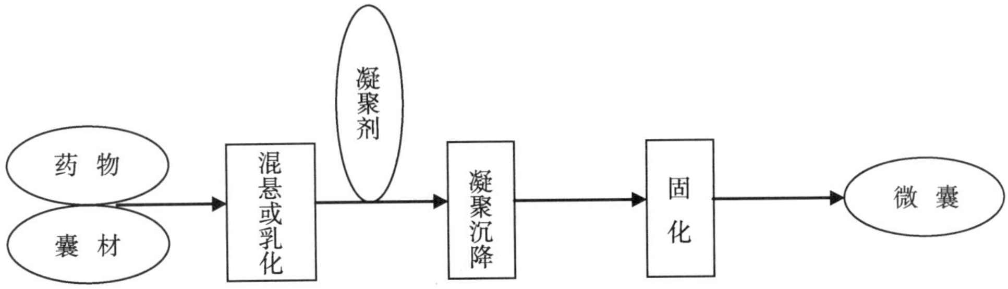

（2）复凝聚法：系使用带相反电荷的两种高分子材料作为复合囊材，在一定条件下交联，且与囊心物凝聚成囊的方法。复凝聚法是经典的微囊化方法，它操作简便，容易掌握，适合于难溶性药物的微囊化。

可作复合材料的有明胶与阿拉伯胶（或CMC或CAP等多糖）、海藻酸盐与聚赖氨酸、海藻酸盐与壳聚糖、海藻酸与白蛋白、白蛋白与阿拉伯胶等。

2. 物理机械法　本法是将固态或液态药物在气相中进行微囊化的方法，需要一定设备条件。根据使用的机械设备不同和成囊方式不同可以分为以下方法：

（1）喷雾干燥法：可用于固态或液态药物的微囊化，粒径范围通常为 5～600μm。工艺是先将囊心物分散在囊材的溶液中，再用喷雾法将此混合物喷入惰性热气流使液滴收缩成球形，进而干燥即得微囊。溶解囊材的溶剂可以是水，也可以是有机溶剂，以水作溶剂更易达到环保要求，降低成本。

（2）喷雾凝结法：将囊心物分散于熔融的囊材中，迅速将此混合物喷于冷气流中凝固成囊的方法。常用的囊材有蜡类、脂肪酸和脂肪醇等，在室温均为固体，而在较高温度下能熔融。

（3）空气悬浮法：亦称流化床包衣法，系利用垂直强气流使囊心物悬浮在气流中，将囊材溶液通过喷嘴喷射于囊心物表面，热气流将溶剂挥干，囊心物表面便形成囊材薄膜而成微囊。囊材可以是多聚糖、明胶、树脂、蜡、纤维素衍生物及合成聚合物。

（4）多孔离心法：利用圆筒的高速旋转使囊心物产生离心力，另使囊材溶液形成液态膜，囊心物高速穿过液态膜形成微囊，再经过不同方法加以固化（用非溶剂、凝结或挥去溶剂等），即得微囊。

（5）锅包衣法：系利用包衣锅将囊材溶液喷在固态囊心物上，再挥干溶剂形成微囊，导入包衣锅的热气流可加速溶剂挥发。

上述几种物理机械法均可用于水溶性和脂溶性的、固态或液态药物的微囊化，其中以喷雾干燥法最常用。

（三）化学法

系指利用溶液中的单体或高分子通过聚合反应或缩合反应生成囊膜而制成微囊的方法。常用的有界面缩聚法和辐射交联法。

三、微球的制备

微球的制备方法与微囊的制备有相似之处。根据材料和药物的性质不同可以采用不同的微球制备方法。现将几种常见微球的制备方法简介如下。

（一）明胶微球

用明胶等天然高分子材料以乳化交联法制备微球。以药物和高分子材料的混合水溶液为水相，用含乳化剂的油为油相，混合、搅拌乳化，形成稳定的 O/W 型或 W/O 型乳状液，加入化学交联剂，可得粉末状微球。其粒径通常在 1～100μm 范围内。油相可采用橄榄油、蓖麻油或液状石蜡等。

现已成功制备米托蒽醌、盐酸川芎嗪、硫酸链霉素、卡铂、莪术油等明胶微球。

（二）白蛋白微球

白蛋白微球可用上述的液中干燥法或喷雾干燥法制备。制备白蛋白微球的液中干燥法以加热交联代替化学交联，使用的加热交联温度不同（100～180℃），微球平均粒径不同，在中间温度（125～145℃）时粒径较小。喷雾干燥法将药物与白蛋白的溶液经喷嘴喷入干燥室内，同时送入干燥室的热空气流使雾滴中的水分快速蒸发、干燥，即得微球。

目前国内已研制成功的白蛋白微球有顺铂、硫酸链霉素、米托蒽醌、左旋多巴等。

此外还有淀粉微球、聚酯类微球、磁性微球等。

第四节　纳米囊与纳米球的制备技术

一、概述

纳米粒是一类由高分子材料制成的纳米级固态胶体颗粒，粒径在 10～1000nm。一般分为两种类型：一种称为纳米球，属基质骨架型，药物分散其中，粒径在 10～1000nm；另一种称为纳米囊，属药库膜壳型，药物一般被聚合物膜包封在内核层，粒径在 10～100nm。

纳米囊（球）对肝、脾或骨髓等部位具有靶向性，或包衣结合（顺磁性四氧化三铁粒子以包衣的方式与纳米囊结合）直径为 10～20nm 顺磁性四氧化三铁粒子，可以有特殊的靶向作用。这些特性在疑难病的治疗及新剂型的研究中得到广泛的关注：

（1）作为抗癌药的载体是最有应用价值的，如聚氰基丙烯酸烷酯纳米球易聚集在一些肿瘤病变中，提高了药效，降低毒副作用。纳米囊（球）直径小于 100nm，能从肿瘤有隙漏的内皮组织血管中逸出而滞留在肿瘤内，肿瘤的血管壁对纳米囊（球）有生物黏附性。

（2）提高抗生素类药和抗真菌、抗病毒药治疗细胞内细菌感染的功效。

（3）作为口服制剂，可防止多肽、疫苗类和一些药物在消化道的失活，提高药物口服稳定性，提高生物利用度。

（4）作为黏膜给药的载体，纳米囊（球）滴眼剂会黏附于结膜和角膜，可延长作用时间；还可制成鼻黏膜、经皮吸收（作为微贮库在角质层贮藏）等各种给药途径的制剂，均可延长或提高药效。

二、纳米囊与纳米球的制备方法

制备纳米囊和纳米球的方法有乳化聚合法、天然高分子凝聚法、液中干燥法和自动乳化法等。

第五节　纳米乳与亚纳米乳的制备技术

一、概述

纳米乳是粒径为 10～100nm 的乳滴分散在另一种液体中形成的胶体分散系统，其乳滴多为球形，大小比较均匀，透明或半透明，经热压灭菌或离心也不能使之分层。纳米乳曾称微乳。纳米乳不易受血清蛋白的影响，在循环系统中的寿命很长，在注射 24 h 后油相 25% 以上仍然在血中。

亚纳米乳粒径在 100～500nm 之间，外观不透明，呈浑浊或乳状，稳定性也不如纳米乳，虽可热压灭菌，但加热时间太长或数次加热，也会分层。亚纳米乳曾称亚微乳。

纳米乳与亚纳米乳都可以作为药物的载体，但目前在药剂学中的应用还不太多。纳米乳由于需要的乳化剂量比较大，如何降低乳化剂的用量，从而降低纳米乳的毒性，是目前探讨较多的问题之一。

近年来比较成功的药用纳米乳的实例是可以自动乳化的环孢菌素的浓乳。

二、常用乳化剂与助乳化剂

（一）乳化剂

选用乳化剂时不仅要考虑使纳米乳稳定的乳化性能，而且要考虑毒性、对微生物的稳定性和价格等。

（1）天然乳化剂：如多糖类的阿拉伯胶、西黄芪胶及明胶、白蛋白和酪蛋白、大豆磷脂、卵磷脂及胆固醇等。

（2）合成乳化剂：合成的乳化剂品种较多，分为离子型和非离子型两大类。纳米乳常用非离子型乳化剂，如脂肪酸山梨坦（亲油性）、聚山梨酯（亲水性）、蔗糖脂肪酸酯类和单硬脂酸甘油酯等。

（3）助乳化剂：助乳化剂可调节乳化剂的 HLB 值，并形成更小的乳滴。助乳化剂应为药用短链醇或适宜 HLB 值的非离子型表面活性剂。常用的有正丁醇、乙二醇、乙醇、丙二醇、甘油、聚甘油酯等。

三、纳米乳的制备

（一）纳米乳的形成条件

（1）需要大量乳化剂：纳米乳中乳化剂的用量一般为油量的 20%～30%，而普通乳中乳化剂一般低于油量的 10%。原因是纳米乳乳滴小，界面积大，所以需要更多的乳化剂才能乳化。

（2）需要加入助乳化剂：助乳化剂可插入到乳化剂界面膜中，形成复合凝聚膜，提高膜的牢固性和柔顺性，又可增大乳化剂的溶解度，进一步降低界面张力，有利于纳米乳的稳定；同时助乳化剂可调节乳化剂的 HLB 值，使之符合油相的要求。

（二）制备纳米乳的步骤

（1）确定处方：处方的必需成分通常是油、水、乳化剂和助乳化剂。当油、乳化剂和助乳化剂确定了之后，可通过三元相图找出纳米乳区域，从而确定它们的用量。

（2）配制纳米乳：确定处方后，将各成分按比例混合即可制得纳米乳。通常制备 W/O 型纳米乳比 O/W 型纳米乳容易。如先将亲水性乳化剂同助乳化剂按要求的比例混合，在一定温度下搅拌，再加一定量的油相，混合搅拌后，用水滴定此浑浊液至澄明，即得。

四、亚纳米乳的制备

通常亚纳米乳的粒径应比微血管（内径 4μm 左右）小才不会发生栓塞。通常亚纳米乳要使用两步高压乳匀机将粗乳捣碎，并滤去粗乳滴与碎片。

第六节　生物技术药物制剂

一、概述

（一）基本概念

生物技术又称生物工程，是利用生物体（包括微生物、动物细胞、植物细胞）或其组成部分（细胞器和酶），在最适条件下，生产有价值的产物或进行有益过程的技术。现代生物技术主要包括基因工程、细胞工程与酶工程。此外还有发酵工程（微生物工程）与生化工程。

生物技术药物是指采用现代生物技术，借助某些微生物、植物或动物来生产所需的药品。如采用DNA重组技术或其他生物新技术研制的蛋白质或核酸类药物。

（二）特点

生物技术药物绝大多数是生物大分子性内源物质，临床使用剂量小，药理活性高，副作用少，很少有过敏反应。但稳定性很差，在酸、碱及体内环境下易失活；分子量大，且以多聚体存在，口服给药不易吸收。一般只有注射给药，且在体内半衰期短。

随着生物技术药物的发展，肽和蛋白质药物制剂的研究与开发，已成为医药工业中一个重要的领域，同时给药物制剂带来了新的挑战。由于生物技术产品多为多肽和蛋白质类，性质很不稳定，极易变质，因此如何将这类药物制成安全、有效、稳定的制剂，是摆在医药科技人员面前的一大难题。

二、蛋白质类药物制剂的处方与工艺

蛋白质类药物制剂的研制关键是解决这类药物的稳定性问题。对于注射给药则采用适当的辅料，设计合理的处方与工艺，而非注射给药还需解决生物利用度问题。这里主要讨论这类药物的注射剂型。

（一）蛋白质类药物的一般处方组成

目前临床上应用的蛋白质类药物注射剂，一类为溶液型注射剂，另一类是冻干粉注射剂。溶液型使用方便，但需在低温（2～8℃）下保存。冻干粉型比较稳定，但工艺较为复杂。

（二）液体剂型中蛋白质类药物的稳定化

在液体剂型中蛋白质类药物的稳定化方法分为两类：①改造其结构；②加入适宜辅料。前者不属于制剂学范畴，故在此不做详细讨论。通过加入各类辅料，改变蛋白质类药物溶剂的性质是药物制剂中常用的稳定化方法。蛋白质类药物的稳定剂有以下几类：

（1）缓冲液：因为蛋白质的物理化学稳定性与pH有关，通常蛋白质的稳定pH范围很窄，应采用适当的缓冲系统，以提高蛋白质在溶液中的稳定性。

（2）表面活性剂：由于离子型表面活性剂会引起蛋白质的变性，所以在蛋白质药物如织溶纤酶原激活素等制剂中均加入少量非离子表面活性剂，如吐温80来抑制蛋白质的聚集。

（3）糖和多元醇：糖和多元醇属于非特异性蛋白质稳定剂。蔗糖、海藻糖、甘油、甘露醇、山梨醇（浓度1%～10%）最常用。还原糖与氨基酸有相互作用，因此避免使用。

（4）盐类：低浓度的盐通过非特异性静电作用能提高蛋白质的稳定性。经常使用的盐NaCl在稳定蛋白质中起关键作用。

（5）聚乙二醇类：高浓度的聚乙二醇类常作为蛋白质的低温保护剂和沉淀结晶剂。

（6）大分子化合物：研究表明很多大分子化合物具有稳定蛋白质的作用。

（7）组氨酸、甘氨酸、谷氨酸和赖氨酸的盐酸盐等。

（8）金属离子。

（三）固体状态蛋白质药物的稳定性与工艺

在一些蛋白质药物不能采用溶液型制剂时，往往用冷冻干燥与喷雾干燥的工艺使形成固体状态以提高这类制剂的稳定性，下面就蛋白质类药物的特殊性作一说明。

1. 冷冻干燥蛋白质药物制剂　用冷冻干燥法制备蛋白质类药物制剂时主要考虑两个问题：①选择适宜的辅料，优化蛋白质药物在干燥状态下的长期稳定性；②考虑辅料对冷冻干燥过程中一些参数的影响，如最高与最低干燥温度、干燥时间、冷冻干燥产品的外观等。

2. 喷雾干燥蛋白质药物制剂　喷雾干燥工艺广泛应用于蛋白质类药物的控释制剂、吸入剂、微球制剂等新型给药系统的研制中。

小　结

本章介绍了近些年发展起来的药物制剂新技术与新剂型。介绍了固体分散技术、包合技术、微囊化技术、纳米粒技术、纳米乳和亚纳米乳制备技术、脂质体技术和生物技术等制剂技术的概念和在药物研究中的应用，并较为详细的介绍了包合技术、微囊与微球、纳米乳和亚纳米乳、脂质体的制备方法。

（姜笑寒）

自　测　题

一、名词解释

固体分散技术

包合技术

脂质体

生物技术

二、单项选择题

1. 关于固体分散体的叙述中哪一条是错误的
   A. 固体分散体中的药物能以微晶态、胶态、高能态或分子状态均匀地分散在载体中
   B. 可增加难溶性药物溶解度和溶出速率
   C. 化学性质非常稳定，不会出现老化
   D. 可减缓药物在生产、贮存过程中的水解和氧化作用
   E. 可使液体药物固体化

2. 在固体分散技术中使用的水溶性载体材料是
   A. 氢化蓖麻油
   B. 乙基纤维素
   C. 硬质酸钠
   D. 聚乙二醇
   E. 聚丙烯酸树脂

3. 下列哪个不属于按分散状态分类的固体分散体的类型
   A. 简单低共熔混合物
   B. 固体溶液
   C. 共沉淀物
   D. 共蒸发物
   E. 速溶型

4. 下列不属于包合物制备方法的是
   A. 饱和水溶液法
   B. 熔融法
   C. 研磨法
   D. 冷冻干燥法

E. 喷雾干燥法

5. 在制备微囊的方法中哪个不是物理机械法
A. 喷雾干燥法
B. 单凝聚法
C. 喷雾凝结法
D. 锅包衣法
E. 空气悬浮法

6. 关于药物微囊化的目的错误的是
A. 增加药物的溶解度
B. 提高药物的稳定性
C. 液态药物的固态化
D. 遮盖药物的不良气味
E. 减少复方制剂中的配伍禁忌

7. 关于纳米乳的说法错误的是
A. 纳米乳的形成需要大量乳化剂
B. 纳米乳的形成需要加入助乳化剂
C. 纳米乳的处方的必需成分通常是油、水、乳化剂和助乳化剂
D. 纳米乳稳定性较差，加热时间太长或数次加热会分层
E. 纳米乳不易受血清蛋白的影响，在循环系统中的寿命很长

8. 下列哪项不属于蛋白质类药物的稳定剂
A. 水
B. 吐温 80
C. 甘油
D. 盐类
E. 聚乙二醇

三、简答题

简述 β-环糊精包合物的应用。

自测题参考答案

第一章

一、名词解释

略

二、单项选择题

1. D　2. C　3. E　4. E　5. D　6. E　7. B　8. C　9. B　10. C
11. B　12. B　13. C

三、简答题

略

第二章

一、名词解释

略

二、单项选择题

1. A　2. D　3. C　4. D　5. A　6. B　7. E　8. A　9. A　10. A
11. B　12. B　13. B　14. E　15. D

三、简答题

略

第三章

一、名词解释

略

二、单项选择题

1. E　2. A　3. B　4. B　5. B　6. C　7. B　8. E　9. B　10. E
11. A　12. B　13. B　14. A　15. C　16. A　17. E　18. B　19. A　20. B
21. A　22. A　23. D　24. D　25. A

三、简答题

略

第四章

一、名词解释

略

二、单项选择题

1. C　2. D　3. A　4. B　5. A　6. D　7. B　8. D　9. C　10. B

三、简答题

略

第五章

一、名词解释

略

二、单项选择题

1. B	2. E	3. D	4. A	5. B	6. D	7. E	8. C	9. D	10. D
11. C	12. A	13. A	14. E	15. D	16. B	17. A	18. D	19. A	20. E

三、简答题

略

第六章

一、名词解释

略

二、选择题

1. C	2. E	3. C	4. D	5. B	6. D	7. E	8. C	9. C	10. A
11. A	12. C	13. C	14. B	15. C	16. B	17. B	18. D	19. C	20. E
21. A	22. D	23. C	24. B	25. E	26. E	27. C	28. A	29. D	30. B
31. B	32. C	33. A	34. D	35. E	36. D	37. A	38. E	39. C	40. B

三、简答题

略

第七章

一、名词解释

略

二、选择题

1. B	2. C	3. E	4. B	5. B	6. E	7. D	8. D	9. B	10. A
11. A	12. B	13. A	14. C	15. D	16. B	17. E	18. D	19. C	20. A

三、简答题

略

第八章

一、名词解释

略

二、单项选择题

1. C	2. A	3. E	4. A	5. A	6. E	7. D	8. D	9. D	10. B
11. D	12. D	13. E	14. A	15. C	16. C	17. E	18. D	19. A	20. C
21. A	22. D	23. E	24. B	25. C	26. C	27. C	28. C	29. A	30. E

三、简答题

略

第九章

一、名词解释

略

二、单项选择题

1. D　2. C　3. C　4. E　5. E　6. E

三、简答题

略

第十章

一、名词解释

略

二、单项选择题

1. B　2. B　3. B　4. A　5. C　6. A　7. B　8. E　9. B　10. D

三、简答题

略

第十一章

一、名词解释

略

二、单项选择题

1. B　2. E　3. B　4. B　5. A　6. A　7. E　8. A　9. E　10. A

三、简答题

略

第十二章

一、名词解释

略

二、单项选择题

1. C　2. A　3. B　4. E　5. C　6. A　7. D　8. E

三、简答题

略

第十三章

一、名词解释

略

二、单项选择题

1. C　2. D　3. C　4. B　5. C　6. C　7. E　8. A　9. E　10. A

三、简答题

略

第十四章

一、名词解释

略

二、单项选择题

1. D　2. B　3. A　4. A　5. E　6. E　7. C　8. B　9. A　10. A

三、简答题

略

第十五章

一、名词解释

略

二、单项选择题

1. D　2. C　3. E　4. A

三、简答题

略

第十六章

一、名词解释

略

二、单项选择题

1. D　2. A　3. A　4. E　5. D　6. D　7. E　8. A　9. B　10. C

11. B　12. C　13. A

三、简答题

略

第十七章

一、名词解释

略

二、单项选择题

1. C　2. D　3. E　4. B　5. B　6. A　7. D　8. A

三、简答题

略

药剂学基础教学大纲

（供药剂专业使用）

一、课程性质与任务

《药剂学基础》是中等职业教育药剂专业的一门专业核心课程，涉及药物制剂的基本理论、生产技术、质量控制与合理应用等内容。通过本课程的学习，使学生能够掌握药物制剂的基本知识，具备制备典型制剂和对药物制剂的质量进行正确评价的技能，具备在药品生产、经营、使用中从事药物服务的基本知识和基本技能，同时为参加专业技术资格考试提供参考，为学生能更好地从事药学专业工作奠定良好基础，以培养创新型、实用型药学人才。

二、课程教学目标

（一）知识目标

1. 掌握药剂学中重要的基本概念与常用专业术语。
2. 掌握常用剂型的概念、特点、应用、质量要求及质量评价等方面的知识。
3. 掌握常用剂型的制备生产工艺、辅料。
4. 了解药物新剂型的概念、特点和制备工艺。

（二）技能目标

1. 会使用常用的制剂设备和质量检查仪器。
2. 能制备常用的药物制剂和解决配制过程中出现的问题。
3. 熟练掌握《中国药典》的使用。
4. 掌握不同制剂的质量控制项目，并据此初步判断药品质量。

（三）态度目标

1. 培养学生的优良职业道德素质，良好的心理素质、健全的人格。
2. 树立科学的思维方法，实事求是、严谨的工作作风，强化药品质量意识。
3. 培养学生的良好的团队协作和沟通表达能力。
4. 培养学生的创新精神和自我学习获取知识的能力及终身学习的意识。

三、学时分配表

学时分配建议（112 学时）

序号	教学内容	学时数		
		理论	实践	合计
第一章	绪论	4	2	6
第二章	散剂、颗粒剂与胶囊剂	6	4	10
第三章	片剂	12	6	18

续表

序号	教学内容	学时数		
		理论	实践	合计
第四章	表面活性剂	4		4
第五章	浸出药剂	6	2	8
第六章	液体药剂	12	8	20
第七章	注射剂与滴眼剂	12	2	14
第八章	软膏剂	6	2	8
第九章	气雾剂与喷雾剂	2		2
第十章	中药丸剂与滴丸剂	4		4
第十一章	栓剂	2		2
第十二章	膜剂与涂膜剂	2		2
第十三章	药物制剂的稳定性	4		4
第十四章	缓释与控释制剂	2		2
第十五章	经皮吸收制剂	2		2
第十六章	靶向制剂	2		2
第十七章	药物制剂新技术	4		4
	合计	86	26	112

四、教学内容和要求

教学内容	教学要求	教学重点与难点	教学方法	理论	实践
第一章　绪论		1. 药剂学的相关概念	理论讲授	4	2
第一节　概述		2. 药典的概况	多媒体演示		
一、药剂学的概念	掌握		讨论		
二、药剂学的分支学科	熟悉				
三、药物剂型的分类	熟悉				
四、药剂学常用术语	熟悉				
第二节　药剂学的发展与任务					
一、药剂学的发展	了解				
二、药剂学的任务	了解				
第三节　药典与药品标准					
一、中国药典	掌握				
二、药品标准	熟悉				
第四节　GMP、GLP 和 GCP 简介					
一、GMP	熟悉				
二、GLP 和 GCP	熟悉				

续表

教学内容	教学要求	教学重点与难点	教学方法	理论	实践
第二章 散剂、颗粒剂与胶囊剂		1. 基本操作 2. 散剂的概念、制备、质检 3. 颗粒剂的概念、制备、质检 4. 胶囊剂的概念、制备、质检	理论讲授 多媒体演示 讨论 举例教学 示教 录像	6	4
第一节 固体制剂的基本操作					
一、称量	掌握				
二、粉碎	掌握				
三、筛分	掌握				
四、混合	掌握				
第二节 散剂					
一、概述	掌握				
二、散剂的制备	掌握				
三、散剂的质量检查	熟悉				
第三节 颗粒剂					
一、概述	掌握				
二、颗粒剂的制备	掌握				
三、颗粒剂的质量检查	熟悉				
第四节 胶囊剂					
一、概述	掌握				
二、胶囊剂的制备	掌握				
三、胶囊剂的质量检查	熟悉				
第三章 片剂		1. 片剂的辅料分类、性能、特点 2. 湿法制粒压片的过程 3. 生产中可能出现的问题 4. 片剂的包衣材料 5. 片剂的质检	理论讲授 多媒体演示 讨论 举例教学 示教 录像 动画演示	12	6
第一节 概述					
一、片剂的概念和特点	掌握				
二、片剂的分类	掌握				
三、片剂的质量要求	熟悉				
第二节 片剂的辅料					
一、辅料的分类与要求	掌握				
二、常用辅料的选用	掌握				
第三节 片剂的制备					
一、片剂生产区域划分	熟悉				
二、片剂生产的基本要求	掌握				
三、片剂制备	掌握				
四、片剂制备过程中可能出现的问题及解决办法	熟悉				
第四节 片剂的包衣					
一、概述	熟悉				
二、包衣方法和设备	熟悉				
三、片剂包衣物料与工序	熟悉				
四、包衣过程中可能发生的问题和解决方法	了解				

续表

教学内容	教学要求	教学重点与难点	教学方法	理论	实践
第五节　片剂的质量检查			理论讲授		
一、外观形状	熟悉		多媒体演示		
二、硬度与脆碎度	熟悉		讨论		
三、重量差异	熟悉		举例教学		
四、崩解时限	熟悉		示教		
五、溶出度	掌握		录像		
六、释放度	熟悉		动画演示		
七、含量均匀度	熟悉				
八、微生物限度	了解				
九、其他					
第六节　片剂的包装与贮存					
一、片剂的包装	了解				
二、片剂的贮存	了解				
第七节　片剂举例					
第四章　表面活性剂		1. 表面活性剂的概念	理论讲授	4	
第一节　概述		2. 表面活性剂的分类，各类的性能特点	多媒体演示		
一、表面活性剂的含义	掌握		讨论		
二、表面活性剂的分类	掌握				
第二节　表面活性剂的基本特性	熟悉				
第三节　表面活性剂的应用	掌握				
第五章　浸出药剂		1. 常用的浸出方法	理论讲授	6	2
第一节　概述		2. 常用的浸出制剂的特点，比较不同点	多媒体演示		
一、浸出药剂的概念	掌握		讨论		
二、浸出药剂的类型	掌握		举例教学		
第二节　浸出药剂的制备			示教		
一、药材原材料的预处理	熟悉		录像		
二、浸出溶剂的选择	熟悉		动画演示		
三、浸出出过程和影响浸出的因素	熟悉				
四、常用浸出方法	掌握				
五、浸出液的蒸发与干燥	熟悉				
第三节　常用浸出制剂					
一、汤剂	掌握				
二、中药合剂与口服液	掌握				
三、酒剂	掌握				
四、酊剂	掌握				
五、流浸膏剂与浸膏剂	掌握				
六、煎膏剂	掌握				
第四节　浸出药剂的质量控制					
一、药材的来源、品种与规格	了解				
二、制法规范	了解				
三、理化标准	了解				
四、卫生学标准	了解				

续表

教学内容	教学要求	教学重点与难点	教学方法	理论	实践
第六章　液体药剂		1. 按分散系统分类法对液体药剂分类 2. 液体药剂的溶剂 3. 比较五大类液体药剂的异同点	理论讲授 多媒体演示 讨论 举例教学 示教 动画演示	12	8
第一节　概述					
一、液体药剂的概念和特点	掌握				
二、液体药剂的质量要求	掌握				
三、液体药剂的分类	掌握				
第二节　液体药剂的溶剂和附加剂					
一、液体药剂的常用溶剂	掌握				
二、液体药剂的防腐	掌握				
三、液体药剂的矫味和着色	掌握				
第三节　溶液型液体药剂					
一、概述	熟悉				
二、溶液剂	掌握				
三、芳香水剂	掌握				
四、糖浆剂	掌握				
五、酯剂	掌握				
六、甘油剂	掌握				
第四节　高分子溶液剂					
一、概述	熟悉				
二、高分子溶液剂的性质	熟悉				
三、高分子溶液剂的制备	了解				
第五节　溶胶剂					
一、概念	熟悉				
二、溶胶剂的性质	熟悉				
三、溶胶剂的制备	了解				
第六节　混悬剂					
一、概述	熟悉				
二、混悬剂的稳定性	熟悉				
三、混悬剂的稳定剂	熟悉				
四、混悬剂的制备	掌握				
五、混悬剂的质量评价	了解				
第七节　乳剂					
一、概述	熟悉				
二、乳化剂	掌握				
三、乳剂的形成条件	熟悉				
四、乳剂的制备	掌握				
五、乳剂的稳定性	熟悉				
六、乳剂的质量检查	了解				
第八节　不同给药途径用液体制剂					
一、合剂	了解				
二、洗剂	了解				
三、搽剂	了解				
四、滴鼻剂	了解				
五、滴耳剂	了解				
六、含漱剂	了解				
七、滴牙剂	了解				
第九节　液体药剂的包装与贮藏					
一、液体药剂的包装	了解				
二、液体药剂的贮藏	了解				

续表

教学内容	教学要求	教学重点与难点	教学方法	理论	实践
第七章　注射剂与滴眼剂		1. 热原的组成和性质 2. 灭菌制剂与无菌制剂的定义 3. 灭菌和无菌操作法 4. 注射剂的溶剂 5. 注射剂的制备方法 6. 注射剂的质检	理论讲授 多媒体演示 讨论 举例教学 示教 录像 动画演示	12	2
第一节　概述					
一、注射剂的的概念与特点	掌握				
二、注射剂的分类	掌握				
三、注射剂的给药途径	了解				
第二节　热原					
一、概述	掌握				
二、热原的污染途径	掌握				
三、热原的除去方法	掌握				
四、热原的检查方法	掌握				
第三节　灭菌与无菌制剂					
一、灭菌制剂与无菌制剂的定义	掌握				
二、灭菌制剂与无菌制剂的分类	掌握				
第四节　灭菌和无菌操作法					
一、概述	掌握				
二、物理灭菌法	掌握				
三、化学灭菌法	掌握				
四、无菌操作法	熟悉				
五、常用灭菌参数	了解				
第五节　注射剂的溶剂、附加剂与容器					
一、注射剂的溶剂	掌握				
二、注射剂的附加剂	掌握				
三、注射剂的容器和处理方法	掌握				
第六节　注射剂的制备					
一、注射剂的生产工艺	掌握				
二、注射剂的制备过程	掌握				
三、注射剂的质量要求	熟悉				
四、注射剂的质量检查	熟悉				
五、注射剂的生产环境与生产管理	熟悉				
第七节　输液					
一、概述	掌握				
二、输液的制备	了解				
三、存在的问题及解决办法	了解				
四、营养输液输液剂的质量要求	了解				
五、血浆代用液	了解				
第八节　注射用无菌粉末					
一、概述	熟悉				
二、注射用无菌分装制品	了解				
三、注射用冻干制品	了解				
四、注射用无菌粉末的质量要求	了解				
第九节　滴眼剂					
一、概述	了解				
二、滴眼剂的附加剂	了解				
三、滴眼剂的制备	了解				
四、滴眼剂的质量检查	了解				
五、眼用药物的吸收途径及影响因素	了解				

续表

教学内容	教学要求	教学重点与难点	教学方法	理论	实践
第八章　软膏剂		1. 软膏基质的种类和特点 2. 软膏基质的质检	理论讲授 多媒体演示 讨论 举例教学	6	2
第一节　概述					
一、软膏剂含义、特点、分类	掌握				
二、软膏剂的质量要求	掌握				
第二节　软膏剂的基质					
一、软膏基质的选择	掌握				
二、软膏基质的种类	熟悉				
第三节　软膏剂的制备					
一、基质的处理	掌握				
二、药物的加入方法	熟悉				
三、制备方法	掌握				
第四节　软膏剂的质量检查与贮藏					
一、软膏剂的质量检查	熟悉				
二、软膏剂的贮藏	熟悉				
第五节　眼膏剂					
一、概述	掌握				
二、眼膏剂的基质	掌握				
三、眼膏剂的制备	熟悉				
四、眼膏剂的质量检查	了解				
第六节　凝胶剂					
一、概述	熟悉				
二、水性凝胶基质	熟悉				
三、水性凝胶剂的制备	了解				
第九章　气雾剂与喷雾剂		1. 气雾剂的组成 2. 气雾剂的质检	理论讲授 多媒体演示 讨论 举例教学 动画演示	2	
第一节　气雾剂					
一、概述	掌握				
二、气雾剂的组成	掌握				
三、气雾剂的制备	了解				
四、气雾剂的质量检查	熟悉				
第二节　喷雾剂与粉雾剂					
一、喷雾剂	熟悉				
二、粉雾剂	了解				
第十章　中药丸剂与滴丸剂		1. 中药丸剂的制备方法 2. 中药丸剂的质检	理论讲授 多媒体演示 讨论 举例教学 动画演示	4	
第一节　中药丸剂					
一、概述	掌握				
二、中药丸剂的辅料	掌握				
三、中药丸剂的制备	了解				
四、中药丸剂的质量检查	熟悉				
第二节　滴丸剂					
一、概述	熟悉				
二、滴丸剂的制备	了解				

续表

教学内容	教学要求	教学重点与难点	教学方法	理论	实践
第十一章　栓剂		1. 栓剂的基质种类和特点 2. 栓剂的质检	理论讲授 多媒体演示 讨论 举例教学 动画演示	2	
第一节　概述	掌握				
第二节　栓剂的基质	掌握				
第三节　栓剂的制备	熟悉				
第四节　栓剂的治疗作用及应用	了解				
第五节　栓剂的质量检查	熟悉				
第十二章　膜剂和涂膜剂		膜剂的成膜材料分类和特点	理论讲授 多媒体演示 讨论 举例教学 动画演示	2	
第一节　膜剂					
一、概述	掌握				
二、膜剂的成膜材料	掌握				
三、膜剂的制备	熟悉				
四、膜剂的质量检查	了解				
第二节　涂膜剂	了解				
第十三章　药物制剂的稳定性		1. 影响药物制剂稳定性的因素 2. 增加药物制剂稳定性的方法		4	
第一节　概述					
一、研究药物制剂稳定性的意义	掌握				
二、药物制剂稳定性的研究范围	了解				
第二节　影响药物制剂稳定性的因素			理论讲授 多媒体演示 讨论		
一、处方因素	熟悉				
二、外界因素	熟悉				
第三节　增加药物制剂稳定性的方法					
一、防止药物制剂水解的方法	熟悉				
二、防止药物制剂氧化的方法	熟悉				
三、增加制剂稳定性的其他方法	了解				
第十四章　缓释与控释制剂		口服缓释、控释制剂的分类、特点	理论讲授 多媒体演示 讨论	2	
第一节　概述	掌握				
第二节　缓释、控释制剂的类型					
一、膜控型缓控释制剂	了解				
二、骨架型缓控释制剂	了解				
三、渗透泵片	了解				
第三节、其他缓释、控释制剂	了解				
第十五章　经皮吸收制剂		经皮吸收制剂的概念	理论讲授 多媒体演示 讨论	2	
第一节　经皮吸收制剂的概念、特点	了解				
第二节　经皮吸收制剂的分类和制备工艺	了解				
第三节　常用的渗透吸收促进剂	了解				
第十六章　靶向制剂		靶向制剂的概念	理论讲授 多媒体演示	2	
第一节　靶向制剂的概念、特点	了解				
第二节　靶向制剂的分类	了解				

续表

教学内容	教学要求	教学重点与难点	教学方法	理论	实践
第十七章　药物制剂新技术		各类新药物制剂的技术特点	理论讲授 多媒体演示 讨论	4	
第一节　固体分散技术					
一、概述	了解				
二、常用的载体材料	了解				
三、固体分散体的类型	了解				
第二节　包合技术					
一、概述	了解				
二、包合物的制备	了解				
三、β环糊精包合物的应用	了解				
第三节　微囊和微球的制备技术	了解				
第四节　纳米囊和纳米球的制备技术	了解				
第五节　纳米乳和亚纳米乳制备技术	了解				
第六节　生物技术药物制剂	了解				

五、编写说明

（一）适用范围

本教学大纲适用于广东省中等职业教育药剂相关专业教学使用。共计112学时，其中理论教学86学时，实践教学26学时。

（二）教学要求

1. 本课程对理论部分教学要求分为三个层次：掌握、熟悉、了解。掌握是对所学的药学专业知识、基本技能能充分认识，能灵活综合运用所学知识分析和解决实际工作中所遇到的问题。熟悉是指学生对所学的专业知识基本掌握，能用自己的语言对专业知识进行归纳，并能应用所学的技能。了解是指能辨认概念、术语、原则，知道事物的分类、过程、变化倾向，包括必要的记忆知识。

2. 本课程重点突出以能力为本位的教学理念，在实践技能方面分为三个层次。熟练掌握是指学生能正确理解操作原理、独立操作完成各项实践项目技能操作。学会是即在教师的指导下或根据操作原理，进行较为简单的技能操作。认识是指帮助加深对理论知识的理解，提高岗位的感性认识。

（三）教学建议

1. 教学要通过理论讲授和技能实践的方式进行。在讲授中力求体现以就业为导向，以能力为本位，以发展技能为核心的，以培养学生基本的知识和技能为原则。内容主要以相关种类制剂设备为主线，使学生系统掌握制剂技术、设备的应用和质量检查的方法，着重培养学生的动手能力，药物制剂合理应用的能力。

2. 在精选教学内容的同时，积极应用现代化的教学手段，采用现场操作、仪器演示、动画演示、多媒体技术形象直观教学，淡化抽象教学，从学生的实际出发，通过参观、反复训练、现场教学等教学的形式，调动学生学习的积极性和主动性，培养学生运用所学知识分析、解决问题的能力和自学的能力。

3. 课程考核通过平时提问、测验、作业（实验报告）、实训操作、实训考试及理论考试情况综合评定学生成绩。理论考试占总分的70%～80%，实践考核占总分的20%～30%。

主要参考文献

1. 崔福德. 药剂学. 6版. 北京：人民卫生出版社，2007.
2. 高宏. 药剂学. 2版. 北京：人民卫生出版社，2008.
3. 国家药典委员会. 中华人民共和国药典（2010年版）. 北京：中国医药科技出版社，2010.